医学生临床技能学教材

第2版

临床技能与临床思维

主 编　王 毅　张秀峰

副主编　朴美花　陈 哲　崔树森

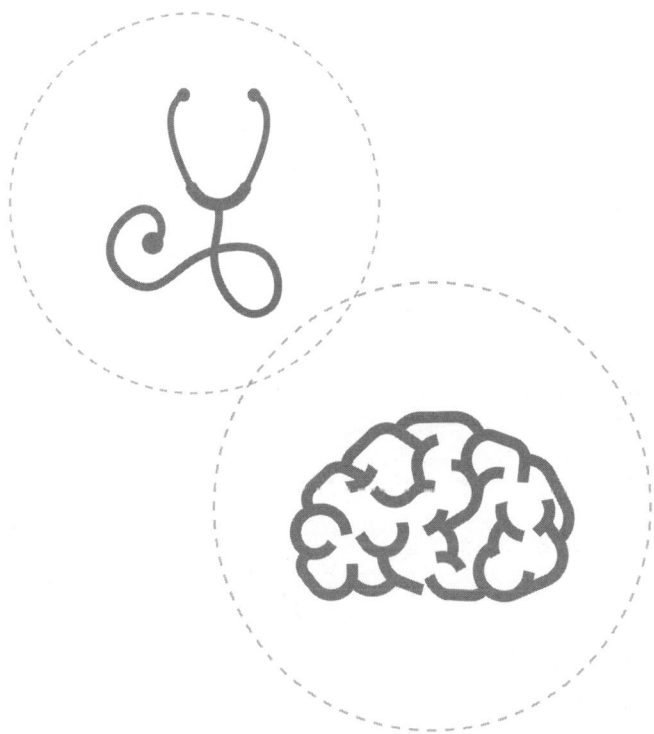

人民卫生出版社

·北京·

图书在版编目（CIP）数据

临床技能与临床思维/王毅，张秀峰主编. —2 版
. —北京：人民卫生出版社，2024.2（2024.8重印）
ISBN 978-7-117-36055-5

Ⅰ.①临… Ⅱ.①王… ②张… Ⅲ.①临床医学 – 技
术培训 – 教材 Ⅳ.①R4

中国国家版本馆 CIP 数据核字（2024）第 037169 号

人卫智网	www.ipmph.com	医学教育、学术、考试、健康， 购书智慧智能综合服务平台
人卫官网	www.pmph.com	人卫官方资讯发布平台

临床技能与临床思维
Linchuang Jineng yu Linchuang Siwei
第 2 版

主　　编：王　毅　张秀峰
出版发行：人民卫生出版社（中继线 010-59780011）
地　　址：北京市朝阳区潘家园南里 19 号
邮　　编：100021
E - mail：pmph @ pmph.com
购书热线：010-59787592　010-59787584　010-65264830
印　　刷：三河市宏达印刷有限公司
经　　销：新华书店
开　　本：889×1194　1/16　印张：24　插页：2
字　　数：642 千字
版　　次：2015 年 4 月第 1 版　　2024 年 2 月第 2 版
印　　次：2024 年 8 月第 2 次印刷
标准书号：ISBN 978-7-117-36055-5
定　　价：85.00 元
打击盗版举报电话：010-59787491　E-mail：WQ @ pmph.com
质量问题联系电话：010-59787234　E-mail：zhiliang @ pmph.com
数字融合服务电话：4001118166　E-mail：zengzhi @ pmph.com

编委（按姓氏拼音排序）

编写秘书（按姓氏拼音排序）

　　《临床技能与临床思维》自 2015 年出版以来，深受全国各医学院校和医疗机构师生、同行们的青睐，也已成为实习医师和住院医师临床能力提升、执业医师考试、住院医师临床技能竞赛培训等的重要参考书。在大学生医学技术技能大赛培训领域，本书更是许多医学院校师生培训的案头书。

　　《临床技能与临床思维（第 2 版）》以人民卫生出版社最新出版的临床医学专业规划教材、国家卫生健康委员会住院医师规范化培训规划教材、《住院医师规范化培训内容与标准（2022 年）》、《医师资格考试大纲（临床执业医师）》、《中国本科医学教育标准——临床医学专业（2022 版）》为参考，仍然秉承"培养严谨思维，历练精准操作，涵养医者情怀，确保病人安全"的理念，根据实习医师和低年级住院医师的培训要求，从实训临床技能与临床思维角度出发，详尽列出了 59 项临床技能操作的适应证、禁忌证、标准操作规程、并发症、临床情景实例和临床思维分析等内容，全面系统阐述了临床技能操作的具体要求和临床思维要点。

　　本书修订过程中，邀请了国内在临床技能培训领域取得优秀成绩的骨干教师参与编写。编者在继承上版精华的基础上，对其中有些内容进行了整合与删减，章节有所减少；对其中的不足之处进行了修订；尤其是对临床情景实例和临床思维分析，按照实习生和低年级住院医师的学习目标，予以内容的调整，丰富了临床思维分析，使本书更加适用于临床技能带教师资的备课、实习生和低年级住院医师自主学习、临床技能竞赛培训等。

　　由于编者才疏学浅，难免有遗漏甚至谬误，恳请同仁不吝赐教，以便下一版修订时予以更正。

　　本书编写过程得到了人民卫生出版社、中国毕业后医学教育省际联盟、所有编者所在单位的大力支持，在此一并致谢。

王　毅　张秀峰

2023 年 12 月

目录

第一章

静脉采血
Venous Blood Collection

一、适应证

需要留取静脉血标本的各种血液实验室检查。

二、禁忌证

1. 穿刺部位皮肤感染、有渗液；穿刺血管已有静脉炎。
2. 血管透析通路端口或动静脉内瘘的端口处；输液、输血的针头处抽血。

三、标准操作规程

见表 1-1。

表 1-1　静脉采血标准操作规程

准备	医师准备：穿工作服，戴口罩、帽子，洗手
	核对患者信息，如床号、姓名；解释操作目的、配合方法
	评估患者全身情况、治疗情况[1]、进食情况[2]、肢体活动度[3]、穿刺部位皮肤及血管
	评估周围环境：清洁、安静、光线充足
	用物准备：检验单、标签或条形码、一次性注射器（5.0ml、10.0ml、2.5ml）、采血针、标本容器、压脉带、无菌手套、小枕、一次性垫巾、剪刀、棉签、弯盘、消毒液、速干手消毒剂、笔、锐器盒，必要时备酒精灯、火源等
操作过程	正确核对患者信息（床头卡、手腕带）
	协助患者取舒适体位[4]
	正确核对检验单、标本容器[5]，贴标签或条形码于标本容器外壁上
	正确戴手套
	选择合适的静脉[6]
	在穿刺点上方 6~8cm 处扎压脉带，时间不超过 2 分钟
	常规消毒皮肤 2 遍，直径>5cm，待干[7]
	再次核对
	嘱患者握拳，绷紧皮肤及血管，针头斜面向上，与皮肤呈 15°~30°，自静脉上方或侧方刺入皮下，见回血后再沿静脉走向平行进针 0.5~1.0cm
	采取适量的血标本[8]，将血标本正确注入试管内[9]
	拔针：先松开压脉带，再迅速拔出针头

操作过程	无菌干棉签压迫穿刺点 [10]
	将针头直接弃入锐器盒内
	再次核对患者、检验单（注射卡）、标本
	协助患者取舒适体位，整理床单位，垃圾分类处理
	脱手套，洗手，记录
	将标本连同检验单及时送检（特殊标本还需注明采集时间）
	注意：在操作过程中必须严格遵守无菌原则，若无菌物品或血标本疑被污染或已被污染，必须重新采集

疑点导航：

1. 若采集细菌培养标本，需了解患者的抗生素使用情况，在患者寒战、高热时采血，以提高阳性率；采集血液标本行血药浓度检查时，需了解患者服药情况。

2. 患者进食情况　部分血液标本采集须提前告知患者禁食 8 小时，如生物化学检验测定等。

3. 穿刺前评估肢体活动度，对于有肢体偏瘫、乳腺癌根治手术史的患者，不宜选择同侧肢体穿刺采血或给药。

4. 体位　一般可取坐位、半卧位、平卧位等，以穿刺部位不受压为宜；特殊情况需根据采血要求采取正确体位。

5. 核对检验项目和标本容器是否正确，如血常规、凝血功能、红细胞沉降率、配血等需用抗凝容器（全血标本）；肝肾功能电解质等只需用普通标本容器（血清标本）即可；采集血液细菌培养需用专用的血培养试剂容器。

6. 静脉的选择

（1）四肢浅静脉：上肢常用肘部的浅静脉（贵要静脉、肘正中静脉、头静脉）、手背静脉；下肢常用大隐静脉、足背静脉。

（2）颈外静脉：适用于婴幼儿采血。

（3）股静脉：在股神经和股动脉的内侧，一般不常用。

7. 皮肤消毒　用皮肤消毒剂螺旋消毒 2 遍，时间不少于 15 秒，直径＞5cm，自然待干。

8. 正确采取血标本

（1）实验室检验采血量一般为 2～4ml。

（2）血培养标本采血量一般为 5ml，对亚急性细菌性心内膜炎患者，为提高阳性率，采血量为10～15ml。

（3）部分检验项目需定时采血，如葡萄糖耐量试验、药物血浓度监测、激素测定等。

（4）采血时，只能向外抽，而不能向静脉内推注，以免注入空气，导致空气栓塞。

（5）采集全血标本时，需要抗凝，血液沿试管壁注入试管后，立即轻轻旋转摇动试管 8～10 次，以使血液与抗凝剂充分混匀，防止血液凝固，影响检验结果。

9. 血标本正确注入试管

（1）采血后，应将血液沿试管壁缓慢注入试管内，防止注入压力过大、速度过快导致血细胞破坏，勿将泡沫注入，以免影响检验结果。

（2）注射器采血，采血后应取下针头，将血液沿试管壁缓慢注入试管内。血液注入顺序：血培养瓶，然后注入抗凝管，最后注入干燥试管。

（3）真空采血器采血，血液注入顺序：血培养→无添加剂管→凝血管→枸橼酸钠管→肝素管→乙二胺四乙酸（EDTA）管→草酸盐→氟化钠管。

（4）血培养瓶若有多种类型，血液注入顺序：厌氧血液培养瓶→需氧血液培养瓶→霉菌血液培养瓶。

（5）若抽出的血液为鲜红色，提示误穿入动脉，应立即拔出针头，局部按压。

10．按压时间　常规按压 1～2 分钟，凝血功能障碍患者拔针后按压时间需延长至 10 分钟。

四、常见并发症及处理

1．穿刺部位皮下淤血或血肿

（1）采血后，应立即用无菌干棉签准确按压穿刺点，常规按压时间为 1～2 分钟，凝血功能障碍患者按压时间可延长至 10 分钟。

（2）发生血肿者，早期冷敷，24 小时后可进行热敷、理疗等处理。

2．针刺伤

（1）紧急处理：立即从伤口近心端向远心端轻轻挤出血液，用流动水和 / 或肥皂液冲洗伤口，用生理盐水冲洗黏膜，冲洗后用消毒液常规消毒，包扎伤口，必要时行外科治疗。

（2）被乙肝、丙肝、人类免疫缺陷病毒（HIV）阳性患者血液污染的锐器刺伤后，应在 24 小时内抽血查乙肝、丙肝、HIV 抗体，同时给予相应的处理并随访追踪并记录。

3．晕血

（1）立即停止采血，迅速将患者抬到空气流通处或给予吸氧。

（2）患者若为坐位，应立即改为平卧位，指压或针灸人中穴、合谷穴。

（3）口服葡萄糖液，适当保暖。

4．静脉炎　见第五章静脉输液相关内容。

五、临床情景实例与临床思维分析

临床情景实例 1

患儿，男性，1 岁。因"被开水烫伤双上肢及双小腿 2 小时"入院。入院给予急查血生化，请处理。

临床思维分析：选择合适的血管，按顺序采集静脉全血标本、血清标本，避开烫伤部位。

临床情景实例 2

患者，男性，48 岁。因"水肿 1 个月"入院。既往乙肝病史 15 年。体格检查：意识模糊、偶有躁动。已建立静脉通道，左手臂目前正使用 0.9% 氯化钠注射液 250ml + 10% 氯化钾注射液 7.5ml，静脉滴注；急诊电解质回报示高钾血症，要求重新复查，请完成静脉采血送检。

采血过程中，因患者躁动不安，采血者不慎被针刺伤，请予以处理。

临床思维分析：①静脉采血时应避开输液侧体，并严禁在输液处血管直接采集血标本，以免影响检验结果；②针刺伤的处理。

临床情景实例 3

患者，男性，65 岁。因"左侧腹股沟肿块不能回纳 2 日"入院，诊断为左侧腹股沟疝嵌顿。既往有慢性肾功能不全病史 4 年余，左前臂可见一动静脉内瘘。需抽血查血常规、电解质、肝功能、肾功能，请处理。

临床思维分析：①采集静脉全血标本、血清标本，应按顺序采集；②动静脉内瘘侧肢体为静脉穿刺采血的禁忌部位。

临床情景实例 4

（1）患者，女性，39 岁。因"发现左乳肿块 1 个月"入院。经检查诊断为左乳癌。现为行左乳癌改良根治术后第 3 日。需复查血常规、凝血功能，以及肝、肾功能，请处理。

（2）患者采血后穿刺部位出现疼痛、肿胀，肉眼可见皮下青紫、瘀斑，请给予处理。

临床思维分析：①患者采集的血标本中既有全血标本，也有血清标本，应严格查对，按顺序采集；②应选择右侧肢体穿刺采血；③穿刺部位皮下淤血或血肿的处理。

临床情景实例 5

（1）患者，女性，65 岁。因"反复呕吐 3 日"入院，诊断为幽门梗阻。有慢性阻塞性肺疾病病史 10 年，现诉"气促明显"。请为患者采血并完成相关检查。

（2）在抽血过程中患者出现头晕、眼花、面色苍白，继而意识丧失，查心率 60 次 /min，血压 80/50mmHg，最可能的原因是什么？请给予处理。

临床思维分析：①应给予静脉采血了解患者肝、肾功能及电解质情况，同时动脉采血查血气分析；②晕血处理。

临床情景实例 6

患者，男性，35 岁。因"车祸外伤致急性失血 1 小时"入院。既往体健，否认输血史及其他病史。体格检查：体温 36.9℃，脉搏 109 次 /min，呼吸 22 次 /min，血压 80/50mmHg；神志模糊，面容苍白，左下肢开放性裂伤伴活动性出血。实验室检查：血常规示血红蛋白 86g/L，白细胞计数 6.4×10^9/L，血小板计数 110×10^9/L。X 线提示左股骨颈骨折。请为患者的静脉采血完成相关检查。

临床思维分析：①患者因外伤导致活动性出血，休克血压，应立即建立静脉通路，快速扩容，并积极处理外伤，包扎止血；②尽快完善术前必要检查，备血，尽快做好各种术前准备。

临床情景实例 7

患者，女性，48 岁。因"腹痛、腹泻 2 日"入院。体格检查：精神差，皮肤松弛，弹性差。既往慢性肾功能不全 3 年余，颈部可触及一长期透析通路。医嘱急抽血查血生化，请处理。

临床思维分析：①患者有脱水征象，应尽快建立静脉通路；②尽快采集静脉全血标本、血清标本，以指导处理，应按顺序采集，不可在静脉输液侧肢体采血；③血管透析通路为静脉采血穿刺部位的禁忌。

临床情景实例 8

患者，男性，45 岁。因"发热伴有贫血、黄疸 3 周"就诊。患者发热时体温可骤然升高至 39℃以上，持续数小时或更长，然后下降至正常，并反复发作，外周血象不高。在南非工作 1 个月后回国发病。为明确诊断，请完成最快最简洁的检测。

临床思维分析：①根据患者病史及临床表现，应怀疑感染了疟疾；②诊断疟疾最快、最简洁的检测方法是外周血涂片，不是静脉采血。

临床情景实例 9

（1）患者，女性，65 岁。因"腹胀、肛门停止排便排气 1 周"入院。既往有盆腔手术史，具体手术不详。体格检查：腹部膨隆，肠鸣音减弱。腹部平片示肠胀气明显。心电图示 U 波明显。予以利尿治疗后仍诉腹胀。为明确腹胀原因，请予以完成最必要的操作。

（2）电解质回报：血钾 3.0mmol/L，为减轻腹胀，请处理。

临床思维分析：①患者腹胀、肛门停止排便排气已 1 周，既往有盆腔手术史，应考虑肠梗阻，心电图回报 U 波明显，应给予静脉采血检测血钾水平，以排除低钾所致腹胀；②血钾回报有低钾，应给予静脉输液补钾，注意掌握补钾的原则；③患者有明显腹胀，同时应置胃管行胃肠减压。

临床情景实例 10

患者，男性，60 岁。因"双下肢疼痛、麻木半年，跛行 3 个月"入院。体格检查：血压 150/96mmHg，右下肢腘动脉、胫后动脉、足背动脉未扪及，右足皮温低、皮肤颜色苍白，踝肱指数（ABI）：右 0.60、左 1.05。行双下肢及腹主动脉 CTA，结果回报：右侧股动脉闭塞；腹主动脉、双侧髂总、髂内、外动脉及双下肢多发钙化及附壁血栓。医嘱给予 0.9% 氯化钠注射液 100ml + 前列地尔 10μg，静脉滴注，请执行。

临床思维分析：使用此药时宜选择快速静脉注射，减少脂微球破裂，从而减少静脉炎的发生。前列地尔注射液是前列腺素 E1 的脂微球载体颗粒，将前列地尔包裹在脂微球中，可以减少其对血管的刺激，并且使之不失活，更易于分布到受损血管部位，发挥其扩张血管、抑制血小板凝聚的作用。静脉输注时间过长时脂微球破裂，其包裹的前列地尔会释放出来，导致对血管的刺激变大。故应改为"0.9% 氯化钠注射液 10ml + 前列地尔 10μg，静脉注射"。

（肖丽艳 张若若）

第二章

皮内注射

Intradermic Injection

一、适应证

1. 用于过敏试验。

2. 预防接种。

3. 局部麻醉的前驱步骤。

二、禁忌证

1. 若注射局部有各种皮损、炎症、硬结、瘢痕或位于皮肤病处，注射时需避开。

2. 有药物过敏史者；过敏性休克高危人群，如哮喘控制不佳、小剂量过敏原导致严重过敏反应病史等。

三、标准操作规程

见表 2-1。

表 2-1　皮内注射标准操作规程

准备	操作者的准备：穿工作服，戴口罩、帽子，洗手
	核对：科室、床号、姓名、药名、剂量、浓度、用法、时间等
	评估患者全身情况：病情、用药史、过敏史、家族史；局部情况：注射部位皮肤情况；皮试前是否进食
	物品准备：治疗盘、注射卡、0.9% 氯化钠注射液、青霉素抢救盒[1]、1ml 注射器、5ml 注射器、无菌针头、无菌棉签、75% 乙醇、手消毒剂、启瓶器、砂轮、弯盘、锐器盒、笔等
	评估环境：清洁、光线充足、温度适宜、屏风遮挡
操作过程	双人查对已备好的皮内注射药物，携用物至床旁
	认真查对患者信息，如床号、姓名、住院号；解释操作目的、方法及注意事项
	取舒适体位和姿势[2]
	选定注射部位[3]：前臂掌侧内下 1/3，避开血管
	75% 乙醇消毒[4]皮肤 2 遍，待干，排气，再次查对
	左手绷紧皮肤
	右手持针，以 5° 刺入皮内
	至针尖斜面完全进入，缓慢推规定剂量药液，使局部变成一隆起皮丘，迅速拔针，勿按压，询问患者有无不适
	整理用物，洗手，记录时间，再次核对并签名

操作过程	交代注意事项[5]
	20分钟后两人共同观察结果，并记录结果和时间
	整理床单元和用物，用物处理
	洗手，做好操作记录

疑点导航：

1．青霉素（penicillin，PNC）抢救盒内准备 1ml、5ml 注射器各一支，砂轮、抗过敏药物（盐酸肾上腺素、地塞米松等），行青霉素皮试时应提前准备。

2．根据病情取坐位或平卧位，身体虚弱患者取平卧位，以防虚脱。

3．选择部位 预防接种在上臂三角肌下缘，过敏试验在前臂掌侧内下 1/3 处，该处皮肤较薄，易于注射，且易辨认局部反应；局部麻醉则选择麻醉处。

4．消毒皮肤选用 75% 乙醇，忌用碘酊消毒，以免影响对局部反应的观察。

5．交代注意事项

（1）嘱患者勿揉擦、抓挠和覆盖注射部位，以免影响结果的观察。

（2）在观察时间内，勿离开病房，以防意外发生。如果患者出现任何不适，及时与医务人员联系。

（3）青霉素皮试结果分析

1）阴性：皮丘无改变，周围不红肿，无自觉症状。

2）阳性：局部皮丘隆起，并出现红晕硬块，直径＞1cm，红晕周围有伪足、痒感，严重时可出现过敏性休克。在观察反应的同时，应询问有无胸闷、气短、发麻等过敏症状。

阳性者不可用药，并在医嘱单或门诊病历上注明过敏，如休克，按过敏性休克抢救。必要时药敏试验需做对照，即在另一前臂相同部位，注入 0.1ml 0.9% 氯化钠注射液，20分钟后，对照观察结果。

四、常见并发症及处理

1．虚脱

（1）注射前应向患者做好解释工作，态度热情，有耐心，使患者消除紧张心理，从而配合治疗；询问患者饮食情况，避免在饥饿状态下进行治疗。

（2）对既往有晕针史及体质虚弱、饥饿、情绪紧张的患者，注射宜采用平卧位。

（3）注射过程中随时观察患者情况，如果出现不适，应立即停止注射。若患者发生虚脱，应使其取平卧位，保暖，针刺人中、合谷等穴位；患者清醒后给予口服糖水可恢复正常。通过给氧或者呼吸新鲜空气，必要时静脉推注 5% 葡萄糖溶液等措施，症状可逐渐缓解。

2．过敏性休克

（1）皮内注射前必须仔细询问患者有无药物过敏史，若有过敏史者则停止该项试验，有其他药物过敏或变态反应疾病病史者应慎用。

（2）皮试观察期间，嘱患者不可随意离开。注意观察患者有无异常反应，正确判断皮试结果，阴性者可使用该药，若为阳性结果则不可使用；破伤风抗毒素除外，该药皮试结果阳性可采用脱敏注射法。

（3）注射盘内备有 0.1% 盐酸肾上腺素、地塞米松注射液等急救药品，另备吸氧、吸引等相关设备及用物，一旦发生过敏性休克，立即组织抢救。

3．疼痛

（1）注重心理护理，向患者说明注射的目的，取得配合。

（2）熟练掌握注射技术，准确注入所需药量（通常是 0.1ml）；选用直径较小、锋利无倒钩的针头进行注射；注射须在皮肤消毒剂干燥后进行。

（3）疼痛剧烈者，予以止痛剂对症处理；发生晕针或虚脱者，按晕针或虚脱处理。

五、临床常用药物皮试液配制方法及结果判断标准

1．青霉素 G 钠 / 钾

（1）皮试溶液的配制方法

1）80 万 U/ 支加 0.9% 氯化钠注射液至 4ml。

2）取上液 0.1ml 加 0.9% 氯化钠注射液至 1ml。

3）再次取上液 0.1ml 加 0.9% 氯化钠注射液至 1ml。

4）取上液 0.25ml 加 0.9% 氯化钠注射液至 1ml。

（2）试验方法：取皮试液 0.1ml（50U）皮内注射，小儿注射 0.02 ~ 0.03ml。

（3）结果判断：注射 20 分钟后判断结果，判断标准如下。

1）阴性：皮丘无改变，周围不红肿，无红晕、无自觉症状。

2）阳性：如皮丘隆起增大，局部出现中心晕团、周围红斑，直径＞1cm，周围有伪足伴局部痒感为阳性；严重时可有头晕、心悸、恶心，甚至发生过敏性休克。对于可疑阳性反应者，应在另一前臂用氯化钠注射液做对照试验。

2．其他青霉素类（氨苄西林、羧苄西林、苯唑西林、哌拉西林）

（1）皮试溶液的配制方法

1）0.5g/ 支加 0.9% 氯化钠注射液至 1ml。

2）取上液 0.1ml 加 0.9% 氯化钠注射液至 1ml。

3）再次取上液 0.1ml 加 0.9% 氯化钠注射液至 1ml。

4）第三次取上液 0.1ml 加 0.9% 氯化钠注射液至 1ml。

（2）皮试方法：取皮试液 0.1ml（50μg）皮内注射。

（3）结果判断：参照青霉素皮试结果判断标准。

3．头孢菌素类药物

（1）皮试溶液的配制方法

1）0.5g/ 支加 0.9% 氯化钠注射液至 2ml。

2）取上液 0.1ml 加 0.9% 氯化钠注射液至 1ml。

3）再次取上液 0.1ml 加 0.9% 氯化钠注射液至 1ml。

4）取上液 0.8ml 加 0.9% 氯化钠注射液至 1ml。

（2）皮试方法：取皮试液 0.02 ~ 0.03ml（40 ~ 60μg）皮内注射，形成直径 3mm 的皮丘。

（3）结果判断：注射 20 分钟后判断结果，如皮丘较之前直径扩大≥3mm，则为皮试阳性，若伴有红晕或痒感则更支持呈阳性反应的判断。

4．链霉素

（1）皮试溶液的配制方法

1）取链霉素 1g（100 万 U）/ 支加 0.9% 氯化钠注射液至 3.5ml。

2）取上液 0.1ml 加 0.9% 氯化钠注射液至 1ml。

3）再次取上液 0.1ml 加 0.9% 氯化钠注射液至 1ml。

（2）皮试方法：取皮试液 0.1ml（250U）皮内注射。

（3）结果判断：参照青霉素皮试结果判断标准。

5．破伤风抗毒素

（1）皮试溶液的配制方法：取破伤风抗毒素 0.1ml（1 500U/ 支）加 0.9% 氯化钠注射液至 1ml。

（2）皮试方法：取皮试液 0.1ml（15U）皮内注射。

（3）结果判断：注射 20 分钟后判断结果，判断标准如下。

1）阴性：局部无红肿、无异常全身反应。

2）阳性：皮丘红肿，硬结直径＞ 1.5cm，红晕范围直径＞ 4cm，有时出现伪足或有痒感，全身过敏性反应表现与青霉素反应相类似，以血清病型反应多见。

3）脱敏治疗：先抽取 0.1ml 原液稀释成 1ml 肌内注射；20 分钟后若患者无异常，抽取 0.2ml 原液稀释成 1ml 肌内注射；同样观察 20 分钟，无异常，抽取 0.3ml 原液稀释成 1ml 肌内注射；观察 20 分钟无异常表现，抽取 0.4ml 原液稀释成 1ml 肌内注射。

6．盐酸普鲁卡因

（1）皮试溶液的配制方法：将盐酸普鲁卡因配成 0.25% 的溶液即可。

（2）皮试方法：取 0.25% 的盐酸普鲁卡因 0.1ml 皮内注射。

（3）结果判断：阳性结果同青霉素。

7．结核菌素试验

（1）皮试溶液的配制方法：取结核菌素纯化蛋白衍生物（purified protein derivative，PPD）原液即可。

（2）皮试方法：PPD 原液 0.1ml 皮内注射。

（3）结果判断：根据试验部位的皮肤情况进行判断。注射后 48 小时观察反应 1 次，72 小时判断结果。判断标准如下。

1）阴性：无红晕、无硬结，或硬结直径＜ 5mm。

2）阳性：直径在 5 ~ 9mm 为弱阳性（＋）；硬结直径为 10 ~ 19mm 为中度阳性（＋＋）；硬结直径 ≥ 20mm 或虽＜ 20mm 但局部出现水疱、坏死或淋巴管炎为强阳性（＋＋＋）。

3）假阳性：注射 20 ~ 36 小时内，注射区皮肤发红且较软，72 小时反应消退。

六、临床情景实例与临床思维分析

临床情景实例 1

患者，男性，40 岁。因"咳嗽、咳痰半月余"就诊。入院后完善相关检查诊断为肺炎，拟行青霉素抗感染治疗。请对患者行青霉素皮试，并判定皮试结果。

临床思维分析：①使用青霉素类药物前需询问过敏史、用药史，既往对青霉素有过敏史者不能使用；无过敏史者需做皮试；②皮试液必须现用现配，浓度和剂量必须准确。

临床情景实例 2

患者，女性，57 岁。因"背部、双上肢大面积烧伤 2 日"就诊。医嘱予氨苄西林抗生素治疗，请执行。

临床思维分析：①氨苄西林属于青霉素类药物，使用之前需询问患者有无青霉素相关药物过敏史，既往对青霉素及头孢菌素类抗菌药物有过敏史者不能使用氨苄西林，没有过敏史者需做皮试；②皮试液必须现用现配，浓度和剂量必须准确。

临床情景实例 3

患者，男性，29 岁。因"右侧胸痛 1 周"就诊。经超声检查诊断为右侧胸腔积液。医嘱：行诊断性胸腔穿刺术，需用普鲁卡因进行局部麻醉。目前医院只有 4% 普鲁卡因，请问如何处理？

临床思维分析：①对于首次应用普鲁卡因者，需详细询问患者是否有过敏史，既往有过敏史者不能使用，没有过敏史者需做皮试；②普鲁卡因需配制为 0.25% 浓度，取 0.1ml 进行皮试，现用现配，其浓度和剂量必须准确。

临床情景实例 4

患者，女性，20 岁。因"反复咳嗽、咳痰、盗汗、乏力、食欲缺乏 1 个月"就诊。初步诊断为肺结核，为进一步明确诊断，请行结核菌素试验，并判断试验结果。

临床思维分析：①患者初步诊断为肺结核，应对其进行结核菌素试验，皮试前明确患者是否有发热（体温 37.5℃ 以上）及其他严重疾病，如有，则不宜做结核菌素试验；②结核菌素试验应取 PPD 原液 0.1ml 在患者前臂掌侧下段进行皮试。

临床情景实例 5

（1）患者，女性，20 岁。因"咽痛 3 日"就诊。诊断为扁桃体炎。血常规：白细胞计数 15.6×10^9 L。医嘱：青霉素 640 万 U + 0.9% 氯化钠注射液 500ml，静脉滴注，请对患者行青霉素皮试。

（2）在青霉素皮试过程中出现注射部位荨麻疹，烦躁不安，头晕恶心，伴心悸及面色苍白、多汗。体格检查：脉搏 110 次 /min，呼吸 24 次 /min，血压 78/46mmHg；血氧饱和度（SpO_2）90%，神志淡漠，面色苍白，皮肤潮红，脉细弱，四肢湿冷，听诊两肺呼吸音粗，心率 110 次 /min，律齐，S_1 低钝，请立即给予相应急救处理。

临床思维分析：①患者为年轻女性，使用青霉素类药物前需询问过敏史、用药史，既往对青霉素有过敏史者不能使用，没有过敏史者须做皮试；②患者在青霉素皮试过程中出现休克，应当立即按照青霉素过敏性休克进行急救处理。

临床情景实例 6

患者，男，46 岁。因"发热咽痛 2 日"到社区卫生服务中心就诊。该患者既往青霉素皮试阳性。医嘱：头孢唑林钠 2.0g + 0.9% 氯化钠注射液 250ml，静脉滴注，2 次 /d。请执行。

临床思维分析：①头孢唑林钠属于青霉素类药物，使用之前需询问患者有无青霉素相关药物过敏史，既往对青霉素有过敏史者不能使用，既往仅皮试阳性的患者，并非皮试的禁忌证，可在密切观察基础上重复皮试，因此须提醒医师开具此药物皮试的医嘱；②皮试液必须现用现配，浓度和剂量必须准确。

临床情景实例 7

（1）患者，男性，40岁。因"铁钉刺伤30分钟"就诊。患者于30分钟前整理仓库时不小心被带锈铁钉刺伤，破伤风预防接种史不详，已在急诊科行清创术。现医嘱给予破伤风抗毒素皮试，请对患者行破伤风抗毒素皮试。

（2）行破伤风皮试后，观察结果为阳性，目前医院没有破伤风免疫球蛋白，该如何处理？

临床思维分析：①患者有感染破伤风的风险，应在清创术后及时用破伤风抗毒素预防破伤风的发生；②患者破伤风预防接种史不详，行破伤风抗毒素治疗前应进行皮试；③患者皮试结果阳性，因为医院没有破伤风免疫球蛋白，故采用破伤风抗毒素脱敏注射法。

临床情景实例 8

（1）患者，男性，72岁。因"慢性阻塞性肺疾病伴肺部感染"入院。医嘱：青霉素640万 U ＋ 0.9% 氯化钠注射液 100ml，静脉滴注。现为用药第3日，发现青霉素批号改变，请执行医嘱。

（2）患者要求在右手皮试，但是，其右前臂有大面积湿疹，如何处理？

临床思维分析：①应用青霉素治疗中，若青霉素批号发生改变，需按照常规做青霉素皮试；另外，凡初次用药、停药3日后再用者，均需要进行皮试；②患者右手前臂有大面积湿疹，不宜在此处皮试，可在与患者沟通后更换到对侧前臂。

临床情景实例 9

（1）患儿，男性，6岁。因"受凉后发热2日，伴咽痛"来医院就诊。诊断为上呼吸道感染，拟予青霉素静脉滴注治疗。请予青霉素皮试。

（2）患儿对疼痛敏感，哭闹不止，应如何处理？

临床思维分析：①与患儿家长进行有效沟通，询问患儿过敏史、用药史，并让家长协助固定好体位；②若患儿因疼痛恐惧而哭闹不止，首先应安抚患儿情绪，鼓励其战胜恐惧；③应用减轻疼痛的注射技术，分散患儿注意力。

（李胜云）

第三章

皮下注射
Subcutaneous Injection

一、适应证

1. 需迅速达到药效，不能经口服和静脉注射的药物；需在一定时间内发挥药效的药物。
2. 预防接种。
3. 局部麻醉用药。

二、禁忌证

1. 对所使用药过敏者。
2. 对皮肤有刺激性的药物。

三、标准操作规程

见表 3-1。

表 3-1　皮下注射标准操作规程

准备	医师的准备：穿工作服，戴口罩、帽子，洗手
	核对医嘱：床号、姓名、药名、剂量、时间、浓度、用法
	评估患者全身情况：目前病情、治疗情况 局部情况：肢体活动状况、注射部位皮肤状况 [1]
	物品准备：皮下注射药液、1ml 注射器、5ml 注射器、无菌棉签、络合碘、75% 乙醇溶液、砂轮、无菌盘、笔、注射卡、弯盘、锐器盒
	评估环境：光线充足，温湿度适宜，保护患者隐私
操作过程	核对注射卡
	检查需要皮下注射药物的质量及有效期
	取合适注射器，抽吸药液 [2]，排气
	双人查对并签名，放入无菌盘内
	携用物至床旁，认真查对床号姓名；解释并交代注意事项
	协助患者取舒适体位和姿势
	选定注射部位 [3]，常规消毒 [4] 皮肤 2 次
	再次查对
	备干棉签、取注射器、排气 [5]
	针头与皮肤成 30°～40° [6]

操作过程	将针头的 $1/2 \sim 2/3$ 刺入皮下 [6]
	回抽活塞，确认无回血后缓慢推注药液
	推药完毕后快速拔出针头，无菌棉签按压局部片刻 [7]
	注射器针头弃入锐器回收盒内，集中处理
	再次查对
	交代注意事项 [8]
	复原患者衣物、被褥，医用垃圾按规定处理
	洗手并记录

疑点导航：

1. 若注射局部有各种皮损、炎症、硬结、瘢痕或位于皮肤病处，注射时需避开。

2. 抽吸药液时，药液的抽吸量要准确，避免因剂量不准确引起并发症。例如，注射胰岛素剂量不准确时，会引发低血糖或高血糖的现象。

3. 注射部位的选择：上臂三角肌下缘、两侧腹壁、后背、大腿前侧和外侧。

4. 常规消毒：无菌棉签蘸取消毒液，以穿刺点为中心螺旋式消毒，直径＞5cm。

5. 常规皮下注射需排气，若为安全预灌装针剂，该针剂注射前不排气，针尖朝下，将针筒内空气轻弹至药液上方，注射角度选择垂直皱褶注射法。

6. 穿刺时应绷紧皮肤，针尖斜面向上与皮肤成 $30° \sim 40°$，迅速将针头的 $1/2 \sim 2/3$ 刺入皮下，进针角度不宜超过 $45°$，以免刺入肌层。注意进针要快，推药要慢。

7. 按压时间要根据病情而定，对凝血机制障碍患者，要延长局部按压时间。

8. 根据不同的药物及用法交代注意事项。例如，糖尿病患者需要长期注射胰岛素，注射部位的选择应做到轮流交替原则，以避免局部出现硬结，影响药物吸收；同时要交代注射胰岛素后进食的时间，以及何时监测血糖等。

四、常见并发症及处理

1. **断针**

（1）熟练掌握注射手法；操作前认真检查注射器质量；协助患者采取舒适体位。

（2）若发生断针，操作者要保持镇静，嘱患者勿移动，一手固定局部下压皮肤，使针管暴露，另一手持止血钳夹住断端，迅速拔出；若针头断端已埋入皮下，应让患者保持原体位，采用外科手术切开取针。

2. **皮疹**

（1）对皮肤有刺激性的药物一般不用于皮下注射。

（2）长期注射者，建议制订轮流交替注射部位的计划，经常更换注射部位，促进药物的吸收，减少皮疹的发生。

3. **皮下出血**

（1）正确选择注射部位，避免刺伤血管，若出现针头刺破血管，应立即拔针，按压注射部位，更换注射部位和针头后重新注射。

（2）注射完毕后，重视做好局部按压工作，按压部位要准确，时间要充分，尤其对于有凝血机制障碍者，要适当延长按压时间。

五、临床情景实例与临床思维分析

临床情景实例 1

患者，女性，45 岁。乳腺癌术后，第 1 周期化疗后第 7 日。复查血常规：白细胞计数 1.5×10^9/L，遵医嘱应用人粒细胞刺激因子注射液 150μg，请立即执行。

临床思维分析：①乳腺癌化疗后细胞抑制，导致白细胞计数降低，可应用人粒细胞刺激因子；②人粒细胞刺激因子注射途径为皮下注射。

临床情景实例 2

患者，男性，59 岁。左侧小腿骨折术后第 5 日。医嘱予应用低分子量肝素 6 000U 皮下注射，请立即执行。

临床思维分析：①对于骨折术后患者，为预防和治疗血栓，可应用低分子量肝素皮下注射；②如果患者有该药物的绝对禁忌证，如肝素及其衍生物过敏、严重凝血功能障碍、活动性出血、急性感染性心内膜炎，则不能使用；③若使用安全预灌装针剂，注意该针剂注射前不排气，针尖朝下，将针筒内空气轻弹至药液上方，该方法既能保证剂量准确，又可避免针尖上附着的药液对局部皮肤的刺激，减少局部瘀斑、硬结的发生，注射角度选择垂直皱褶注射法。

临床情景实例 3

患儿，男性，2 岁。因"按计划预防接种乙脑减毒疫苗"来院。请选择合适的注射方式及部位，为患儿接种乙脑减毒疫苗。

临床思维分析：①接种前应询问有无过敏史、发热、急性传染病、中耳炎、先天性免疫缺陷、癫痫等，如有以上情况，不得接种疫苗；②乙脑疫苗接种时机：乙脑减毒疫苗于幼儿 8 月龄时首次注射 0.5ml，之后分别于儿童 2 岁和 7 岁时再注射 0.5ml，注射部位选择上臂外侧三角肌下缘。

临床情景实例 4

（1）患者，男性，54 岁。因"近日自觉口渴、乏力、消瘦"来院就诊。既往患糖尿病 2 年余，未规律治疗。检查：空腹血糖 12mmol/L，尿糖（+++）。遵医嘱给予胰岛素 8U，皮下注射，3 次 /d，饭前 30 分钟注射。请选择合适的注射部位为患者执行胰岛素皮下注射。

（2）因患者需长期注射胰岛素，如何避免皮肤出现硬结？

临床思维分析：①胰岛素注射部位首选腹部；②若为长期注射者，应有计划地变更注射部位，可将腹部推荐的注射范围等分为四个区域，手臂、大腿或臀部可等分为两个等分区域，每周使用一个等分区域，并且一直按照顺时针方向轮换，避免在 1 个月内重复使用同一注射点。

临床情景实例 5

（1）患者，女性，64 岁。诊断为糖尿病，血糖 20mmol/L。既往没有接受治疗，请在午餐前予以皮下注射 18U 胰岛素，选择合适注射的时间及部位。

（2）注射胰岛素后 15 分钟，患者出现头晕、面色苍白、心悸、手抖、饥饿感、出冷汗、乏力，请判断此时患者出现了什么情况？

（3）急查血糖，血糖 2mmol/L，请进行处理。

临床思维分析：①短效胰岛素起效时间为 20～30 分钟，一般在餐前 15～30 分钟进行注射，以控制餐后血糖，操作人员在注射前询问患者的饮食是否已准备在床旁；②该患者注射后 15 分钟出现低血糖症状，应急查血糖，若血糖≥3.9mmol/L，则患者为低血糖反应；若血糖＜3.9mmol/L，则患者为低血糖症，可根据患者的情况，补充碳水化合物含量较高的食物，或给予静脉输注葡萄糖。

临床情景实例 6

（1）患者，女性，60 岁。糖尿病病史 10 年，晚餐前皮下注射 8U 胰岛素，请执行。

（2）若穿刺时有出血，应如何处理？

临床思维分析：①操作人员在注射前评估患者的饮食是否已准备在床旁；②胰岛素皮下注射时如碰到毛细血管即可能发生出血，应及时按压止血，更换针头及穿刺部位，重新进行皮下注射。

临床情景实例 7

患者，男性，72 岁。因"肺部感染"呼吸内科住院。医嘱予青霉素类抗生素治疗，患者在皮试 10 分钟后即出现过敏性休克症状，医嘱予肾上腺素药物进行抢救。患者现尚未建立静脉通路，请处理。

临床思维分析：患者在皮试后发生过敏性休克时应立即抢救，在静脉通路还未建立的情况下，可给予肾上腺素皮下注射处理。

临床情景实例 8

（1）患儿，男性，18 月龄。因"需再次接种麻疹疫苗"来院。请为该患者选择合适的部位及方式注射麻疹疫苗。

（2）患儿怕疼，过于紧张，致使断针，该如何处理？

临床思维分析：①麻疹疫苗接种时机一般为 8 月龄和 18 月龄；②麻疹疫苗的接种方式为皮下注射；③皮下注射发生断针时，嘱患者勿移动对应肢体或做肢体收缩的动作，防止断针移位，然后一手固定局部，下压皮肤，暴露断端，另一手持止血钳夹稳后迅速拔出。

（李胜云　李其富）

第四章

肌内注射

Intramuscular Injection

一、适应证

1. 药物不宜或不能口服或静脉注射，但又要求比皮下注射更能迅速发生疗效者。
2. 一些刺激性较强或药量较大不宜进行皮下注射的药物，如油剂、混悬液。

二、禁忌证

1. 注射部位有感染、硬结、瘢痕或皮肤受损。
2. 有严重出、凝血功异常的患者。
3. 破伤风、癫痫抽搐期、狂犬病痉挛期不能合作者。
4. 2 岁以下的婴幼儿不宜选择臀大肌注射。

三、标准操作规程

见表 4-1。

表 4-1　肌内注射标准操作规程

准备	医师的准备：穿工作服，戴口罩、帽子，洗手
	核对：床号、姓名、药名、剂量、时间、用法、浓度、药物的有效期
	评估患者全身情况：意识状态，生命体征，治疗情况；局部情况：肢体活动、注射部位皮肤等情况；询问患者用药史、过敏史、家族史
	用物准备：药物、注射器（2~5ml）、无菌棉签、无菌纱布、消毒剂、砂轮、无菌盘、笔、注射卡、弯盘、锐器盒、快速手消毒剂
	评估环境：清洁、安静、光线充足，保护患者隐私
操作过程	核对注射卡
	检查药液质量，有效期
	检查注射器质量，有效期
	安瓿瓶水剂：安瓿划痕、消毒去屑，用无菌纱布包裹折断
	密封瓶粉剂：启瓶，消毒瓶塞，取适量溶液溶解药品
	取合适的注射器，抽吸药液，排气
	双人核对并签名，放入无菌盘内
	携用物至床旁，核对患者信息，如床号、姓名（包括床头卡和手腕带）；解释，交代注意事项
	协助患者取舒适体位[1]

续表

操作过程	用十字法或连线法进行注射部位定位 [2]
	常规消毒皮肤，待干
	备干棉签、再次核对药物，排尽空气
	绷紧皮肤，固定针栓
	将针头长度的 2/3 迅速垂直刺入
	回抽活塞无回血，缓慢推注药液，并随时询问感受，观察患者病情变化
	推药完毕快速拔针，无菌干棉签按压局部片刻
	注射器针头弃入锐器回收盒内，集中处理
	再次核对
	交代注意事项
	整理床单位，协助患者取舒适体位
	医用垃圾按规定处理，洗手，记录

疑点导航：

1. 体位　可取侧卧位、俯卧位、仰卧位或坐位，侧卧位时，患者上腿伸直，下腿稍弯曲。

2. 注射定位方法

（1）十字法：从臀裂顶点向左侧或向右侧做一水平线，再从髂嵴最高点做一垂线，将一侧臀部分为四个象限，其外上象限（避开内角）即为注射区。

（2）连线法：从髂前上棘至尾骨做一连线，其外上 1/3 区域即为注射区。

四、常见并发症及处理

1. 坐骨神经损伤

（1）理疗：红外线、电磁波或按摩理疗，热敷。

（2）药物治疗：营养神经药物，如维生素 B_1、腺苷钴胺等。

（3）外科手术治疗，如手术探查，行神经松解术。

2. 晕厥或晕针

（1）立即停止注射，平卧，开窗通风，吸氧。

（2）监测生命体征，给予口服葡萄糖液。

3. 断针

（1）嘱患者保持原有体位、勿移动。

（2）一手固定局部，下压皮肤，暴露针梗，另一手持止血钳夹住断端迅速拔出。

（3）若断端已全部埋入肌肉，应继续嘱患者保持原位，采用外科手术治疗切开取针。

4. 局部硬结

（1）交替更换注射部位，禁止在硬结部位继续注射。

（2）采用局部热敷、物理治疗等方法。

五、临床情景实例与临床思维分析

临床情景实例 1

（1）患者，男性，63 岁。因"左足靴区反复溃烂 3 年余，加重伴疼痛、出血 1 日"入院。患者既往有肝硬化，门静脉高压。体格检查：皮下见多处瘀斑。血常规：白细胞计数 2×10^9/L，红细胞计数 2×10^{12}/L，血小板计数 30×10^9/L。医嘱给予苯唑西林钠 1g，肌内注射。医嘱是否执行？

（2）经核对，患者凝血功能障碍，改为 0.9% 氯化钠注射液 250ml + 苯唑西林钠 1g，静脉滴注。

临床思维分析：有严重出、凝血功能异常的患者是肌内注射的禁忌证。

临床情景实例 2

（1）患儿，男性，12 岁。因"头晕、乏力 3 个月"入院。经检查诊断为巨幼细胞贫血，医嘱给予 5% 葡萄糖注射液 100ml + 维生素 B_{12} 0.5mg，静脉输注。

（2）经核对，医嘱错误，改为维生素 B_{12} 0.5mg，肌内注射。

（3）在肌内注射过程中，由于患者恐惧不配合，药液还未推注完毕便出现了 2.5ml 注射器针头断裂，请给予处理。

临床思维分析：①部分不能通过静脉给药的药物（如维生素 B_{12}），给药途径应重新选择；②患者恐惧不配合是断针的高危因素，应做好预防工作，一旦出现断针，应按照前述方法予以处理。

临床情景实例 3

（1）患者，女性，26 岁。已婚，因"停经 35 日，腹痛伴少量阴道流血 1 日"入院。体格检查：宫颈口未开，无妊娠物排出，子宫大小与停经时间相符。盆腔超声：宫内妊娠。入院诊断：先兆流产。医嘱给予孕酮注射液 10mg，静脉注射。

（2）经核对，医嘱错误，改为孕酮注射液 10mg，肌内注射。

（3）在肌内注射过程中患者突然出现头晕、眼花、恶心、心悸、呼吸急促、大汗淋漓，随之意识丧失，请予以处理。

临床思维分析：①部分药物不能通过静脉注射，例如孕酮注射液，应该使用肌内注射；②对于突然出现的头晕、眼花、恶心、心悸、呼吸急促、大汗淋漓，随之意识丧失，需要考虑晕针，并及时按照前述方法予以处理。

临床情景实例 4

（1）患者，女性，25 岁。因"发热 2 日"入院。2 个月前左小腿因摔伤曾行清创缝合治疗，未注射破伤风抗毒素。体格检查：体温 39.2℃，咽红。左小腿中下外侧可见一处 12cm 长的手术瘢痕。请遵医嘱为患者肌内注射复方氨基比林注射液 2ml。

（2）30 分钟后体格检查：体温 37.9℃，心率 124 次 /min，律齐，患者出现牙关发紧、张口困难、心悸、胸闷、双眼球运动迟钝，请给予处理。

临床思维分析：复方氨基比林药物过敏反应与破伤风发作的鉴别及处理。

临床情景实例5

患者，男性，56岁。因"全身抽搐1小时"由外院转入。患者10日前足底曾被木尖刺伤，现伤口已愈合。入院诊断：破伤风。入院后30～60分钟内，患者多次出现呼吸急促、流涎、口唇发绀、牙关紧闭、手足抽搐不止，头颈频频后仰。现有药物地西泮、水合氯醛、苯巴比妥钠、硫喷妥钠，请根据患者的病情选择药物和给药途径。

临床思维分析：①破伤风抽搐程度的判断；②药物的选择及给药途径的选择；③环境的处理。

临床情景实例6

（1）患者，男性，65岁。因"被铁钉扎伤足底7日，伤口红肿、流脓"入院。既往有高血压、冠心病、心房颤动病史。已完成清创处理，请继续给予处理。

（2）患者破伤风抗毒素皮试阳性，请继续处理。

（3）患者行破伤风抗毒素脱敏注射，注射第2次后，患者出现心悸、胸闷、气促、面色苍白，请继续处理。

临床思维分析：①破伤风抗毒素注射的时间；②若破伤风皮试阳性，需要使用脱敏注射的方法（详见第二章相关内容），一旦出现过敏性休克，应及时按照标准流程予以处理。

（肖丽艳）

第五章

静脉输液

Intravenous Infusion

一、适应证

1. 各种原因引起的脱水、酸碱平衡失调患者，如腹泻、剧烈呕吐、大手术后的患者。

2. 严重烧伤、大出血、休克患者。

3. 慢性消耗性疾病、急性胰腺炎、胃肠道吸收功能障碍或大手术后胃肠道功能尚未恢复及不能经口进食（如口腔疾患或口腔手术）的患者。

4. 输注各种治疗性药物，如抗生素、胰岛素、解毒药物、脱水剂等。

5. 需要迅速发挥药效而又不宜口服，以及皮下或肌内注射的药物。

二、禁忌证

1. 血管透析通路或动静脉内瘘的端口处。

2. 穿刺部位皮肤有感染、渗出、瘢痕，或在静脉瓣膜处。

三、标准操作规程

见表 5-1。

表 5-1　静脉输液标准操作规程

准备	医师准备：穿工作服，戴口罩、帽子，洗手
	核对医嘱：床号、姓名、药名、剂量、浓度、时间、用法、有效期、年龄
	自我介绍，向患者或家属解释操作目的及配合方法，并嘱患者排尿（若为婴幼儿应换好尿不湿），询问患者的用药史、过敏史、家族史
	评估患者全身情况、肢体活动度[1]、穿刺部位皮肤及血管情况
	评估周围环境：清洁、安静、光线充足
	用物准备：液体、药物、一次性输液器、压脉带、无菌手套、小枕、剪刀、无菌棉签、弯盘、输液贴、络合碘、75% 乙醇、输液卡、笔、启瓶器、输液架、快速干手消毒液、锐器盒等，物品均在有效期内
操作过程	核对输液卡
	检查药液质量，贴好瓶签（床号、姓名、住院号、药名、用法等）或手写床号、姓名、药名、剂量及用法等
	启瓶，消毒瓶塞，遵医嘱严格按照无菌原则配制药液，检查输液器质量，关闭调速器，插好输液器[2]
	双人核对并签名
	携用物至床旁，核对患者信息（床头卡、手腕带），再次确认用药史、过敏史、家族史

续表

操作过程	协助患者取舒适体位³
	备好输液贴，放于适当位置
	再次核对药物，将输液瓶挂于输液架上，固定排气管
	选择血管⁴'⁵，垫小枕，在穿刺点上方 6~8cm 处扎压脉带
	常规消毒皮肤 2 次，直径＞5cm，待干⁶
	正确排气（1 次排气或 2 次排气均可）
	确认管道中气体已排尽
	注射前再次核对患者及药液情况
	嘱患者握拳
	针头斜面向上，与皮肤成 15°~30°，自静脉上方或侧方刺入皮下，见回血后再沿静脉走向平行进针少许
	松压脉带、松拳、打开调节器
	见液体点滴通畅，询问患者无不适后正确固定：第一块胶布固定针柄；第二块胶布固定针眼；第三块胶布将针头附近的输液管环绕后固定（小儿应妥善固定，必要时可用夹板辅助固定）
	撤压脉带和小枕
	根据患者年龄、病情及药液的性质调节滴速⁷
	再次核对，记录给药时间、滴速（应与实际滴速相符）等，挂输液卡于输液架上
	观察并询问输液后反应⁸
	向患者或家属交代注意事项⁹
	帮助患者取舒适体位，将呼叫器置于患者易取处，整理床单位
	拔针：①核对医嘱¹⁰；②核对患者床号、姓名，询问并解释；③洗手、戴口罩；④关闭输液器、撕开输液贴，快速拔针，按压 3~5 分钟，有凝血功能障碍者延长按压时间
	垃圾分类处理，洗手
	在操作过程中必须严格遵守无菌原则，若无菌物品或药液疑被污染或已被污染，必须重新更换方可输注

疑点导航：

1. 穿刺前评估肢体活动度，对于有肢体偏瘫、有乳腺癌根治手术史的患者不宜选择同侧肢体输液。

2. 若为小儿输液，应根据患者年龄及血管情况选择针头为 $4\frac{1}{2}$ 或 $5\frac{1}{2}$ 的输液器。

3. 体位　一般可取坐位、半卧位、平卧位等，以穿刺部位不受压为宜；特殊情况除外，如休克患者建议取中凹位，急性肺水肿患者取端坐位等。

4. 若为传染病患者，操作者必要时需穿隔离衣，戴手套。

5. 血管的选择

（1）遵循从远心端向近心端使用的原则，不可在关节、瘢痕、感染、渗液、静脉瓣膜处穿刺。

（2）长期输液的患者应有计划地更换输液部位，以保护血管。

（3）婴幼儿不推荐首选头皮静脉，若选择头皮静脉穿刺，应了解静脉走向，注意静脉与动脉的辨别，一旦误入动脉可见穿刺血管呈"树枝状"发白，患儿出现尖声哭闹，应立即拔针，安抚患儿及家属，穿刺点按压，防止血肿发生。

（4）不推荐选用下肢静脉输液（除小儿和下肢深静脉血栓溶栓治疗外），以免导致血栓性静脉，但对于有上腔静脉阻塞综合征的患者可选择下肢静脉输液。

6. 皮肤消毒　用皮肤消毒剂螺旋消毒2遍，时间不少于15秒，直径＞5cm，自然待干。

7. 输液速度的调节

（1）根据患者年龄、病情、药液的性质调节输液速度，成人40~60滴/min，儿童20~40滴/min。

（2）对有心、肺、肾疾病的患者，老年患者，婴幼儿及输注高渗、含钾药液的患者，要适当减慢输液速度。

（3）对心肺功能良好、严重脱水、休克患者可适当加快输液速度。

（4）胰岛素或降压、扩血管类特殊药物必须根据药物的性质和患者病情调节输液速度。

8. 输液过程中的观察　加强巡视，耐心听取患者的倾诉，严密观察，及时处理输液故障或输液反应；药液滴尽前要及时更换药液或拔针，严防发生空气栓塞；持续输液24小时以上者，需每日更换输液器和药液。

9. 输液期间做好健康宣教　应告知患者或家属：①药名、药物用途及可能出现的不良反应，患者需配合的事宜；②在输液过程中不可自行随意调节输液速度，以免影响疗效或导致输液并发症的发生；③若出现穿刺部位肿胀、疼痛、液体不滴或有身体不适（小儿患者不明原因哭闹），应及时与医务人员联系。

10. 拔针前必须核对医嘱，确认患者当日治疗全部结束方可拔针，以免多次穿刺增加患者痛苦，同时避免医疗纠纷的发生。

四、常见并发症及处理

1. 发热反应

（1）反应轻者，应立即减慢输注速度或停止输液。

（2）反应重者，应立即停止输液，必要可给予抗过敏药物或激素治疗。

（3）对高热患者，应给予物理降温，必要时药物治疗，并严密观察生命体征的变化。

（4）保留剩余药液和输液器，必要时送检做细菌培养，以查找发热反应的原因。

（5）若患者或家属有异议，药液应当场封存，并交由医疗机构保存备查。

2. 急性肺水肿

（1）立即停止输液。

（2）体位：协助患者取端坐位，双腿下垂，以减少回心血量，减轻心脏负荷。

（3）氧气吸入：氧流量为6~8L/min，同时，湿化瓶内加入20%~30%的乙醇溶液。

（4）药物治疗：给予镇静、平喘、强心、利尿和扩血管药物。

（5）必要时进行四肢轮扎：用橡胶止血带或血压计袖带适当加压四肢阻断静脉血流，每5~10分钟轮流放松一个肢体的止血带。

（6）心理护理：安慰患者，减轻紧张恐惧心理。

3. 静脉炎

（1）停止在此部位的输液，抬高患肢、制动，局部用50%硫酸镁湿敷，每次20分钟，2次/d。

（2）超短波理疗，每次15~20分钟，1次/d。

（3）药物治疗：可用多磺酸黏多糖软膏涂抹患处，或者用中药如意金黄散加醋调成糊状，局部外敷。

（4）合并感染者应给予抗生素治疗。

4.空气栓塞

（1）体位：立即将患者置于左侧卧位，并保持头低足高位。

（2）氧气吸入：氧流量为 6 ~ 8L/min。

（3）病情观察：给予心电监护监测生命体征。

五、临床情景实例与临床思维分析

临床情景实例 1

患者，女性，65 岁。因"发热、咳嗽 3 日，昏迷 2 小时"急诊入院。患者近 1 个月来口干、多饮、多尿，无其他疾病史。既往有脑梗死病史，左侧肢体偏瘫。体格检查：呼吸有烂苹果气味。辅助检查：血糖 36mmol/L，血钠 158mmol/L，尿糖（++++），尿酮体（++），血酮 17.8mmol/L。血气分析结果：pH 7.25，血 HCO_3^- 14mmol/L，请给予输液治疗。

临床思维分析：①分析该患者病情及实验室检查回报，患者应为糖尿病酮症酸中毒，应给予及时且对症的处理，给予输注胰岛素快速降低血糖，控制症状；②患者左侧肢体偏瘫，输液时不可选择左侧肢体；③患者尚没有补充碳酸氢钠指征，暂不能输注碳酸氢钠注射液。

临床情景实例 2

（1）患者，男性，45 岁。因"晨起突发胸背部剧烈撕裂样疼痛 3 小时"入院。既往有冠心病、高血压病史。体格检查：血压 190/130mmHg，心率 95 次 /min。请选择合适的药物静脉输液。

（2）患者输液 30 分钟后，突发寒战、高热，伴头痛、呕吐，测体温 39℃，请进行相应处理。

临床思维分析：①根据疼痛的性质、程度、发病时间，该患者应首先考虑主动脉夹层，但患者既往有冠心病、高血压病史，应尽快完善心电图、胸部 CT 或主动脉 CTA，以明确是心肌梗死还是主动脉夹层；②立即给予心电监测、吸氧并建立静脉通路；③首选降压、镇静镇痛处理；④注意主动脉夹层的分型及输液肢体的选择；⑤输液发热反应的处理。

临床情景实例 3

患者，男性，36 岁。因"血管穿刺困难，无法继续血液透析治疗"入院。既往有慢性肾功能衰竭病史 3 年，行血液透析治疗已 1 年余，每周 3 次。入院后第 2 日即给予经颈部行长期透析管置入术，术后第 2 日，行血液透析治疗，长期透析管通畅，可达透析流速要求。入院第 7 日行血液透析返病房后，患者突然出现寒战、高热，拟静脉输注抗生素。

临床思维分析：血管透析通路感染的处理，静脉输液时不可直接在透析通路处输注。

临床情景实例 4

（1）患儿，男性，1 岁。因"黄疸 1 周"入传染科。医嘱给予静脉输液：5% 葡萄糖注射液 100ml＋10% 氯化钾注射液 5ml，并抽血查肝炎病毒检查。

（2）经核对，医嘱错误，改为5%葡萄糖注射液100ml＋10%氯化钾注射液1ml，并抽血行肝炎病毒检查。

临床思维分析：①小儿静脉补钾的原则；②小儿静脉输液；③隔离区患者的隔离措施。

临床情景实例5

患者，女性，65岁。因"发热、咳嗽、咳痰4日"入院。入院诊断：急性支气管肺炎，医嘱给予0.9%氯化钠注射液250ml＋青霉素480万U，静脉滴注，在输注过程中，患者出现皮疹、全身皮肤瘙痒、血压下降、出汗、呼吸困难。

临床思维分析：①静脉输液中过敏性休克的处理；②过敏原的处理。

临床情景实例6

（1）患者，男性，65岁。反复左上腹痛3年，黑便2日入院。既往有高血压、冠心病病史5年。体格检查：血压80/60mmHg，贫血貌，心率120次/min，律齐；剑突下压痛，无反跳痛；皮肤潮湿。请予以紧急处理。

（2）患者经输液、输血、止血治疗后，出血停止。现咳嗽频繁、咳大量泡沫状痰、气促、双肺满布湿啰音，PaO_2下降。最可能的原因是什么？请继续处理。

临床思维分析：①判断出血的原因应为上消化道出血；②需进行低血容量性休克的补液治疗；③静脉采血查血生化并配血；④根据实验室结果回报再决定是否需要静脉输血；⑤处理急性肺水肿。

临床情景实例7

患者，男性，65岁。因"昏迷2小时"入院。既往有高血压病史3年，血压控制情况不佳。体格检查：血压230/120mmHg，心率120次/min，昏迷，双侧瞳孔不等大。医嘱给予甘露醇和硝普钠静脉滴注处理。

临床思维分析：①高压血危象的处理；②甘露醇和硝普钠静脉输液注意事项。

临床情景实例8

患者，男性，61岁。因"前日受凉后出现咳嗽、咳痰，伴发热"就诊。既往因左下肺中央型低分化鳞癌综合治疗4年余，已完成6次化疗，颜面部浮肿半年。体格检查：体温39℃，浅表淋巴结无肿大，胸背部及颈部可见静脉怒张明显。血常规：白细胞计数0.8×10^9/L，血红蛋白119g/L，中性粒细胞百分比78%。请写出患者目前可能诊断。医嘱给予抗生素治疗，请执行。

临床思维分析：①患者为肺癌6次化疗后，目前有呼吸道感染症状，且血常规结果异常，提示有感染；②根据病史、症状及体征，应考虑为上腔静脉阻塞综合征，需进一步观察患者上肢有无肿胀、疼痛的表现，静脉输液应选择下肢静脉。

临床情景实例9

患者，男性，50岁。因"腹胀、肛门停止排便排气1周"入院。既往有糖尿病病史10年余。体格检查：移动性浊音阳性。超声诊断为腹腔积液，腹部平片示肠胀气明显。心电图检查示明显U波。给予利尿治疗后仍诉腹胀。电解质检查回报：血钾2.5mmol/L。请给予最需要的处理。

临床思维分析：①患者电解质检查回报低钾，心电图显示 U 波，应尽快给予静脉输液补钾；②患者明显肠胀气，在补钾治疗无效时，可给予肛管排气或者胃肠减压，而不是腹腔穿刺。

临床情景实例 10

患者，男性，70 岁。因"今日上午突发上腹部持续性剧腹痛"就诊。紧急行腹部 CT、超声检查考虑急性胰腺炎。血淀粉酶 1 000U/L，白蛋白 26.5g/L。医嘱给予静脉输注生长抑素，补液及输注白蛋白。请执行。

临床思维分析：①患者急性胰腺炎，应严格禁饮、禁食，并给予胃肠减压；②生长抑素输液方面，一般采用微量泵 24 小时匀速给药，严格控制输液速度；③补液及白蛋白的输注不能使用同一条静脉通路。

（赵　莹）

输血相关技术

第一节 血型鉴定与交叉配血
Blood Group Identification and Blood Cross Matching

一、适应证

1. 输血。
2. 溶血性疾病检查，如新生儿溶血等。
3. 器官移植配型。
4. 亲子鉴定。
5. 法医鉴定及其他需要了解血型的情况。

二、禁忌证

无。

三、标准操作规程

见表 6-1、表 6-2。

表 6-1　血型鉴定标准操作规程

准备	穿工作服，戴帽子、口罩、手套，着装整齐
	器材准备：血型血清学离心机、显微镜、试管架、试管、玻片、吸管、记号笔
	试剂准备：抗 -A 血清、抗 -B 血清、抗 -D 血清、0.9% 氯化钠注射液、2%～5% 的 A 型、B 型、O 型试剂标准红细胞悬液[1]
	抽取 EDTA-K_2 抗凝血 2ml 和不抗凝血 2ml 各一管[2]
	核对样本与申请单中患者姓名、性别、年龄、病区、床号、病历号、检测项目是否一致
	离心血样本，检查是否溶血
	将待检血样本用 0.9% 氯化钠注射液配制成 2%～5% 红细胞悬液（玻片法为 5%～10% 红细胞悬液）
正定型	取试管 3 支，分别标明抗 -A、抗 -B、抗 -D
	用滴管分别加入抗 -A、抗 -B、抗 -D 血清试剂各 1 滴[3]
	再分别加入待检者的 2%～5% 红细胞悬液 1 滴
	轻摇混合，以 1 000g 离心 15 秒[4]
	轻轻取出试管，观察有无溶血现象[5]

续表

正定型	将试管旋转轻摇，使细胞扣悬起，观察有无凝集
	从试管中分别取 1 滴混悬液置于玻片，显微镜下观察有无凝集
反定型	取试管 3 支，分别标明 A、B、O 型细胞管 [6]
	用滴管分别加入待检者血清 1 滴于试管中
	再分别加入 2%～5% 的 A 型、B 型、O 型试剂标准红细胞悬液 1 滴
	轻摇混合，以 1 000g 离心 15 秒
	轻轻取出试管，观察有无溶血现象
	将试管旋转轻摇，使细胞扣悬起，观察有无凝集 [7]
	从试管中分别取 1 滴混悬液置于玻片上，显微镜下观察有无凝集 [8]
报告结果	核对无误后，填写血型结果报告 [9]
	将血型鉴定结果登记在记录本上并签名，试验结果保存 10 年
样本处置	试验结束后血样本放置 4℃ 冰箱，保存 7 日，之后按感染性医疗废物处置
	结束操作后将仪器试剂恢复原位

疑点导航：

1. 所用器材必须清洁、干燥，试管、滴管要专用，每批设置阴阳性对照，标记要清楚。试剂均应在有效期内，使用前，放室温平衡 15 分钟。使用后，放入冰箱保存，避免污染或失效，产生假阳性或假阴性。

2. 样本准备　一次只能为一位受血者或被检者抽取标本，血样不得从输液管或输液侧静脉中抽取，稀释和 / 或溶血样本不可使用。需使用右旋糖酐、白蛋白、脂肪乳及静脉注射聚乙烯吡咯烷酮（PVP）等某些造影剂时，应在用药前采血。若受血者正在使用肝素治疗，应用鱼精蛋白中和，使标本凝集。

3. 正反定型不一致时，应加做抗 -AB、抗 -A1、抗 -H 血清进行鉴别。

4. 反应温度、时间，离心时间、离心力是血型鉴定的重要影响因素。若离心过度或不足，会产生假阳性或假阴性。ABO 血型鉴定温度不高于室温（20～24℃），交叉配血试验应在 37℃ 进行，防止冷抗体引起凝集反应。

5. 若有溶血现象则判为阳性，血清中存在补体时应灭活后再行血型鉴定。

6. 新生儿和出生 6 个月之内的婴儿血型抗体表达较弱，可只做正定型，注意鉴别新生儿血清中来自母体的抗体。

7. 严格按照操作规范进行试验，加样时，先加血清再加红细胞悬液。看结果时，振摇力度不可太大，防止弱凝集被摇散。

8. 弱凝集必须在显微镜下观察结果。巨球蛋白血症、多发性骨髓瘤、高浓度纤维蛋白原、霍奇金病及其他使红细胞沉降率加快的一些病例，会引起缗钱状凝集，加入 2 滴 0.9% 氯化钠注射液可消除此类凝集。

9. 结果报告格式　"患者 XX，血型为 A（B/O/AB）型，RhD 阳性（阴性）"。

表 6-2　交叉配血标准操作规程

准备	穿工作服，戴帽子、口罩、手套，着装整齐
	器材准备：血型血清学离心机、显微镜、试管架、试管、玻片、吸管、记号笔
	试剂准备：0.9% 氯化钠注射液、低离子介质凝聚胺试剂盒
	抽取 EDTA-K$_2$ 抗凝血 2ml 和不抗凝血 2ml 各一管 [2]
	核对血样本与申请单中患者姓名、性别、年龄、病区、床号、病历号及检测项目是否一致
	离心血样本，检查是否溶血
	将患者血样本和供血者血样本用 0.9% 氯化钠注射液配制成 2%～5% 红细胞悬液
	血液成分选择 [3]
盐水交叉介质配血 [1]	取试管 3 支，分别标明主侧、次侧、自身对照
	向主侧管加入受血者血清 2 滴和供血者 2%～5% 红细胞悬液 1 滴 [4]
	向次侧管加入供血者血清 2 滴和受血者 2%～5% 红细胞悬液 1 滴
	向自身对照管加入受血者血清 2 滴和受血者 2%～5% 红细胞悬液 1 滴
	混匀后以 1 300g 标准离心 15 秒 [5]
	小心取出，观察上清液有无溶血
	旋转轻摇试管，观察有无红细胞凝集 [6]
	从试管中分别取 1 滴混悬液置于玻片上，显微镜下观察有无凝集
凝聚胺交叉配血	取试管 3 支，分别标明主侧、次侧、自身对照 [7]
	向主侧管加入受血者血清 2 滴和供血者 2%～5% 红细胞悬液 1 滴
	向次侧管加入供血者血清 2 滴和受血者 2%～5% 红细胞悬液 1 滴
	向自身对照管加入受血者血清 2 滴和受血者 2%～5% 红细胞悬液 1 滴
	向主侧管和次侧管分别加入低离子介质溶液 0.6ml [8]
	混匀，孵育 1 分钟
	每管各加凝聚胺溶液 2 滴
	混合后静置 15 秒，以 1 300g 标准离心 15 秒
	小心取出，观察上清液有无溶血
	倾去上清液，旋转轻摇试管，观察有无凝集
	若有凝集，加入 2 滴重新悬浮液，旋转轻摇，尽快观察有无凝集 [9]
结果报告	判读交叉配血结果，填写报告 [10]
记录	将交叉配血试验结果登记在记录本上、签名 [11]
样本处置	试验结束后，血样本放置 4℃冰箱，保存 7 日，按感染性医疗废物处置
	结束操作后将仪器试剂恢复原样

疑点导航：

1. 盐水介质法只能检查 IgM 抗体引起的凝集。抗人球蛋白法或凝聚胺法则能检测 IgG 抗体引起的凝集。凝聚胺只能使正常红细胞凝集，对缺乏唾液酸的细胞（如 T 及 Tn 细胞）无作用；该方法对冷凝集有加强作用，故不适合有冷凝集素的配血。因此，交叉配血试验必须在盐水介质法的基础上，加做凝聚胺法或抗人球蛋白法。

2. 受血者配血试验的血样本必须是输血前 3 日内采集。受血者最后一次输注红细胞间隔 24 小时以上，再次输血时应重新抽取交叉配血血样。溶血与标识不清楚的样本不可用于交叉配血检测，应重抽。凝聚胺法交叉配血时，抗凝剂过量将中和部分凝聚胺，不能使用含枸橼酸钠和肝素抗凝标本。

3. 血液成分选择应遵循缺什么补什么，相容性输注的原则。红细胞制剂主要用于提高携氧能力；冷冻血浆主要用于改善凝血功能和血浆置换；冷沉淀主要用于补充凝血因子和纤维蛋白，改善凝血功能；血小板则用于止血。

4. 细胞与血清比例不适当，或漏加、错加样本或试剂，可产生假阳性或假阴性。

5. 离心过度或不足，可产生假阳性或假阴性。

6. 观察结果时，振摇力度不可太大，防止弱凝集被摇散；若出现溶血现象，报告阳性。

7. 存在自身抗体、同种抗体和直接抗人球蛋白试验阳性时，会对交叉配血试验产生干扰。

8. 不同厂家生产的凝聚胺介质试剂盒加入的试剂量略有不同，具体操作按照试剂说明书进行。

9. 观察非特异性凝集时，应在 60 秒内观察结果，如无凝集必须重做。观察到结果后立即记录。

10. 结果判读　若主侧、次侧无凝集无溶血，表示两者血液相合，可以输注；若有凝集和 / 或溶血为不相合，不能输注。报告格式："受血者 ×× 与供血者 ×× 交叉配血试验主侧、次侧均无凝集、无溶血，两者血液相合可以输注"。

11. 所有血型鉴定和交叉配血试验结果均应记录存档，保存 10 年。

四、相关知识

1. **红细胞悬液浓度**　根据所用血型鉴定和交叉配血试验方法不同而有所不同，玻片法为 5%~10%；试管法为 2%~5%；凝胶微柱法为 0.5%~1%（表 6-3）。

表 6-3　红细胞悬液的配制

悬液浓度 /%	压积红细胞 / 滴	0.9% 氯化钠注射液
2	1	2.0ml/40 滴
5	1	0.8ml/16 滴
10	1	0.4ml/8 滴
20	1	0.2ml/4 滴

2. **血型鉴定**　包括正定型和反定型，两者结果相互印证一致方可报告（表 6-4）。

表 6-4　结果判读

血型	正定型		反定型		
	抗 -A	抗 -B	Ac	Bc	Oc
A	++++	−	−	++++	−
B	−	++++	++++	−	−
O	−	−	++++	++++	−
AB	++++	++++	−	−	−

3. ABO 亚型和白血病、骨髓增生异常综合征等疾病原因引起的红细胞抗原减弱，以及获得性抗原（类 B 抗原）、冷自身抗体、同种抗体和亚型中的不规则抗体，常导致血型鉴定时，正反定型凝集强度不一致（表 6-5）。

表 6-5　凝集反应判读标准

凝集强度	现象
++++	一个大凝集块，背景清晰，无游离红细胞
+++	数个较大凝集块，背景清晰，几乎无游离红细胞
++	凝集块较小，背景稍混浊，游离红细胞较少
+	细小凝集块，背景混浊，游离红细胞较多
±	肉眼观察呈"粗颗粒"样，镜下可见细小凝集集团
-	肉眼及光镜下红细胞呈游离状态，无凝集

第二节　输　血
Blood Transfusion

一、适应证

1. **补充治疗**　用于失血引起的血容量减少或休克、急慢性贫血、凝血功能异常、低蛋白血症等患者，补充血容量、改善循环，提高携氧能力，纠正凝血功能，提高血浆蛋白。如外伤、烧伤、消化道出血、产后大出血、血友病、再生障碍性贫血（简称"再障"）、白血病等。

2. **置换治疗**　分离和去除患者血液中病理性红细胞、胆红素、尿素氮、溶血素、M 蛋白、抗原抗体免疫复合物及其他有毒物质，如镰状红细胞、重症肝炎、药物中毒、一氧化碳及苯酚等化学物质中毒、溶血、吉兰 - 巴雷综合征、重症肌无力等。

3. **免疫治疗**　增强机体免疫力，提高机体抗感染的能力。如全身性严重感染或脓毒症、恶性肿瘤化疗后致严重骨髓移植继发难治性感染、原发性免疫性血小板减少症（ITP）、自身免疫性溶血性贫血、血栓性血小板减少性紫癜等。

二、禁忌证

1. 无输血适应证者。
2. 血型不相容性输血。
3. 有血液成分输注禁忌者，如真性红细胞增多症等。
4. 对输血有变态反应者。
5. 其他，包括急性肺水肿、充血性心力衰竭、肺栓塞、恶性高血压、肾功能极度衰竭等。

三、输血治疗标准操作规程

见表 6-6。

表 6-6　输血治疗标准操作规程

准备	穿工作服，戴口罩、帽子，洗手
	评估输血指征[1]
	与患者（或其家属）签署输血治疗知情同意书
	填写并提交输血申请单[2]
	接收血液，核对医嘱、血型、血量、血液种类及质量，填写血液接收时间，并双人核对签名
	询问血型、输血史及过敏史，嘱排尿
	核对床号、姓名、手腕带，评估全身情况（无发热）、穿刺部位皮肤及血管
	评估周围环境
	用物准备：血液制剂[3]、0.9% 氯化钠注射液[4]、输血器一套、压脉带、无菌手套、压脉枕、剪刀、棉签、弯盘、胶布、络合碘、快速手消毒液、输血记录单、笔等
操作过程	核对医嘱，双人核对血液和交叉配血记录单
	取 0.9% 氯化钠注射液，检查药液并写好瓶签
	启瓶盖，注明 0.9% 氯化钠注射液开瓶时间，常规消毒瓶塞
	取输血器，关闭调节器，将输血器针头插入 0.9% 氯化钠注射液瓶塞中
	双人对血液制剂进行"三查九对"（检查血液有效期、血液质量[5]、输血装置是否完好；核对床号、姓名、病区、住院号、血袋号、血型、交叉配血试验结果、血液成分的种类、血量），并双人签名
	携血液和输血器材至床旁，核对床号、姓名，再次核对医嘱及药物[6]，将输液瓶挂于输液架上
	备输液贴，放于适当位置
	正确戴手套
	选择血管，垫压脉枕，在穿刺点上方 6 ~ 8cm 处扎压脉带
	消毒皮肤 2 次，直径＞5cm，待干
	正确排气（1 次排气或 2 次排气均可），确认管道中气体已排尽
	再次核对患者床号、姓名、血型和医嘱
	嘱患者握拳，针头[7]与皮肤成 15° ~ 30°进针见回血后，再平行进入少许
	松拳、松压脉带、松调节器
	见液体点滴通畅后正确固定，第一块胶布固定针柄；第二块胶布固定针眼；第三块胶布将针头附近的输液管环绕后固定
	调节滴速至 20 ~ 40 滴 /min
	取血液制剂，再次双人核对
	将血袋内血液轻摇混匀，打开储血袋封口常规消毒
	轻柔地将血袋挂于输液架上
	将输血器针头从 0.9% 氯化钠注射液瓶中拔下，插入血袋接口
	撤压脉带及小枕，脱手套，调节滴速至 15 ~ 20 滴 /min
	观察患者反应，15 分钟后如无不良反应，调节滴速：成人 40 ~ 60 滴 /min[8]
	帮助患者取舒适体位，整理床单
	再次核对，在输血卡上记录输血的时间、滴速，并双人签名；在临时医嘱单上记录输血时间，并双人签名
	整理用物，垃圾分类处理，洗手，记录

续表

操作过程	向患者交代输血时注意事项⁹，将呼叫器放于患者方便使用处，并指导使用
	操作过程中进行有效的人文沟通
	输血过程中严密观察患者反应及生命体征，填写输血记录
	输血后进行输血疗效评价

疑点导航：

1. 输血指征　当一次性失血量超过总血容量的 20%（约 1 000ml）时，可出现较明显的血容量不足、血压不稳定及血细胞比容（HCT）下降。此时，除输入晶体液或胶体液补充血容量外，还应适当输入浓缩红细胞（CRBC）。原则上失血量在 30% 以下时，不输全血；超过 30% 时，可输入全血与 CRBC 各半，再配合晶体和胶体液及血浆以补充血容量。当失血量超过 50% 且大量输入库存血时，还应及时监测某些特殊成分，如清蛋白（白蛋白）、血小板及凝血因子有无缺乏，并给予补充。其他输血指征见下文疑点导航"3"。

2. 输血申请　输血治疗时，临床医生必须履行输血必要性和风险性告知义务，并签署输血治疗知情同意书，急诊患者可先用血后补签。输血申请单除填写受血者一般信息、输血相关传染病检测结果、输血适应证相关检查结果（血常规、凝血功能等）外，还应包括临床诊断、既往病史、输血史、妊娠史、药物史及预约血液成分和剂量。

3. 血液制剂种类及适应证

（1）红细胞适用于需要提高携氧能力的患者：①血红蛋白 > 100g/L 时，可以不输；②血红蛋白 < 70g/L 时，应考虑输；③血红蛋白在 70~100g/L 时，根据患者贫血程度、心肺代偿功能、有无代谢增高及年龄等因素决定。对于可输可不输的患者应尽量不输。

1）悬浮红细胞（SRBC）和 CRBC：适用于失血性贫血、慢性贫血，以及心、肾、肝功能不全需要输血者。

2）悬浮少白细胞红细胞（suspended leukocyte-poor red blood cells）：血液采集后去除白细胞而制备的红细胞。适用于需要反复输血或准备器官移植的患者，降低输血不良反应。

3）洗涤红细胞（washed red blood cells，WRBC）：适用于自身免疫性溶血性贫血、高钾血症及肝肾功能障碍的患者。

4）冷冻红细胞（frozen red blood cells）：适用于稀有血型患者。

5）辐照红细胞（irradiant red blood cells，IRBC）：经 ⁶⁰Co 或 ¹³⁷Cs 辐照处理后的红细胞制品。适用于有免疫缺陷或免疫抑制的患者输血、新生儿换血、宫内输血。

6）年轻红细胞（young red blood cells，YRBC）：大多为网织红细胞，用于长期、反复输血患者，可延长输血间隔时间。

（2）血小板包括浓缩血小板和单采血小板。使用时应注意：①适用于血小板数量减少或功能异常伴有出血倾向或表现的患者；②血小板计数 > 100×10⁹/L 时，可以不输；③用于出血危险性较大患者的预防性输注，如再生障碍性贫血、白血病、放化疗、造血干细胞移植、脾功能亢进、弥散性血管内凝血（DIC）、血小板生成减少及 ITP 等引起血小板计数 < 5×10⁹/L 时；④须手术或侵入性治疗，血小板计数 ≤ 50×10⁹/L 的患者可输注；⑤血小板计数在（50~100）× 10⁹/L 之间者，应根据有无自发性出血或伤口渗血决定是否输注；⑥如术中出现不可控渗血，确定血小板功能低下，输血小板不受上述限制；⑦禁忌证：肝素诱导的血小板减少症（heparin-induced thrombocytopenia，HIT）、血栓性血小板减少性紫癜（thrombotic thrombocytopenic purpura，TTP）、溶血性尿毒综合征（hemolytic uremic syndrome，HUS）。

（3）血浆：①新鲜冷冻血浆含有包括V因子和Ⅷ因子在内的所有凝血因子，主要用于如血友病、肝病、大量输血、TTP、DIC、口服抗凝剂过量引起出血，抗凝血酶Ⅲ缺乏等患者补充体内各种凝血因子，血浆置换；②普通冷冻血浆主要用于补充V因子和Ⅷ因子以外的凝血因子；③血浆蛋白过敏、心功能不全易发生循环超负荷者慎用。

（4）冷沉淀是新鲜冷冻血浆凝血因子浓缩物，适用于血友病A、血管性血友病、纤维蛋白原缺乏症、纤维结合蛋白缺乏症、凝血因子ⅩⅢ缺乏症。

（5）全血：将血液采集到含有血液保存液的血袋中，不经过任何加工，即为全血。通常在急性大量失血（失血量大于自身血容量20%，且在24小时内需要输注20U以上的红细胞成分）、体外循环及换血治疗时使用。新鲜血可以补充各种血细胞、凝血因子和血小板；库存血用于补充血容量。

4. 输血前及每更换一袋血液前，均应用0.9%氯化钠注射液冲管。

5. 血液质量检查 包括标签是否完整清晰，血袋包装是否完好，血液有无明显凝块、絮状物、粗大颗粒、气泡、溶血及颜色是否异常。

6. 血液制剂不得添加其他药物，如需稀释只能用0.9%氯化钠注射液。血液取回后，应在30分钟内开始输注，4小时内输注完毕。

7. 输血针头的规格为14~20G，通常使用18G，以利于红细胞顺利通过，避免在输注过程中溶血。

8. 输血开始时应慢，一般为5ml/min，若5~10分钟后无不适，再根据病情和年龄调整输注速度，1U全血通常控制在30~40分钟输完。严密观察受血者有无输血不良反应，如出现异常情况，应及时处理。

9. 输血时注意事项 患者输血时，保持一定体位，防止针头移动；密切观察，若出现发热、皮疹、腰痛、尿色异常、呼吸困难、心悸等不适及输注不畅，立即报告医生。

四、输血不良反应及处理

1. **过敏反应** 可发生于输血全程和输血后。

（1）轻度：减慢输血，严密观察。使用抗组胺药物，输血前、后各口服苯海拉明50mg；或肌内注射盐酸异丙嗪25mg；或静脉滴注地塞米松5mg；或皮下注射0.1%肾上腺素0.5~1.0ml。

（2）重度：立即停止输血。皮下注射0.1%肾上腺素0.5~1.0ml，静脉滴注地塞米松5~15mg；或氢化可的松100~200mg；或琥珀酸钠甲泼尼龙500~1000mg。给予对症治疗，抗休克，心肺功能监护。

2. **发热反应** 输血中或输血后2小时内体温升高1℃以上。

（1）停止输血，维持静脉通路。

（2）保留输血前后血液样本和输血器具送检，查找发热原因。对症处理，予以降温等措施，严密观察生命体征，每15~30分钟测体温和血压1次。口服阿司匹林0.3g；肌内注射异丙嗪25mg或静脉滴注氢化可的松100mg；皮下注射0.1%肾上腺素0.5~1.0ml；静脉滴注地塞米松2.5~5.0mg或氢化可的松50~100mg。

3. **溶血反应** 常见于血型不相容输血。

（1）立即停止输血，建立静脉通路，快速补液；保持呼吸通畅，给氧。

（2）复核输血前后血液样本血型，交叉配血。留取尿液检测血红蛋白、尿含铁血黄素，血样检测直接胆红素、间接胆红素、直接抗人球蛋白试验、血浆结合珠蛋白等。

（3）碱化尿液，抗休克，防止肾衰竭，血液透析，血浆置换。

4．细菌污染反应　常见细菌是大肠杆菌、铜绿假单胞菌、变形杆菌等革兰氏阴性杆菌，少见革兰氏阳性杆菌。

（1）立即停止输血，保持静脉通路。

（2）抗休克，防止 DIC 和肾衰竭，抗感染。

5．循环超负荷　见于心肺功能不全、慢性严重贫血或低蛋白血症患者的大量快速输血。

（1）立即停止输血，快速利尿，平喘强心，扩张血管，减少回心血量。

（2）按多次、少量、缓慢原则输血。

6．枸橼酸盐中毒　大量输血时，随血液输入大剂量枸橼酸抗凝剂导致枸橼酸盐中毒。常见于婴儿、老年人、肝功能不良者。

（1）减慢输血速度。

（2）大量输血时，使用钙剂拮抗，同时观察心电图。

7．输血后出血倾向　见于大量输血所致的稀释性凝血因子缺乏。大量输入红细胞时，应同时补充凝血因子和血小板。

8．高血氨症与电解质、酸碱平衡失调　多见于输入大量库存时间较长的血液。

9．肺血管微栓塞　可见于大量输入库存时间较长的血液时。

（1）使用微孔输血器（20～40μm 孔筛），或选用去白细胞红细胞和洗涤红细胞。

（2）输血的同时不应静脉推注葡萄糖酸钙和输注林格氏液，避免形成小凝块。

（3）轻者卧床休息，吸氧或辅助呼吸；重症患者予以镇静、止痛、强心、抗休克。

（4）抗凝治疗与溶栓治疗。

10．输血后紫癜　由患者体内的血小板抗体引起，多在输血后 5～10 日发病，为自限性疾病。

（1）给予输注血小板特异性抗原相配合的血小板。

（2）血浆置换。

（3）大剂量、短疗程静脉注射琥珀酸钠甲泼尼龙 500～1 000mg，使用 3～6 日；或大剂量静脉注射氢化可的松 400～600mg，甚至每 4～6 小时可达 5 000mg。

11．血小板输注无效　由于免疫因素和非免疫因素引起的 2 次以上输注血小板后血小板计数未升高。

（1）治疗原发病；配合性输注单采血小板；输注去白血病的血小板制剂。

（2）血浆置换，降低血小板抗体滴度。

（3）大剂量输注丙种球蛋白封闭抗体，400mg/kg，连续 5 日；若无效再加倍剂量输注 5 日。

12．继发性血色病　长期输血的慢性贫血患者合并溶血，使体内铁堆积于肝、心、内分泌腺和皮肤，出现色素沉着。治疗方法为肌内注射去铁胺 500～1 000mg，连续 3～5 日；维生素 C 1～2g，静脉滴注。

13．低温反应　快速大量输血所致。输血速度＞50ml/min 时，红细胞须在专用的血液加温仪上加温。

14．空气栓塞

（1）立即停止输血，患者保持头低足高、左侧卧位。

（2）对症治疗，吸氧，使用尼可刹米等呼吸兴奋剂，呼吸机辅助呼吸。

15. **输血后静脉炎** 输液时间持续 48 小时以上，应更换新部位。输血前后均需用 0.9% 氯化钠注射液冲洗，防止血液制剂，尤其是红细胞凝集、溶血造成的血栓性静脉炎。

16. **输血相关性感染疾病** 包括病毒性肝炎、获得性免疫缺陷综合征、梅毒、巨细胞病毒感染、疟疾、弓形体病、克雅病、成人 T 细胞白血病等。

17. **输血相关性移植物抗宿主病** 常见于 5- 核苷酸酶缺乏症、胸腺发育不良、肿瘤放疗和 / 或化疗后、再生障碍性贫血、急慢性白血病、多发性骨髓瘤、造血干细胞移植等原发性或继发性免疫缺陷、免疫抑制的患者，以及部分免疫应答"相对"正常的患者输血治疗后。发病时间通常在输血后 10 ~ 14 日，最短可在输血后 2 日，最长在输血后 30 日。

（1）预防为主，成分输血，避免有血缘关系的亲属间输血。

（2）免疫力低下、淋巴细胞减少或骨髓抑制的患者，在输血前用 γ 射线 ^{137}Cs 或 ^{60}Co，25 ~ 30Gy，对含淋巴细胞的血液制剂进行辐照，以去除免疫活性淋巴细胞，是目前唯一可靠有效的预防方法。

（3）去甘油解冻红细胞、冷沉淀、白蛋白、凝血因子、注射用免疫球蛋白不需辐照。

（4）可使用肾上腺皮质激素、抗淋巴细胞或抗胸腺细胞球蛋白、丙种球蛋白及免疫抑制剂进行治疗，但疗效不佳。

18. **输血相关性急性肺损伤**

（1）立即停止输血。

（2）对症治疗，吸氧、利尿、严格控制液体入量，静脉滴注肾上腺皮质激素和 / 或抗组胺药、肺泡表面活性剂等。

（3）再次输血时，最好使用去白细胞红细胞或洗涤红细胞。

五、相关知识

1. **急性大量失血患者** 一次性失血量低于总血容量 10%（500ml）者，不予输血；失血量达总血容量 10% ~ 20%（500 ~ 1 000ml）时，根据血红蛋白和血细胞比容及临床症状严重程度，可适量输注晶体液和胶体液；失血量达总血容量 20% ~ 30%（≥ 1 000ml）时，除输注晶体液和胶体液外，视血细胞比容情况，可适当补充浓缩红细胞；失血量大于总血容量 30%（2 000ml）时，还应补充血浆和红细胞；当失血量超过总血容量 50% 时，启动大量输血方案。

2. **大量输血方案（massive transfusion protocol，MTP）** 成人或体重 > 50kg 的青少年，每输 6U 悬浮少白细胞红细胞，应同时输注 4U 血浆和 1 个治疗量的机采血小板，以补充丢失的凝血因子；对于体重 ≤ 50kg 的儿童，则调整为每输 4U 悬浮少白细胞红细胞，同时输注 2U 新鲜冷冻血浆和 1 个治疗量的机采血小板。

3. **新生儿和婴幼儿临床输血和换血治疗要点**

（1）控制患儿出入量平衡、掌握输血剂量，换血量应为患儿血量的 2 倍。

（2）新生儿血液循环中可能含有母体的 IgG 类抗 -A、抗 -B 血型抗体，以及其他意外抗体，故出生 1 周内的新生儿采用母体血清进行主侧交叉配血为宜，1 周后用婴儿自身血来配血。

（3）换血治疗应选择保存期较短的血液制剂，ABO 溶血应使用与婴儿同型或 O 型红细胞、AB 型血浆；Rh（D）溶血病应选用与婴儿同型或 O 型 Rh（D）阴性红细胞。

4. 肝素治疗可刺激机体免疫系统，发生药物诱导的免疫性血小板减少症。HIT 分为两种类型：① I 型，非免疫性反应，血小板数量轻度减少，持续时间短，可自行恢复，常无临床症状；② II 型，

由肝素 - 血小板因子 4（PF4）抗体介导的免疫反应，可导致严重血小板减少和血栓形成，若不及时诊断和治疗，将对患者构成致死性威胁。此类患者为血小板输注禁忌证，应停用肝素，严重者采用血浆置换治疗，清除患者体内肝素依赖性抗血小板抗体。

5．配合性输血治疗原则

（1）病情紧急，不立即输血会危及生命。

（2）缺乏同型血液。

（3）供血者与受血者体内不存在对应的抗原抗体，交叉配血试验相合。

6．烧伤休克是严重烧伤常见并发症，主要为烧伤局部或远隔部位毛细血管通透性增加导致体液丢失所致，可危及生命。

（1）伤后第一个 24 小时补液量：成人每 1% Ⅱ度、Ⅲ度烧伤面积，每千克体重需补充电解质液 1ml 和胶体液 0.5ml，另加基础水分 2 000ml。伤后前 8 小时内输入一半，后 16 小时补入另一半。

（2）伤后第二个 24 小时补液量：胶体及电解质均为第一个 24 小时实际输入量的一半，另 5% 葡萄糖溶液补充水分 2 000ml（小儿另按年龄、体重计算）。

紧急抢救一时无法获得血浆时，可使用低分子量的血浆代用品，暂时扩张血容量和溶质性利尿，但用量不宜超过 1 000ml，并尽快以血浆取代。电解质液、胶体和水分应交替输入。

六、临床情景实例与临床思维分析

临床情景实例 1

患者，男性，35 岁。因"外伤急性失血约 1 小时"急诊入院。体格检查：体温 36.9℃，脉搏 109 次 /min，呼吸 22 次 /min，血压 80/50mmHg；面色苍白，四肢厥冷，烦躁不安，左下肢开放性裂伤伴活动性出血。血常规：血红蛋白 116g/L，白细胞计数 8.4×10^9/L，血小板计数 110×10^9/L；X 线提示左股骨颈骨折。请为该患者进行输血的准备。

临床思维分析：①输血前应尽快完成血型鉴定和交叉配血；②输血指征的把握。

临床情景实例 2

患者，男性，35 岁。因"车祸外伤致髋部疼痛、双下肢活动受限约 40 分钟"前往就诊，预计 5 分钟后到达医院。120 医师电话报告，已补液约 600ml。体格检查：体温 35.9℃，脉搏 139 次 /min，呼吸 26 次 /min，血压 75/48mmHg；面色苍白，四肢厥冷，烦躁不安。血气分析：pH 7.28，乳酸 5.9mmol/L，血红蛋白 7.8g/dl，PaO_2 69mmHg。请为患者进行输血准备，待患者入院后为该患者进行紧急输血。

临床思维分析：考虑输血前应判断患者的输血指征，并选择好合适的血液制品，严格按照标准输血操作流程完成输血。

临床情景实例 3

患者，男性，55 岁。因"全身多处出血 1 日"就诊。既往诊断为肝硬化失代偿期；曾有输血史，否认其他病史。入院后查凝血功能：凝血酶原时间 23.8 秒，活化部分凝血活酶时间 62.2 秒，凝血酶时间 17.5 秒，纤维蛋白原 1.99g/L，凝血酶时间比率 1.03，国际标准化比值 2.03，凝血酶原活动度

44%，凝血酶原率 1.48。为改善凝血功能，予以输注新鲜冷冻血浆 500ml。输血过程中，出现全身瘙痒，全身可见大量隆起性丘疹、红斑，未见溃烂等。请根据患者病情，并给予适当处置。

临床思维分析：使用血液制品过程中和过程后，都需要注意过敏反应的发生，一旦出现，按照过敏反应的严重程度予以处理。

临床情景实例 4

患儿，女性，15 日龄。因"皮肤黄染 14 日，再发 2 日"入院。患儿出生后第 2 日因黄疸住院治疗，治疗 6 日后好转出院，现再次出现皮肤黄染。患儿母亲血型为 O 型 Rh（D）阳性，父亲血型 A 型 Rh（D）阳性。体格检查：呼吸 40 次 /min，心率 170 次 /min，全身皮肤巩膜重度黄染。血型 A 型 Rh（D）阳性，血红蛋白 68g/L，血清总胆红素 325μmol/L。请为患儿选择合适的治疗。

临床思维分析：ABO 溶血是新生儿常见的贫血原因，应按照前述方式予以处理。

临床情景实例 5

（1）患者，男性，70 岁。因"面色苍白 1 个月"就诊。既往有冠心病史。体格检查：脉搏 109 次 /min，呼吸 24 次 /min，血压 100/85mmHg。血常规：白细胞计数 5.0×10^9/L，血红蛋白 35g/L，血小板计数 101×10^9/L。请尽快改善患者贫血症状。

（2）予以输注红细胞 4U 后，患者出现呼吸急促、胸闷、烦躁、口唇发绀、皮肤湿冷、颈静脉怒张，脉搏 110 次 /min，中心静脉压 > 20cmH_2O。请对该患者进行处置。

临床思维分析：伴有心脏基础病变的严重贫血患者输血治疗时应注意输血可能导致的循环超负荷，一旦出血应按照前述方法予以处理。

临床情景实例 6

患者，女性，66 岁。因"反复上腹痛 1 年"就诊。既往有肝硬化病史 3 年。体格检查：全身皮肤未见皮疹及皮下出血，上腹部压痛，无反跳痛。血常规：白细胞计数 2.43×10^9/L，红细胞计数 2.62×10^{12}/L，血红蛋白 78g/L，血小板计数 65×10^9/L；凝血功能：凝血酶原时间 14.3 秒，凝血酶原活动度 86%，活化部分凝血活酶时间 44.0 秒，纤维蛋白原 2.0g/L；B 型 Rh（D）阳性。胃镜示胃窦癌（Borrmann Ⅲ 型）。行胃癌根治术后发现切口持续渗血不可控。请予以输血治疗。

临床思维分析：肝硬化患者可能会因为不同的病情需要选择不同的血液制品，不同血液制品输注应参照前述的输注原则。该患者重点在于处理纠正出血。

临床情景实例 7

患者，男性，56 岁。因"黑便 2 日"就诊。既往确诊肝硬化 3 年。体格检查：体温 36.3℃，脉搏 65 次 /min，呼吸 20 次 /min，血压 89/44mmHg；精神萎靡，贫血貌，睑结膜苍白，四肢皮温低。血常规：白细胞计数 5.3×10^9/L，红细胞计数 1.51×10^{12}/L，血红蛋白 50g/L，血小板计数 65×10^9/L；凝血功能：凝血酶原时间 22.5 秒，凝血酶原活动度 44%，血浆 D- 二聚体阳性；为纠正贫血、改善凝血功能，请予以输血治疗。

临床思维分析：肝硬化患者可能会因为不同的病情需要选择不同的血液制品，不同血液制品输注应参照前述的输注原则。该患者的治疗重点是处理纠正贫血。

临床情景实例 8

患者，女性，32 岁。因"阴道流血 1 月余"就诊。体格检查：巩膜苍白。血常规：白细胞计数 5.0×10^9/L，血红蛋白 35g/L，血小板计数 58×10^9/L；予以输注浓缩红细胞 2U 纠正贫血。输注约 15 分钟后，出现滴速减慢直至不滴，请予处置。

临床思维分析：红细胞输注前应轻摇混匀；输液过程中出现滴速减慢，应检查输液通路是否阻塞，输液部位是否有肿胀、疼痛等。

临床情景实例 9

患者，男性，67 岁。因"便血 3 日"就诊。既往颜面部伴双下肢浮肿 6 年，规律血液透析治疗 2 年。体格检查：体温 36.5℃，脉搏 119 次 /min，血压 72/45mmHg；神志淡漠，贫血貌，上腹部压痛，无反跳痛。血常规：红细胞计数 1.22×10^{12}/L，血红蛋白 38g/L，血小板计数 116×10^9/L；血钾 6.0mmol/L；凝血功能：凝血酶原时间 15.3 秒，凝血酶原活动度 84%，活化部分凝血活酶时间 42.0 秒，纤维蛋白原 2.2g/L；血型：A 型 Rh（D）阳性。请予以输血治疗。

临床思维分析：遵循尿毒症患者血液制品的选择及红细胞的输注原则。

临床情景实例 10

患者，男性，53 岁。因"高空坠落 1 小时"就诊。体格检查：血压 70/50mmHg，脉搏 109 次 /min，呼吸 22 次 /min。血常规：白细胞计数 10.8×10^9/L，红细胞计数 1.33×10^{12}/L，血红蛋白 48g/L，血小板计数 75×10^9/L；血型鉴定为 A 型 Rh（D）阴性。已输注新鲜冰冻血浆 400ml、悬浮红细胞 2.0U。血气分析：pH 7.32，乳酸 3.9mmol/L，血红蛋白 5.3g/dl，PaO_2 72mmHg。CT 示骨盆骨折，脾破裂，未见消化道穿孔迹象。请继续申请输血治疗。

临床思维分析：腹腔内出血可用血液回收机等设备将患者腹腔内血液收集、过滤、分离、清洗、净化后，再输入患者的体内。自体血回输可避免输异体血液制品而导致相关感染等。

临床情景实例 11

患者，女性，28 岁。因"产后大出血 5 小时"就诊。体格检查：血压 30/10mmHg，脉搏 100 次 /min，呼吸 12 次 /min；神志昏迷，全身皮肤湿冷，脉搏微弱。血常规：白细胞计数 5.0×10^9/L，血红蛋白 25g/L，血小板计数 28×10^9/L；血型：AB 型 Rh（D）阴性。本地区暂无此血型血液储备，请予输血治疗。

临床思维分析：急危重症患者应及时补充血液制品，特殊情况下予以配合性输血治疗。

临床情景实例 12

患者，男性，28 岁。从工厂火灾中救出 1 小时，由外院转入，已输注乳酸林格氏液 800ml。体格检查：体温 37.0℃，脉搏 123 次 /min，血压 90/60mmHg；痛苦面容，全身Ⅱ度 + Ⅲ度烧伤面积约 60%。血气分析：pH 7.30，乳酸 2.9mmol/L，总血红蛋白 147g/dl，PaO_2 99mmHg；血型：A 型 Rh（D）阳性。请制订补液方案并执行。

临床思维分析：烧伤患者出现休克，输液不能纠正时，应按照前述方法予以输血治疗。

（陈 汶）

第七章

动脉穿刺（血气分析）

Artery Puncture（Blood Gas Analysis）

一、适应证

1. 呼吸功能障碍患者。
2. 电解质酸碱平衡紊乱患者。
3. 呼吸困难患者。
4. 监测及指导呼吸机的使用。

二、禁忌证

1. 穿刺部位感染为绝对禁忌证。
2. 有明显出血倾向者为相对禁忌证。

三、标准操作规程

见表 7-1。

表 7-1　动脉穿刺术标准操作规程

准备	医师准备：穿工作服，戴口罩、帽子，洗手
	与患者或家属谈话，做好解释工作，并交代穿刺可能出现的风险及并发症，对于清醒患者需告知配合事项
	了解患者的体温、吸氧浓度及血红蛋白值，评估肢体活动度、局部皮肤和血管情况[1]，行艾伦（Allen）试验[2]，了解患者是否存在血管畸形
	根据穿刺部位选择合适体位[3]，如果部位需要，可先行备皮
	用物准备：治疗盘内盛有无菌治疗盘、化验单、纱布卷、无菌棉签、络合碘、肝素注射液、一次性注射器、凝胶针帽、无菌手套、无菌纱布、无菌持物筒、持物钳、砂轮、弯盘、快速干手消毒液，并需保证均在有效期内
	携用物至患者床旁，核对床号、姓名、住院号、化验单检验项目
	检查一次性注射器的有效期，确认包装是否完好
	按无菌原则将注射器肝素化[4]，置入无菌盘中备用
操作过程	协助患者取舒适体位，若选择桡动脉，在腕下垫纱布卷，腕关节背伸位，暴露穿刺部位[5]
	常规消毒穿刺部位皮肤 2 遍，直径＞5cm，自然待干
	戴无菌手套（或者消毒左手食指、中指和无名指）
	取无菌棉签或无菌纱布，保持左手手指无菌状态，再次核对
	立于患者穿刺侧，在已消毒的范围内，以左手示指和中指在桡侧腕关节近心端 1～2cm 动脉搏动明显处固定桡动脉

续表

操作过程	右手持以肝素化注射器，在两指中间垂直或与动脉走向成约45°逆血流方向刺入动脉
	见有鲜红回血[6]，左手固定穿刺针的方向和深度，右手以最快速度采血1～2ml
	操作完毕，迅速拔针，无菌棉签或无菌纱布垂直加压5～10分钟，有凝血功能障碍者还需延长按压时间，直至完全止血
	立即将针尖斜面刺入专用凝胶针帽[7]，若注射器内有空气应立即排出[8]
	用手轻轻搓动注射器，使血液和肝素液充分混匀，避免凝血
	再次核对，标本立即送检[9]，化验单上标明体温、吸氧浓度和血红蛋白浓度
	清理用物，脱手套、洗手并记录，巡视，观察局部出血情况[10]，交代患者穿刺后的注意事项[11]

疑点导航：

1. 评估穿刺侧肢体活动自如，若有肢体偏瘫、乳腺癌根治手术史、动静脉内瘘手术史、血管栓塞或局部皮肤有感染、硬结、瘢痕或皮肤受损等情况不宜选择。

2. 艾伦试验　是判断尺、桡动脉吻合通畅的有效方法之一。术者双手同时压迫患者的尺、桡动脉，嘱患者反复做握拳和放松动作数次后，掌侧皮肤变白，此时松开尺动脉或桡动脉，肤色应在数秒内恢复正常。如果手掌持续苍白或恢复缓慢则提示掌弓发育不全，或者桡动脉或尺动脉有闭塞，不宜经此部位穿刺。

3. 根据不同穿刺部位的选择取舒适体位

（1）桡动脉穿刺：患者取坐位或平卧位，前臂外展，掌心向上，手腕下放小垫枕，手掌稍背伸以更好地暴露穿刺部位。新生儿宜选择桡动脉穿刺，因股动脉穿刺垂直进针时易伤及髋关节。

（2）股动脉穿刺：平卧位，下肢稍外展。对于刚活动后需抽取血气分析的患者，应在摆好体位安静休息10～20分钟后再抽取标本，以免影响检验结果。

4. 穿刺前，用注射器抽吸1ml肝素，至2ml刻度，来回晃动针管，使肝素液体充分与管壁接触，之后排出的方法称肝素化。需润滑管壁的刻度与采血量有着直接关系，也是预防标本凝血的关键之一。

5. 桡动脉穿刺部位在掌横纹上1～2cm动脉搏动明显处（或桡骨茎突近端约1cm处）；股动脉穿刺部位于腹股沟韧带（髂前上棘与耻骨结节体表连线处）中点下方1～2cm处。

6. 动脉穿刺时，血液顶入注射器为动脉血。穿刺过程中勿抽拉针栓形成负压，以免造成血液进入注射器后无法准确判断其来源于静脉还是动脉。

7. 采血后注射器针刺入凝胶针帽务必单手操作，以免发生针刺伤导致职业暴露的发生。

8. 动脉血如果接触到空气，动脉血气值会发生变化，因此需将针头密封，与空气隔绝。

9. 血气分析标本　应立即检验：需将标本固定在冰盒上或冰桶内，10分钟内送检；动脉血标本在冷藏的条件下，可以抑制血细胞的代谢，减少对检查结果的影响。

10. 穿刺后观察　观察穿刺部位是否有出血、肿胀、麻木或疼痛现象，观察采血部位远端肢体末梢的颜色和动脉搏动情况，对比双侧肢体是否有差异。

11. 向患者及家属做好健康教育，交代注意事项　穿刺部位应禁止热敷、揉搓，以及要保持穿刺点清洁干燥，以免引起局部感染等，做好心理护理。

四、常见并发症及处理

1. **穿刺部位出血**

（1）掌握好穿刺技术，尽量避免反复穿刺。

（2）充分按压是预防出血的重要手段，部分凝血功能差的患者在穿刺后应根据实际情况延长按压时间，确定无出血后方可终止按压。

（3）出现血肿，应先冷敷，24小时后可行热敷处理。

2. **血栓形成**

（1）注意预防，掌握好穿刺技术，尽量避免反复穿刺。

（2）一旦形成血栓应请血管外科紧急处理。

3. **手掌缺血** 穿刺前常规行艾伦试验。

4. **感染** 预防是关键，严格消毒可避免。

5. **动脉痉挛** 穿刺过程中出现动脉痉挛时，造成穿刺及采集困难，且有形成血栓的风险。若针头已在动脉腔内，应稍等待。如造成穿刺失败，应热敷，待痉挛缓解后再行穿刺或更换穿刺部位。

五、临床情景实例与临床思维分析

临床情景实例 1

（1）患者，男性，48岁。因"呼吸困难1小时"就诊。体格检查：体温37.8℃，脉搏122次/min，呼吸30次/min；神志清楚，口唇发绀。请抽血查动脉血气分析。

（2）穿刺过程中，出现动脉痉挛，应如何处理？

临床思维分析：①采动脉血行血气分析，明确呼吸衰竭和水电解质、酸碱失衡诊断；②穿刺过程中出现动脉痉挛，按照前述内容予以处理。

临床情景实例 2

（1）患者，男性，40岁，70kg。诊断为有机磷农药中毒，已做洗胃处理。现呼吸不规律，行气管插管，有创呼吸机辅助通气，为更好地设置频率、模式、潮气量，请抽取动脉血完善血气分析检查。

（2）由于反复穿刺，出现穿刺部位皮下淤血和血肿，应如何处理。

临床思维分析：①使用有创呼吸机时需要进行血气分析的监测；②反复穿刺易出现出血和血肿，应予以尽量避免，若出现出血和血肿，应先冷敷，24小时后可行热敷处理。

临床情景实例 3

患儿，男性，5岁。因"背部、双上肢皮肤大面积烧伤"入院。治疗效果不佳，已有感染迹象。体温38.9℃，予收治单独病房隔离，患者诉呼吸困难，已给予吸氧2L/min，请进入病房为该患者抽血行血气分析。

临床思维分析：①患者系大面积烧伤患者，应给予患者保护性隔离，行动脉穿刺时应穿隔离衣，避免交叉感染；②穿刺应避免在双上肢烧伤部位进行。

临床情景实例 4

患者，男性，72 岁。慢性阻塞性肺疾病患者，需行血气分析检查。患者诉曾有左手触不到桡动脉搏动，右手可以触到。请行动脉穿刺。

临床思维分析：行桡动脉穿刺前应常规做艾伦试验，尤其是曾有动脉搏动不明显的部位，更应通过艾伦试验判断是否可以穿刺。

临床情景实例 5

患者，男性，64 岁。因"反复咳嗽气促 10 年，再发加重 2 日"就诊。住院期间反复气促加重，予以监测血气分析。现发现患者右上肢周径大于左上肢，且右上肢温度较左上肢高。关于患者右上肢改变，考虑什么原因？对标本采集有什么影响？请完成动脉血采集。

临床思维分析：①慢性阻塞性肺疾病患者应给予持续低流量吸氧，动脉穿刺时最好停止吸氧，若不能停止吸氧，应在申请单上注明吸氧浓度；②患者右上肢血管栓塞且可能合并感染，需请血管外科专科会诊对症处理，不应在右上肢行动脉穿刺采血，应选择左上肢行动脉穿刺采血。

临床情景实例 6

（1）患儿，男性，15 月龄，体重 8kg。因"腹泻、呕吐 3 日，加重伴精神差 1 日"就诊。家属诉患儿起病以来，每日腹泻 5~6 次，为淡黄色稀水样便，食欲差。体格检查：体温 37.8℃，脉搏 145 次 /min，呼吸 35 次 /min，血压 68/40mmHg；全身皮肤干燥，双眼窝凹陷，哭时无泪。入院后已给予吸氧 2L/min，拟查动脉血气分析及电解质，请执行。

（2）动脉血气及电解质结果回报：pH 7.15，$PaCO_2$ 21mmHg，PaO_2 90mmHg，K^+ 3.0mmol/L，HCO_3^- 7.3mmol/L，碱剩余 –19.7mmol/L，SaO_2 99%。请判断患儿目前诊断，以及为何种酸碱失衡、电解质紊乱？

临床思维分析：①由于婴幼儿肱动脉易滑动，穿刺成功率低，而选择股动脉穿刺时由于婴幼不能配合，易误穿至股静脉，若患儿躁动又易损伤股神经，故常首选桡动脉行动脉穿刺采血；②根据病情及实验室结果，该患儿重度脱水休克、重度代谢性酸中毒合并失代偿性呼吸性碱中毒、轻度低钾血症。

临床情景实例 7

患者，男性，62 岁。5 年前因尿毒症开始行血液透析治疗，左前臂可扪及血管震颤。现尿毒症在 ICU 住院治疗，住院后出现咳嗽咳痰，使用广谱抗生素治疗效果不佳，痰培养检出多重耐药铜绿假单胞菌，未见其他细菌及真菌。现气促明显，请为该患者行动脉穿刺查血气分析。

临床思维分析：①患者为多重耐药菌感染，必须实行接触性隔离才可进行采血；②动静脉内瘘患者不可以在内瘘侧采血，穿刺会对内瘘会造成损伤，而且该侧肢体为动静脉混合血，不能真实反映病情。

（陈 哲）

第八章

吸痰术
Aspiration of Sputum

一、适应证

1. 年老体弱、昏迷、危重、麻醉未清醒前等各种原因引起的不能有效咳嗽、排痰的患者。

2. 咳嗽反射迟钝或会厌功能不全，不能自行清除呼吸道分泌物或误吸呕吐物的患者。

3. 溺水、误吸导致窒息的患者。

4. 正在行机械通气的患者出现以下情况

（1）出现明显痰鸣音或从人工气道观察到有痰液溢出。

（2）SpO_2 和 PaO_2 明显下降。

（3）患者机械通气时呼吸机上（使用容量控制模式）显示气道峰压明显增加或（使用压力控制模式）显示潮气量明显下降。

（4）患者机械通气时，呼吸机波形图上显示，压力 - 时间或流速 - 时间曲线中，吸气相和呼气相同时出现锯齿图形。

二、禁忌证

1. 绝对禁忌证　通常无，但对颅底骨折患者禁忌经鼻腔吸痰。

2. 相对禁忌证　严重缺氧者、严重心律失常者。

三、标准操作规程

见表 8-1。

表 8-1　吸痰术标准操作规程

准备	医师准备：穿工作服，戴口罩、帽子，洗手
	核对患者信息，床号、姓名、住院号等
	评估患者病情、意识、呼吸情况
	检查口腔、鼻腔[1]，取出活动性义齿
	向患者或家属沟通，告知吸痰目的、方法、必要性、吸痰的配合要点，以取得患者或家属的配合
	环境评估
	用物准备：电动吸引器或中心管道负压吸引装置、治疗盘、有盖罐 2 只（内盛无菌生理盐水）、吸痰管[2]数根、吸引管、无菌纱布、无菌止血钳、无菌手套、听诊器、手电筒、治疗巾、快速干手消毒液，必要时备压舌板、开口器、舌钳等

操作过程	吸痰管系于床旁
	吸引管与吸引器连接
	接通电源，打开开关，检查吸引器性能，调节合适负压（成人 40.0～53.3kPa，儿童＜40.0kPa）
	体位：将患者头偏向一侧，稍后仰，铺治疗巾于颌下
	检查吸痰管有效期及包装均合格，打开外包装前端
	正确戴无菌手套
	连接合适型号吸痰管
	试吸少量生理盐水，检查吸痰管的通畅性[3]
	用无菌止血钳或戴无菌手套持吸痰管的前端吸痰[4]
	嘱患者张口，对昏迷患者使用压舌板或开口器协助张口
	禁止带负压插管[5]
	吸痰管插入预测部位[6]后，带负压轻轻左右旋转吸痰管上提吸痰[7]
	每次吸痰结束后，抽吸生理盐水冲洗导管
	每抽吸一次更换吸痰管
	注意观察患者反应及生命体征变化[8]，观察吸出物性状、量、颜色等
	每次吸痰时间＜15 秒[9]
	分离吸痰管弃用，脱手套，关闭吸引器开关，将吸引管固定于床旁
	擦净患者面部分泌物，撤治疗巾
	检查口腔黏膜有无损伤，肺部听诊，评价吸痰效果
	协助患者取舒适体位，整理床单
	整理用物，垃圾分类处理
	洗手，记录

疑点导航：

1. 检查鼻腔、口腔的目的　检查是否有分泌物；检查鼻腔及口腔黏膜吸引前是否有破损，以避免吸引中加重损伤。

2. 选择合适的吸痰管　成人一般选用 12～14 号吸痰管，婴幼儿多选 10 号，新生儿常选 6～8 号（如从鼻腔吸引尽量选用 6 号）；气管插管、气管切开的患者，选择吸痰管外径＜气管导管或气管内径 1/2 的吸痰管。

3. 每次吸痰前，需试吸生理盐水，以检查吸痰管的通畅性，但注意吸痰管内生理盐水必须吸尽，以免吸引时误入气管。

4. 吸痰　包括经口、鼻腔吸痰；经人工气道（气管插管、气管切开）吸痰。

（1）经口、鼻腔吸痰顺序：先吸口咽部分泌物，再吸气管内分泌物，必要时吸鼻腔内分泌物。

（2）经人工气道吸痰顺序：气管切开的患者先吸导管内分泌物，再吸口咽部分泌物；对于气管插管的患者，先吸口咽部、气囊周围分泌物，再吸导管内分泌物。

（3）经人工气道吸引前，需先给患者吸纯氧 1～2 分钟；然后一手断开呼吸机与气管导管接口，将呼吸机接口放于无菌巾上；用戴无菌手套的另一只手迅速并轻轻地沿气管导管送入吸痰管，感觉吸痰管遇到阻力后加负压，轻轻旋转上提并吸引；吸痰结束后立即接呼吸机通气，再次吸纯氧，等待 SpO_2 升至正常水平后再将氧浓度调到原有水平。

5. 严禁带负压插管，插管时要用手反折吸痰管末端（使用控制侧孔装置的，打开侧孔），以免损伤气道黏膜。

6. 吸痰管的插入深度包括深吸痰和浅吸痰。前者是指吸痰管插入深度以遇到阻力后停止，后者是以预测深度（人工气道长度加上人工气道相连接的连接管的长度）为准。浅吸痰可作为防止气道黏膜损伤的措施。插管遇阻力时应分析原因，切不可粗暴盲插。

7. 严禁将吸痰管来回在气道内吸引导致气道黏膜损伤。

8. 在吸引过程中应严密观察患者面色、呼吸频率及节律、血压、SpO_2 及呼吸机参数的变化及吸痰效果，若患者出现发绀、心率下降等缺氧症状，应停止吸引，积极对症处理。

9. 每次吸痰时间＜15秒，每次吸痰间隔时间 3～5 分钟，因为长时间的持续负压吸引可造成肺容积减少。

四、常见并发症及处理

1. **吸入性肺炎**　对于经人工气道（气管插管、气管切开）吸痰的患者，封闭式吸痰可减少吸入性肺炎的发生。

2. **低氧血症**

（1）注意预防，吸痰前先予以氧气吸入，提高患者的血氧分压。

（2）对于经人工气道（气管插管、气管切开）吸痰的患者，封闭式吸痰可预防低氧血症的发生。

（3）对于使用呼吸机的患者，避免脱离呼吸机时间过长。

3. **气道黏膜损伤**　气道黏膜损伤的程度与吸引的负压和持续时间成正比，也与吸引操作的动作是否规范密切相关，严格遵守操作规程可减少该并发症的发生。

4. **支气管收缩 / 支气管痉挛**

（1）预防是关键，经人工气道（气管插管、气管切开）吸痰应注意：吸痰管最大外径＜气管导管、气管套管内径的1/2；先吸导管处，再吸口、鼻部；吸痰管插入时不可带负压；吸痰时不能在气管内反复上下提拉。

（2）如已发生，应立即停止吸痰，并按支气管哮喘急性发作处理。

5. **颅内压升高**　应立即停止吸痰，按颅内压升高处理。

6. **血压骤升或骤降**　应立即停止吸痰，给予对症处理。

7. **心律失常**　应立即停止吸痰，给予对症处理。

五、临床情景实例与临床思维分析

临床情景实例1

患者，男性，72岁。因"咳嗽咳痰1周"就诊。痰多且黏稠，不易咳出。体格检查双肺可闻及痰鸣音，请为其处理。

临床思维分析：①患者不能自行清除呼吸道分泌物，应给予吸痰；②患者痰液黏稠，在吸痰前可给予雾化吸入稀释痰液并辅以拍背以利痰液咳出。

临床情景实例 2

患者，男性，49 岁。因"咳嗽发热气促 1 周"就诊。入院后诊断为重症新型冠状病毒感染。已行气管切开，痰多，请予吸痰。

临床思维分析：①患者为传染病，医疗人员应做好隔离措施后才可进入病房吸痰；②按照气管切开吸痰的标准操作流程进行。

临床情景实例 3

（1）患者，女性，58 岁。因"意识障碍 2 日"入院。咳嗽反应差。体格检查：双肺可闻及痰鸣音。诊断为脑出血。请做相应处理。

（2）吸痰过程中吸出淡红色血性液体，请分析原因并处理。

临床思维分析：①患者有意识障碍，吸痰时需使用开口器和舌钳，并密切观察患者的生命体征等病情变化；②若患者在吸痰过程发生了气管黏膜损伤，应立即停止吸痰，对症处理。

临床情景实例 4

患者，男性，30 岁。因"咯血 3 日，加重 1 小时"入院。行 CT 检查示双肺支气管扩张。患者突发咯血 300ml 后出现气促加重，发绀明显。体格检查：患者紧张，双肺广布湿啰音。请予以紧急处理。

临床思维分析：①患者因咯血导致窒息，应立即给予吸引；②患者存在再次窒息风险，考虑气管插管，并保持呼吸道的通畅。

临床情景实例 5

（1）患者，女性，60 岁。因"意识丧失 3 小时"就诊。体格检查：口咽部可见反光液面，咽喉部有明显痰鸣音，有活动义齿。请处理。

（2）吸痰过程中，电动吸引器出现故障，无负压，请予以处理。

临床思维分析：①患者口腔内明显痰液，且为昏迷患者，应及时给予吸痰处理，吸痰前必须取下义齿，以防脱落致窒息；②吸引器突发故障的应紧急处理，必要时可使用注射器吸痰。

临床情景实例 6

（1）患者，男性，18 岁。因"误服'敌百虫'后出现神志不清、口吐白沫 30 分钟"急送入院。医嘱给予洗胃，洗胃当中患者突然出现呕吐，口腔内可见大量胃内容物溢出，伴面色发绀，请处理。

（2）吸痰后患者上半身潮湿，请予以处理。

临床思维分析：①患者在洗胃过程中因大量胃内容物溢出而发生误吸，应立即停止洗胃，解除呼吸道梗阻，给予吸引，保持呼吸道的通道；②患者上半身潮湿，应及时更换衣服，清洁皮肤，避免毒物经皮肤吸收。

临床情景实例 7

患者，男性，22 岁。因"自缢后持续昏迷 7 日"入院。体格检查：体温 38.5℃，已行气管切开，双肺呼吸音粗，闻及大量痰鸣音。痰培养检出鲍曼不动杆菌。诊断：缺血缺氧性脑病、肺部感染。请为该患者正确吸痰。

临床思维分析：①患者为多重耐药菌感染，需采取接触隔离措施；②采用气管切开吸痰的方法；③患者痰液较多、部位深，可给予气道湿化、拍背等排痰处理。

临床情景实例 8

（1）患者，女性，50 岁。二尖瓣置换术后 1 日。体格检查：神志清楚，经右鼻气管插管处接呼吸机辅助通气。呼吸机提示气道高压报警，SpO_2 下降为 90%。患者左侧鼻腔有息肉。请处理。

（2）给予气管内吸痰后，患者现神志清楚，心率 110 次/min，血压 130/65mmHg，呼吸 32 次/min，SpO_2 93%。请予以继续处理。

（3）若经上述处理后气道压力仍高，而 X 线片气管插管位置正常，胸片无异常，应如何处理？

（4）给予拔除气管插管后，患者现呼吸 26 次/min，心率 90 次/min，血压 120/60mmHg，SpO_2 96%，神志清楚。请予以处理。

临床思维分析：①患者行气管插管呼吸机辅助呼吸，气道高压首先考虑管道阻塞，应立即排查阻塞原因，若为气管插管内痰液阻塞，应立即给予吸痰。②患者生命体征出现变化时，应停止吸引，并给予纯氧吸入，密切观察生命体征变化并给予相应的处理。③若经气管插管吸痰后仍提示气道高压，胸片提示无异常，导管也无异位，应考虑导管堵塞无法解除，需拔除气管插管；给予面罩吸氧，听诊肺部情况，密切观察生命体征变化；若病情仍需要，可再次行气管插管；患者存在左侧鼻腔息肉，若需再次吸痰或插管，均不可经左侧鼻腔吸引或插管。④患者拔管后神志清楚，生命体征平稳，无需再行气管插管。

（陈　喜）

第九章

吸氧术
Oxygen Inhalation

一、适应证

1. 氧疗标准　一般来说，$PaO_2 < 60mmHg$ 为氧疗的指征。

2. Ⅱ型呼吸衰竭（通气功能障碍）　①严重慢性阻塞性肺疾病、支气管哮喘等疾病；②中枢神经或神经肌肉疾病等疾病。

3. Ⅰ型呼吸衰竭（换气功能障碍）。

4. 外科手术麻醉中或麻醉后恢复。

5. 在危重疾病中，包括心肺复苏、重大创伤、休克、败血症、急性心肌梗死、急性或重度心功能不全、分娩时产程过长、急性重症过敏反应、急性呼吸窘迫综合征等，应及时氧气治疗。

注意事项：氧气也是一种药物，应避免长时间高浓度吸氧（$FiO_2 > 0.5$），防止氧中毒；注意吸入气体的湿化；吸氧装置需定期消毒；注意防火。

二、标准操作规程

见表 9-1。

表 9-1　吸氧术（鼻导管吸氧）标准操作规程

准备	医师准备：穿工作服，戴口罩、帽子，洗手
	自我介绍，核对患者信息，包括床号、姓名、住院号等
	评估患者意识状态，呼吸状态，缺氧程度，面色、口唇是否发绀，体温、脉搏、呼吸，是否有三凹征，患者的心理状态及配合程度
	评估患者鼻腔情况，检查双侧鼻腔是否通气、有无分泌物堵塞、鼻黏膜有无肿胀、炎症，鼻中隔有误偏曲及鼻息肉等
	环境评估：环境安静、空气清新、室温适宜、安全、四防[1]、远离火源
	向患者或家属沟通，告知吸氧目的、方法、必要性及吸氧过程中需注意的事项，以取得患者或家属的配合
	用物准备：根据环境备氧气筒或中心供氧装置 （1）治疗车上层：治疗盘、氧气流量表、湿化瓶（湿化瓶内装有无菌蒸馏水 1/3～1/2）[2]、治疗碗（内盛有通气管和纱布）、棉签、一次性吸氧管（检查有效期及包装）、一次性氧气面罩、手电筒、吸氧卡片、小药杯（内盛冷开水）、扳手、支架、笔、快速干手消毒液等 （2）治疗车下层：医用垃圾桶、生活垃圾桶
操作过程	携用物至床旁，三查八对，解释目的，进行操作前评估，根据医嘱选择合适的氧疗方法
	根据供氧装置不同，选择安装方法。中心供氧装置：关氧气流量表开关，将流量表插入壁式氧气孔并听到"咔嚓"声，连接通气管及湿化瓶，并检查是否漏气，关闭流量表。氧气筒装置：将氧气筒置于支架上，打开总开关，冲出少量气体，随即关上；安氧气表，用扳手拧紧后，氧气表直立在氧气筒旁，接湿化瓶，打开总开关[3]及流量表开关，检查氧气流出情况，关闭流量表，拧紧无漏气[4]

操作过程	协助患者取舒适体位
	六步洗手法、戴口罩
	用湿棉签清洁双侧鼻腔，检查有无分泌物阻塞鼻腔
	检查吸氧管有效期，连接吸氧管，打开流量表，将鼻塞放于清水碗湿润，确保氧气流出通畅[5]
	根据病情选择氧疗方法（以鼻导管吸氧为例）[6] 调节所需氧流量[7]，再次核对，将鼻塞塞入一侧鼻孔鼻前庭内[8]
	将连接管环绕两侧耳部，调整合适的松紧度
	协助患者取舒适体位，整理床单及用物
	告知患者用氧安全相关知识及注意事项，强调不能自行调节氧流量，禁止在室内吸烟，远离明火[9]
	记录给氧开始时间、给氧方式、氧流量、氧浓度[10] 及患者反应并签名；给氧过程中注意观察[11]
	停止吸氧：达到停氧指征时，考虑停止吸氧。向患者或家属解释 （1）先用纱布包裹拔出鼻导管，擦净鼻面部，取下鼻塞，再关闭流量表。如为氧气筒装置，在关闭总开关，打开流量表放出余气后，再关闭流量表 （2）整理：若为中心供氧，应关流量表开关、取下流量表；若为氧气筒供氧，应卸流量表[12] 后按要求处理用物 （3）记录，洗手，再次核对，记录停止时间及给氧效果，签名
	整理床单、洗手、分类处理垃圾

疑点导航：

1. 用氧安全，切实做好"四防" 包括防震、防火、防热、防油。氧气瓶搬运时要避免撞击。氧气筒应放于阴凉处，周围严禁烟火及易燃品，距明火至少 5m，距暖气至少 1m，以防燃烧。氧气表及螺旋口勿上油，也不用带油的扳手装卸。

2. 常用的湿化液为灭菌蒸馏水；急性肺水肿患者选择 20%~30% 乙醇溶液，可降低肺泡内泡沫的表面张力，使肺泡泡沫破裂、消散，改善肺部气体交换，减轻缺氧症状。

3. 打开氧气筒总开关前，必须先关闭流量开关，以免压力过大损坏流量表。打开总开关后，先观察氧气压力表，若压力表显示氧气筒内压力小于 0.5mPa（5kg/cm²）则不可再用，并挂上"空"的标识，以免灰尘进入筒内，再次充气时发生爆炸。

4. 氧气筒吸氧装表 手托氧气压力及流量表底部与氧气筒成 45°装表，不可只持流量表，表装好后与地面垂直，以便通气管的连接及流量观察。氧气筒装表：一吹（尘）、二上（表）、三紧（拧紧）、四查（检查）。

5. 在使用氧气时，必须先调节流量，再插管。停氧气时，应先拔出导管，再关闭氧气开关。中途改变流量时，应先分离吸氧管与湿化瓶连接处，调节好流量后再连接。以免大量氧气进入损伤肺部组织或插管后忘记打开流量开关。

6. 吸氧方式

（1）鼻氧管法：临床有单孔和双孔鼻氧管两种。此法简单，患者感觉比较舒适，易接受，是目前临床上常用的吸氧方法之一。

（2）鼻塞法：此法刺激小，且两侧鼻孔可交替使用，适用于长期吸氧的患者。

（3）面罩法：该方法口鼻部都能吸入氧气，效果较好。但吸氧时必须有足够的氧流量（6~8L/min），适用于张口呼吸且病情较重的患者。

（4）氧气头罩法：使用该方法时，注意头罩与颈部之间要保持适当的空隙，防止二氧化碳潴留及重复吸入，主要用于小儿。

（5）氧气枕法：主要用于家庭氧疗、危重患者的抢救或转运途中，以枕代替氧气装置。

7. 吸氧流量　根据患者缺氧程度选择合适的氧流量。

（1）轻度低氧血症：$PaO_2 > 50mmHg$，$SaO_2 > 80\%$，无发绀，一般不需吸氧。如有呼吸困难，可给予低流量吸氧（1~2L/min）。

（2）中度低氧血症：PaO_2 30~50mmHg，SaO_2 60%~80%，有发绀、呼吸困难，给予中流量吸氧（2~4L/min）。

（3）重度低氧血症：$PaO_2 < 30mmHg$，$SaO_2 < 60\%$，显著发绀、呼吸极度困难、出现三凹征，给予高流量（4~6L/min）或面罩吸氧（6~8L/min）。

（4）需长期吸氧的患者，如慢性阻塞性肺疾病的患者应给予持续低流量吸氧，吸氧时间不小于15h/d。

（5）小儿吸氧流量：新生儿 0.3~0.5L/min，婴幼儿 1~2L/min，儿童 4~6L/min。

8. 在使用氧气时，必须先调节流量，再插管。停氧气时，应先拔出导管，再关闭氧气开关。中途改变流量时，应先分离吸氧管与湿化瓶连接处，调节好流量后再连接。以免大量氧气进入损伤肺部组织或插管后忘记打开流量开关。

9. 向患者交代吸氧过程中的注意事项

（1）不可随意调节氧流量。

（2）不可自行吸氧或停氧。

（3）在吸氧过程中有任何不适随时与医务人员联系。

（4）嘱咐患者及家属不可在病房内吸烟或者使用明火，以免引起爆炸。

10. 鼻导管吸氧时氧浓度与氧流量之间的关系

$$吸氧浓度（\%）= 21 + 4 \times 氧流量（L/min）$$

11. 观察

（1）患者缺氧状况有无改善，如观察到患者由烦躁不安转为安静、心率减慢、血压上升、呼吸平稳、皮肤红润温暖、发绀消失，说明缺氧症状改善。

（2）实验室检查指标：PaO_2（95~100mmHg）、$PaCO_2$（35~45mmHg）、SaO_2（95%）等。

（3）氧气装置：有无漏气、流量是否正确、管道是否通畅。

（4）有无氧疗不良反应。

12. 氧气筒卸表　一关（总开关-开流量开关放余氧-关流量开关）、二扶（压力表）、三松（氧气筒气门与氧气连接处）、四卸（表）。对未用或已经用完的氧气筒，应分别悬挂"满"或"空"的标志，氧气筒内氧气不可全部用尽，压力表至少要保留 0.5MPa（5kg/cm^2），以免氧气及杂质进入桶内，再充气时引起爆炸。

三、常见并发症及预防

当氧浓度高于 60%，持续时间超过 24 小时，可出现以下并发症。

1. **氧中毒**　其特点是肺实质的改变，表现为胸骨下不适、疼痛、烧灼感，继而出现呼吸增快、恶心、呕吐、烦躁、断续的干咳。为预防氧中毒的发生，应避免长时间、高浓度氧疗，并经常做血气分析，动态观察氧疗的治疗效果。

2. **肺不张** 吸入高浓度氧气后，容易引起吸入性肺不张。应鼓励患者做深呼吸，多咳嗽和经常改变卧位、姿势，防止分泌物阻塞。

3. **呼吸道分泌物干燥** 氧气是一种干燥气体，吸入后会导致呼吸道黏膜干燥，这些分泌物黏稠，不易咳出。因此，氧气吸入之前一定要先湿化再吸入，以减轻刺激作用，并定期雾化吸入。

4. **晶状体后纤维组织增生** 仅见于新生儿，以早产儿多见。过度吸氧会导致其视网膜血管收缩、视网膜纤维化，最后出现不可逆转的失明，因此新生儿应严格控制吸氧浓度和吸氧时间。

5. **呼吸抑制** 见于Ⅱ型呼吸衰竭患者，高浓度的氧气吸入会使 PaO_2 处于高水平，解除了缺氧对呼吸的刺激作用，导致呼吸中枢抑制。因此Ⅱ型呼吸衰竭患者应给予低流量、低浓度（1~2L/min）持续吸氧，维持 PaO_2 在 60mmHg 即可。

四、临床情景实例与临床思维分析

临床情景实例 1

患者，男性，70 岁。因"突发胸闷、呼吸困难 30 分钟"来院急诊，伴有咳粉红色泡沫样痰。既往有冠心病、心功能不全病史。体格检查：体温 37℃，脉搏 135 次 /min，呼吸 35 次 /min；神志清楚，精神萎靡，端坐位，全身大汗，双肺满布湿啰音。血气分析结果：PaO_2 40mmHg，$PaCO_2$ 29mmHg，SaO_2 65%，请处理。

临床思维分析：①患者为老年男性，既往冠心病，心功能不全病史，此次诊断考虑为急性左心衰竭、Ⅰ型呼吸衰竭，要警惕急性心肌损伤、感染、容量负荷过重等诱因，另外患者有神志萎靡不振、呼吸困难，应立即按急性左心衰竭处理，包括镇静、利尿、强心、端坐位，双腿下垂等；②立即给予面罩吸氧，20%~30% 乙醇湿化高流量给氧，尽快缓解患者缺氧症状。

临床情景实例 2

患者，男性，60 岁。因"反复咳嗽、咳痰 20 年，气促 5 年，再发加重 1 周"就诊。患者 20 年前出现咳嗽咳痰，每年发作时间超过 3 个月；5 年前出现活动时气短，治疗后可缓解；1 周前因受凉上述症状再次出现，并出现双下肢水肿、少尿、轻度嗜睡，在家自服利尿药不见好转而入院。体格检查：体温 37.5℃，脉搏 120 次 /min，呼吸 20 次 /min，血压 130/85mmHg；呈嗜睡状，皮肤红润，温暖多汗，颈静脉怒张，桶状胸，双下肢水肿，血气分析：pH 7.2，$PaCO_2$ 80mmHg，PaO_2 50mmHg。患者出现意识障碍的原因是什么？该患者是什么类型的呼吸衰竭？请为该患者完成氧疗。

临床思维分析：①根据病情及实验室结果分析，患者为慢性阻塞性肺疾病急性加重期，Ⅱ型呼吸衰竭，意识障碍的原因是二氧化碳潴留，发生肺性脑病；②氧疗原则是给予持续低流量氧疗。

临床情景实例 3

患儿，男性，1 岁 6 个月。因"发热 5 日，咳嗽 3 日，气促 1 日"就诊。体格检查：体温 38℃，心率 150 次 /min，呼吸 62 次 /min；烦躁，口唇发绀，三凹征阳性，双肺呼吸音粗，可闻及较多湿啰音。入院血气分析结果：pH 7.35，$PaCO_2$ 40mmHg，PaO_2 40mmHg，HCO_3^- 7.3mmol/L，SaO_2 70%。请写出患者的诊断并给予处理。

临床思维分析：①根据病情及实验室检查结果分析患儿为重症肺炎合并Ⅰ型呼吸衰竭；②尽快给予高流量氧疗。

临床情景实例 4

患者，男性，83 岁。因"咽痛，咳嗽，咳痰伴肌肉酸痛，发热 3 日"入院。于家中测量新型冠状病毒抗原提示阳性。既往有高血压、冠心病病史。体格检查：体温 38.5℃，脉搏 92 次 /min，呼吸 22 次 /min；精神萎靡，口唇发绀，双肺底可闻及细小水泡音。入院后血气分析结果：pH 7.41，$PaCO_2$ 32.2mmHg，PaO_2 49.2mmHg，HCO_3^- 20.2mmol/L，SaO_2 89%。胸部 CT 提示：双肺散在斑片影，符合病毒性肺炎标准。请写出患者目前诊断并给予处理。

临床思维分析：①目前诊断为病毒性肺炎，Ⅰ型呼吸衰竭，可先给予低流量鼻导管吸氧，根据指脉氧情况，调整氧流量，必要时改面罩吸氧，同时给予抗病毒、祛痰治疗；②传染病患者，进行吸氧前，医务人员应穿戴好防护措施。

临床情景实例 5

患者，男性，25 岁。早晨被发现意识不清仰面倒在床上，床旁有呕吐物，发现房间内用煤炉取暖，急送医院。体格检查：体温 36.5℃，脉搏 65 次 /min，呼吸 25 次 /min，血压 95/65mmHg；昏迷状态，呼吸困难，面色潮红，口唇呈轻度发绀，双瞳孔等圆等大，两肺可闻及湿啰音，以右侧为主。SpO_2 85%。请写出患者目前诊断并给予处理。

临床思维分析：①患者应考虑为一氧化碳中毒，需警惕有无窒息的可能；②尽快给予面罩给氧，高流量高浓度（6 ~ 8L/min）吸氧，若有条件尽快给予高压氧治疗；③告知家属以后如何避免类似情况发生。

临床情景实例 6

患者，男性，19 岁。因"右侧胸痛 1 日"就诊。患者于 1 日前搬重物时突然出现右侧剧烈胸痛，无肩背部放射，伴有阵发性剧咳，无痰，无发热。伴气促，感呼吸窘迫。体格检查：右侧胸廓稍饱满，肋间隙增宽，右侧呼吸力度减弱。右上肺叩诊鼓音，呼吸音消失。行胸片检查如图 9-1，分析此患者出现此症状可能的原因并给予以处理。

临床思维分析：①核对患者和 X 线片信息无误，可见右侧萎陷的肺和壁层胸膜之间存在无肺纹理的透亮气体区，箭头所指为胸膜线，故可诊断为自发性气胸；②可给予鼻导管氧疗。

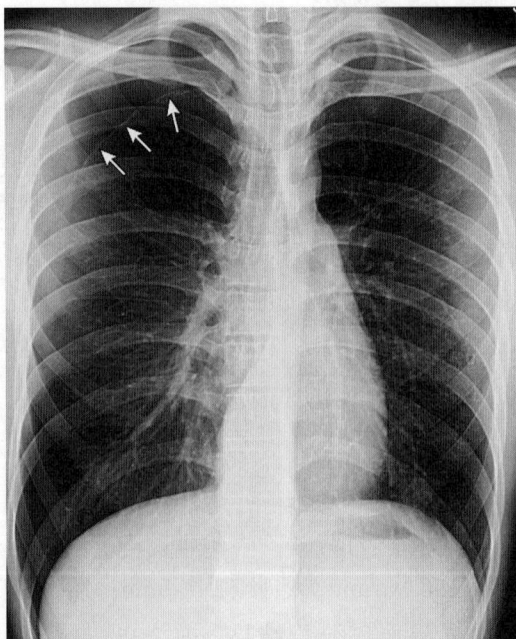
图 9-1 患者胸部正位 X 线片

临床情景实例 7

患者，男性，82 岁。因"咳嗽、咳痰 10 年，活动后气促 2 年，再发加重 3 日"入院。体格检查：

体温 37℃，脉搏 120 次 /min，呼吸 32 次 /min；意识清醒，桶状胸，呼气相延长，双肺可闻及哮鸣音，双肺底少量水泡音；SaO_2 70%。入院后给予患者氧气吸入，2 小时后，患者出现嗜睡，呼吸 12 次 /min，SpO_2 99%；血气分析结果：pH 7.25，$PaCO_2$ 80mmHg，PaO_2 115mmHg。请分析原因并处理。

临床思维分析：①患者吸入氧气浓度可能过高，抑制外周感受器，进而出现呼吸抑制导致肺泡通气量下降，加重二氧化碳潴留；②应保持呼吸道通畅，使用无创呼吸机辅助呼吸，以促进二氧化碳排出，必要时行气管插管，使用有创呼吸机治疗。

临床情景实例 8

患者，女性，72 岁。因"右下肢浮肿 1 日，呼吸困难 1 小时"就诊。患者 1 日前出现右下肢肿胀；1 小时前，患者突发胸闷、呼吸困难，舌下含服速效救心丸无缓解，家人立即送至医院急诊室。患者 10 日前因右侧股骨颈骨折行右髋关节人工置换术，术后活动明显减少，出院后卧床休息。体格检查：脉搏 133 次 /min，呼吸 35 次 /min，血压 110/60mmHg；SpO_2 78%；口唇发绀，呼吸急促。请分析患者目前的诊断是什么，并根据患者情况选择合适的吸氧方法氧疗。

临床思维分析：①患者术后卧床，伴右下肢肿胀，突发呼吸困难，应首先考虑肺栓塞的可能；②应立即给予氧疗，采用面罩给氧（6 ~ 8L/min），必要时使用无创呼吸机辅助呼吸，甚至使用气管插管行有创机械通气；③应急查心电图、D- 二聚体等，患者暂未出现血压下降，可予以抗凝治疗，检查患者生命体征，若出现血流动力学不稳定，则考虑溶栓治疗。

（高海英）

第十章

胃管置入术
Gastric Tube Insertion

一、适应证

1. **胃肠减压**　如胃大部切除术、各种肠切除肠吻合术、食管手术、胆道手术、粘连性肠梗阻、机械性肠梗阻、幽门梗阻等。

2. **肠内营养**　各种原因造成无法经口进食需行肠内营养者，如口腔疾患、昏迷患者、破伤风不能张口的患者等。

3. **减轻胃黏膜水肿，减轻腹胀**　如幽门梗阻患者。

4. **洗胃解毒**　非腐蚀性毒物急性中毒，如有机磷、安眠药、重金属类、生物碱及食物中毒患者。

5. **病情观察与治疗**　如上消化道出血患者出血情况的观察和治疗、进行胃液的检查。

二、禁忌证

1. 食管梗阻的患者。

2. 肝硬化伴重度食管 - 胃底静脉曲张、胸主动脉瘤的患者。

3. 严重颌面部损伤、近期食管腐蚀性损伤的患者。

4. 精神异常、极度不合作的患者。

5. 鼻咽部有癌肿或急性炎症患者。

三、标准操作规程

见表 10-1。

表 10-1　胃管置入标准操作规程

准备	医师准备：穿工作服，戴口罩、帽子，洗手
	核对患者信息：床号、姓名，询问有无鼻咽部病史，了解有无置入胃管的适应证；患者或家属签署知情同意书
	向患者或家属说明操作目的及操作中需配合的方法，如有不适可举手示意
	用物准备：置胃管包（内备：止血钳或镊子、弯盘、治疗碗、压舌板、开口器、纱布、石蜡油棉球数个）、一次性胃管、一次性引流袋、50ml 注射器、治疗巾、无菌棉签、手套、手电筒、胶布、别针、夹子或橡皮圈、听诊器、盛有冷开水的小药杯、速干手消毒液，物品均在有效期内
操作过程	携用物至床旁，再次核对床头卡、手腕带上患者信息
	体位[1]：协助患者取半坐卧位，治疗巾铺于患者颌下
	用湿棉签清洁、检查双侧鼻腔
	打开置胃管包，将操作所需用品（胃管、注射器、引流袋）置入包内，备好胶布

续表

操作过程		戴手套，取弯盘置于患者口角旁
		检查胃管的型号[2]及有无破损，检查胃管是否通畅
		比量长度[3]，做好标记
		封闭胃管远端，用液状石蜡油润滑胃管
		术者一手持纱布托住胃管，一手持镊子或止血钳夹住胃管前端，自患者选定鼻孔侧轻轻插入
		胃管插入10~15cm（咽喉部）时，检查胃管是否盘曲在口中[4]
		嘱患者吞咽[5]，将胃管顺势送至标记长度，查看标记，插入过程中密切观察[6]
		确认胃管在胃内[7]
		证明胃管在胃内后，用胶布固定胃管于鼻翼和颊部
	胃肠减压	将胃管末端连接一次性引流装置
		妥善固定于床旁
		置管后观察[8]
	鼻饲	先向胃管内注入少量温开水
		缓慢注入鼻饲液[9]
		再次注入少量温开水
		将胃管末端反折[10]，纱布包好固定
		嘱患者保持原卧位20~30分钟，防止反流
	洗胃	抽取胃液，留取标本
		将胃管连接洗胃机器的管道，开电源，洗胃[11]
		吸出胃内容物，反复自动冲洗直至吸出液体澄清无味为止，观察[12]
		洗胃完毕，关闭开关，分离胃管，排出余液，反折胃管末端拔管
		协助患者漱口、洗脸，记录[13]
		清洗与消毒洗胃机、浸泡管道
		整理床单位，协助患者取舒适体位，清洁鼻孔、口腔，垃圾分类处理，洗手

疑点导航：

1. 体位

（1）清醒能配合患者取半卧位或坐位，昏迷、无法坐起者取去枕平卧位，头向后仰；有义齿者取下义齿。

（2）若为患者鼻饲置入胃管时，无法坐起者取右侧卧位（昏迷患者取去枕平卧，头向后仰），以防反流致窒息。

（3）若为中毒患者洗胃置入胃管时，无法坐起者取左侧卧位（昏迷患者取去枕平卧，头向后仰，胃管置入后洗胃时头偏向一侧），以防加深毒物的吸收，注意防止误吸。

2. 胃管选择　胃管宜选择柔软不易老化的硅胶管，一般选择14~18号胃管，小儿可用导尿管代替。进行洗胃操作时，选择20~22号经口置入的胃管。

3. 置入胃管的长度　一般为患者前额发际至胸骨剑突处或由鼻尖经耳垂至胸骨剑突处的距离；成人通常45~55cm，应根据患者的身高等确定个体化长度，若置管目的为鼻饲，为防止反流、误吸，置管长度可＞55cm，若需经胃管注入刺激性药物时，可将胃管再向深部插入 10cm。

4. 清醒患者嘱其张口，昏迷患者需使用开口器和压舌板以便检查胃管是否盘曲在口咽部。

5. 吞咽　清醒患者可嘱其做吞咽动作，昏迷患者用一手将其头部托起，使下颌紧靠胸骨柄，再将胃管缓缓插入至标记长度。

6. 插管过程中，密切观察

（1）若患者出现剧烈恶心、呕吐，应暂停插入，并嘱患者深呼吸。

（2）若患者出现呛咳、面色苍白、发绀、呼吸困难，提示胃管可能误入气管，需立即拔出胃管，待患者休息片刻后再重新插管。

（3）插入不畅时应检查口腔，查看胃管是否盘曲在口咽部，或将胃管抽出少许，再小心插入。

7. 确认胃管在胃内的方法

（1）经胃管抽取到胃液。

（2）置听诊器于患者胃部，经胃管快速注入 10ml 空气，听到气过水声。

（3）将胃管末端置于盛水治疗碗中，观察无气泡逸出。

8. 置管后保持胃管通畅及观察

（1）观察引流液的颜色、量、性状并记录，行口腔护理，2 次 /d。

（2）发现胶布松动应及时更换，以防止胃管脱落。

9. 鼻饲

（1）抬高床头 30°。

（2）每次鼻饲总量不超过 200ml，间隔时间＞2 小时。

（3）鼻饲液的温度以 38～40℃为宜。

（4）若为长期鼻饲者，应定期更换胃管，普通胃管（橡胶）每周更换 1 次，硅胶胃管每 2 周更换 1 次，并行口腔护理，每日 2 次。

10. 鼻饲后将胃管末端反折，可防止胃管被污染、食物及胃液反流、空气进入。

11. 洗胃方法

（1）电动吸引器洗胃：先吸引胃内容物，负压应保持在 13.3kPa 左右，灌洗时，每次注入 300～500ml，一次灌洗量不能超过 500ml。

（2）全自动洗胃机洗胃：使用前检查性能，正确连接各种管道，药管的管口必须始终浸没在洗胃液的液面以下，并观察指示灯以确定"吸""冲"。

12. 洗胃过程中的观察

（1）在洗胃过程中，严密观察患者的意识、面色、瞳孔及生命体征变化，若患者出现腹痛、休克、出血等，应立即停止洗胃，采取相应的处理措施。

（2）观察洗出物的颜色、气味、量、性状。

13. 记录　灌洗液名称、量、洗出物的颜色、气味、量、性状及患者的全身反应。

四、常见并发症及处理

（一）胃管置入的并发症及处理

1. 误入气管　一旦发现误入气管，应立即停止插入，拔出胃管，待患者休息片刻后再重新插入。

2．胃食管反流和误吸

（1）抬高床头。

（2）应用抑酸及胃肠道动力药物。

（3）对于长期卧床患者，应积极排痰；肺部感染者合理使用抗生素。

（4）一旦出现误吸，立即停止操作，取头低右侧卧位，用吸痰管吸出气道内吸入物，气管切开者可经气管套管内吸引，必要时使用纤维支气管镜吸引。

3．引流不畅

（1）发现引流不畅时，应检查管路是否打折、扭曲或胃管置入长度不够，引流装置应低于胃部，如为引流装置漏气，则给予更换。

（2）若发生阻塞，可先将胃管送入少许，再缓缓地将胃管退出，并边退边回抽胃液。

（3）若确定是食物残渣或血凝块阻塞，可用糜蛋白酶＋碳酸氢钠注射液从胃管注入稀释和溶解黏稠的胃液、食物残渣或血凝块。

（4）如上述处理无效，则拔除胃管，更换胃管后重新插入。

4．插管困难

（1）剧烈呕吐者，可嘱其张口呼吸，暂停插管让患者休息片刻后再行插入，可选用适当的镇静剂或阿托品肌内注射，10分钟后再试行插管，也可给予1%丁卡因喷雾麻醉3～5分钟后再行置管。

（2）对合并有慢性支气管炎患者，插管前应用镇静剂或阿托品肌内注射，再行插管。

（3）对咽反射减弱或消失者，可在气管镜或胃镜的配合下进行插管，反复插管困难者，可在胃管内置导丝辅助插管。

5．鼻腔出血　更换胃管重新从另一侧鼻孔插入，出现黏膜糜烂时给予相应处理。

6．食管糜烂　可给予抑酸治疗，出现溃疡出血应及时拔除胃管。

（二）洗胃的并发症及处理

1．急性胃扩张

（1）立即停止操作，协助患者取半卧位，将头偏向一侧。清醒患者发生急性胃扩张时可行催吐，以促进胃内液体的排出。

（2）如因洗胃管孔被食物残渣堵塞所引起，立即更换胃管重新插入将胃内容物吸出。

（3）如为洗胃过程中空气吸入胃内所引起，则应用负压吸引将空气吸出。

2．胃穿孔

（1）立即停止洗胃，给予持续胃肠减压。

（2）禁食，输液，纠正水、电解质及酸碱平衡失调。

（3）保守治疗无效时应行手术治疗。

3．大量低渗性洗胃液致急性水中毒

（1）抽血查血生化了解电解质、血糖、肝功能等结果。

（2）轻者控制水分的摄入，重者给予3%～5%的高渗氯化钠溶液静脉滴注，可迅速缓解体液的低渗状态。

（3）如出现脑水肿，应及时输入甘露醇、山梨醇等渗透性利尿剂或呋塞米等强利尿剂给予纠正。

（4）如出现抽搐、昏迷，立即用开口器、舌钳（纱布包缠）保护舌头，同时加用镇静药，加大吸氧流量，并应用床栏保护患者，防止坠床。

（5）如肺水肿严重、出现呼吸衰竭，及时行气管插管，给予人工通气。

4．昏迷患者误吸或过量反流致窒息

（1）一旦发生误吸，立即停止洗胃，取头低右侧卧位，可用纤维支气管镜或气管插管将异物引出。同时采用呼气末加压呼吸支持，气管切开者可经气管套管内吸引。

（2）一旦发生窒息，立即停止洗胃，取侧卧位，及时清除口腔及鼻腔分泌物，行心肺复苏抢救及必要的措施，严密观察病情变化。

5．上消化道出血

（1）如发现吸出液混有血液应暂停洗胃，给予胃黏膜保护剂，进行抑酸、止血等处理。

（2）大量出血时应及时输血，以补充血容量。

6．迷走神经兴奋致反射性心搏骤停　一旦发生，立即行心肺复苏抢救及必要的措施。

五、临床情景实例与临床思维分析

临床情景实例 1

患者，男性，65 岁。因"反复腹痛 5 年、加重 1 小时"就诊。既往诊断胃溃疡。体格检查：板状腹，全腹压痛、反跳痛。急查腹部立位 X 线片结果如下（图 10-1）。拟行急诊手术治疗，请进行手术前胃肠道准备。

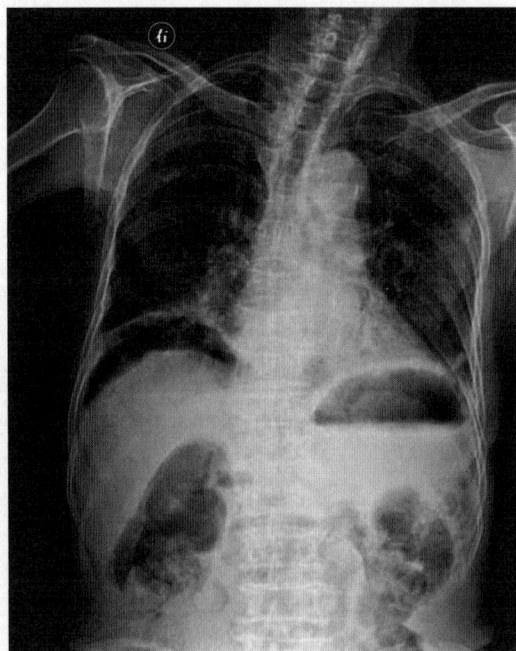

图 10-1　患者腹部立位 X 线片 1

临床思维分析：患者出现急性腹膜炎症状和体征，腹部立位片示膈下游离气体，结合患者胃溃疡病史，考虑急性胃肠穿孔并发弥漫性腹膜炎；需要急诊手术治疗。因未常规禁饮禁食，术前需要留置胃管进行胃肠减压，防止误吸。

临床情景实例 2

（1）患者，男性，48 岁。因"反复腹痛腹胀、恶心呕吐 3 日"就诊。患者呕吐物为隔夜宿食，味臭，并肛门停止排便、排气。请阅读腹部立位 X 线片（图 10-2），并进行相应处理。

（2）引流 2 日后发现引流袋中无气体或液体流出，患者仍觉腹胀，腹部隐痛，可能的原因是什么？请继续处理。

临床思维分析：①根据图 10-2，结合症状考虑肠梗阻，行胃管置入术并进行胃肠减压治疗；②胃管无气体/液体流出时应先检查胃管是否打折、扭曲或管路脱出、食物残渣堵塞，检查引流袋是否受压或高于胃部水平。若无以上情况，再进行其他相应处理。

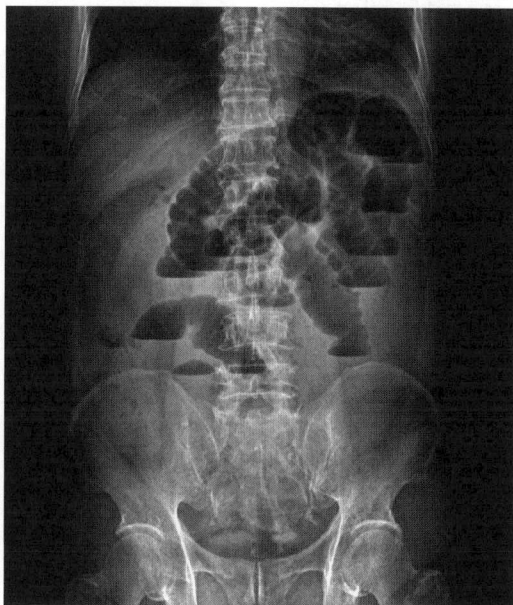

图 10-2　患者腹部立位 X 线片 2

临床情景实例 3

患者，男性，60 岁。颅脑外伤后昏迷 3 小时，入院后已建立静脉通道，进行气管插管接呼吸机辅助呼吸，目前生命征平稳，需留置胃管进行肠内营养支持，请进行处理。

临床思维分析：①昏迷患者留置胃管应注意体位，过程中需使用开口器、压舌板，胃管过咽喉部时需注意使患者下颌紧贴胸骨柄以便胃管顺利通过；②肠内营养支持患者，为避免胃管堵塞，可以每 4～6 小时用开水脉冲式冲管。

临床情景实例 4

（1）患者，男性，60 岁。因"反复呕吐、肛门停止排便排气 3 日"入院，呕吐物为隔夜宿食。既往有十二指肠溃疡病史 20 余年。入院体格检查：神志清晰，腹部可见胃蠕动波，闻及振水音。腹部 CT 见图 10-3。请及时处理以缓解症状。

（2）若胃管置入期间，患者出现恶心、呕吐，伴频繁呛咳、口唇发绀，心电监护示 SpO_2 下降，请分析原因并予以处理。

临床思维分析：①对幽门梗阻的正确识别：既往病史＋症状＋体征，对于消化道梗阻的患者，首先应该缓解梗阻症状，留置胃管胃肠减压；②患者神志清晰，注意留置胃管时关于患者体位、配合吞咽等人文关怀、观察胃管有无口腔内盘曲等与昏迷

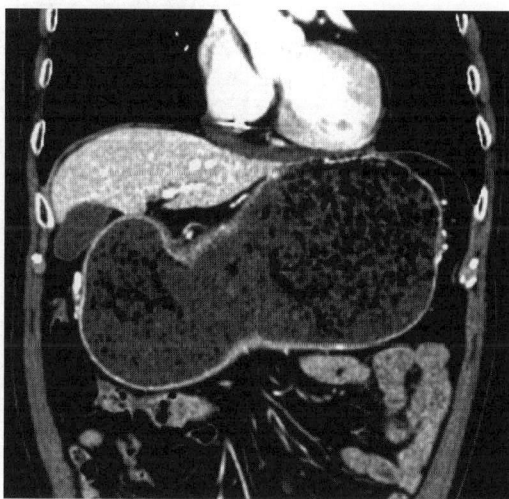

图 10-3　患者腹部 CT 1

患者之间的区别；③注意与患者及其家属交代留置胃管胃肠减压后的注意事项；④若留置胃管期间伴频繁呛咳、口唇发绀，心电监护示 SpO_2 下降，需要考虑误吸，应按照前述方法予以处理。

临床情景实例 5

（1）患者，男性，42 岁。因"服用'乐果'（一种农药）后出现昏迷 1 小时"急诊入院。体格检查：对语言刺激无反应，疼痛刺激后能回缩，双侧瞳孔呈针尖样大小，口腔及口周、衣物均可见呕吐物残留，口腔内可闻及大蒜味，心电监护示 SpO_2 92%，双肺可闻及粗湿啰音。请立即对患者进行洗胃处理。

（2）若洗胃期间，患者胃区迅速膨隆或突起，请分析原因并处理。

临床思维分析：①对于有机磷农药中毒的洗胃处理，通常使用大号胃管经口洗胃；②掌握有机磷农药中毒关于洗胃液的选择，对于口服中毒者，可用清水、2% 碳酸氢钠溶液（敌百虫忌用）或 1∶5 000 高酸溶液（对硫磷忌用）反复洗胃；③农药可以通过皮肤吸收而中毒，注意接触病人前应该适当保护自己，同时注意让患者远离农药，对于衣物上有大量呕吐物者应该及时更换及清洗；④昏迷患者洗胃：注意洗胃时体位的选择、口垫的使用、观察胃管有无口腔内盘曲的方法、如何使得胃管顺利通过咽喉部；⑤有机磷农药中毒洗胃后拔除经口胃管，需更换小号胃管经鼻留置，后期必要时洗胃处理；⑥胃扩张的识别及处理；⑦洗胃结束后，根据不同病情留置胃管一段时间以备再次洗胃。

临床情景实例 6

（1）患者，女性，53 岁。主诉"2 日前进食后 1 小时出现上腹正中隐痛，逐渐加重，呈持续性，向腰背部放射，今日上午突发加重，上腹部持续性剧烈疼痛，伴有明显腹胀"。体格检查：腹部膨隆，腹肌紧张，上腹压痛、反跳痛，上腹叩诊鼓音，肝浊音界存在，肠鸣音减弱。急查血常规：白细胞计数 10.2×10^9/L，红细胞计数 1.8×10^{12}/L，血红蛋白 75g/L；电解质：K^+ 3.0 mmol/L，Na^+ 130 mmol/L，Ca^{2+} 1.95mmol/L；血糖 13.5mmol/L；血淀粉酶 1 000U/L；肝功能检查：白蛋白 26.5g/L。腹部 CT 见图 10-4。根据患者病情需要，请予以相应处理。

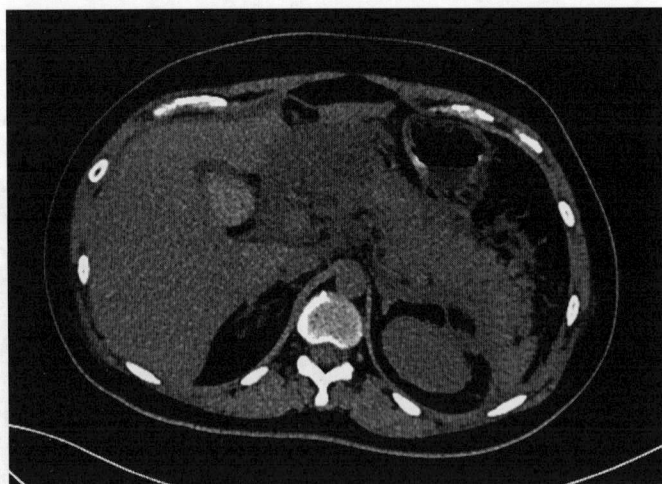

图 10-4　患者腹部 CT 2

（2）患者经治疗后病情好转，拟开放饮食，请行下一步处理。

临床思维分析：①患者诊断考虑急性胰腺炎，必须禁食，腹胀症状明显，需置入胃管进行胃肠减压；②当患者无需留置胃管后要及时拔出，避免因长时间留置胃管压迫食管导致食管糜烂等损伤。

（梁志海）

第十一章

导尿术
Catheterization

一、适应证

1. 尿潴留减压，充溢性尿失禁患者。
2. 获得无污染的尿标本，做细菌培养。
3. 尿流动力学检查，测定膀胱容量、压力、残余尿量。
4. 监测危重患者尿量。
5. 膀胱病变诊断不明时，注入造影剂、膀胱冲洗、探测尿道有无狭窄。
6. 膀胱内灌注药物进行治疗。
7. 腹部及盆腔器官手术前准备。
8. 对于膀胱、尿道手术或损伤的患者，放置导尿管促进切口愈合及功能恢复。

二、禁忌证

1. 急性下尿路感染。
2. 尿道狭窄及先天性畸形无法留置尿管者。
3. 相对禁忌证为女性月经期、严重的全身出血性疾病。

三、标准操作规程

见表 11-1、表 11-2。

表 11-1　女性导尿术标准操作规程

	医师准备：穿工作服，戴帽子、口罩，洗手
	核对患者信息，如床号、姓名等
	自我介绍，告知操作目的，取得配合，签署知情同意书[1]
	评估患者病情、外阴部皮肤、黏膜情况，膀胱充盈度，评估患者合作理解程度，评估环境，保护患者隐私[2]
准备	用物准备：一次性无菌导尿包，包括初步消毒和导尿用物 初步消毒用物：弯盘 1 个、镊子 1 把、纱布 1 块、消毒液棉球包 1 包（目前常用 0.5% 碘伏棉球数个）和手套 1 只
	导尿用物：外包治疗巾 1 条、方盘 1 个、导尿管 1 根、润滑油袋（内有润滑棉片 1 个）、消毒液棉球 1 包（内有 0.5% 碘伏棉球 4 个）、集尿袋 1 个、镊子 2 把、20ml 注射器 1 支、生理盐水 10~20ml、纱布 2 块、标本瓶 1 个、孔巾 1 条、弯盘 1 个、无菌手套 1 副，快速手消毒液、一次性垫巾
	治疗车下层：生活垃圾桶、医疗垃圾桶、利器盒

操作过程	操作者位于患者右侧，松开床尾盖被，褪去患者对侧（左侧）裤腿，盖在近侧腿部，对侧腿用盖被遮盖
	取仰卧位、屈膝外展暴露外阴，给其臀下垫一次性垫巾
	消毒双手
	检查导尿包包装、型号[3]及有效期
	在治疗车上打开导尿包外包装，取出初步消毒用物，弯盘（内置镊子及碘伏棉球）置于患者两腿之间，左手戴手套，右手持镊夹取碘伏棉球消毒
	消毒顺序：由外向内、由上向下
	依次消毒阴阜、大腿内侧上 1/3、大阴唇、左手用纱布分开阴唇，消毒小阴唇、尿道口，最后一个棉球从尿道口消毒至肛门
	每个棉球仅用于消毒一处、一次，不可重复
	移去清洁外阴物品，脱手套置于医疗垃圾桶内
	再次消毒双手
	将导尿包放在患者两腿之间，按无菌原则打开导尿包内层，戴无菌手套
	铺孔巾，铺在患者的外阴处并遮盖肛门
	检查导尿管球囊完好、尿管通畅、润滑导尿管前端，根据需要连接导尿管和集尿袋（有些情况可在引流尿液成功后再连接）
	消毒棉球置于弯盘内
	弯盘置于外阴处，左手用纱布分开并固定小阴唇，暴露尿道口[4]
	依次消毒顺序：尿道口、两侧小阴唇、尿道口（由内向外，由上向下），最后一个棉球在尿道口加强消毒
	分开并固定小阴唇，嘱患者张口呼吸
	持另一镊将导尿管对准尿道口插入 4~6cm
	见尿液流出，再插入 5~7cm（若一次性导尿为 2~3cm）
	左手下移固定导尿管，向球囊注入适量生理盐水（根据导尿管上注明的气囊容积向气囊注入等量生理盐水）
	轻拉导尿管有阻力，确定位于膀胱内
	必要时无菌试管取适量尿液送尿常规、尿培养＋药敏检查
	操作中要随时询问患者感觉，尿潴留患者首次放尿[5]不超过 500ml
	导尿成功后，夹闭引流袋，撤下孔巾，擦净外阴。集尿袋[6]低于膀胱以下位置固定于床旁，集尿袋注明导尿时间，酌情开放导尿管
	撤臀下垫巾，脱手套，还原患者衣物、被褥
	整理用物，垃圾分类处理，洗手，记录

表 11-2　男性导尿术标准操作规程

准备	医师准备：穿工作服，戴帽子、口罩，洗手
	核对患者信息，如床号、姓名等
	自我介绍，告知操作目的，取得配合，签署知情同意书
	评估患者病情、外阴部皮肤、黏膜情况，膀胱充盈度，评估患者合作理解程度，评估环境，保护患者隐私
	用物准备：一次性无菌导尿包，包括初步消毒和导尿用物
	初步消毒用物：弯盘 1 个、镊子 1 把、纱布 1 块、消毒液棉球包 1 包（0.5% 碘伏棉球数个）和手套 1 只
	导尿用物：外包治疗巾 1 条、方盘 1 个、导尿管 1 根、润滑油袋（内有润滑棉片 1 个）、消毒液棉球 1 包（内有 0.5% 碘伏棉球 4 个）、集尿袋 1 个、镊子 2 把、20ml 注射器 1 支、生理盐水 10~20ml、纱布 2 块、标本瓶 1 个、孔巾 1 条、弯盘 1 个、无菌手套 1 副、快速手消毒液、一次性垫巾
	治疗车下层：生活垃圾桶、医疗垃圾桶、利器盒

续表

操作过程	操作者位于患者右侧，松开床尾盖被，褪去患者对侧（左侧）裤腿，盖在近侧腿部，对侧腿用盖被遮盖
	取仰卧位、屈膝外展暴露外阴，给其臀下垫一次性垫巾
	消毒双手
	检查导尿包包装、型号及有效期
	在治疗车上打开导尿包外包装，取出初步消毒用物，弯盘（内置镊子及碘伏棉球）置于患者两腿之间，左手戴手套，右手持镊夹取碘伏棉球消毒
	消毒顺序：由外向内、由上向下
	依次消毒阴阜、大腿内侧上 1/3、阴茎、阴囊
	无菌纱布裹住阴茎包皮向后推暴露尿道外口
	自尿道口向外向后旋转擦拭尿道口、龟头至冠状沟
	每个棉球仅用于消毒一处、一次，不可重复
	移去清洁外阴物品，脱手套置于医疗垃圾桶内
	再次消毒双手
	将导尿包放在患者两腿之间，按无菌原则打开导尿包内层，戴无菌手套
	铺孔巾，铺在患者的外阴处并暴露阴茎
	检查导尿管球囊完好、尿管通畅、润滑导尿管，根据需要连接导尿管和集尿袋（有些情况可在引流尿液成功后再连接）
	左手继续用无菌纱布固定阴茎，将包皮向后推，暴露尿道口
	再次按尿道口、龟头、冠状沟的顺序消毒 3 次
	最后一个棉球消毒尿道口
	暴露尿道外口，将阴茎提起与腹壁成 90°，嘱患者张口呼吸
	持另一镊将导尿管对准尿道口插入 20~22cm
	见尿液流出，再插入 5~7cm（若为一次性导尿包为 2~3cm）
	左手下移固定导尿管，向球囊注入适量生理盐水（根据导尿管上注明的气囊容积向气囊注入等量生理盐水）
	轻拉导尿管确认有阻力，确定位于膀胱内
	必要时无菌试管取适量尿液送尿常规、尿培养＋药敏检查
	操作中要随时询问患者感觉，尿潴留患者首次放尿不超过 500ml
	导尿成功后将包皮复位[7]，夹闭引流管，撤下孔巾，擦净外阴[8]。集尿袋低于膀胱以下位置固定于床旁，集尿袋注明导尿时间[9]，酌情开放导尿管[10]
	撤臀下垫巾，脱手套，还原患者衣物、被褥
	整理用物，垃圾分类处理，洗手，记录

疑点导航：

1. 若患者为小儿，需先与家长沟通，家长配合安抚患儿。

2. 保护患者隐私，尽量减少暴露，防止受凉，男医生为女患者操作时须有一名女性医务人员在场。

3. 选择导尿管的粗细要适宜，对小儿及疑有尿道狭窄者，导管宜细。一般成人宜用 16~18Fr 导尿管，小儿用 6~8Fr 导尿管。单腔导尿管（没有球囊）用于一次性导尿术；双腔导尿管用于留置导尿术；三腔导尿管用于膀胱冲洗或向膀胱内滴药。

4. 老年女性由于会阴肌肉松弛，尿道口回缩，常无法观察，若在阴蒂与阴道口之间无法寻找到呈矢状裂的尿道外口，可把两个手指插入阴道探查前壁，协助寻找尿道口，如导尿管误入阴道，应更换无菌导尿管重新插管。

5. 注意尿袋的高度，集尿袋要低于膀胱，防止逆行感染。

6. 尿潴留患者排尿宜缓慢，不宜一次放尿过多，首次放尿不超过 500ml，之后每小时放尿小于500ml，可防止患者虚脱。小儿一次放尿不超过 200ml，年长儿最多不超过 500ml。

7. 插管成功后，要注意将包皮复位，以防止包皮嵌顿水肿。

8. 正确把握留置导尿管时间　每日应评估留置导尿管的必要性，不需要时应尽早拔除导尿管，尽可能缩短留置导尿管时间。若需要长期导尿，导尿管每月更换一次。

9. 留置导尿期间，做好会阴护理。

10. 长时间留置导尿管者，拔管前三日应定期钳夹尿管，每 2～4 小时放尿液一次，以利于拔管后膀胱功能恢复。

四、常见并发症及处理

1. 插管困难

（1）注意心理疏导、保护隐私，缓解紧张情绪，缓慢张口深呼吸时易于插管。

（2）情绪紧张无法耐受插管疼痛者，前列腺增生及外伤后轻微尿道狭窄的患者，在尿道注入 2%盐酸利多卡因凝胶或盐酸丁卡因凝胶 5 分钟，同时导尿管亦涂抹该凝胶后再行操作，既有润滑作用，又能麻醉尿道黏膜，有利于插管成功。

（3）因严重狭窄造成插管困难者，若通过上述方法处理无效可以更换尿管，应用内置金属导丝的导尿管或用尿道扩张器扩张后插管，但应避免暴力操作导致尿道损伤。亦可请泌尿外科会诊，经尿道输尿管镜下留置斑马导丝或输尿管导管入膀胱腔，再将前端剪孔的尿管顺其插入。

（4）若上述方法均失败，则行耻骨上膀胱穿刺抽液或造瘘术。

2. 拔管困难

（1）拔管前认真检查导尿管气囊内抽出的液体量，检查气囊内的液体完全抽吸干净后再拔管。

（2）若气囊内液体无法抽出，可在超声定位下穿刺刺破球囊或经尿道输尿管镜下刺破球囊后拔管。

（3）有导尿管结石或尿垢附着者，沿尿道口逆行注入丁卡因凝胶及石蜡油，在麻醉松弛状态和充分润滑情况下旋转拔出尿管；若上述方法无效，可行耻骨上膀胱穿刺造瘘，经瘘口内镜下取出结石，再从尿道拔管。

3. 尿管阻塞

（1）对于有血尿的患者，根据血尿的程度、性质适当给予膀胱冲洗，清除膀胱内的血凝块。

（2）随时观察尿液引流情况，必要时请泌尿外科会诊。

4. 尿路感染

（1）置管前严格掌握留置导尿管的适应证。

（2）对留置导尿患者，应该采用密闭式引流装置。

（3）尽可能缩短留置导尿管时间。

（4）告知患者留置导尿管的目的、配合要点和置管后的注意事项。

（5）仔细检查无菌导尿包，置管时严格遵守无菌技术操作原则等。

（6）保证患者有足够的液体入量，集尿袋要低于膀胱，达到自然冲洗尿路的目的。

（7）若留置导尿管过程中出现尿路感染，要及时更换导尿管，留取尿液及导管头进行微生物病原学检查，必要时应用抗生素。

5．尿道损伤

（1）正确选择导尿管型号，成人16～18Fr，小儿6～8Fr，最大限度降低尿道损伤。

（2）置管时动作要轻柔，置管后将导尿管固定稳妥，防止脱出，从而避免损伤尿道黏膜。

（3）做好人文关怀，取得患者配合。

6．气囊破裂脱落致膀胱异物

（1）插管前认真检查气囊质量。

（2）导尿时应根据导尿管上注明的气囊容积向气囊注入等量的无菌溶液。

（3）如果发生气囊破裂脱落，及时请泌尿外科会诊。

7．虚脱或血尿

（1）对身体极度虚弱且膀胱过度充盈者，放尿宜缓慢。

（2）尿潴留患者首次放尿不超过500ml，之后每小时放尿小于500ml，以防因腹压突然下降，大量血液进入腹腔血管，进而引起血压下降，产生虚脱；或因膀胱突然减压而引起膀胱黏膜充血，发生血尿。

8．尿管脱落

（1）检查气囊及导尿管是否完整。

（2）评估是否有尿道损伤，必要时止血、止痛，以及给予抗感染治疗。

五、临床情景实例与临床思维分析

临床情景实例 1

（1）患者，女性，65岁。因"意识障碍1日"入院。既往有高血压病史10余年。体格检查：脉搏120次/min，血压189/106mmHg；浅昏迷状态。家属诉发病以来未排尿。请给该患者进行导尿。

（2）患者放尿后，出现面色苍白、出冷汗等现象，请处理。

临床思维分析：①患者为高血压脑出血致浅昏迷，无自主排尿意识，24小时未排尿，应考虑急性尿潴留可能，行膀胱区叩诊或床旁超声可确诊，应留置导尿管，监测尿量；②放尿后出现虚脱表现，应暂时夹闭导尿管，快速补液扩容，监测生命体征，告知患者家属病情，待好转后再开放尿管。

临床情景实例 2

（1）患儿，男性，5岁。因"发热、面色苍白2日"入院。诊断为病毒性心肌炎、心源性休克。请为其行导尿。

（2）导尿未见尿液，如何处理？

临床思维分析：①根据患儿年龄，应选择6～8Fr小儿导尿管；②休克患者肾脏有效灌注量不足，可致长期无排尿，导尿前首先叩诊膀胱区确认是否有浊音，判断膀胱有无尿液潴留；③导尿可用于危重患者尿量的监测，患者尿液较少，检查导尿管是否通畅，排除上述因素后积极补液扩容抗休克治疗。

临床情景实例 3

（1）患者，男性，54 岁。因"高空坠落，致全身多处骨折 1 小时"送入病房。体格检查：体温 36.5℃，脉搏 120 次 /min，呼吸 25 次 /min，血压 80/56mmHg；神志淡漠，全身湿冷。遵医嘱给予扩容补液治疗并行心电监护，为准确记录出入量情况，请根据准备的物品完成相应操作。

（2）导尿未见尿液，如何处理？

临床思维分析：①首先叩诊膀胱区是否浊音，判断膀胱有无尿液潴留；②检查导尿管是否通畅，判断是否存在尿路损伤，检查导尿是否成功；③若排除前述情况，可能是由于肾脏有效灌注量不足，尿液较少，应积极补液扩容抗休克治疗。

临床情景实例 4

（1）患者，男性，60 岁。因"左侧腰痛 2 月余"入院。无肉眼血尿及发热。CT 示左肾中极探及大小约 4.3cm×3.0cm×2.8cm 的低回声肿物，增强后肿物可见强化，考虑为左肾恶性肿瘤，拟行腹腔镜左肾癌根治术，请根据准备的物品对患者进行相应操作，以完成术前准备。

（2）插尿管过程中如果遇到阻力该如何处理？

临床思维分析：①插管困难时可嘱患者张口呼吸配合，石蜡油充分润滑导尿管，必要时尿道表面麻醉（使用盐酸丁卡因凝胶）或全麻后再操作；②排除前列腺增生。

临床情景实例 5

患者，女性，30 岁。因"腹泻 4 日、发热 2 日"入院。既往有精神分裂症病史。体格检查：体温 39.8℃，谵妄状态。入院后尿常规示白细胞（+++）/HP，诊断考虑：尿路感染？肠道感染？请为其留取尿培养标本检查。

临床思维分析：女性患者注意询问月经情况，避免月经期导尿；有精神疾病无法配合者，必要时先镇静再行导尿，弃去前段尿液，用无菌标本瓶留取中段尿做尿培养 + 药敏检查。导尿完毕，应拔除尿管，避免留置导尿加重感染，同时防止患者因躁动而自行拔管损伤尿道。

临床情景实例 6

（1）患者，男性，60 岁。行经尿道膀胱肿瘤电切除术后 3 个月。病理诊断为膀胱高危非肌层浸润性尿路上皮癌。2 日前复查膀胱镜见膀胱黏膜光滑，未见肿瘤复发，今来门诊行表柔比星 50mg 膀胱灌注化疗，请根据准备的物品完成相应操作。

（2）若患者无法憋尿，请予以处理。

临床思维分析：①膀胱癌组织学包括尿路上皮（移行）细胞癌、鳞状细胞癌和腺细胞癌等，其中膀胱尿路上皮（移行）细胞癌最为常见；膀胱癌据临床病理可分为非肌层浸润性（即浅表性）膀胱癌（T_{is}、T_a、T_1）和肌层浸润性膀胱癌（T_2、T_3、T_4）；对中、高危非肌层浸润性膀胱尿路上皮癌，术后单剂即刻膀胱灌注化疗后，应进行后续化疗药物或卡介苗（BCG）维持灌注治疗。②灌药前少饮水，先排空膀胱，避免尿液将药物稀释，选择单腔或双腔导尿管正确导尿，吸尽膀胱内残余尿液，再行膀胱灌注给药后拔除尿管。灌注后药液保留膀胱 2 小时，取仰卧位、右侧卧位、俯卧位、左侧卧位各 15 分钟，满 2 小时后再排尿并多饮水。

灌注药物剂量：①生物免疫治疗，BCG 100～150mg + 生理盐水 50ml。②化疗，丝裂霉素 40mg

或吡柔比星 40mg 或表柔比星 50mg + 生理盐水 50ml。③灌注疗程，每周灌注 1 次，共 8 次，以后每个月灌注 1 次，共 1~2 年；如出现尿频、尿急、尿痛、血尿，可复查尿常规，进行药物治疗，严重时暂停膀胱灌注治疗；治疗期间定期复查膀胱镜，每 3 个月 1 次，连续 2 年，或每年 1 次，连续 3 年。④若患者无法憋尿，可予以留置双腔导尿管并固定球囊，膀胱灌注后连接并夹闭集尿袋，待 2 小时后予以拔除导尿管。

临床情景实例 7

（1）患者，女性，76 岁。因"反复尿频尿急尿不尽半年"入院。既往糖尿病病史 20 年。测血糖 12.2mmol/L，糖化血红蛋白 10.5%。彩色超声提示残余尿 450ml。请根据准备物品完成相应操作。

（2）患者发生尿潴留的原因是什么，请予以处理。

临床思维分析：①糖尿病神经源性膀胱出现严重尿潴留的患者，留置导尿、夹闭尿管间歇放尿，训练膀胱功能后拔除尿管；②若膀胱压力高，尿液引流时超过 500ml，应及时夹闭尿管；③若情况不能改善，应考虑膀胱造瘘术；④高龄、糖尿病病史较长的患者，应进一步检查有无肾功能异常等，注意避免低血糖。

临床情景实例 8

患者，男性，68 岁。因"进行性排尿困难 5 年，溢尿 16 小时"入院。既往有吸烟、饮酒史。体格检查：下腹膨隆，叩诊浊音，轻度压痛，直肠指检触及前列腺增大，光滑，质韧，中央沟消失。请对该患者进行处理。

临床思维分析：①患者为老年男性，进行性排尿困难 5 年，溢尿 16 小时，考虑急性尿潴留导致充溢性尿失禁，应导尿并留置导尿管；②若置管阻力大，可考虑经尿道输尿管镜下留置斑马导丝或输尿管导管入膀胱腔，再将前端剪孔的尿管顺其插入；③进一步治疗可考虑膀胱造瘘术、前列腺切除术。

临床情景实例 9

患者，男性，65 岁。因"排尿困难半日"就诊。患者今早晨练时突发下腹部胀痛难忍，小便无法自解，遂至门诊。患者半个月前因膀胱外伤入院，当时行"膀胱裂口修补术"，1 周前拔除导尿管后出院。体格检查：下腹部膨隆，叩诊呈浊音。CT 示双肾及输尿管未见异常，膀胱内大量血块沉积可能，膀胱外未见渗出。请根据患者症状给予相应的处理。

临床思维分析：①膀胱外伤修补术后，需注意保持膀胱低压，切勿憋尿、剧烈活动；CT 示双肾及输尿管未见异常，膀胱内大量血块沉积可能，暂考虑出血来自膀胱。膀胱出血伴血块沉积，需留置三腔导尿管抽吸出血块后进行膀胱冲洗，根据冲洗颜色调整冲洗速度，必要时予以止血等对症治疗；若膀胱冲洗颜色持续加重，血红蛋白进行性下降，则需行膀胱镜探查止血。②若检查腹腔有液体，需进一步排除膀胱有无破裂。

（陈卫东）

第十二章

穿脱隔离衣

Don and Remove Isolation Gown

一、适应证

1. 经接触传播的感染性疾病患者，如传染病患者、多重耐药菌感染等患者时。
2. 对患者实行保护性隔离时，如大面积烧伤患者、骨髓移植等患者的诊疗、护理时。
3. 可能受到患者血液、体液、分泌物、排泄物喷溅时。

二、标准操作规程

见表 12-1。

表 12-1 穿脱隔离衣标准操作规程

准备	穿工作服，戴口罩、帽子，洗手	
	修剪指甲、脱去手表、卷袖过肘	
	评估隔离衣是否符合要求，评估环境	
操作过程	穿隔离衣	选择大小合适隔离衣，能遮盖工作服
		手持衣领取下隔离衣
		两手将衣领的两端向外折，使内面向着操作者，并露出袖子内口
		将左臂入袖，举起手臂，上抖衣袖
		用左手持衣领，同法穿右臂衣袖
		两手持衣领中央，沿着领边由前向后扣好领扣
		扣好两侧袖扣，解开腰带活结
		从腰下 5cm 将隔离衣的一边渐向前拉，直至距边缘约 1cm 处，然后用手捏住，不能触及边缘内面
		同法捏住另一边
		两手在背后将两侧边缘对齐，向一侧折叠，以一手按住
		另一手将腰带拉至背后压住折叠处
		将腰带在背后交叉，再回前方打一活结
	脱隔离衣	双手置胸前，松开腰带，打活结
		解开两侧袖扣，将两侧衣袖塞于工作服袖下
		消毒液搓（刷）洗双手 2 分钟、肥皂水、流水洗 2 遍，擦干
		解开领扣，拉下衣袖[1]，解开腰带
		双手轮换退出衣袖

续表

操作过程	脱隔离衣	手持衣领，两边对齐，挂好 [2]
		隔离衣送洗：隔离衣每日更换，潮湿、污染后立即更换，将脱下的隔离衣，污染面向内，卷成包裹状，丢至医疗废物容器内送洗
		穿脱隔离衣时未污染面及颈部，操作符合隔离原则 [3]

疑点导航：

1. 洗完手后拉衣袖应注意，一手伸入另一侧袖口内，拉下衣袖过手，再用遮盖着的手在外面拉下另一衣袖。

2. 挂隔离衣时注意，污染面向外挂于污染区，污染面向内的挂于半污染区。

3. 隔离衣的衣领和内面视为清洁面，系衣领时袖口不可触及衣领、面部、帽子，系腰带时手不可触及隔离衣内面，脱隔离衣时双手不可触及隔离衣外面，要始终保持衣领清洁。

三、临床情景实例与临床思维分析

临床情景实例 1

患者，女性，20 岁。因"发热伴食欲缺乏、厌油、乏力 10 日"入院。体温波动于 37.5~38.5℃，巩膜及全身皮肤黄染，小便呈浓茶色。请为患者完成静脉采血，以协助完成血清抗 HAV-IgM、肝功能、凝血功能检查。

临床思维分析：初步诊断患者为病毒性肝炎，操作时要穿隔离衣，根据静脉采血的项目选择正确的采血管及采血顺序。

临床情景实例 2

患者，男性，50 岁。因"全身大面积烧伤伴疼痛 2 日"入院。神志清，痛苦面容，全身皮肤多处撕脱，现右下肢（大腿）伤口有较大量渗出，敷料渗出液呈淡绿色，有微甜腐霉气味。请予伤口换药。

临床思维分析：大面积烧伤患者应进行保护性隔离；伤口换药前操作者穿隔离衣，并注意消毒剂的选择及消毒顺序。

临床情景实例 3

患者，男性，34 岁。因"体温升高伴咳嗽、咳痰 3 日"入住重症监护室。诊断：重症肺炎。体格检查：体温 38.4℃，脉搏 90 次 /min，呼吸 22 次 /min；痰培养及药敏试验结果为多重耐药鲍曼不动杆菌。请为该患者测量生命体征。

临床思维分析：接触多重耐药菌患者前应穿隔离衣。

临床情景实例 4

患儿，男性，1 岁。因"体温升高伴腹泻 3 日"入院。大便每日 5~8 次，黏液脓血便。体格检查：精神萎靡，左下腹压痛明显，肠鸣音约每分钟 8 次，粪便培养为痢疾杆菌。请给予患儿 250ml

0.9% 氯化钠注射液静脉输注。

临床思维分析：该患儿诊断为细菌性痢疾，需掌握穿脱隔离衣的适应证及小儿头皮静脉穿刺方法；同时要进行菌痢患儿家属的宣教沟通（饮食、体温、排便观察及每次排便后肛周皮肤护理）。

临床情景实例 5

（1）患者，男性，20 岁。因"持续高热 8 日"就诊。患者体温持续在 39～40℃，伴腹泻，大便每日 6 次，偶尔有黏液，右下腹隐痛，伴食欲差、恶心、呕吐，躯干背侧隐约可见 3 颗比米粒小、压之褪色的淡红色斑丘疹。为进一步明确诊断，现需要静脉采血进行血培养，请予以处理？

（2）穿好隔离衣后发现，衣服上有一破洞，你该怎么做？

临床思维分析：①初步判断该患者诊断为伤寒，对传染病患者进行操作的防护措施及隔离衣污染；②隔离衣破损者不能使用，需更换完整隔离衣。

临床情景实例 6

（1）患者，男性，37 岁。因"咳嗽、咳痰 3 日，发热 2 日"入院。体温最高达 38.5℃，听诊双肺呼吸音低，可闻及干湿性啰音。血常规：白细胞计数 12.8×10^9/L，中性粒细胞百分比 89%，乙肝表面抗原（＋）。患者痰多无法自行咳出，现需为患者吸痰，请进行处理。

（2）取隔离衣时发现隔离衣不能遮盖工作服，该如何处理？

临床思维分析：①该患者诊断为肺部感染、乙肝，对传染病患者进行吸痰操作可能受到血液、体液、分泌物喷溅时，应采取防护措施；②隔离衣应完全遮盖工作服，若不能遮盖应更换合适的隔离衣。

临床情景实例 7

（1）患者，男性，62 岁。因"双下肢水肿伴乏力 3 个月"入院。既往有高血压病 20 年，慢性乙肝 10 年。尿常规：蛋白（＋＋），隐血（＋＋）。肾功能：尿素氮 9.16mmol/L，肌酐 192mmol/L。医嘱予卡介菌多糖核酸 1ml，肌内注射。请遵医嘱完成操作。

（2）操作者在穿隔离衣时，发现下摆处有一潮湿区域，该如何处理？

临床思维分析：①该患者诊断为慢性肾炎合并高血压病、慢性乙肝，操作者应掌握穿脱隔离衣适应证及肌内注射方法；②隔离衣如果出现污染、破损或溅湿，应及时更换；③操作时向患者告知及宣教卡介菌多糖核酸的作用。

临床情景实例 8

（1）患者，男性，64 岁。因"咳嗽、咳痰 10 余年，加重伴呼吸困难 2 日"入院。诊断：慢性阻塞性肺疾病、肺部感染。痰培养及药敏试验结果为铜绿假单胞菌。请行动脉穿刺查血气分析。

（2）操作者准备好操作用物穿好隔离衣后，发现物品准备不齐，该如何处理？

临床思维分析：①对多重耐药菌感染患者操作前的准备；②穿隔离衣前力求准备好所有操作所需物品；③穿好隔离衣后，发现物品准备不齐，应寻求帮助。

（吕　明）

第十三章

穿脱防护服

Don and Remove Protection Suit

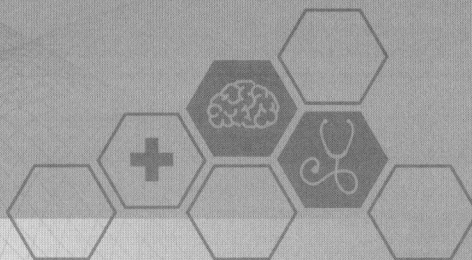

一、适应证

1. 接触甲类及乙类按甲类管理的传染病患者时。

2. 接触传播途径不明的新发传染病患者时。

3. 为高致病性、高病死率的传染病患者进行诊疗护理操作时。

二、标准操作规程

见表 13-1。

表 13-1　穿脱防护服的标准操作规程

准备	操作前评估：环境区域 [1]、隔离种类 [2,3]、防护服有无破损、防护服种类 [4]	
	用物准备：防护服、医疗垃圾袋	
	医务人员准备：洗手→穿内隔离衣或洗手衣→戴医用防护口罩 [5]→戴一次性医用帽子 [6]→戴内层手套	
操作过程	穿防护服	选择大小合适、未破损、拉链完好的防护服（潜在污染区）
		打开防护服将拉链拉至合适位置
		由上向下，向内充分翻卷防护服，双手握住防护服裤腿
		先穿下衣，再穿上衣，勿使防护服任何一面接触地面
		戴好帽子（防护服帽子盖住内层帽子）
		拉上拉链，使防护服完全遮盖工作服，但禁止遮住口罩
		戴防护目镜（先固定好位置，再拉系带）或防护面屏，调整系带
		戴外层手套，完全遮盖防护服袖口
		穿防水靴套，完全遮盖防护服至小腿以上
		确认穿戴效果：做抬手、抬腿、下蹲、弯腰等动作，检查防护服是否合身、有无破损（后进入污染区）
	脱防护服	进入一脱间（污染区）：手卫生
		双手提拉后侧系带，摘护目镜/防护面屏（手避免碰触镜面或屏面）
		手卫生
		脱分体式防护服 / 脱连体式防护服
		先将拉链拉到底（左手提起左边衣领，戴手套的手勿触碰到防护服内面，右手将拉链拉到底） / 先将拉链拉到底（左手提起左边衣领，戴手套的手勿触碰到防护服内面，右手将拉链拉到底）

续表

操作过程	脱防护服	向上提拉帽子（手捏帽子顶部一侧向后上提拉），使帽子脱离头部	向上提拉帽子（手捏帽子顶部一侧向后上提拉），使帽子脱离头部
		脱袖子、上衣，将清洁面朝外放入医疗废物袋	轻轻向外拉扯肩膀两侧防护服
		脱下装，由上向下清洁面向外，边脱边卷，连同防水靴套全部脱下后置于医疗废物袋内	由上向下，清洁面向外，边脱边卷，连同防水靴套、外层手套全部脱下后置入医疗废物袋内
		手卫生后脱内层手套，再次手卫生	
		进入二脱间（潜在污染区）：手卫生	
		脱一次性医用帽（手捏帽子顶部一侧向后上提拉），丢入医疗垃圾桶	
		脱医用防护口罩（先脱下方，系带绕过头顶放置前端，并用手捏固定，再脱上方系带，手捏系带不可抖动，不要接触污染面，丢医疗垃圾桶）	
		手卫生（流动水七步洗手＋手消毒）	
		戴一次性医用口罩（可进入淋浴区）	

疑点导航：

1. 医务人员应严格执行区域划分的流程，按程序做好个人防护，方可进入病区，离开时按要求摘脱，并按照医院废物管理要求处理使用后物品。

（1）穿戴防护应遵循的程序

1）由清洁区进入潜在污染区：洗手→穿工作服→戴医用防护口罩→戴帽子→进入潜在污染区。手部皮肤破损者戴一次性医用橡胶检查手套。

2）由潜在污染区进入污染区：穿医用一次性防护服→根据需要戴护目镜／防护面罩→戴手套→穿鞋套→进入污染区。

3）为患者进行吸痰、气管切开、气管插管等操作。进行可能被患者的分泌物及体内物质喷溅的诊疗护理工作前，应戴防护面罩或全面型呼吸防护器。

（2）脱防护用品应遵循的程序

1）医务人员离开污染区进入潜在污染区前：手卫生→摘护目镜／防护面屏→手卫生→脱防护服（同时脱外层手套及防水靴套）→洗手和／或手消毒→脱内层手套→手卫生→进入潜在污染区。

2）从潜在污染区进入清洁区前：洗手和／或手消毒→脱一次性医用帽脱→脱医用防护口罩→洗手和／或手消毒→戴一次性医用口罩，然后进入清洁区。

3）离开清洁区：沐浴、更衣→离开清洁区。

2. 医务人员应根据疾病的传播途径，正确使用防护服。

（1）法定甲类传染病为鼠疫、霍乱。按甲类传染病管理的传染病：严重急性呼吸综合征（SARS）、炭疽中的肺炭疽、人感染高致病性禽流感、脊髓灰质炎。

（2）接触传播途径不明的新发传染病患者时。

（3）接触经空气传播或飞沫传播的传染病患者，可能受到患者血液、体液、分泌物、排泄物喷溅时。

（4）为高致病性、高病死率的传染病患者进行诊疗护理操作时。

3. 三种传播途径的隔离与预防

（1）接触传播的隔离与预防：经接触传播疾病（如肠道感染、多重耐药菌感染、皮肤感染等）的患者，在标准预防的基础上，还应采用接触传播的隔离与预防。

1）患者的隔离：应限制患者的活动范围。减少转运；如需要转运，应采取有效措施，减少对其他患者、医务人员和环境表面的污染。

2）医务人员的防护

接触隔离患者的血液、体液、分泌物、排泄物等物质时，应戴手套；离开隔离病室前，接触污染物品后应摘除手套，洗手和/或手消毒。手上有伤口时应戴双层手套。

进入隔离病室，从事可能污染工作服的操作时，应穿隔离衣；离开病室前，脱下隔离衣，按要求悬挂，每日更换清洗与消毒，或者使用一次性隔离衣。接触甲类传染病应按要求穿脱防护服，离开病室前，脱去防护服。使用后的隔离衣、防护服按医疗废物管理要求进行处置。

（2）空气传播的隔离与预防：接触经空气传播的疾病，如肺结核、水痘等的患者，在标准预防的基础上，还应采用空气传播的隔离与预防。

1）患者的隔离：①无条件收治时，应尽快转送至有条件收治呼吸道传染病的医疗机构进行收治，并注意转运过程中医务人员的防护；②当患者病情容许时，应戴外科口罩，定期更换，并限制其活动范围；③应严格空气消毒。

2）医务人员的防护：①应严格按照区域流程，在不同的区域，穿戴不同的防护用品，离开时按要求摘脱，并正确处理使用后物品；②进入确诊或可疑传染病患者房间时，应戴帽子、医用防护口罩；③进行可能产生喷溅的诊疗操作时，应戴防护目镜或防护面罩，穿防护服；④当接触患者及其血液、体液、分泌物、排泄物等物质时应戴手套。

（3）飞沫传播的隔离与预防：接触经飞沫传播的疾病，如百日咳、白喉、流行性感冒、病毒性腮腺炎、流行性脑脊髓膜炎等，在标准预防的基础上，还应采用飞沫传播的隔离预防。

1）患者的隔离：①遵循要求对患者进行隔离与预防；②应减少转运，当需要转运时，医务人员应注意防护；③患者病情容许时，应戴外科口罩，并定期更换，限制患者的活动范围；④患者之间、患者与探视者之间相隔距离在1m以上，探视者应戴外科口罩；⑤加强通风或进行空气的消毒。

2）医务人员的防护：①应严格按照区域流程，在不同的区域，穿戴不同的防护用品，离开时按要求摘脱，并正确处理使用后的物品；②与患者近距离（1m以内）接触时，应戴帽子、医用防护口罩；③进行可能产生喷溅的诊疗操作时，应戴防护目镜或防护面罩，穿防护服；④当接触患者及其血液、体液、分泌物、排泄物等物质时应戴手套。

4. 防护服有连体式和分体式两种，脱防护服时操作稍有不同。

5. 医用防护口罩的佩戴方法

（1）一手托住防护口罩，有鼻夹的一面朝上。

（2）将防护口罩罩住鼻、口及下颌，鼻夹部位向上紧贴面部。

（3）用另一只手将下方系带拉过头顶，放在颈后双耳下。

（4）再将上方系带拉至头顶中部。

（5）将双手指尖放在金属鼻夹上，从中间位置开始，用手指向内按鼻夹，并分别向两侧移动和按压，根据鼻梁的形状塑造鼻夹。

（6）每次佩戴医用防护面罩进入工作区域之前，应进行密合性检查：将双手完全盖住防护口罩，快速的呼气，若鼻夹附近有漏气应按上文"（5）"调整鼻夹，若漏气位于四周，应调整到不漏气为止。

6. 一次性医用帽子需完全遮盖头发。

三、注意事项

1. 防护服只限在规定区域内穿脱，穿与脱不能在同一区域。

2. 接触多个同类传染病患者时，防护服可连续应用。

3. 接触疑似患者时，防护服应在每个患者之间进行更换。

4. 穿时勿使衣袖触及面部及衣领，脱时注意避免污染。

5. 发现有渗漏或破损应及时更换。

四、临床情景实例与临床思维分析

临床情景实例 1

患者，男性，20岁。疑似SARS，现需要采集患者呼吸道分泌物进行核酸测试，拟采集咽拭子。请完成进入病房前准备工作。

临床思维分析：①根据《中华人民共和国传染病防治法》规定，SARS为乙类传染病，但按照甲类传染病进行管理；②医护人员对可疑SARS患者采集咽拭子时，应穿防护服。

临床情景实例 2

（1）患者，女性，40岁。疑似人感染高致病性禽流感，拟给该患者进行静脉采血送病原学检测。请完成进入病房前准备工作。

（2）该患者最后确诊为人感染甲型H1N1流感，请选择正确的防护。

临床思维分析：①根据国家卫生健康委关于《中华人民共和国传染病防治法》（修订草案征求意见稿）中最新规定，人感染高致病性禽流感为法定乙类传染病，按照甲类传染病进行管理；②该患者为甲型H1N1流感，归为流行性感冒，为丙类传染病，接触患者时无需使用防护服和隔离衣。

临床情景实例 3

（1）患者，男性，35岁。因"发热3日"就诊。患者居住地近期有不明原因的新发传染病出现，传染性强，传播途径不明确，拟前去接诊该患者。请完成相关防护。

（2）进入隔离病房接诊患者时，发现内外层手套均有破损，但皮肤完好，请予以继续处理。

临床思维分析：①根据《医院隔离技术标准》（WS/T 311-2023）规定，接触传播途径不明的新发传染病患者时，需穿医用一次性防护服；②在发现防护用品破损时，应立刻撤离工作环境，评估暴露风险，更换防护用品。

（张丽媛）

第十四章

血源性病原体职业接触防护

Protection and Prophylaxis of Occupational Exposures to Bloodborne Pathogen

一、适应证

适用于存在血源性病原体职业接触的个人及用人单位。

二、标准操作规程

见表 14-1。

表 14-1　血源性病原体职业防护标准操作规程

<table>
<tr><td rowspan="2">准备</td><td colspan="3">医务人员的准备：穿工作服，戴口罩、帽子，洗手</td></tr>
<tr><td colspan="3">用物准备：流动清洁水洗手设施，消毒液（安尔碘Ⅱ型皮肤消毒剂或 75% 乙醇溶液），无菌棉签、肥皂水、生理盐水、纱布、胶布</td></tr>
<tr><td rowspan="13">操作过程</td><td rowspan="6">接触后应急处理</td><td colspan="2">保持镇静，立即脱掉被血液渗透的衣物，放置于感染性污物桶内</td></tr>
<tr><td colspan="2">离开工作区域前应先脱去并正确处理个人防护用品</td></tr>
<tr><td rowspan="3">有伤口</td><td>轻轻由近心端向远心端挤压[1]，尽可能挤出损伤处的血液，用流动清洁水反复冲洗伤口</td></tr>
<tr><td>用消毒液，如用安尔碘Ⅱ型皮肤消毒剂进行消毒 2 遍</td></tr>
<tr><td>包扎伤口</td></tr>
<tr><td>无伤口</td><td>用肥皂液和流动水清洗被污染的皮肤；用生理盐水冲洗被污染的黏膜</td></tr>
<tr><td rowspan="3">评估</td><td colspan="2">立即报告科室负责人及相关主管科室，进行职业暴露登记</td></tr>
<tr><td colspan="2">评估源患者[2]（HIV 暴露需要确定暴露级别和暴露源级别）</td></tr>
<tr><td colspan="2">评估接触者[3]</td></tr>
<tr><td rowspan="6">接触后操作者的预防措施</td><td rowspan="4">HBV</td><td>接触者若未接种疫苗，应注射乙肝免疫球蛋白和接种乙肝疫苗</td></tr>
<tr><td>以前接种过疫苗，已知有抗体阳性反应者，无需处理</td></tr>
<tr><td>以前接种过疫苗，已知没有抗体阳性反应者，应采取注射乙肝免疫球蛋白和接种乙肝疫苗的措施</td></tr>
<tr><td>抗体反应未知者进行抗原抗体检测，如检测结果不充分，应采取注射乙肝免疫球蛋白和接种乙肝疫苗的措施</td></tr>
<tr><td>HCV</td><td>无推荐，采用接触后预防措施</td></tr>
<tr><td>HIV</td><td>尽快采取接触后预防措施，预防性用药[4]</td></tr>
</table>

操作过程	随访咨询	HBV	对接种乙型肝炎疫苗的接触者开展跟踪检测：在最后一剂疫苗接种 1~2 个月之后进行病毒抗体追踪检测[5]
		HCV	接触 4~6 个月之后进行丙型肝炎抗体和谷丙转氨酶基线检测和追踪检测[6]
		HIV	在接触后的第 4 周、第 8 周、第 12 周及第 6 个月时对 HIV 抗体进行检测，对服用药物的毒性进行监测和处理，观察和记录 HIV 感染的早期症状等[7]

疑点导航：

1. 注意挤压方式，避免挤压局部伤口，禁止吮吸局部伤口。

2. 评价源患者

（1）根据现有信息评估被传染的风险，包括源患者的液体类型（例如血液，可见体液，其他潜在的传染性液体或组织和浓缩的病毒）和职业接触类型（即经皮伤害、经黏膜或破损皮肤和叮咬）。

（2）对已知源患者进行乙肝病毒表面抗原、丙肝病毒抗体和 HIV 检测。

（3）对于未知源患者，要评估接触者被乙型肝炎病毒、丙型肝炎病毒或 HIV 感染的风险。

（4）不应检测被废弃的针具或注射器的病毒污染程度。

3. 评价接触者　通过乙肝疫苗接种史和接种反应评估接触者乙肝病毒感染的免疫状况。

4. HIV 职业接触后，尽快采取接触后预防措施，预防性用药应当在发生 HIV 职业接触后 4 小时内实施，最迟不得超过 24 小时。但即使超过 24 小时，也应实施预防性用药。对所有不知是否怀孕的育龄妇女进行妊娠检测。育龄妇女在预防性用药期间，应避免或终止妊娠。

（1）如果存在用药指征，则应当在接触后尽快开始接触后预防用药。

（2）接触后 72 小时内应当考虑对接触者进行重新评估，尤其是获得了新的接触情况或源患者资料时。

（3）在接触者可耐受的前提下，给予 4 周的接触后预防性用药。

（4）如果证实源患者未感染血源性病原体，则应当立即中断接触后预防性用药。

5. 如果 3~4 个月前注射过乙肝免疫球蛋白，则抗原抗体反应不能确定为接种乙肝疫苗后产生的免疫反应。

6. 丙肝病毒接触后，如想早期诊断感染，应在接触 4~6 周后检测丙肝病毒 RNA。通过补充检测，反复确认丙肝病毒抗体酶免疫水平。

7. HIV 接触后，如果疾病伴随反复出现的急性症状，则开展 HIV 抗体检测。接触者应采取预防措施，防止随访期间的再次传染。在接触后 72 小时内评估接触者的接触后预防水平，并进行至少 2 周的药品毒性监测。

三、HIV 职业暴露相关知识点

职业接触的级别愈高致病危险性愈大。HIV 接触级别分为 3 级，发病危险性依次增大。HIV 接触级别见表 14-2。

接触源的病毒载量水平愈高致病危险性愈大。HIV 载量水平分为接触源不明、轻度和重度 3 种类型（表 14-3）。

表 14-2　HIV 接触级别

接触级别	暴露源	接触类型
一级接触	体液、血液或者含有体液、血液的医疗器械、物品	可能有损伤的皮肤或者黏膜沾染了接触源，接触量小且接触时间较短
二级接触	体液、血液或者含有体液、血液的医疗器械、物品	接触源沾染了可能有损伤的皮肤或者黏膜，接触量大且接触时间长；或者接触类型为接触源刺伤或者割伤皮肤，但损伤程度较轻，为表皮擦伤或者针刺伤
三级接触	体液、血液或者含有体液、血液的医疗器械、物品	接触源刺伤或者割伤皮肤，损伤程度较重，为深部伤口或者割伤有明显可见的血液

表 14-3　HIV 暴露源级别

暴露源级别	病毒载量
接触源不明型	不能确定接触源是否为 HIV 阳性者
轻度类型	经检验，接触源为 HIV 阳性，但滴度低，HIV 感染者无临床症状，CD_4^+ 计数高（HIV 感染者的 CD_4^+ 细胞出现进行性或不规则性下降，标志着免疫系统受到严重损害）
重度类型	经检验，接触源为 HIV 阳性，滴度高，HIV 感染者有临床症状，CD_4^+ 计数低者

　　预防性用药方案分为基本用药程序和强化用药程序。基本用药程序为两种逆转录酶制剂，使用常规治疗剂量，连续使用 28 日。强化用药程序是在基本用药程序的基础上，同时增加一种蛋白酶抑制剂，使用常规治疗剂量，连续使用 28 日。不同职业暴露情况进行预防性用药的推荐方案见表 14-4。

表 14-4　不同职业暴露情况进行预防性用药的推荐方案

暴露级别	暴露源级别	推荐用药方案
1 级	轻度	不一定使用暴露后预防
1 级	重度	基本用药方案
2 级	轻度	基本用药方案
2 级	重度	强化用药方案
3 级	轻度或重度	强化用药方案
原因不明	原因不明	基本或强化用药方案

四、临床情景实例与临床思维分析

临床情景实例 1

　　（1）急诊室护士李某在给一位醉酒患者输液过程中，因患者躁动不予配合，不慎扎破自己的无名指（手套下可见血液），请立即给予相应处理。

　　（2）该患者既往有"慢性乙肝"病史 20 年，护士李某曾经接种过乙肝疫苗，但乙肝表面抗原检测为阴性。下一步该如何处理。

　　临床思维分析：应按照前述乙肝病毒职业暴露后的应急处理、危险性评估及预防措施执行。

临床情景实例 2

李某在传染病病房工作时，在给一位丙肝患者抽血时右中指不小心被扎伤，请指导李某予以处理。

临床思维分析：丙型肝炎病毒职业暴露后的应急处理、危险性评估及预防措施。

临床情景实例 3

李某是艾滋病定点医院的护士，在处理污物时，不小心被一根混在污物中的穿刺针刺破手指，当时有可视性出血。该院住院患者均为晚期艾滋病患者，请指导李某予以处理。

临床思维分析：医疗废物处置及 HIV 职业暴露后的应急处理、危险性评估及预防措施。

临床情景实例 4

某院艾滋病门诊，医生在抢救一位突发上消化道大出血的患者过程中，被患者呕吐的血液喷射到了眼睛和脸上。患者是否为 HIV 感染者尚不知。该医生接下来应如何处理。

临床思维分析：HIV 职业暴露后的应急处理、危险性评估及预防措施。

临床情景实例 5

某综合性医院专职医疗废物运送人员李某在收集病区医疗废物时，被违规丢弃在黄色医疗废物袋中的针头划伤右手大拇指，可见大量鲜血流出。请你指导李某予以处理。

临床思维分析：暴露源不明情况下职业暴露后的应急处理、危险性评估及预防措施。

（刘　杰　陈戈煜）

第十五章

胸腔穿刺术（胸腔积液）

Thoracentesis（Pleural effusions）

一、适应证

1. 胸腔积液需要明确诊断。
2. 大量胸腔积液且患者有呼吸困难等压迫症状，需要抽出液体促进肺复张，缓解症状。
3. 胸腔内给药。

二、禁忌证

1. 凝血功能障碍或重症血小板减少者。
2. 穿刺部位有感染。

三、标准操作规程

见表 15-1。

表 15-1　胸腔穿刺术标准操作规程

准备	医师准备：穿工作服，戴口罩、帽子，洗手
	核对患者信息，如床号、姓名；嘱患者排尿并询问麻醉药过敏史
	知情同意并签字，测血压、脉搏
	用物准备：胸腔穿刺包、络合碘、无菌棉签、手套、胶布、2% 利多卡因，5ml、20ml 或 50ml 注射器
操作过程	体位[1]：常用反骑跨位，患者取坐位，面向椅背，两前臂置于椅背上，前额伏于前臂上；不能取坐位者可取半卧位，患侧前臂上举双手抱于枕部
	穿刺点选择[2]：复习患者胸片，肺部叩诊、听诊；常规选取肩胛下角线或腋后线第 7~8 肋间、腋中线第 6~7 肋间、腋前线第 5 肋间，包裹性积液结合超声定位；准确判断穿刺点及标记
	消毒顺序：以穿刺点为圆心，由内向外
	消毒范围：直径＞15cm
	消毒 3 次，消毒不留空隙，每次范围小于前 1 次，最后范围大于孔巾直径
	取胸穿包，检查有效期，正确打开胸穿包
	清点物品，铺孔巾
	检查穿刺针、胶管通畅性和密闭性
	核对麻醉药，正确开启
	于穿刺点行皮丘注射
	沿穿刺点垂直进针

操作过程	边进针边回抽及推药
	若抽到胸腔积液则停止注药
	取穿刺针，夹闭穿刺针橡胶管[3]
	固定穿刺部位的皮肤
	沿穿刺点垂直进针，有突破感后停止进针
	助手协助固定穿刺针
	连接注射器后，开通穿刺针橡胶管
	操作过程中应该注意观察患者生命体征和临床表现，如出现胸膜反应（头晕、面色苍白、出汗、心悸、胸部压迫或剧痛、昏厥等）、复张性肺水肿（连续性咳嗽、气促、咳泡沫痰等）时，应立即停止抽液
	配合抽液（及时夹闭胶管），首次抽液量不超过 700ml，以后每次抽液量不超过 1 000ml[4]
	留取胸腔积液标本送检[5]：常规、生化、脱落细胞；必要时予以胸腔内给药[6]
	夹闭胶管，拔出穿刺针，纱布按压 1~2 分钟
	消毒穿刺点，敷料覆盖，胶布固定
	操作完成后为患者复原衣物
	术后嘱患者卧位或半卧位休息 30 分钟，测血压，术后观察生命体征、有无出血及继发感染等

疑点导航：

1. 胸腔穿刺体位　年长儿体位同成人；婴幼儿由助手坐在椅子上，将患儿面向自己抱坐在腿上，使患儿稍前倾，背部暴露并略突出，一手将患侧手臂固定在头顶，另手固定患儿腰臀部，使之身体不动。小婴儿需选择水合氯醛灌肠、地西泮肌内注射或苯巴比妥肌内注射以适当镇静。

2. 穿刺点选择下肋的上缘；包裹性积液或少量胸腔积液患者需在超声定位下进行。

3. 始终保持胸腔与外界的隔离，防止气胸的形成。

4. 因气胸、胸腔积液造成患侧肺萎陷，经胸腔闭式引流，解除对肺的压迫，使萎陷肺得以复张，患侧肺或双肺在短时间内（数分钟至数小时内）发生急性肺水肿，称为复张性肺水肿。故操作过程中注意放液量及速度，但是脓胸应尽量全部抽净。小儿胸腔穿刺首次抽液量一般不超过 500ml，以后每次抽液量不超过 1 000ml。

5. 胸腔积液的送检重点内容根据患者的积液病因有所选择，如癌性胸腔积液：脱落细胞、肿瘤标志物；结核性胸腔积液：结核菌培养、结核抗体；感染性胸腔积液：细菌培养＋药敏试验等。

6. 胸膜腔内注射药物　恶性胸腔积液在多次抽取后可向内注入博来霉素、顺铂、丝裂霉素等抗肿瘤的药物。结核性胸膜炎为防止粘连可向内注入链激酶或尿激酶，但无需注入抗结核药物；脓胸可用 2% 的碳酸氢钠或 0.9% 氯化钠注射液反复冲洗脓腔，然后可以注入链激酶或尿激酶，或组织纤溶酶原激活物＋脱氧核糖核酸酶，使脓液变稀便于引流。

四、常见并发症及处理

1. 胸膜反应

（1）停止操作，平卧，皮下注射 0.1% 肾上腺素 0.3~0.5ml。

（2）开放静脉通道，予以心电监护，吸氧（采用常规湿化，氧流量调节为 2~4L/min）。

（3）与患者家属交代病情，处理完后常规复查患者血压、脉搏。

2．气胸

（1）停止操作，平卧，检查生命体征，并行胸部重点体格检查。

（2）行床旁胸部 X 线检查：①少量气胸（侧胸壁与肺边缘＜2cm，气胸线与胸腔顶部距离＜3cm）且生命体征稳定者观察即可，同时予以吸氧；②大量气胸（侧胸壁与肺边缘≥2cm，气胸线与胸腔顶部距离≥3cm）或生命体征不稳定者，应立即予以吸氧，心电监护，锁骨中线第 2 肋间穿刺排气，放置胸腔闭式引流管。

（3）与患者家属交代病情，处理完后常规复查患者血压、脉搏。

3．复张性肺水肿

（1）停止操作，半卧，立即予以吸氧，心电监护，建立静脉通道。

（2）限制入量，利尿（呋塞米 20mg，静脉注射）；必要时使用地塞米松 5mg，静脉注射。

（3）与患者家属交代病情，处理完后常规复查患者血压、脉搏。

4．血胸

（1）停止操作，半卧，立即予以吸氧，心电监护，建立静脉通道。

（2）输液、胸腔闭式引流，必要时输血，甚至开胸探查止血。

（3）与患者家属交代病情，处理完后常规复查患者血压、脉搏。

5．腹腔脏器损伤

（1）尽量避免在肩胛下角线第 9 肋间和腋后线第 8 肋间以下穿刺。

（2）停止操作，建立静脉通道，补液，必要时输血，甚至外科手术治疗。

（3）与患者家属交代病情，处理完后常规复查患者血压、脉搏。

五、临床情景实例与临床思维分析

临床情景实例 1

患者，男性，60 岁。因"右半肢体乏力 2 日"就诊。诊断为脑出血，住院第 3 日出现呼吸困难、发绀，床边胸片示左肺野大片密度增高影，气管右移。为尽快缓解症状，最宜采取何种措施？

临床思维分析：①患者为脑血管意外患者，需要与其家属进行有效沟通后行胸腔穿刺术；②患者不能使用反骑跨位行胸腔穿刺术，可采用半卧位，在左侧腋中线或腋前线穿刺。

临床情景实例 2

（1）患者，男性，65 岁。因"低热、胸痛、活动后气促 1 周，再发加重 3 日"入院，请阅读胸片（图 15-1、图 15-2）并行胸腔穿刺抽液。

（2）患者穿刺后出现咳嗽频繁、咳大量泡沫状痰、气促、双肺满布湿啰音，PaO_2 下降。最可能的原因是什么？此种现象还见于呼吸系统何种疾病的何种处理后？请继续处理。

临床思维分析：①核对患者和 X 线片信息，图 15-1 可见双侧巨大乳腺影，为女性患者胸片，提示 X 线片信息不正确，需根据图 15-2，结合体格检查确定穿刺点，必要时于超声下选择穿刺点；②胸腔穿刺术后患者出现上述表现，提示发生复张性肺水肿，应该及时处理；③复张性肺水肿还可见于其他原因导致肺不张，而原因解除后肺迅速复张者，如气胸患者行胸腔闭式引流术后等。

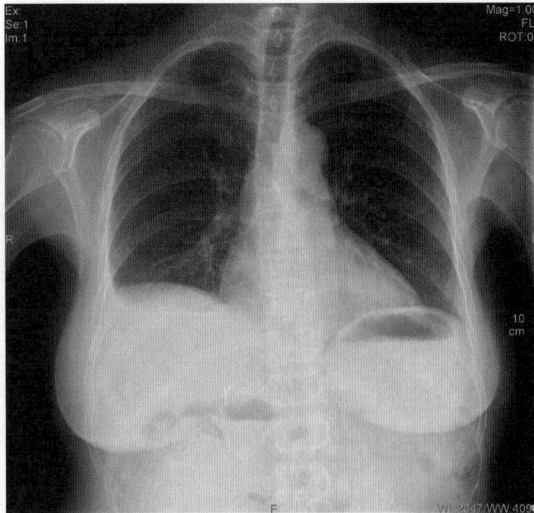

图 15-1　患者备选胸部正位 X 线片 1

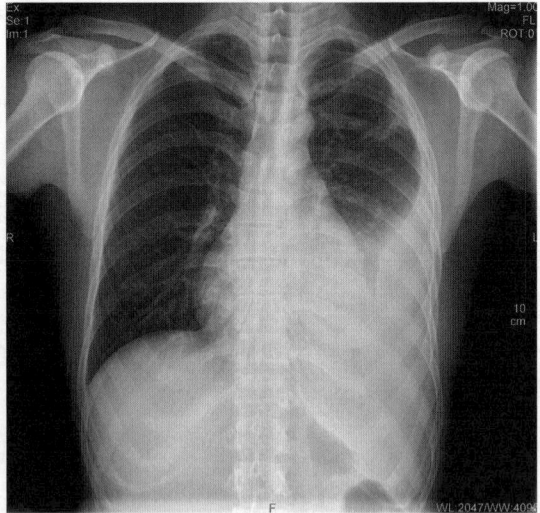

图 15-2　患者备选胸部正位 X 线片 2

临床情景实例 3

（1）患儿，男性，6 岁。因"胸痛气促 1 周"就诊。经超声检查诊断为右侧胸腔积液，现需进行诊断性胸腔穿刺术。

（2）穿刺中患者出现头晕、面色苍白、出汗、心悸、胸部压迫感或剧痛、血压下降、脉细、肢冷、昏厥。请行相应处理。

临床思维分析：①小儿行胸腔穿刺术需要进行镇静，并固定好体位；②穿刺过程中若出现胸膜反应，应该按照患者的体重计算肾上腺素的剂量并使用，没有直接告知体重时，可根据年龄计算其体重，再按照每千克体重 0.1% 肾上腺素 0.01ml 计算肾上腺素剂量。

临床情景实例 4

（1）患者，男性，28 岁。经体格检查及 X 线透视诊断为"右侧胸腔积液"。现需进行胸腔穿刺，目前医院无利多卡因，需要使用普鲁卡因作为局麻药品。此时应如何处理？

（2）患者出现皮疹，全身皮肤瘙痒，血压下降，出汗，请予以处理。

临床思维分析：①胸腔穿刺术局部麻醉药物普鲁卡因使用时，需要先行普鲁卡因皮试；②胸腔穿刺术中出现过敏性休克应及时终止操作，使用肾上腺素及糖皮质激素，及时补充血容量。

临床情景实例 5

（1）患者，男性，60 岁。因"气促浮肿 10 日"入院。既往有冠心病病史 10 年。1 周前外院 CT 提示右侧大量胸腔积液，左侧少量胸腔积液。在外院利尿治疗 5 日后仍有气促。体格检查：体温 36.5℃，呼吸、咳嗽受限，被迫坐位，双下肺叩诊浊音，呼吸音低，心率 120 次 /min，律齐，二尖瓣区可及 3/6 收缩期吹风样杂音。双下肢中度凹陷性浮肿。精神高度紧张。请尽快行胸腔穿刺术明确诊断胸腔积液性质。

（2）穿刺中患者剧烈咳嗽，后出现气促加重。体格检查：左肺叩诊呈鼓音，呼吸音减低。请继续处理。

临床思维分析：①冠心病患者全心衰竭时可以出现双侧胸腔积液，通过利尿等治疗后，胸腔积液会出现一些变化，不能用 1 周前的 CT 检查结果指导目前的胸腔穿刺术；②操作前应该再次详细体格检查协助定位，必要时使用超声定位；③过度紧张患者的胸腔穿刺术需要进行镇静；④穿刺过程中出现气胸，患者症状明显，需要重新选择锁骨中线第二肋间行胸腔穿刺抽气，必要时行胸腔闭式引流术。

临床情景实例 6

（1）患者，男性，40 岁。因"呼吸困难 1 周"就诊。伴乏力、食欲缺乏、盗汗，无明显发热。既往诊断为强直性脊柱炎，有结核性胸膜炎病史。体格检查：右下肺语颤减弱，叩诊浊音，呼吸音消失，左肺正常。予以相应处理，帮助诊断和治疗。

（2）穿刺后期患者诉右上腹部疼痛，抽吸物呈红色，查血压下降，请继续予以处理。

临床思维分析：①强直性脊柱炎患者行胸腔穿刺术不常用反骑跨位，可采用半卧位；②患者胸腔积液原因尚不明确，尤其需要鉴别结核性胸膜或结缔组织疾病导致的胸腔积液，胸腔积液送检除常规项目外注意送检结核抗体检查，并注意查自身抗体谱检查等；③穿刺过程中出现右上腹疼痛，抽吸物含血液，血压下降，提示腹腔脏器损伤，需要立即停止操作，补液治疗，必要时外科手术治疗。

临床情景实例 7

（1）患者，男性，34 岁。因"发热 7 日"入院。伴畏寒寒战，咳嗽咳痰。体格检查：左下肺叩诊浊音，呼吸音低。入院后予以抗感染治疗无效。血培养未见致病菌；痰培养示咽喉杂菌。为进一步指导抗感染治疗，你会如何处理？

（2）患者抗感染治疗后，仍有咳嗽、咳大量脓痰，考虑存在支气管胸膜瘘；复查胸片仍有中量积液，请根据提供的物品（物品准备中提供亚甲蓝注射液）明确患者是否存在支气管胸膜瘘。

临床思维分析：①患者出现明显细菌感染症状，抗生素治疗效果不佳，血液、痰液没有明确病原体检查，可以行胸腔穿刺术留取标本送病原体检查，指导后续抗感染治疗；②明确是否存在合并脓胸可能，必要时按照脓胸进行相应处理，还可使用胸腔穿刺术明确是否存在支气管胸膜瘘，可在胸腔穿刺时向胸腔内注射亚甲蓝注射液，观察患者咳嗽是否有蓝色痰液，若出现蓝色痰液则提示合并支气管胸膜瘘；③一旦患者出现支气管胸膜瘘，则不行胸腔灌洗治疗；④胸腔内给药前要确定胸穿针位于胸腔内，严格遵守无菌原则。

临床情景实例 8

（1）患者，男性，40 岁。因"咳嗽咳痰、胸痛、发热 1 周"入院。体格检查：体温 39.5℃，呼吸、咳嗽受限。血常规：白细胞计数 $20 \times 10^9/L$，中性粒细胞百分比 90%。既往有卡塔格内（Kartagener）综合征。胸片见图 15-3。请行胸腔穿刺术，并留取胸腔积液行相关检查。

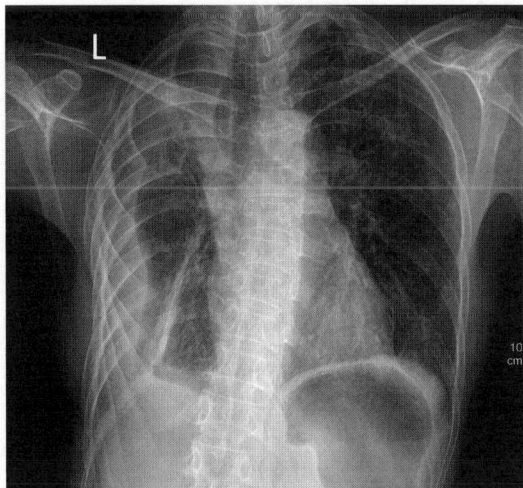

图 15-3　患者胸部正位 X 线片

（2）胸腔积液检查提示：白细胞计数 10×10^9/L，中性粒细胞百分比 95%；胸腔积液葡萄糖 0.2mmol/L，腺苷脱氨酶（ADA）10U/L。患者诊断考虑什么？请继续处理。

临床思维分析：①卡塔格内综合征病史提示患者有右位心，需要注意胸片是否左右放反；②没有告知何侧胸痛，体格检查信息也较少，需要完善病史采集及体格检查；③患者出现感染症状，胸片提示包裹性胸腔积液，需要使用超声定位指导胸腔穿刺术；④胸腔积液送检除常规项目外，重点注意胸腔积液培养检查；⑤分析胸腔积液检查提示脓胸可能，需要充分引流，并积极抗感染治疗；⑥可考虑胸腔内使用生理盐水及 2% 碳酸氢钠注射液灌洗治疗。

临床情景实例 9

（1）患者，男性，65 岁。因"咳嗽，右侧胸痛，呼吸困难，消瘦 3 个月"就诊。患者伴有咯血，痰中带血，无盗汗。吸烟 30 年，每日 2 包。体格检查：右锁骨上可及一个 2cm×2cm 大小淋巴结，质硬；右下肺语颤减弱，叩诊浊音，呼吸音消失。胸部 X 线：右侧大量胸腔积液，右上肺外周见一个 2cm×2cm 大小占位性病变。患者行支气管镜未能明确诊断。请帮助患者明确诊断。

（2）患者拒绝行淋巴结活检。

（3）多次留取胸腔积液中未找到癌细胞，还有哪些方法可以明确诊断。

临床思维分析：①患者考虑癌性胸腔积液可能，可通过胸腔穿刺术，也可通过淋巴结穿刺或切除明确诊断，选择胸腔穿刺术前应该跟患者进行有效的沟通；②在患者知情同意后行胸腔穿刺术，胸腔积液送检除常规项目外，重点注意细胞病理学检查及癌胚抗原检查；③胸腔积液送检未能明确诊断时，应再次与患者沟通淋巴结组织活检或胸腔镜检查。

（张秀峰）

第十六章

腹腔穿刺术

Abdominocentesis

一、适应证

1. 抽取腹腔积液进行各种实验室检验，以便寻找病因，协助临床诊断。

2. 大量腹腔积液会引起严重胸闷、气促、少尿等症状，患者难以忍受时，可适当抽放腹腔积液以缓解症状。

3. 因诊断或治疗目的需行腹膜腔内给药或腹膜透析。

4. 各种诊断或治疗性腹腔置管。

二、禁忌证

1. 肝性脑病先兆者。

2. 粘连型腹膜炎、棘球蚴病、卵巢囊肿。

3. 腹腔内巨大肿瘤（尤其是动脉瘤）。

4. 腹腔内病灶被内脏粘连包裹。

5. 胃肠高度胀气。

6. 腹壁手术瘢痕区或明显肠襻区。

7. 妊娠中后期。

8. 躁动、不能合作者。

三、标准操作规程

见表 16-1。

表 16-1　腹腔穿刺术标准操作规程

准备	医师准备：穿工作服，戴口罩、帽子，洗手
	核对床号、姓名，嘱患者排尿并询问麻药过敏史
	知情同意并签字，测腹围、血压、脉搏和检查腹部体征（有无腹部包块、肝脾、膀胱肿大及移动性浊音）
	物品准备：腹腔穿刺包、络合碘、无菌棉签、手套、胶布、2% 利多卡因，5ml、20ml 或 50ml 注射器。检查物品是否在有效期内，包装是否完好
操作过程	体位[1]：患者可采取平卧位、半卧位或稍左侧卧位，尽量使其舒适
	穿刺点选择[2]：腹部叩诊；常规平卧位取左下腹，脐与左髂前上棘连线中、外 1/3 交点；侧卧位在脐水平线与腋前线或腋中线之延长线相交处；准确判断穿刺点及标记
	消毒顺序：以穿刺点为圆心，由内向外

操作过程	消毒范围：直径＞15cm以上
	消毒3次，消毒不留空隙，每次范围小于前一次，最后范围大于孔巾直径
	取腹腔穿刺包，检查包的有效期
	正确打开腹腔穿刺包
	戴无菌手套
	清点物品，检查灭菌指示卡，铺孔巾
	检查穿刺针及橡胶管通畅性
	核对麻醉药，正确开启
	于穿刺点行皮丘注射
	沿穿刺点垂直进针
	边进针边回抽及注药
	若抽到腹水则停止注药
	取穿刺针，比量穿刺针，止血钳夹闭穿刺针橡胶管[3]
	固定穿刺部位的皮肤
	沿穿刺点采取迷路法进针[3]，有突破感后停止进针
	助手用止血钳协助固定穿刺针
	连接注射器后松止血钳
	操作过程应该注意观察患者生命体征，如有头晕、面色苍白、出汗、心悸、晕厥等腹膜反应[4]，立即停止抽液，并询问患者的感受
	放腹水的速度不应过快[5]，每次放腹水量一般不超过3 000ml，若大量放腹水则同时缩紧腹带，若为血性液体则只抽取少量留取标本，不得大量放液
	配合抽液（及时夹闭胶管）
	留取腹水标本送检[6]：常规、生化、脱落细胞
	夹闭胶管，拔出穿刺针，纱布按压穿刺点1~2分钟
	消毒穿刺点，敷料覆盖，胶布固定
	操作完成后为患者复原衣物
	术后嘱患者卧位或半卧位休息1~2小时，保持穿刺点朝上[7]，测血压及腹围，检查腹部体征。术后观察生命体征，确认有无出血及继发感染等

疑点导航：

1. 小儿腹腔穿刺　年长儿体位同成人，婴幼儿可平卧床上，充分暴露腹部，助手一手将患儿手臂固定在腹部两侧，另一手固定患儿臀部，使之身体不动。婴儿需选择水合氯醛灌肠、地西泮肌内注射或苯巴比妥肌内注射进行适当镇静。

2. 巨脾时需在超声定位下进行穿刺，以免损伤脾脏；包裹性腹腔积液有分隔或少量腹腔积液时需在超声定位下穿刺，谨防损伤肠管。在脐水平线与腋前线或腋中线之延长线相交处常用于诊断性穿刺。勿在腹部手术瘢痕部位或肠袢明显处穿刺，妊娠时应先进行超声定位，一般选择距子宫外缘1cm以上的位置进行穿刺，避免损伤子宫及胎儿。

3. 腹水较多时，为防止术后漏出，穿刺时注意勿使自皮肤到壁腹膜的针眼位于一条直线上，当针尖通过皮肤到达皮下后，稍向周围移动一下针头，然后再向腹腔刺入。

4. **腹膜反应发生的原因**　腹腔穿刺所致的反射性迷走神经功能亢进，患者对腹腔穿刺存在紧张和恐惧心理，皮肤及壁腹膜局部浸润麻醉效果欠佳等多种因素所致；年轻患者、体质虚弱者在空腹状态下行穿刺腹膜反应发生率增高。

5. 放腹水速度过快、每次放腹水量过大时，可引起腹腔内压力骤然降低、内脏血管扩张、引起血压下降甚至休克等发生。

6. 腹水的送检重点内容要根据患者积液的病因进行选择，如癌性腹水：脱落细胞、肿瘤标志物；结核性腹水：结核菌培养、结核抗体；感染性腹水：细菌培养＋药敏试验等。

7. 如遇穿刺孔继续有腹水渗漏时，可用蝶形胶布或火棉胶粘贴。

四、常见并发症及处理

1. **腹膜反应**　术中应密切观察患者，如发现患者头晕、恶心、心悸、气促、脉快、面色苍白，应立即停止操作，监测生命体征，必要时皮下注射 0.1% 肾上腺素 0.3 ~ 0.5ml，或行吸氧、输液等其他对症处理。

2. **肝性脑病和电解质紊乱**

（1）术前了解患者有无穿刺的禁忌证。

（2）放液速度不宜过快，放液量要控制，一次不要超过 3 000ml。

（3）出现症状时停止抽液，按照肝性脑病处理，并维持酸碱、电解质平衡。

3. **出血、损伤周围脏器**

（1）术前要复核患者的凝血功能。

（2）操作动作规范、轻柔，熟悉穿刺点，避开腹部血管。

4. **感染**

（1）严格按照腹腔穿刺的无菌操作。

（2）感染发生后根据病情适当应用抗生素。

5. **麻醉意外**

（1）术前详细询问患者的药物过敏史，特别是麻醉药。

（2）如若使用普鲁卡因麻醉，术前应该做皮试。

（3）手术时应该备好肾上腺素等抢救药物。

五、临床情景实例与临床思维分析

临床情景实例 1

患者，女性，40 岁。因"腹胀、食欲缺乏、乏力 6 个月"入院。腹部 CT 提示大量腹水，为明确腹水性质，在左下腹部进行了腹腔穿刺术，术后第 3 日左下腹部穿刺点附近出现皮肤发红，皮温升高，局部触痛。体格检查：腹部高度膨隆，左下腹部穿刺点附近直径约 6cm 大小的范围皮肤发红，皮温升高，局部触痛，移动性浊音阳性。请进行处理。

临床思维分析：考虑患者腹腔穿刺术后穿刺部位感染，应予以查血常规等检查；局部穿刺部位皮肤消毒、换药，必要时根据经验选用抗生素治疗。根据患者病情，如需要再次进行腹腔穿刺放液治疗，需更换穿刺点。

临床情景实例 2

（1）患者，男性，54 岁。因"食欲缺乏、腹胀、腹围逐渐增大 2 个月，加重 4 小时"入院。自觉下腹胀痛最明显，24 小时尿量约 300ml。既往有前列腺增生病史；曾拔牙麻醉时出现"休克"。体格检查：腹部触及肿大膀胱，腹部移动性浊音阳性。超声提示肝硬化、大量腹水。血电解质检查：K^+ 2.6mmol/L，Na^+ 130mmol/L，Cl^- 90mmol/L。为明确腹胀原因并缓解症状，请予以处理。

（2）患者在开始腹腔穿刺术后 30 分钟突然出现全身皮肤瘙痒、皮疹、出汗、心悸等，接着测血压 74/40mmHg。请予以紧急处理。

临床思维分析：①考虑患者前列腺增生合并急性尿潴留、低钾血症，应先导尿、纠正电解质紊乱；为明确腹水性质并缓解患者腹胀，可进一步行腹腔穿刺放液术；②考虑过敏性休克，需停止操作、患者平卧、建立静脉通道、给予 0.1% 肾上腺素 0.5ml 皮下注射、吸氧，监护等对症处理；③与患者家属交代病情等综合处理。

临床情景实例 3

（1）患者，男性，55 岁。因"腹胀半年，加重伴发热、腹痛 1 周"入院。24 小时尿量约 800ml。既往有慢性乙肝病史 10 余年。体格检查：腹部膨隆，下腹部压痛、反跳痛，脾大，移动性浊音阳性。超声提示肝硬化。为明确患者诊断并缓解患者病情，请行相应处理。

（2）患者行腹腔穿刺放液约 3 500ml，穿刺术后 8 小时，患者胡言乱语，躁动，大小便失禁。为明确诊断及进一步治疗，请行相应处理。

临床思维分析：①考虑患者乙肝肝硬化并发自发性腹膜炎，需行腹腔穿刺并放液进行腹水常规、腹水生化、腹水培养＋药敏试验等明确腹水性质、减轻腹胀症状；②考虑腹腔大量放液后并发肝性脑病，若置管引流者应停止继续放液，查血氨、电解质，予以天冬氨酸鸟氨酸降血氨、根据经验选择敏感抗生素、维持水电解质平衡等综合治疗措施，等待腹水培养结果调整抗生素。

临床情景实例 4

（1）患者，男性，65 岁。因"腹围进行性增大 1 周、腹胀难忍、呼吸困难 2 日"入院。体格检查：SaO_2 85%，呼吸急促，心率 120 次 /min，腹部膨隆，移动性浊音阳性。腹部超声示肝硬化、大量腹水。为改善患者腹胀、气促。请予以处理。

（2）腹腔穿刺抽液过程中，患者出现恶心、心悸、气促，心率 140 次 /min，面色苍白，血压 70/40mmHg。请继续处理。

（3）穿刺后左下腹穿刺点处有渗液，如何处理？

临床思维分析：①大量腹水引起患者呼吸困难，排除肝肺综合征后为改善腹胀气促症状，可行腹腔穿刺术放液；②考虑为腹膜反应，停止操作，平卧，皮下注射 0.1% 肾上腺素 0.5ml；③穿刺点渗液，嘱患者卧位或半卧位休息 1～2 小时，保持穿刺点朝上，如穿刺孔继续有腹水渗漏，可用蝶形胶布或火棉胶粘贴。

临床情景实例 5

患者，女性，45 岁。因"腹胀、乏力伴有低热 2 个月"入院。既往患有慢性白血病。体格检查：腹部膨隆，腹部压痛，腹肌稍紧张，有柔韧感。腹部超声示巨脾、腹腔大量积液；胸片提示左上肺结核可能。为明确腹水性质，应如何处理？

临床思维分析：腹腔积液应考虑结核性腹膜炎可能，为明确腹水性质需进行腹腔穿刺术。患者既往有慢性白血病，超声提示巨脾，不能选择常规左下腹穿刺点，以免损伤巨大脾脏，可在超声定位后再进行腹腔穿刺术。

临床情景实例 6

患者，男性，51 岁。因"腹胀、食欲缺乏 2 年加重 1 个月"入院。既往已诊断为乙肝肝硬化 1 年。体格检查：腹部膨隆，脾大，移动性浊音阳性。入院第 2 日，晚上睡觉翻身不慎坠床，出现左上腹部疼痛，伴有出冷汗、心悸。体格检查：血压 60/40mmHg，腹部压痛，伴反跳痛。该患者腹痛原因应如何考虑？请为其紧急处理。

临床思维分析：考虑患者乙肝、肝硬化、脾大，坠床后损伤肿大脾脏，导致脾破裂、血性腹膜炎可能；应尽快复查血常规、需尽快建立静脉通道、扩容，并行腹腔穿刺术明确是否为血性液体；如穿刺出不凝的血性液体，应考虑脾破裂，需紧急外科手术。

临床情景实例 7

患者，女性，25 岁，已婚。因"突发剧烈腹痛、头晕、出冷汗 30 分钟"入院。既往月经规则，已停经 40 日。体格检查：血压 75/40mmHg，颜面苍白，腹肌稍紧张，腹部轻压痛，移动性浊音阳性。查尿人绒毛膜促性腺激素（hCG）阳性。请为该患者尽快进行最必要的操作明确诊断。

临床思维分析：考虑宫外孕破裂并出血、失血性休克可能，需尽快建立静脉通道、扩容，并行腹腔诊断性穿刺；患者系休克状态，不宜过多搬动及使用截石位，故不选择后穹窿穿刺术；如腹腔穿刺抽出不凝血性液体，即可确诊宫外孕破裂并出血，需要急诊手术治疗。

临床情景实例 8

患者，男性，因"腹痛腹胀"前来就诊。请作为接诊医生完成病史采集、体格检查后进行相应处置。

标准化患者剧本：男性，30 岁。半年来无明显诱因出现阵发性右下腹隐痛、腹胀，伴腹泻，为糊样便，消瘦，间断午后低热，无恶心、呕吐，小便无异常。一直未就医。起病以来，食欲减退，精神欠佳，体力减退，体重下降 5kg。

体格检查结果：体温 38℃，脉搏 80 次 /min，呼吸 20 次 /min，血压 115/78mmHg；心率 90 次 /min，律齐，双肺无啰音。腹部膨隆，未见腹部静脉曲张，未见胃肠型及蠕动波；全腹触诊轻压痛，无反跳痛，有揉面感。肝脾未触及，墨菲征（－），麦氏点无压痛及反跳痛。未扪及包块。肝 - 颈静脉回流征（－），双肾区无叩击痛。移动性浊音（＋）；听诊肠鸣音 5 次 /min，无亢进，未闻及血管杂音。

辅助检查：白细胞计数升高，轻度贫血，红细胞沉降率增快，C 反应蛋白升高，PPD 皮试（＋＋＋）；胸片提示继发性肺结核；腹部超声提示大量腹腔积液。腹腔穿刺送检结果提示结核性腹腔积液性状。

临床思维分析：该患者有腹腔积液，应对患者进行腹腔穿刺操作，以明确患者腹腔积液的原因。根据问诊、体格检查、辅助检查及腹腔穿刺送检结果，符合结核性腹膜炎的诊断，需与腹腔恶性肿瘤或肝硬化引起的腹腔积液相鉴别。

（邹莉萍　唐晓鸿）

第十七章

骨髓穿刺术

Bone Marrow Puncture

一、适应证

1. 血液病的诊断、鉴别诊断及疗效的评估。
2. 感染性疾病或发热待查，病原生物学检查。
3. 造血干细胞培养、免疫分型，细胞遗传学分析。
4. 紧急情况下输液。

二、禁忌证

1. 血友病。
2. 凝血功能障碍或重症血小板减少。
3. 穿刺部位有感染。

三、标准操作规程

见表 17-1。

表 17-1　骨髓穿刺术标准操作规程

准备	医师准备：穿工作服，戴口罩、帽子，洗手
	核对床号、姓名，患者已排大小便
	知情同意并签字，测血压、脉搏正常
	了解患者药物过敏史及血友病病史、凝血功能
	评估局部皮肤
	评估周围环境，注意保暖
	用物准备：骨髓穿刺包、络合碘、无菌棉签、手套、胶布、玻片、2% 利多卡因注射液，5ml、20ml 注射器；检查物品是否在有效期内，包装是否完好
	去污剂清洁玻片并擦干
	必要时镇静[1]
操作过程	穿刺点选择[2]：髂前上棘、髂后上棘、胸骨、腰椎棘突、胫骨
	体位：采用髂前上棘和胸骨穿刺时，患者取仰卧位；在髂后上棘穿刺时，患者取侧卧位或俯卧位；在腰椎棘突穿刺时，患者取坐位或侧卧位；2 岁以内可在胫骨穿刺，取仰卧位，腘窝垫高，小腿稍外展
	消毒顺序：以穿刺点为圆心，由内向外
	消毒范围：直径 15cm 以上
	消毒 3 次，每次范围小于前一次，最后一次消毒大于孔巾直径，消毒不留空隙

续表

操作过程	取骨髓穿刺包，检查有效期
	正确打开骨髓穿刺包
	戴无菌手套
	检查灭菌指示卡
	清点物品，铺孔巾
	选择合适型号穿刺针，检查通畅性，针芯是否配套，注射器是否干燥[3]
	调节固定器距针尖 1~1.5cm
	核对麻醉药，正确开启
	于穿刺点行皮丘注射
	沿穿刺点垂直进针
	边进针边回抽及推药
	在骨膜表面行多点麻醉
	左手拇指、示指绷紧穿刺点附近皮肤
	右手持穿刺针垂直[4]刺入皮肤
	注射器回抽 1~2ml 空气
	抽出骨髓液 0.1~0.2ml[5]
	拔下注射器，插上针芯，迅速将抽出的骨髓液滴于玻片上
	立刻涂骨髓片 5~7 张，涂片手法[6]正确
	根据病情决定是否继续抽取骨髓液送检[7]，再次抽取后插入针芯
	拔出穿刺针，用无菌纱布压迫穿刺点
	消毒穿刺点
	敷料覆盖，胶布固定
	按压穿刺点
	取 2~3 张外周血涂片写好标签，送检
	操作完成后为患者复原衣物
	术后嘱患者卧位或半坐卧位休息半小时，术后观察生命体征、有无出血及继发感染

疑点导航：

1. 小婴儿需选择水合氯醛灌肠、地西泮、咪达唑仑或苯巴比妥适当镇静。

2. 胫骨一般仅用于小儿，小儿胫骨穿刺点为胫骨粗隆下 1cm 的前内侧。

3. 骨髓液在体外、低渗溶液（水中）中容易发生溶血。

4. 胫骨穿刺时针尖向下使穿刺针与骨干长径成 60° 缓慢旋转进针，将针头斜面向下；胸骨穿刺时针尖到达骨膜后与胸骨成 45°~60°，于胸骨柄、胸骨体交界处正中进针。

5. 如涂片的同时需要培养，则应先抽取 0.1~0.2ml 涂片，再抽取 1~2ml 培养，否则容易造成涂片稀释。

6. 骨髓液较浓时，推片角度要小，推片速度要慢；反之推片角度要大，推片速度要快。

7. 感染性疾病需要骨髓培养时，需抽取骨髓 1~2ml 送培养；怀疑白血病初次骨髓穿刺时，需要留取 5ml 骨髓抗凝后送相应融合基因检测或染色体检查。

四、常见并发症及处理

1. 干抽

（1）因穿刺部位不佳，未达到骨髓腔所致，需要更换其他部位。

（2）因针管被皮下组织或骨块阻塞所致，可重新插入针芯，稍加旋转或再钻入少许，或退出少许，拔出针芯再抽吸。

（3）某些疾病如骨髓纤维化、骨髓有核细胞过度增生（如慢性粒细胞性白血病等）、部分恶性肿瘤浸润骨髓等骨髓穿刺时吸不出骨髓成分或抽出少许稀薄血液，需要更换部位再穿刺，或做骨髓活检。

2. 胸腔脏器损伤

（1）尽量避免用力过猛、位置不当穿刺。

（2）停止操作，建立静脉通道，补液，必要时输血，甚至行外科手术治疗。

（3）向患者家属交代病情，处理完后常规复查患者血压、脉搏。

3. 骨髓穿刺针断裂

（1）穿刺要小心，动作轻柔，勿强行穿刺。

（2）试用无菌血管钳夹出，必要时请外科医生处理。

五、临床情景实例与临床思维分析

临床情景实例 1

（1）患儿，男性，1岁5月龄。因"发热3日，发现皮肤出血点1日"入院。体格检查：面色稍苍白，全身皮肤可见较多针尖样大小出血点；双肺呼吸音清，心音有力；腹部膨隆，肝肋下约3cm，质软，脾肋下约7cm，质地较硬。血常规：白细胞计数 30.87×10^9/L，血红蛋白68g/L，血小板计数 30×10^9/L。请根据病情选择最需要的检查。

（2）在胫骨穿刺过程中未抽出骨髓，请继续处理。

临床思维分析：①患者有发热、贫血、血小板减少，体格检查肝脾大，考虑血液系统疾病可能性较大，最需要的检查为骨髓穿刺；②因脾脏巨大，所以不选择俯卧位（避免脾破裂）；③未抽出骨髓考虑与疾病如白血病幼稚细胞过多黏稠有关，可更换穿刺部位，必要时行骨髓活检。

临床情景实例 2

患儿，男性，3岁。因"发热3日，面色苍白、皮疹2日"入院。体格检查：面色稍苍白，全身皮肤可见较多针尖样大小出血点；双肺呼吸音清，心音有力；腹平软，肝脾肋下未及。血常规：白细胞计数 1.3×10^9/L，血红蛋白60g/L，血小板计数 45×10^9/L。在外院行髂前上棘及髂后上棘、胫骨骨髓穿刺，均报告为稀释。为明确病情要求行相关检查，请根据病情选择最需要的检查。

临床思维分析：考虑为再生障碍性贫血可能性大，胸骨体部主要是红髓，骨髓液含量较其他穿刺部位丰富，是骨髓造血的最后堡垒，当其他部位抽吸失败时，可选择胸骨穿刺，得到较理想的骨髓标本；尤其对再生障碍性贫血的诊断有较重要的诊断价值。

临床情景实例 3

患儿，男性，6 月龄。因"发热 5 日，面色苍灰 1 日"入院。体格检查：血压 50/30mmHg；四肢凉，可见花斑纹，建立外周及中心静脉通道困难。请立即行临时补液扩容处理。

临床思维分析：1 岁以内的小婴儿收缩压应大于 70mmHg，2~<10 岁收缩压应大于（70＋年龄 × 2）mmHg，≥10 岁时收缩压应大于或等于 90mmHg；患者病情危重存在休克，外周及中心静脉通道建立困难时可立即行骨髓穿刺后建立临时通道补液扩容。

临床情景实例 4

患儿，男性，3 岁。因"发热 1 周，呕血、黑便 2 日"入院。家长诉平日稍有碰撞皮肤即有瘀点、瘀斑，且摔伤后膝部肿胀。体格检查：全身皮肤可见铜钱大小瘀斑；肝脾肋下未及。血常规：白细胞计数 27 × 10⁹/L，血红蛋白 128g/L，血小板计数 110 × 10⁹/L，淋巴细胞百分比 60%。外周血涂片可见异常淋巴细胞 12%。为进一步了解病情，拟行骨髓穿刺检查。

临床思维分析：外周血涂片可见异常淋巴细胞明显增多，在其他实验室检查无法明确的情况下必要时需行骨髓细胞学检查辅助诊断，但该患者平日稍有碰撞皮肤即有瘀点、瘀斑，且摔伤后膝部肿胀需高度警惕血友病，因此术前应完善凝血功能检查，不能直接行骨髓穿刺检查。

临床情景实例 5

患儿，男性，3 岁。因"生长发育落后"就诊。追问病史，患者婴儿期有吸吮、吞咽困难，2 岁才会独走，目前仅会叫"爸爸""妈妈"。体格检查：肝大、脾大、肌张力增高。考虑戈谢病。请尽快明确诊断。

临床思维分析：①遇到年龄小、起病早，临床表现为多系统、多脏器受累的患者时，应注意考虑遗传代谢性疾病；②戈谢病（Gaucher disease，GD）是溶酶体贮积病（lysosomal storage disease，LSD）中最常见的一种，为常染色体隐性遗传，确诊依据是骨髓中找到戈谢细胞（戈谢细胞体积大，直径 20~80μm，多呈卵圆形，含有一个或数个偏心胞核，核染色质粗糙，胞质量多，呈淡蓝色，充满交织成网状或洋葱皮样的条纹结构）。

临床情景实例 6

患者，男性，24 岁。因"发热 15 日"入院。血常规：白细胞计数 7 × 10⁹/L，血红蛋白 128g/L，血小板计数 110 × 10⁹/L，中性粒细胞百分比 88%，嗜酸性粒细胞百分比 0。肥达反应（＋），血培养（－）。予以头孢曲松抗感染治疗，患者仍发热。为明确诊断病因，请完善最有必要的检查。

临床思维分析：骨髓中伤寒杆菌最多，持续时间较长，培养阳性率最高。病程第 2~3 周，骨髓培养阳性率较血培养高，尤其适合已用抗生素治疗、血培养阴性者。

临床情景实例 7

患儿，男性，6 岁。因"发热 10 日，皮肤瘀点、瘀斑 3 日"就诊。体格检查：贫血貌；肝肋下 5cm；脾Ⅰ线 7cm，Ⅱ线 5cm，Ⅲ线＋1cm，质硬。血常规：白细胞计数 89 × 10⁹/L，淋巴细胞百分比 80%，血红蛋白 127g/L，血小板计数 60 × 10⁹/L。请尽快明确患者的诊断。

临床思维分析：患者诊断考虑急性淋巴细胞白血病可能，除骨髓细胞学检查外，还需完善白血病免疫分型、骨髓染色体核型分析、白血病融合基因筛查。

临床情景实例 8

患者，女性，20 岁。因"全身皮肤多处瘀点、瘀斑 2 日，呕血 2 次"入院。血常规：白细胞计数 8.6×10^9/L，血红蛋白 130g/L，血小板计数 1×10^9/L。请为患者行骨髓穿刺术。

临床思维分析：考虑免疫性血小板减少症可能性较大，但目前有明显消化道出血表现且实验室检查血小板太低，应先予以补充血小板等处理后再行骨髓穿刺。

临床情景实例 9

患者，男性，67 岁。因"咳嗽、咯血、声音嘶哑 1 周"入院。吸烟 400 支 / 年，吸烟 20 余年。体格检查：双锁骨上淋巴结肿大，无压痛。病理检查示腺癌。胸部 CT：右肺占位，气管受压，纵隔淋巴结肿大。头颅 MRI：双锁骨上多发结节，考虑转移。血常规：白细胞计数 1.5×10^9/L，血红蛋白 90g/L，血小板计数 80×10^9/L。家属咨询：患者可否化疗？你将作何回答？需进一步行何种检查支持你的判断。

临床思维分析：需要行骨髓穿刺明确晚期肿瘤患者白细胞减少的原因。

临床情景实例 10

患者，男性，34 岁。因"低热、腹胀、乏力 3 个月"初次就诊。体格检查：贫血貌；肝肋下 3cm；脾Ⅰ线 16cm，Ⅱ线 20cm，Ⅲ线 + 4cm，质硬。血常规：白细胞计数 194.2×10^9/L，血红蛋白 127g/L，血小板计数 337×10^9/L。请尽快明确患者的诊断。

临床思维分析：慢性粒细胞性白血病的确诊需要进行骨髓染色体 t（9；22）检查和骨髓 BCR/ABL 基因检测。

临床情景实例 11

（1）患儿，男性，1 岁 6 月龄。因"发热 15 日，发现皮肤出血点 7 日"入院。1 周前患者因车祸受外伤。体格检查：体温 38.0℃，脉搏 118 次 /min，呼吸 28 次 /min，血压 90/50mmHg，体重 12kg；全身皮肤可见较多针尖样大小出血点；双肺呼吸音清；肝肋下约 3.0cm，质软，脾肋下约 7.0cm，质较硬；患儿双下肢皮肤完好，拒绝活动下肢。门诊血常规：白细胞计数 35.87×10^9/L，血红蛋白 70g/L，血小板计数 52×10^9/L；凝血功能正常。请尽快明确患者的诊断。

（2）胫腓骨 X 线片：右胫骨中下段骨折（图 17-1）。

临床思维分析：①最需要的检查为骨髓穿刺；②因脾大，不选择俯卧位及右侧卧位（避免脾破裂），选择部位首选胫骨；③穿刺前需检查患儿胫骨情况，通过阅片可发现右侧胫骨中下段骨折，最终选择左侧胫骨进行穿刺。

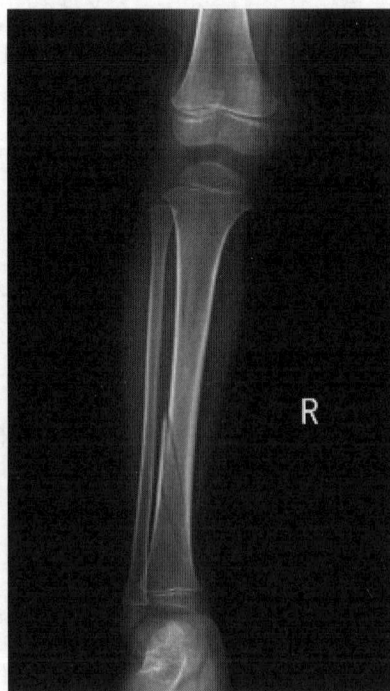

图 17-1　1 岁 6 月龄患者胫骨和腓骨 X 线片

（易文轶　唐晓鸿）

第十八章

腰椎穿刺术

Lumbar Puncture

一、适应证

1. 需进行脑脊液分析以协助诊断的情况，包括各种病因所致的脑与脊髓的炎症性疾病，吉兰 - 巴雷综合征、脱髓鞘疾病等神经系统免疫性疾病，蛛网膜下腔出血、脑出血等脑与脊髓的脑血管病变，淋巴瘤、脑膜转移性肿瘤等肿瘤性病变及其他情况。

2. 脑脊液压力及脑脊液动力学检查。

3. 注射造影剂及药物，包括脊髓造影时注射造影剂，注射抗肿瘤药、镇痛药及抗生素。

二、禁忌证

1. 局灶性颅内压增高，有脑疝形成的征兆。

2. 穿刺点附近皮肤或皮下组织感染。

3. 凝血功能障碍。

4. 休克、衰竭或濒危状态。

5. 颅后窝或高位颈段脊髓有占位性病变。

三、标准操作规程

见表 18-1。

表 18-1　腰椎穿刺术标准操作规程

准备	医师准备：穿工作服，戴口罩、帽子，洗手
	核对床号、姓名，嘱患者排尿，询问麻醉药过敏史
	知情同意并签字，测血压、脉搏正常，行眼底检查和头颅 MRI、CT 排除禁忌证，术前完善血电解质、血糖等生化项目检查
	用物准备：腰椎穿刺包、络合碘、无菌棉签、手套、胶布、2% 利多卡因、5ml 注射器、0.9% 氯化钠注射液
操作过程	体位[1]：侧卧位，背部与床面垂直，离床边须有一定距离，头部俯屈至胸，两膝弯曲至腹，双手抱膝紧贴腹部
	穿刺点选择[2]：取双侧髂嵴最高点连线与后正中交会处为穿刺点，即第 3～4 腰椎棘突间隙，有时可上移或下移一个腰椎间隙，准确判断穿刺点并标记
	穿刺时要有专人固定患者体位，避免移动
	消毒顺序：以穿刺点为圆心，由内向外
	消毒范围：直径 15cm 以上

操作过程	消毒 2 次，不留空隙，每次消毒范围小于前一次，末次范围大于洞巾直径
	取腰椎穿刺包，检查有效期
	正确打开腰椎穿刺包
	戴无菌手套
	清点物品，铺孔巾
	选择穿刺针（成人 9 号，儿童 7 号）及检查通畅性
	核对麻醉药，正确开启
	于穿刺点行皮丘注射
	沿穿刺点垂直进针
	边进针边回抽及推药
	固定穿刺部位的皮肤
	沿穿刺点垂直进针，针尖斜面与患者身体长轴平行 [3]
	有突破感后停止进针，进针深度为 4~6cm
	拔出针芯，见脑脊液溢出后协助患者改变体位，嘱患者放松，头稍伸直，双下肢改为半坐卧位
	正确连接测压管并测压 [4]，读出压力值
	必要时行压腹、压颈试验 [5]
	操作过程中应该注意观察患者生命体征，如出现头晕、面色苍白、出汗、心悸、头部剧痛、昏厥等为脑膜反应 [6]，有无下肢麻木等不适，若有应立即停止操作
	撤去测压管，收集标本 2~5ml（一次放液量不超过 10ml）。送检内容及先后次序 [7]：细菌学检查（第一管）、生物化学和免疫学检查（第二管）、细胞计数及分类（最后一管）。必要时予以蛛网膜下腔给药 [8] 及脑脊液置换术 [9]
	回复针芯，拔出穿刺针，纱布按压 1~2 分钟，局部纱布覆盖固定
	操作完成后为患者复原衣物
	恢复患者体位，嘱患者去枕平卧 4~6 小时，测血压
	术后观察生命体征，并观察有无头痛、气促、胸闷、呼吸困难等情况的发生，有无意识改变，有无出血及继发感染等

疑点导航：

1. 一般选择左侧卧位，如患者习惯或翻身不方便时可右侧卧位。小儿腰椎穿刺：年长儿体位同成人；婴幼儿穿刺时，使患儿曲颈屈髋抱膝左侧卧在床上，助手一只手将患儿头部固定在右手臂下，另一只手固定患儿腰臀部，使之椎间隙尽量拉开并帮助小儿固定不动；小婴儿需选择水合氯醛灌肠、地西泮肌内注射或苯巴比妥肌内注射行适当镇静。

2. 小儿穿刺点选择同成人，因局部病变，可下移一个腰椎棘突间隙穿刺。

3. 始终保持穿刺针与患者背部平面的垂直，防止穿刺针偏斜，沿棘突方向缓慢刺入，进针过程中针尖遇到骨质时，应将针退至皮下待纠正角度后再进行穿刺。

4. 检测压力，注意测压管与穿刺针之间紧密连接，避免因连接不紧导致测压不准；测压时应嘱患者腿伸直、放松，避免紧张影响压力测量的准确性。无测压管时可通过计数脑脊液滴数，正常侧卧位 40~50 滴 /min；一般在腰椎穿刺包内有"L"形玻璃长管，也可连接脑压表进行测压，后者更安全。正常成人初压为 70 ~ 180mmH₂O（侧卧位），压力明显增高者可用脑压表测量具体的颅内压数值（注意压力单位毫米水柱及千帕的换算）。压力增高（超过 200mmH₂O）见于患者紧张、蛛网膜出血、感染、外伤、占位性病变、静脉窦血栓形成、良性颅内压增高。压力降低（低于 60mmH₂O）见于脑脊液循环受阻或腰椎穿刺针针头仅部分在蛛网膜下腔、低颅压、脱水、休克、脊髓蛛网膜下腔梗阻和脑脊液漏。

5. 压腹试验：腰椎穿刺时，助手以拳头用力压迫患者腹部，持续 20 秒。脑脊液在测压管中迅速上升，解除压迫后，脑脊液在测压管中迅速下降至原水平，说明腰椎穿刺针在穿刺处的蛛网膜下腔。如果压腹试验时脑脊液在测压管中液平不上升或上升十分缓慢，说明腰椎穿刺针不在蛛网膜下腔。

脊髓疾病疑有椎管阻塞时可用压颈试验［即奎肯施泰特试验（Queckenstedt test）］，了解蛛网膜下腔有无阻塞。在初测压后，若压力不高，助手可压迫一侧颈静脉约 10 秒，然后再压另一侧，最后同时按压双侧颈静脉，若脑脊液压力迅速升高 1 倍左右，解除压迫后 10 ~ 20 秒，又迅速降至原来水平，称为梗阻试验阴性，表示蛛网膜下腔通畅；若压迫静脉后压力不升高，则为梗阻试验阳性，表示蛛网膜下腔完全阻塞；若压迫后压力缓慢上升，放松后又缓慢下降，表示不完全阻塞。颅内压增高者（超过 200mmH₂O）或怀疑颅后窝肿瘤者禁行此试验。

6. 脑膜反应一般出现在穿刺针刚刚穿破硬脑膜时，原因有以下几点。

（1）生理因素：腰椎穿刺所致的反射性迷走神经功能亢进；年轻患者对刺激的反应敏感，脑膜反应的发生率明显升高。在空腹状态下行腰椎穿刺，脑膜反应的发生率更高，这可能与饥饿状态下血糖偏低、机体不易耐受各种刺激有关；另外，当患者体质虚弱时，身体的抵抗力反应和控制力反应降低，所以对很小的刺激都会发生与刺激强度不成比例的夸大反应。

（2）心理因素：主要因患者对腰椎穿刺过程、目的不了解，存在紧张和恐惧心理。

（3）医源性因素：医师操作不熟练，术前定位不准确，反复穿刺常导致患者出现脑膜反应。

（4）疾病因素：患者体质虚弱或有其他并发症，比一般情况良好者发生率高。

（5）局麻因素：皮肤及硬膜外麻醉效果欠佳，加之患者的痛阈较低。

7. 根据患者的病因，脑脊液的送检重点内容应有所不同，如：①癌性，脱落细胞、肿瘤标志物；②结核性，抗酸染色、结核菌培养、结核抗体；③化脓性感染，细菌涂片、细菌培养 + 药敏试验；④真菌性，墨汁染色；⑤脱髓鞘性，蛋白电泳等。标本的留取管数不限，标本管的顺序必须标注，常规检查必须是最后一管（由于在穿刺时局部损伤、穿刺次数较多等造成医源性白细胞、红细胞增多，干扰结果的真实性），第一管做细菌学检查，中间的做生化检查（糖、氯、蛋白质的结果受穿刺操作的影响较小）及其他检查。

8. 蛛网膜下腔注射药物时，应椎管内缓慢注射，边推边回抽，通过脑脊液不断稀释药物浓度，通常在 10 分钟内注射完毕。对于中枢神经系统性白血病，可注入甲氨蝶呤、阿糖胞苷等化疗药物；结核性脑膜炎，可注入异烟肼抗结核治疗、地塞米松减轻炎症反应、糜蛋白酶抑制纤维化防止粘连。

9. 对于蛛网膜下腔出血患者，已排除无动脉瘤或已经手术治疗动脉瘤后需促进血液吸收、缓解头痛、减少脑血管痉挛时，可行脑脊液置换治疗，置换时机在手术处理完动脉瘤后即可进行，第一周可每两日一次，第二周依据出血量及出血时间，2 ~ 3 次 / 周，尽可能在脑脊液黄变前操作。

具体操作：取 0.9% 氯化钠注射液（10ml）1 支，用 10ml 注射器抽取，缓慢放出脑脊液不超过 10ml，再向蛛网膜下腔内缓慢注射等量 0.9% 氯化钠注射液（注射前调整穿刺针斜面朝脚方向），边注射边询问患者情况。注射完成后套入针芯，等待 5 ~ 10 分钟，随后完成上述操作 3 ~ 4 次。

四、常见并发症及处理

1. **腰椎穿刺后头痛** 最常见的腰椎穿刺并发症，常见于穿刺后 24 小时。其表现是患者卧位时无头痛，坐位时头痛加剧。头痛部位多为前额、枕部，性质多为跳痛，时间长短不一，一般持续 1～3 日，最长可持续 1 周。病因可能是脑脊液放出过多造成颅内压降低，脑组织被牵拉、移位所致。腰椎穿刺时尽量用细的腰椎穿刺针，避免多次穿刺，放脑脊液量不宜过多，腰椎穿刺针的针尖斜面与患者身体长轴平行有助于预防腰椎穿刺后头痛。腰椎穿刺后嘱患者去枕平卧 4～6 小时、多饮水。若出现低颅压症状，应嘱患者多饮水、卧床休息，症状未改善者静脉输注 0.9% 氯化钠注射液 1 000～1 500ml。

2. **脑疝形成** 腰椎穿刺中或穿刺后发生，是最危险的并发症，可造成意识障碍、呼吸骤停甚至死亡，多见于高颅压患者，及早发现可以治疗。因此，须严格掌握腰椎穿刺指征。若颅内压高必须腰椎穿刺才能明确诊断时，一定在穿刺前使用脱水剂，待颅内压低于 300mmH$_2$O 后再留取脑脊液。

3. **马尾及脊髓圆锥损伤** 少见。腰椎穿刺中如果突然出现感觉异常（如下肢麻木或疼痛）应立即退出穿刺针，改变穿刺针方向再次进针，一般不需要特殊处理。

4. **出血** 见于正在接受抗凝治疗或存在凝血功能障碍的患者，多为损伤蛛网膜下腔或硬膜下腔静脉出血，出血量一般较少，不引起临床症状，故无须特殊处理，若出血量较多，须与原发性蛛网膜下腔出血鉴别，处理参照原发性蛛网膜下腔出血。

5. **感染** 少见，主要由无菌观念不强导致，如出现则参照中枢神经系统感染性疾病治疗。

6. **脑膜反应**

（1）停止操作，平卧，皮下注射 0.1% 肾上腺素 0.3～0.5ml。

（2）开放静脉通道，予以心电监护，吸氧（采用常规湿化，氧流量调节为 2～4L/min）。

（3）向患者家属交代病情，处理完后常规复查患者血压、脉搏。

五、临床情景实例与临床思维分析

临床情景实例 1

（1）患者，男性，65 岁。因"头痛、低热 1 周，加重伴呕吐 3 日"入院，头颅 CT 已完成。体格检查：脑膜刺激征阳性。请行腰椎穿刺检查。

（2）患者穿刺时测脑脊液压为 300mmH$_2$O。应如何处理?

临床思维分析：①该患者为老年男性，头痛伴有低热，且进行性加重并出现呕吐，考虑颅内感染、颅内压高，需行腰椎穿刺检查明确脑脊液压力并完善脑脊液检查明确感染病原菌；②穿刺过程中发现脑脊液压力 300mmH$_2$O，为高颅压，不能留取脑脊液，需快速静脉滴注甘露醇 125ml 降低颅内压，待压力低于 300mmH$_2$O 后，将穿刺针针芯不完全拔出，缓慢留取脑脊液送检，在操作过程中注意观察患者有无病情变化，术后注意生命体征监测，警惕脑疝形成危及生命；③操作前需要仔细阅读头部 CT 检查结果。

临床情景实例 2

（1）患者，男性，56 岁。因"发热、头痛 1 周"入院。头颅 CT 提示双侧颞叶局灶性低密度灶，低密度灶中有点状高密度灶。现需行诊断性腰椎穿刺术。

（2）穿刺过程中患者出现头晕、面色苍白、出汗、心悸、胸部压迫感或剧痛、血压下降、脉细、肢冷、昏厥。请做相应处理。

临床思维分析：①患者在穿刺过程中出现头晕、面色苍白、心悸等反应，考虑为脑膜反应，需要按照脑膜反应处理；②待患者生命体征平稳后再酌情考虑是否在第 2 日完善腰椎穿刺脑脊液检查。

临床情景实例 3

（1）患者，男性，24 岁。因"精神异常 4 日"入院。体格检查：脑膜刺激征阳性。头颅 CT 未见异常。初步诊断为病毒性脑炎。为尽快明确诊断，最宜采取何种措施？

（2）穿刺过程中患者不配合、胡言乱语。为使该项措施继续进行，请予以相应处理。

临床思维分析：①患者诊断考虑颅内感染，为明确感染的性质，应留取脑脊液完善病原学检查，需要行腰椎穿刺术。如果躁动、精神异常患者不能配合检查，需要术前使用镇静剂。②在监测呼吸等生命体征的情况下，躁动患者使用咪达唑仑或地西泮、精神异常患者使用氟哌啶醇静脉注射，待患者处于镇静状态后再完善腰椎穿刺检查。③送检项目：需完善单纯疱疹病毒特异性抗体、抗酸染色、墨汁染色等相关病原学检查。

临床情景实例 4

患者，女性，58 岁。因"头痛、呕吐 4 日"入院。行头颅 CT（图 18-1、图 18-2）示脑沟、脑回高密度影。请行腰椎穿刺检查。

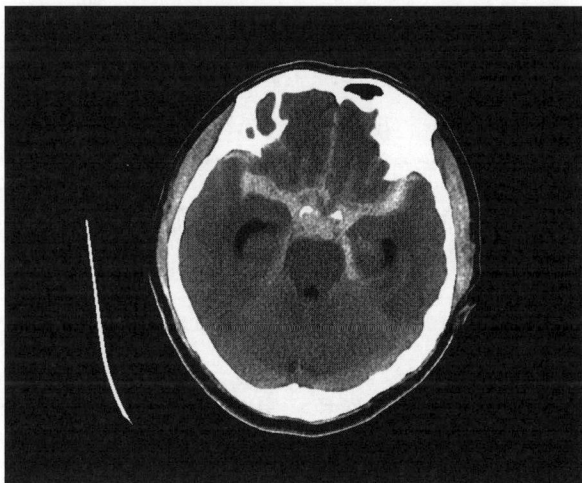

图 18-1　58 岁女性患者头部 CT 片 1

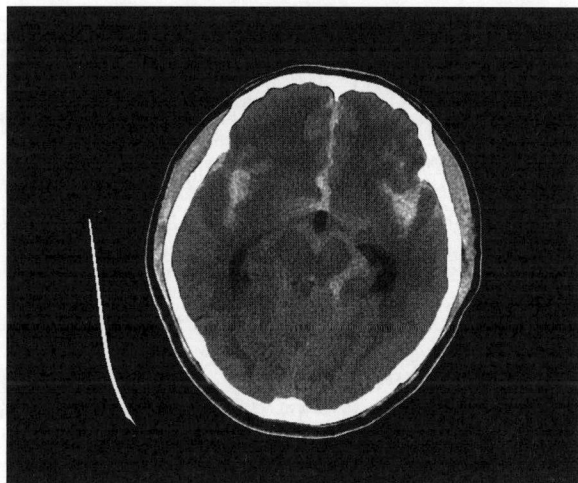

图 18-2　58 岁女性患者头部 CT 片 2

临床思维分析：蛛网膜下腔出血患者，为稀释蛛网膜下腔积血，减少脑积水、脑血管痉挛等并发症需要行腰椎穿刺术＋脑脊液置换术。

临床情景实例 5

（1）患者，女性，25 岁。因"头痛、低热 1 月余"入院。考虑为结核性脑膜炎，经口服抗结核药物及反复腰椎穿刺鞘内给药治疗后病情好转。近 3 日头痛加重，卧位时缓解，起床行走时明显，脑膜刺激征阴性。请进行最适宜的检查项目，帮助诊断和治疗。

（2）穿刺过程中，测脑脊液压力为 50mmH$_2$O。请继续予以相应处理。

临床思维分析：①患者为年轻女性，反复腰椎穿刺鞘内给药后，出现与体位明显相关的头痛，考虑为低颅压性头痛，应完善腰椎穿刺术明确诊断。②低颅压的处理：低于 60mmH$_2$O 诊断明确者，可以腰椎穿刺留取脑脊液检查。治疗颅内感染原发病，纠正脱水。用自体血 15～20ml 缓慢注入腰段硬膜外间隙，血液自注入点向上下扩展数个椎间隙，可压迫硬膜囊和阻塞脑脊液漏口处，迅速缓解头痛。

临床情景实例 6

（1）患者，男性，45 岁。因"进行性腰背部胀痛 2 个月，伴右下肢无力、左下肢麻木 3 周"入院。患者无大小便障碍。已行脊髓 MRI＋增强检查，见脊髓占位性病变。请行腰椎穿刺术。

（2）检查中脑脊液流出较缓慢，颜色偏淡黄色，请明确原因。

临床思维分析：①患者为中年男性，进行性腰背部胀痛，出现双下肢麻木、无力，考虑为脊髓病变，MRI 显示脊髓占位性病变，脊髓功能有受损但不严重，为明确占位的性质完善腰椎穿刺术；②压颈试验［即奎肯施泰特试验（Queckenstedt test）］可明确椎管有无完全梗阻。

临床情景实例 7

（1）患者，男性，18 岁。因"发热、全身不适、肌痛 1 周，情绪低落、答非所问 4 日"就诊。头颅 CT 未见异常。体格检查：脑膜刺激征阳性。凝血功能检查示活化部分凝血活酶时间（APTT）55 秒。请尽快完善相关操作协助诊断。

（2）操作过程中出现血性脑脊液。请予以相应处理及判断。

临床思维分析：①腰椎穿刺术禁忌证的把握和进行凝血功能的判读。患者出现明确凝血功能障碍，有穿刺相对禁忌，穿刺时要慎重。②穿刺血性脑脊液的鉴别。如为穿刺损伤，一般出血量较少，可留取脑脊液多管观察，越在后面留取的脑脊液颜色越淡，静置后红细胞分层明显；如为蛛网膜下腔出血，则为均匀血性脑脊液，可见皱缩红细胞；如为凝血功能障碍所致蛛网膜下腔出血，则使用止血药物，改善凝血功能。

临床情景实例 8

（1）患者，女性，46 岁。因"肾移植术后 4 年，头痛 2 个月，伴低热，无明显咳嗽、咳痰"就诊。脑膜刺激征阳性。头颅 MRI＋增强检查示颅内占位性病变。请行腰椎穿刺术协助诊断。

（2）操作过程中出现稍混浊脑脊液。请作出初步判断，如何确诊？

临床思维分析：①肾移植术后患者，长期服用免疫抑制剂，抵抗力下降，容易出现深部真菌感染。②腰椎穿刺显示为混浊脑脊液，考虑隐球菌脑炎，需完善墨汁染色检查明确诊断，同时注意与结核等颅内感染的鉴别。

临床情景实例 9

患者，女性，48 岁。因"低热、头痛 10 余日，伴复视 2 日，间有咳嗽、咳痰"入院。脑膜刺激征阳性。头颅 MRI＋增强检查提示颅底粘连。请尽快完善相关操作协助诊断。

临床思维分析：中年女性患者，颅内感染，有颅底粘连，考虑结核性脑膜炎，应行腰椎穿刺术抽取脑脊液标本行脑脊液常规、生化、找抗酸杆菌等检查明确诊断。

临床情景实例 10

（1）患者，女性，40 岁。因"双下肢麻木无力 3 周，自肢体远端向近端进展"就诊。发病前 2 周有腹泻病史。已完善心肌酶和肌电图检查。请尽快完善相关操作协助诊断。

（2）心肌酶结果正常，肌电图提示神经源性损害。请予以相应判断及处理。

临床思维分析：中年女性患者，病史 3 周，有下肢麻木无力，肌电图提示周围神经损伤，考虑为吉兰 - 巴雷综合征可能。应完善腰椎穿刺术 + 脑脊液常规生化检查，判断是否存在蛋白细胞分离，如存在则诊断吉兰 - 巴雷综合征。

临床情景实例 11

（1）患者，男性，26 岁。因"头痛 3 周，加重伴复视 3 日"就诊。既往无高血压病史。体格检查：脑膜刺激征阳性。已完善头颅 CT 检查。请尽快完善相关操作协助诊断。

（2）穿刺过程中患者出现左侧瞳孔散大，对光反应（－）。请予以相应判断及处理。

临床思维分析：①青年男性，突发起病，头痛、复视，要考虑为动脉瘤蛛网膜下腔出血、动眼神经麻痹。出血量少时，头颅 CT 可为阴性，需完善腰椎穿刺术脑脊液检查明确诊断，如为均匀血性脑脊液则诊断明确。②穿刺过程中注意脑疝早期表现及预防，尤其是存在颅内高压患者；一旦发生脑疝，应及时处理。

临床情景实例 12

患者，男性，53 岁。因"头痛、低热 2 个月"入院。1 周前腰椎穿刺脑脊液检查示白细胞升高、糖及氯化物降低、蛋白升高。诊断性抗结核治疗 1 周后拟复查脑脊液。

临床思维分析：考虑为结核性脑膜炎患者，诊断性抗结核治疗 1 周后行腰椎穿刺术复查脑脊液，注意脑脊液结果变化，如结果显示好转（细胞数、蛋白较前下降）则为结核性脑膜炎，同时鞘内注入异烟肼、糜蛋白酶、地塞米松治疗。

临床情景实例 13

患者，男性，15 岁。因"突起头痛、呕吐、意识障碍 2 日，伴有高热"入院。起病前患者有淋雨受凉史。体格检查：脑膜刺激征阳性；躯干可见皮肤瘀点。已在当地医院使用青霉素治疗。为明确诊断及指导下一步治疗请尽快完善相关操作。

临床思维分析：患者为青少年，淋雨后突发急性起病，有头痛、呕吐、意识障碍、高热，皮肤可见瘀点，考虑为化脓性脑膜炎。为明确诊断需行腰椎穿刺术 + 脑脊液检查，注意脑脊液检查结果，外观是否混浊或呈脓性；行细菌涂片和脑脊液 + 血培养找出病原菌，选择敏感抗生素。使用抗生素治疗后 24 ～ 36 小时内复查脑脊液，以评价治疗效果。

临床情景实例 14

患儿，男性，5 岁。因"突起头痛、呕吐 1 周"入院。既往发现急性淋巴细胞白血病 1 年，已规律治疗。体格检查：脑膜刺激征阳性。头颅 CT 未见明显异常。为明确诊断请尽快完善相关操作。

临床思维分析：患者为 5 岁儿童，既往有急性淋巴细胞白血病史，现出现头痛、呕吐等中枢神经系统受累的症状、体征，要考虑中枢神经系统白血病的诊断，需尽快行腰椎穿刺术完善脑脊液检查，排除其他原因造成的神经系统疾病；查找白血病细胞，如有白血病细胞，则可明确中枢神经系统白血病的诊断。可鞘内注入甲氨蝶呤等抗白血病药物，预防和治疗中枢神经系统白血病。

（徐忠信　钱凤华）

第十九章

无创正压通气

Non-Invasive Positive Pressure Ventilation, NIPPV

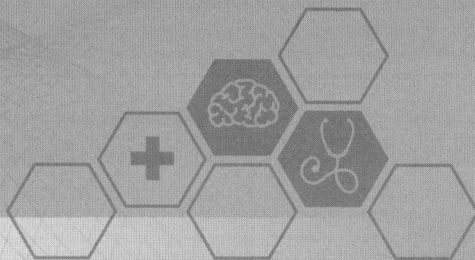

一、适应证

主要适用于轻至中度呼吸衰竭的早期救治；也可用于有创 - 无创通气序贯治疗，辅助撤机。

1. 患者状况　呼吸急促（频率＞25 次 /min），辅助呼吸肌参与呼吸运动；神志清醒；能自主清除气道分泌物。

2. 血气指标　海平面呼吸室内空气时，动脉血氧分压（PaO_2）＜60mmHg 伴或不伴二氧化碳分压（$PaCO_2$）＞45mmHg。

二、禁忌证

1. 绝对禁忌证　心搏骤停或呼吸骤停。

2. 相对禁忌证

（1）意识障碍。

（2）无法自主清除气道分泌物，有误吸的风险。

（3）严重上消化道出血。

（4）上气道梗阻。

（5）未经引流的气胸或纵隔气肿。

（6）血流动力学不稳定。

（7）无法佩戴面罩的情况，如面部创伤或畸形。

（8）患者不配合。

三、标准操作规程

见表 19-1。

表 19-1　无创正压通气标准操作规程

准备	医师准备：穿工作服，戴口罩、帽子，洗手
	核对患者信息，如床号、姓名等
	评估患者的病情，注意适应证和禁忌证
	知情同意并签字
	用物准备：无创呼吸机、呼吸机管路、湿化器、不同类型的连接器（鼻罩或口鼻罩）、灭菌注射用水、多功能监护仪、抢救设备及抢救药品

操作过程	呼吸机连接：连接呼吸机与供氧设备，连接呼吸机管路（检查呼吸管路有效期）、湿化器加灭菌注射用水
	进行患者教育[1]
	体位：常用30°~45°半坐卧位
	选择和佩戴合适的连接器[2]
	开动呼吸机，选择通气模式及设置初始参数，连接患者，逐渐增加辅助通气的压力（适应过程）[3]
	记录上机时间和参数
	患者监护：生命体征、气促程度、呼吸频率、血氧饱和度等
	呼吸机监测：潮气量、通气频率、吸气压力、呼气压力等
	检测动脉血气
	疗效判断：无创正压通气治疗1~2小时后对临床病情及血气再次进行评估，后续的监测频率取决于病情的变化情况[4]
	监测和防治并发症及不良反应
	根据患者病情确定是否停用无创正压通气[5]

疑点导航：

1. 无创正压通气需要患者的配合，对患者的教育可以消除其恐惧，争取配合，提高患者的依从性与舒适感，也有利于提高患者的应急能力，提高安全性。

（1）告知患者治疗的作用和目的（缓解症状、帮助康复）。

（2）告知患者治疗过程中可能出现的问题及相应措施，帮助患者正确区分和客观评价所出现的症状。如口/鼻罩可能使面部有不适感，使用口鼻罩时尽量不用口吸气以减少腹胀，使用鼻罩时要闭口呼吸；指导患者有规律地放松呼吸，以便与呼吸机协调；鼓励主动排痰并指导吐痰的方法；教会患者和家属如何在紧急情况下（如呕吐）迅速摘下面罩；嘱患者（或家人）如出现不适及时通知医务人员等。

2. 人机连接方式有鼻罩、口鼻罩、全面罩、头罩等，目前以鼻罩和口鼻罩最常用。

（1）轻症患者首选鼻罩。鼻罩无效腔小，发音、进食、咳嗽不受影响，呕吐时不易误吸；缺点是张口呼吸时易漏气，导致通气效果下降。

（2）重症患者首选口鼻罩。口鼻罩漏气少，通气效果更好；缺点是无效腔大，发音、进食、咳痰需脱开呼吸机，呕吐时易误吸。

（3）老年或无牙齿的患者口腔支撑能力较差，可尝试使用全面罩。

（4）佩戴的过程本身对患者的舒适性和耐受性有影响，建议在吸氧状态下佩戴（此时不连接呼吸机），摆好位置并调节好头带松紧度后，再连接呼吸机管路，避免在较高的吸气压力状态下佩戴面罩。面罩与皮肤的接触不宜过紧，固定合适的面罩以能插入固定带1~2横指为宜。

3. 临床常用的无创正压通气模式有持续气道正压（continuous positive airway pressure，CPAP）、双水平气道正压（bi-phasic positive airway pressure，BiPAP）及保证平均容量的压力支持（average volume assured pressure support，AVAPS）等。对于Ⅱ型呼吸衰竭，目前常用BiPAP（S/T）或AVAPS模式；而对于Ⅰ型呼吸衰竭，CPAP和BiPAP均有较多的应用。

（1）CPAP是指在患者自主呼吸条件下，在整个呼吸周期中，呼吸机持续给予同一水平的正压支持。吸气时，正压有利于克服气道阻力，减少呼吸肌做功；呼气时，气道内正压可防止小气道陷闭，增加功能残气量，改善氧合。

（2）BiPAP 是时间切换 - 压力控制的机械通气模式，可分别调节吸气相气道正压（inspiratory positive airway pressure，IPAP）和呼气相气道正压（expiratory positive airway pressure，EPAP），是 CPAP 模式的扩展。

根据吸 - 呼相转换机制，BiPAP 可分为自主呼吸（spontaneous，S）通气辅助模式（简称 S 模式）、时间控制（timed，T）模式和自主呼吸通气辅助结合时间控制（S/T）模式等。S 模式由患者通过超过一定阈值的吸气流速或吸气负压信号触发呼吸机，按预置的 IPAP 辅助通气，当气体流速或压力降到预置的阈值时，转换为呼气相，按预置的 EPAP 通气；T 模式相当于控制呼吸模式，呼吸机按预置的时间常数（或频率）进行吸 - 呼相转换；S/T 模式由患者自主呼吸频率和机控呼吸频率共同控制吸 - 呼相转换，机控频率设置通常慢于患者自主呼吸频率但高于最低安全频率，呼吸机按患者自主频率触发呼吸机辅助呼吸，当自主呼吸频率过慢或呼吸停止、吸气流速或负压不够，不能触发呼吸机时，呼吸机按照机控频率工作。

BiPAP（S/T）模式可保留患者自主呼吸并使其与呼吸机较好地配合。采用小吸气流量触发预置的 IPAP 可避免吸气相内压力下降过快，减少患者吸气做功，增加肺泡通气量；但过低的吸气流量触发易被非呼吸因素误触发，导致人机不协调。EPAP 可防止呼气相小气道过早闭合，促进人工气道内 CO_2 排出。自主呼吸时，IPAP 和 EPAP 两个压力水平的时间由设定的呼吸时间决定。

（3）AVAPS 是一种混合通气模式，为达到预定的通气潮气量，吸气压设置在一个范围区间而不是一个固定值。呼吸机根据测量到的通气容积，自动调节 IPAP，以达到预定的通气潮气量。通常情况下，提高 CPAP 和 EPAP 水平，有助于改善缺氧和维持上呼吸道开放；增加 IPAP 与 EPAP 的差值或增加通气容积，有助于改善肺泡通气，增加 CO_2 排出，减少患者吸气做功。

（4）通气参数的初始化是指开始治疗时设置的参数。由于患者从完全的自主呼吸过渡到正压通气，需要有一个适应的过程，因此，通常给予比较低的吸气压力。当患者逐渐适应正压通气后，逐渐增加吸气压，利于提高舒适性和依从性，以及保证辅助通气的效果。具体方法是从 CPAP（4~5cmH₂O）或 BiPAP（吸气压 8~10cmH₂O，呼气压 4~5cmH₂O）开始，逐渐增加压力到合适的治疗水平。增加 EPAP 时，同步增加 IPAP，以保持通气压力的稳定。IPAP 一般不超过 25cmH₂O，以避免严重的胃肠胀气发生。

（5）无创正压通气常用通气参数参考值：吸气时间 0.8~1.2 秒，备用呼吸频率 10~20 次 /min，潮气量 7~15ml/kg（标准体重），调整吸入气氧浓度（FiO₂）使 SaO₂＞90%，IPAP 10~25cmH₂O，EPAP 4~12cmH₂O，CPAP 6~15cmH₂O。

4. 无创正压通气治疗有效的指标
（1）临床表现：气促改善、辅助呼吸肌运动减轻和反常呼吸消失、呼吸频率减慢、心率改善等。
（2）血气分析：PaO₂ 和氧合指数改善，PaCO₂ 下降，pH 改善。

5. 治疗观察 1~2 小时后，根据治疗后的反应决定是否继续应用无创正压通气或改为有创通气。如果无创正压通气治疗无效，应及时改为有创通气，以免延误救治时机。

四、常见并发症及处理

1. **恐惧** 部分患者在使用无创呼吸机辅助通气时存在不同程度的恐惧、紧张，患者对戴面罩或对治疗方式的陌生感是导致恐惧的主要原因，上机前充分的解释与沟通、首次上机前半小时医护人员床旁守护和呼吸指导通常能减轻或消除恐惧。

2．**皮肤损伤**　由于鼻面部皮下组织少、局部皮肤受压易发生压力性损伤。影响因素包括面罩型号不合适、头带固定过紧等。在无创正压通气之初即预防性使用减压贴，选用合适形状和大小的面罩、摆好位置和调整合适的固定张力、间歇松开面罩让患者休息或轮换使用不同类型的面罩，有利于减少皮肤损伤。

3．**口鼻咽部干燥**　减少面罩漏气和间歇饮水通常能够缓解症状，严重者可使用空气湿化器。

4．**胃胀气**　主要是由于通气过程中张口呼吸或上气道压力超过食管贲门括约肌的张力，使气体直接进入胃。部分患者贲门括约肌的张力降低，胃肠动力不足，更容易出现胃胀气。防治的方法是在保证疗效的前提下避免吸气压力过高（$<25cmH_2O$）；嘱患者经鼻吸气，避免吞气；必要时可留置胃管并持续开放或负压引流。

5．**漏气**　漏气可以导致触发困难、人机不同步和气流过大等，使患者感觉不适，从而影响治疗效果。存在明显的漏气时，应重新调整面罩的位置并固定头带；若使用鼻罩可用下颌托，减少经口漏气；管路非允许漏气量应控制在30L/min以内，以获得较好的人机协调状态。

6．**误吸**　口咽部分泌物、反流的胃内容物或呕吐物容易造成患者误吸。病情允许的情况下尽量使用鼻罩降低误吸的风险。在无创正压通气治疗时，尽量避免饱餐后使用，半坐卧位和应用促进胃动力的药物有利于降低误吸的危险。

7．**排痰障碍**　佩戴无创呼吸机时，患者咳嗽气流受限，可能导致咳嗽效能下降，排痰困难。无创正压通气治疗间歇指导患者有效咳嗽排痰，必要时使用吸痰管负压吸痰或用纤维支气管镜吸痰后再进行无创正压通气治疗。

8．**人机不同步**　采用同步触发性能较好的呼吸机、应用同步性能较好的模式、经常检查有无漏气有利于改善人机同步性。对于呼吸明显增快的患者，有时较难达到理想的人机同步，可以先用简易人工呼吸气囊辅助呼吸，使患者的呼吸频率和呼吸费力情况改善后，再连接呼吸机，有利于达到人机同步。

9．**睡眠性上气道阻塞**　由于睡眠时上气道肌肉松弛，有可能出现类似阻塞型睡眠呼吸暂停低通气综合征的表现，使送气时间明显缩短，潮气量下降，影响疗效，甚至部分患者入睡后因上气道阻塞而憋醒。可在睡眠时采用侧卧位或增加EPAP水平，清醒后再下调至基础水平。

五、临床情景实例与临床思维分析

临床情景实例 1

患者，男性，50岁。因"发热伴咳嗽、胸痛3日"就诊。诊断大叶性肺炎，住院第3日逐渐出现呼吸困难、发绀，面罩吸氧后呼吸困难症状缓解不明显，动脉血气分析（面罩吸氧 10L/min）：pH 7.30，PaO_2 50mmHg，$PaCO_2$ 40mmHg。为尽快缓解症状，请根据现有的设备做相应处理。

临床思维分析：肺炎患者出现Ⅰ型呼吸衰竭，经高流量吸氧效果不佳，可以尝试无创正压通气治疗。

临床情景实例 2

患者，男性，30岁。因"大量胸腔积液"行胸腔镜术后返回病房，出现胸闷气促，咳大量粉红色泡沫痰。体格检查：呼吸 35 次 /min，血压 140/90mmHg；端坐呼吸，双肺中下肺野可闻及细湿啰音；心率 106 次 /min，律齐；双下肢无水肿。高流量吸氧及药物治疗效果不佳，请继续处理。

临床思维分析：肺水肿在吸氧及药物治疗无效时，可使用无创正压通气；复张性肺水肿及心源性肺水肿均可使用无创正压通气治疗。

临床情景实例 3

患者，男性，45 岁。因"睡眠时打鼾、呼吸暂停 5 年"就诊。行多导睡眠监测等检查诊断为重度阻塞型睡眠呼吸暂停低通气综合征。请予以处理。

临床思维分析：重度阻塞型睡眠呼吸暂停低通气综合征首选无创正压通气治疗。

临床情景实例 4

（1）患者，男性，60 岁。因"间断咳嗽、咳痰 10 年，活动后气促 5 年，加重 5 日"就诊。体格检查：呼吸 25 次 /min，血压 130/70mmHg，血氧饱和度 88%；神志清楚；双下肺可闻及干湿啰音，心率 110 次 /min，律齐。动脉血气分析：pH 7.28，PaO_2 50mmHg，$PaCO_2$ 70mmHg，HCO_3^- 38mmol/L。请予以相应处理。

（2）该患者使用呼吸机治疗 4 小时后，复查动脉血气分析：pH 7.50，PaO_2 80mmHg，$PaCO_2$ 23mmHg，HCO_3^- 22mmol/L。请分析原因。

临床思维分析：①慢性阻塞性肺疾病急性加重期（AECOPD）患者出现呼吸衰竭是无创正压通气最常见的适应证；②使用无创正压通气后需要监测患者病情、呼吸机参数及动脉血气，复查血气提示呼吸性碱中毒，考虑与患者过度通气有关，需要通过降低呼吸压力支持减少潮气量。

临床情景实例 5

（1）患者，女性，68 岁。因"间断咳嗽、气促 10 余年，加重 3 日"入院。体格检查：呼吸 16 次 /min，血压 140/70mmHg；意识清楚，口唇发绀；双肺闻及干湿啰音；心率 98 次 /min，律齐。肺部 CT：肺气肿并双肺感染，多发肺大疱。血气分析：pH 7.28，PaO_2 50mmHg，$PaCO_2$ 75mmHg，HCO_3^- 40mmol/L。请予以相应处理。

（2）患者使用无创呼吸机后，症状有所好转。咳嗽后突发胸痛，血氧饱和度下降，伴有大汗淋漓。体格检查：左肺呼吸音明显减低。患者诊断考虑什么，如何处理？

临床思维分析：① AECOPD 患者出现呼吸衰竭是无创正压通气最常见的适应证；②该患者有多发肺大疱，无创正压通气过程中突发胸痛，血氧饱和度下降，左肺呼吸音明显减低，考虑肺大疱破裂导致气胸可能，需立即停止无创正压通气治疗，改为氧疗，尽快行胸腔闭式引流。

临床情景实例 6

（1）患者，男性，69 岁。因"间断咳嗽咳痰 20 余年，气促 10 余年，加重伴嗜睡 1 日"入院。体格检查：嗜睡，病理征阴性。血气分析：pH 7.21，PaO_2 50mmHg，$PaCO_2$ 90mmHg，HCO_3^- 45mmol/L。家属拒绝行气管插管有创通气，下一步如何处理？

（2）无创呼吸机治疗 2 小时后患者处于昏睡状态。血气分析：pH 7.18，PaO_2 55mmHg，$PaCO_2$ 102mmHg，HCO_3^- 42mmol/L。下一步该如何处理？

临床思维分析：① AECOPD 患者出现严重呼吸衰竭，患者及家属不愿意行有创正压通气治疗时，在与患者及家属充分沟通后采用"试验治疗—观察反应"的策略，试用无创正压通气，但需要严密观察患者病情变化；②患者试用无创正压通气治疗后，呼吸衰竭进一步加重，考虑无创正压通气治疗失败，需要再次与家属沟通，对患者改用有创通气。

临床情景实例 7

（1）患者，男性，72 岁。因"间断咳嗽、咳痰、气喘 20 余年，再发伴发热 5 日"入院。患者痰黏稠，不易咳出。体格检查：呼吸 10 次 /min，血压 130/80mmHg；嗜睡；双肺呼吸音低，可闻及干湿啰音；心率 105 次 /min，律齐。血气分析：pH 7.28，PaO_2 50mmHg，$PaCO_2$ 85mmHg。胸部 X 线：双肺肺气肿并感染，右肺肺大疱。请予以相应处理。

（2）患者有创通气 3 日后发热好转，痰量减少，感染指标好转，意识清楚。请改用无创通气治疗。

（3）使用无创通气治疗过程中，患者出现右侧胸痛，气促加重。如何处理？

临床思维分析：① AECOPD 患者出现肺部感染，患者痰黏稠不易咳出，且患者存在意识障碍，无法自主清除气道分泌物，有误吸风险，是无创正压通气的相对禁忌证；患者存在 II 型呼吸衰竭，呼吸性酸中毒，此时应气管插管行有创正压通气治疗。② AECOPD 患者经有效抗感染治疗后症状好转，可在肺部感染控制窗内及时考虑有创—无创序贯治疗，减少呼吸机相关性肺炎的发生。③合并肺大疱的患者使用无创正压通气过程中突发气促加重伴有胸痛，需要考虑气胸的可能，需要注意患者气管是否居中，肺部是否存在气胸体征，必要时行床旁胸部 X 线检查；患者一旦发生气胸，应停用无创正压通气，及时行胸腔闭式引流；在持续胸腔闭式引流后可根据病情决定是否继续无创正压通气治疗。

（逄 利）

第二十章

心电图操作

Electrocardiogram（ECG）Operation

一、适应证

1. 胸痛、胸闷、上腹部不适等可疑急性冠脉综合征、急性肺栓塞。

2. 心律不齐可疑期前收缩、心动过速、传导阻滞。

3. 头晕、黑蒙、晕厥，可疑窦房结功能降低或病态窦房结综合征。

4. 了解某些药物对心脏的影响，如洋地黄类药物、奎尼丁、胺碘酮、β受体阻滞剂等抗心律失常药物。

5. 了解某些电解质异常对心脏的影响，如血钾、血钙等。

6. 心肌梗死的定性、定时、定位和定情。定性，是否为心肌梗死；定时，过去分为超急性期、急性期、亚急性期和陈旧期；定位，心肌梗死部位；定情，广泛前壁心肌梗死提示病情重。

7. 心脏手术或大型手术的术前、术后检查及术中监测。

8. 心脏起搏器植入前、植入后及随访。

9. 各种心血管疾病的临床监测、随访。

10. 高血压、先天性心脏病、风湿性心脏病、肺源性心脏病。

11. 心血管以外其他系统危重症患者的临床监测。

12. 对心脏可能产生影响的疾病，如急性传染病和呼吸、血液、神经、内分泌及肾脏疾病等。

13. 运动医学及航天医学。

14. 正常人群体检。

15. 心血管疾病的科研与教学。

二、标准操作规程

见表 20-1。

表 20-1　心电图操作标准操作规程

准备	医师准备：穿工作服、戴口罩和帽子、洗手
	核对检查申请单：受检者科室、姓名、性别、年龄、检查项目等信息
	复习受检者病史[1]，嘱其保持平静，避免紧张（精神异常者、婴幼儿等不能配合者，需使用镇静剂）；检查前 2 小时不吸烟，不饮茶、咖啡和酒等刺激性饮品，受检者穿着宽松
	环境准备：室内保持温暖（不低于 18℃），诊查床宽度至少 80cm；必要时屏风遮挡，保护受检者隐私
	物品准备：电源及地线、心电图机、各导联电缆、探查电极、心电图记录纸、导电糊或导电膏

操作过程	使用交流电的心电图机必须连接可靠地线
	接好电源，打开心电图机开关
	检查记录纸充足
	选定记录速度和幅度，纸速设置于 25mm/s，幅度设置于 1（10mm/mV）；必要时纸速设置于 50mm/s，幅度设置于 0.25（2.5mm/mV）、0.5（5mm/mV）或 2（20mm/mV）
	受检者取平卧位[2]，放松肢体，解开上衣，露出胸前皮肤及两上肢腕关节和两下肢踝关节的皮肤，保持平稳呼吸
	导电糊（或导电膏）涂于放置电极处的皮肤上[3]
	按国际统一标准，准确安放十二导联心电图探查电极： 肢体导联：RA- 右手手腕（红色）、LA- 左手手腕（黄色）、RL- 右下脚踝（黑色）、LL- 左下脚踝（绿色或蓝色）[4] 胸前导联：V_1 为胸骨右缘第 4 肋间、V_2 为胸骨左缘第 4 肋间、V_3 为 V_2 与 V_4 连线的中点、V_4 为左锁骨中线第 5 肋间、V_5 为左腋前线与 V_4 同一水平处、V_6 为左腋中线与 V_4 同一水平处 若病情需要记录十八导联心电图时[5]，需加做如下导联：V_7 为左腋后线与 V_4 同一水平处、V_8 为左肩胛线与 V_4 同一水平处、V_9 为左脊柱旁线与 V_4 同一水平处[6]、V_{3R} 为右胸与 V_3 相对应处、V_{4R} 为右胸与 V_4 相对应处、V_{5R} 为右胸与 V_5 相对应处
	描记心电图（2 种不同的心电图机）： （1）单通道心电图机[7]：描记顺序 I、II、III、aVR、aVL、aVF、V_1、V_2、V_3、V_4、V_5、V_6（十八导联时加 V_7、V_8、V_9、V_{3R}、V_{4R}、V_{5R}）；手动式 （2）十二导联心电图机同步采集、储存、打印；自动式 有异常心电图时可延长心电图采集时间[8]
	操作完成后，清洁皮肤，嘱受检者或协助受检者复原衣物
	心电图上标明受检者姓名、性别、年龄、检查日期、时间及操作者姓名；手动记录要标明导联；不能取平卧位的受检者应注明体位
	工作结束后，清洁电极，关闭开关，拔掉电源

疑点导航：

1. 申请者应将心脏活性药物的使用情况、临床初步诊断、申请理由、检测要求等写在申请单上。

2. 录图者在特殊情况下让受检者采取坐位、半坐位、左侧卧位或右侧卧位等非平卧位录图时，应在心电图报告单或心电图纸上予以注明。

3. 放置电极部位皮肤如有污垢宜清洁皮肤，如毛发过多宜剃除局部毛发；应尽量避免使用生理盐水、乙醇或自来水处理皮肤。

4. 电极应选择两手腕关节上方及两侧内踝上部。不能以导联线的颜色分辨上肢或下肢或左右，必须按照标记符号判识。右位心时改变导联连接，左右手反接；$V_1 \sim V_6$ 导联电极依次放在 V_2、V_1、$V_{3R} \sim V_{6R}$ 导联位置描记心电图。

5. 用记录常规十二导联心电图机记录十八导联心电图时，建议分三次采集。

（1）第一次按常规十二导联心电图安放探查电极。

（2）第二次将 V_1、V_2、V_3 导联的探查电极分别放置于 V_{3R}、V_{4R}、V_{5R} 导联处，V_4、V_5、V_6 导联的探查电极放置的位置不变。

（3）第三次将 V_1、V_2、V_3 导联的探查电极分别放置于 V_7、V_8、V_9 导联处，V_4、V_5、V_6 导联的

探查电极放置的位置不变。

（4）疑有或已有急性心肌梗死患者首次心电图检查必须加做 V_7、V_8、V_9、V_{3R}、V_{4R}、V_{5R} 导联；并将胸导联各电极放置部位用彩色笔做标记，便于以后进行动态比较。

6. 描记 V_7、V_8、V_9 导联时，受检者必须采取平卧位，可选扁平电极或吸杯电极。如无前述电极，先嘱受检者或协助受检者取右侧卧位，放置好 V_7、V_8、V_9 导联的电极后，将毛巾或床单卷曲成 "C" 形（"C" 字口对外以防电极线受压）垫于受检者背部，再嘱受检者或协助受检者取平卧位，之后录图，注意电极不能松脱。

7. 手动方式记录时必须在每个导联转换时记录定标方波；每个导联记录长度不少于 3～4 个完整的心动周期。

8. 心律失常时（房性期前收缩、心房颤动、室性期前收缩、室内差异性传导等）应做长程记录（常选 Ⅱ 导联，因该导联 P 波清晰，易于分析心脏的基本节律；也可选择其他 P 波清晰的导联进行长程记录；很多心电图机出厂时已经设计好，在描记十二导联心电图时，Ⅱ 导联作为同步进行的长程记录导联），最好进行多导联同步记录。

三、常见并发症及处理

局部皮肤不良反应：由胸部探查电极吸附时间过长或对导电膏过敏所致，表现为局部皮肤出现小水疱或红、痒、皮疹。一般无须特殊处理，去掉电极观察，严重者可予抗过敏治疗。

四、临床情景实例与临床思维分析

临床情景实例 1

患者，男性，45 岁。因 "机器致左上肢离断 1 小时" 入院。术前请完善心电图检查。

临床思维分析：残肢患者心电图检查，宜将记录电极移至肢体残端，并在心电图纸上标明。

临床情景实例 2

患者，女性，65 岁。因 "胸闷、胸痛伴大汗淋漓 1 小时" 入院。既往有高血压、冠心病病史。请为患者做心电图检查。

临床思维分析：急性缺血性胸痛患者首次需行十八导联心电图检查。

临床情景实例 3

患儿，男性，3 岁。因 "发热、咳嗽伴阵发性呼吸困难 2 日" 入院。体格检查：体温 39.5℃；双肺可闻及固定的中、细湿啰音；心率 165 次 /min，律齐。考虑诊断为 "支气管肺炎"。请为患者做心电图检查。

临床思维分析：①婴幼儿不能配合，必要时可使用镇静药物（10% 水合氯醛 0.5～0.6ml/kg 灌肠）；②使用小儿心电图机，或使用小号电极片。

临床情景实例 4

患者，男性，30 岁。因 "咳嗽、咳痰伴气促 10 日" 入院。患者心电图 Ⅰ 导联 P 波均向下，aVR

导联 P 波均直立，已排除左右手误接，胸导联 R 波越来越矮小。请分析原因，并完成完整的心电图检查。

临床思维分析：①该患者心电图提示右位心。②需加做心电图：将患者左右手反接，V_1、V_2 导联互换，$V_3 \sim V_6$ 导联放置于右胸相对应位置，如心电图此时显示全部正常导联形态，提示患者为镜向右位心。③在记录好的心电图纸上标明。

临床情景实例 5

患者，男性，62 岁。因"反复咳嗽、咳痰 10 余年，再发加重伴呼吸困难 3 日"入院。体格检查：胸廓前后径增大，肋间隙增宽，肺部叩诊呈过清音，双肺呼吸音减弱。请为患者行心电图检查。

临床思维分析：①慢性阻塞性肺疾病，常规十二导联心电图检查可能出现胸导联低电压；②若将患者胸导联探查电极下移一肋间放置，胸导联低电压现象有可能消失。

临床情景实例 6

患者，女性，55 岁。因"胸部带状疱疹 3 日"入院。体格检查：左胸第 5 肋间分布簇状黄豆大小水疱，疱液澄清，外周绕以红晕，各簇水疱群间皮肤正常。请为患者行心电图检查。

临床思维分析：①患者局部皮肤有破损，放置胸前电极，注意避开受损皮肤，必要时可予上移或下移一个肋间放置探查电极；②在记录的心电图纸上标明更改后的电极位置。

临床情景实例 7

患者，男性，57 岁。因"突发胸痛 3 小时来门诊"就诊。既往史：吸烟 30 年，有高血压、糖尿病病史。20 余年前曾因车祸致右腿截肢。为明确患者的诊断，首选何种检查并予以操作。

临床思维分析：①患者有胸痛，合并冠心病高危因素，考虑胸痛原因为心脏疾病（急性冠脉综合征可能性大），宜首选心电图检查；②首次需行十八导联心电图；③右腿肢导联电极应选择右下肢残端内侧皮肤，并在心电图纸上标明。

临床情景实例 8

患者，女性，60 岁。因"突发胸痛 6 小时"入院。疼痛位于胸骨后，呈持续性疼痛不能缓解，伴有大汗。既往史：1 周前因左乳腺癌行手术治疗，有高血压、糖尿病病史。体格检查：胸部第 2~4 肋可见固定敷料带。请予以心电图检查。

临床思维分析：①患者有冠心病高危因素，胸痛为冠状动脉脉急性缺血所致可能性大，宜行十八导联心电图，但胸前电极宜避开固定敷料带；②在完成的心电图纸上宜标明具体情况。

（秦英楠　柳　俊）

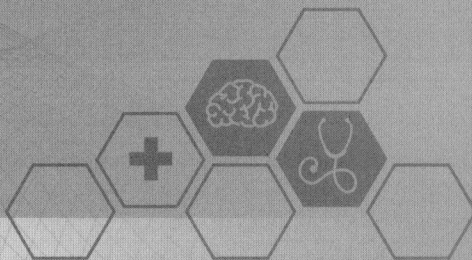

第二十一章

肺功能测定
Pulmonary Function Tests

一、适应证

1. 判断呼吸困难、咳嗽的原因。
2. 评价肺功能障碍的类型和严重程度。
3. 评价呼吸系统疾病的动态功能变化和治疗效果。
4. 对接受胸腹部手术者及部分其他手术者行术前评估。
5. 评估受试者的呼吸功能、劳动耐受力和劳动强度。
6. 高危人群的体检。
7. 健康体检者。

二、禁忌证

（一）绝对禁忌证

1. 严重低氧血症。
2. 气胸及气胸愈合 1 个月内。
3. 不稳定型心绞痛、4 周内的心肌梗死、高血压危象或顽固性高血压。
4. 1 个月内的脑卒中、眼部手术、胸腔或腹腔手术。
5. 2 周内有咯血史或有活动性消化道出血。
6. 当日已进行内镜检查及活检。
7. 有活动性呼吸道传染病或感染性疾病。
8. 有习惯性流产病史的孕妇。
9. 已确诊患胸腔动脉瘤或脑动脉瘤，且未有效治疗。

（二）相对禁忌证

1. 张力性肺大疱。
2. 较重心血管疾病。
3. 颞颌关节易脱臼。
4. 严重疝气、痔疮、重度子宫脱垂。
5. 中、晚期妊娠。
6. 插胃管或气管切开。
7. 鼓膜穿孔（需先堵塞患侧耳道后测定）。

8. 配合较差或体弱无力。

9. 明显胸痛、腹痛、面痛、头痛；口腔疾病；剧咳；压力性尿失禁。

三、标准操作规程

见表 21-1。

表 21-1　肺功能检测标准操作规程

准备	医师准备：穿工作服，衣帽整洁得体
	核对检查申请单：科室、姓名、性别、年龄、体重、检查项目等信息
	详细询问患者病史、吸烟史、最近用药情况，需注意排除患者合并肺功能检查的禁忌证；向受试者详细解释检查步骤及注意事项，争取得到患者的良好配合[1]（医务工作者可以通过示范、身体语言的提示及不断地鼓励，使患者能够更好地完成呼吸配合）
	受试者准备[2]：肺功能测定前 4 小时内不得使用沙丁胺醇、异丙托溴铵等速效支气管舒张剂；测定前 12 小时内不得使用茶碱；检查前至少 1 小时不得吸烟；检查前至少 2 小时不得饮用含高浓度咖啡因的饮料，如茶和咖啡
	环境准备：做室温、室压、湿度等的校正
	物品准备：肺功能仪器［校正体温（37℃）、室压（760mmHg）、湿度等，每次启动肺量计时须经容量定标器标定，确定该肺量计工作正常］
操作过程	录入受试者基本信息：身高、体重、性别、年龄、民族等
	受试者取坐位并坐直，双脚着地，双目平视，避免头过后仰或低头俯身，不要靠背
	按照医务工作者的指令练习用力呼吸动作
	口含咬口器，用唇紧密包绕，夹上鼻夹，保证口鼻不漏气，平静呼吸至少 4 个周期
	完全吸气，然后用力、快速、完全呼气，一气呵成；要求爆发力呼气，起始无犹豫，整个呼气过程中无中断，且一般情况下成人呼气要求在 6 秒以上
	在呼气完全后按指令立刻用力快速吸气至完全
	休息片刻后，重复上述步骤，至少完成 3 次测定，一般不超过 8 次，一般要求最佳 2 次用力肺活量（FVC）及第 1 秒用力呼气容积（FEV_1）的变异 < 5% 或 < 200ml
	必要时行最大通气量（MVV）检查[3]，受试者以最大呼吸幅度、最大呼吸速度持续呼吸 12 秒或 15 秒；选择幅度基本一致、呼吸速度均匀，持续 12 秒（或 15 秒）的曲线段；将 12 秒吸入或呼出气量乘以 5 得到 MVV（15 秒检查结果乘以 4）
	完成肺通气功能检查及肺容量检查
	支气管舒张试验[4]：根据选择的舒张试验常用药物及停用时间，正确使用储雾罐，使患者能够充分地吸入药物，并根据舒张药物的药效达峰时间来设定肺功能的检查时间。如无相应禁忌证，通常经储雾罐气雾吸入支气管舒张剂硫酸沙丁胺醇 400μg 后 20 分钟，计算 FEV_1 上升率及绝对增加值（FEV_1 较基础值上升12%，且绝对值增加 200ml 为支气管舒张试验的阳性判断标准，提示存在可逆性的气道阻塞）
	支气管激发试验[5]：根据选择的激发试验常用药物及停用时间，药物需低温（4℃）、避光保存；使用前 30 分钟解冻；与受试者的吸气动作相配合给药；吸入后再测定肺功能，直至 FEV_1 下降 ≥ 20% 时，或患者出现明显不适及临床表现，或吸入最高浓度（剂量）为止；FEV_1 下降 ≥ 20% 时，吸入药物剂量小于最高浓度（剂量）时，判断结果为阳性，提示存在气道高反应性；报告测试方法、吸入药物、累积剂量（或浓度）、呼吸功能指标、改变值、并发症状、结果判断等内容；激发试验阳性者应吸入速效支气管舒张剂，患者肺功能恢复正常时，试验完成

续表

操作过程	**弥散功能**[6]：嘱受试者夹上鼻夹、口含咬嘴后平静呼吸 4~5 个周期；待潮气末基线平稳后，指导受试者呼气完全至潮气量位，然后快速均匀吸气至肺总量位，2 秒内完成吸气，气道阻塞者 10 秒内完成；之后屏气 10 秒，最后均匀持续中速呼气完全至残气量位，2~4 秒内完成呼气；检测受试者的肺一氧化碳弥散量（DLCO）和肺一氧化碳弥散因子（TLCO）、肺泡容积（VA）、DLCO 和肺泡容积的比值（DLCO/VA）等
	打印检查结果，告知患者检查结果及结论[7, 8]

疑点导航：

1. 肺功能检查结果受到诸多因素的影响，如检查仪器的特性、受试者的状况和配合程度、检查人员的专业素质和对受试者的引导能力、检查过程的规范化及检查结果的质量控制评估等（表 21-2）。

2. 为避免舒张药物对试验结果的影响，舒张试验前应停用支气管舒张剂，具体见表 21-3。

3. 最大通气量（MVV）可反映通气功能的储备能力，因而应用于胸腹部外科手术的术前评估。通常 MVV > 65% 预计值可行全肺切除；MVV > 50% 预计值可行肺叶切除；MVV < 50% 预计值一般不宜行肺叶切除。虽然其准确性不如运动心肺功能，但因操作简便、费用便宜而广泛应用于基层医院。

4. 一般基础肺功能正常者无须做支气管舒张试验，可考虑做呼气流量峰值变异率（PEFR）检查；如有必要，建议做支气管激发试验。

5. 支气管激发试验流程见图 21-1。对于高度怀疑或确诊为哮喘的患者，按 2 倍递增（常规程序）吸入激发剂；对于基础通气功能正常的受试者，剂量可按 4 倍递增（简化程序），但当 FEV_1 比基础值下降超过 10% 时，即转回 2 倍递增法。定量雾化吸入乙酰甲胆碱的给药程序见表 21-4。

6. 以弥散指标衡量肺弥散功能。肺弥散功能受损的严重程度分级：正常，DLCO 占预计值百分比 ≥ 80%；轻度障碍，60% ≤ DLCO 占预计值百分比 < 80%；中度障碍，40% ≤ DLCO 占预计值百分比 < 60%；重度障碍，DLCO 占预计值百分比 < 40%。

7. 各类型通气功能障碍的判断和鉴别见表 21-5。

8. 通气功能障碍的严重程度分级见表 21-6。

表 21-2　肺功能质量控制要点

考核项目	考核内容	技术要点
实验室与仪器设置	对肺功能仪器配件的安装与拆卸	主要是流量传感器
	肺功能检查计算机软件的作用	
	环境参数的测量	菜单、选项、快捷键等
	定标器的操作	室温、室压、温度、海拔高度等
	对定标结果的分析	推拉动作均匀、连续，多种流量定标
	定标校准	误差 ≤ 30%
	仪器清洁	对定标结果进行校准
	仪器消毒	传感器禁忌刷洗
	仪器干燥	注意消毒剂的选择、配制、消毒与漂洗的时间
	室内空气消毒	自然风干
		紫外线灯、空气过滤器

续表

考核项目	考核内容	技术要点
试验前准备	测量受试者的身高	去鞋、立正、并腿、双目平视
	测量受试者的体重	去鞋、减轻衣量
	录入受试者信息	正确录入受试者姓名、性别、出生日期、身高、体重、种族
	向患者解释检查动作	表达清楚
	向患者示范检查动作	示范正确
	患者体位准备	坐直、挺胸、不靠背、双腿着地、平视或稍微上仰
用力肺活量检查	指引患者深吸气至完全	容积-时间曲线显示吸气平台
	指引患者快速爆发力呼气	测试起始标准（流量-容积曲线显示呼气尖峰出现，外推容积小于 150ml 或 5% FVC）
	指引患者均匀呼气	呼气中期标准（流量-容积曲线平滑，无咳嗽、停顿、中断）
	指引患者持续呼气至完全	测试结束标准（容积-时间曲线显示呼气平台出现，容量变化 $<30ml/s$）
	判断测试的可接受性	达到测试起始、中期和结束标准
	判断测试的可重复性	检查次数不少于 3 次，最佳 2 次，FVC 及 FEV_1 的变异 $<5\%$ 或 $<200ml$；选择最佳测试，最佳曲线，$FVC + FEV_1$ 最大
	结果分析	判断类型、严重程度分级
	打印检查报告	报告格式的设计
支气管激发试验	影响药物和因素	常用药物、停用时间
	激发药物的配制与保存	低温（4℃）、避光保存，使用前解冻 30 分钟
	给药动作及技巧	与受试者吸气动作的配合
	激发程序	激发药物浓度或剂量的倍增常规程序及简化程序
	计算 FEV_1 下降率	计算公式
	阳性判断标准	FEV_1 较基础值下降 $\geqslant 20\%$
	临床应用	询问病史，判断适应证，排除禁忌证，评估试验的临床意义
	支气管激发试验阳性的处理	吸入速效支气管舒张剂
支气管舒张试验	影响药物和因素	常用药物、停用时间
	舒张药物的选择	药效达峰时间
	给药动作及技巧	储雾罐的使用方法
	计算 FEV_1 上升率	计算公式
	阳性判断标准	FEV_1 较基础值上升 12%，且绝对值增加 200ml
	临床应用	询问病史，判断适应证，排除禁忌证，评估试验的临床意义

注：FVC，用力肺活量；FEV_1，第 1 秒用力呼气容积。

表 21-3　气道反应性测定影响因素及停用时间

药物类型	影响因素	停用时间
支气管舒张剂		
吸入型	短效（如沙丁胺醇、特布他林）	4～6 小时
	中效（如异丙托溴铵）	8 小时
	长效（如沙美特罗、福莫特罗、噻托溴铵）	24 小时
口服型	短效（如氨茶碱）	8 小时
	长效（如缓释茶碱或长效 $β_2$ 受体激动剂）	24～48 小时
糖皮质激素		
吸入型	如布地奈德、氟替卡松、丙酸倍氯米松	12～24 小时
口服型	如泼尼松、甲泼尼松	48 小时

续表

药物类型	影响因素	停用时间
抗过敏药及白三烯拮抗剂		
抗组胺药	如氯雷他定、氯苯那敏、酮替芬	48 小时
肥大细胞膜稳定药	如色甘酸钠	8 小时
白三烯拮抗剂	如孟鲁司特	24 小时
其他	食物（如茶、咖啡、可口可乐饮料、巧克力）、	6 小时
	剧烈运动、冷空气吸入	2 小时

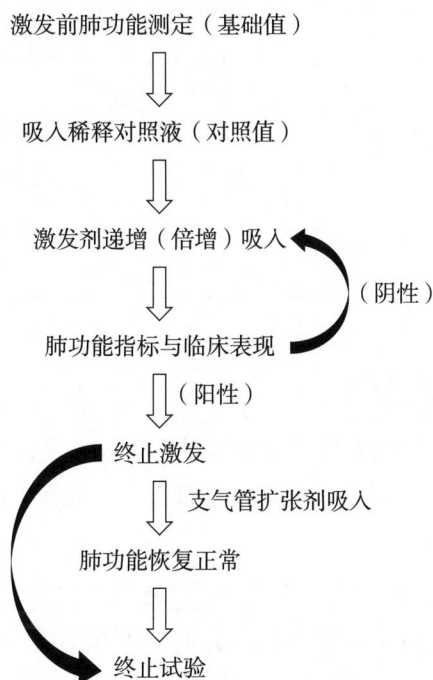

图 21-1　支气管激发试验流程图

表 21-4　定量雾化吸入乙酰甲胆碱的给药程序

步骤	药物浓度 / （g/L）	常规程序（2 倍递增）		简化程序（4 倍递增）	
		单次剂量 / mg（μmol/L）	累积剂量 / mg（μmol/L）	单次剂量 / mg（μmol/L）	累积剂量 / mg（μmol/L）
1	3.125	0.010（0.05）	0.010（0.05）		
2	3.125	0.010（0.05）	0.020（0.10）		
3	6.25	0.019（0.10）	0.039（0.20）		
4	6.25	0.039（0.20）	0.078（0.40）	0.078（0.40）	0.078（0.40）
5	25	0.078（0.40）	0.157（0.80）		
6	25	0.156（0.80）	0.313（1.60）	0.235（1.20）	0.313（1.60）
7	25	0.312（1.60）	0.625（3.20）		
8	25	0.625（3.20）	1.25（6.40）	0.937（4.80）	1.25（6.40）
9	25	1.250（6.40）	2.50（12.80）	1.250（6.40）	2.50（12.80）

表 21-5　各类型通气功能障碍的判断及鉴别

障碍类型	FVC	FEV$_1$	FEV$_1$/FVC	RV	TLC
阻塞型	—/↓	↓	↓	↑	↑
限制性	↓	↓/—	—/↓	↓/—	↓
混合型	↓	↓↓	↓	?	?

注：FVC，用力肺活量；FEV$_1$，第 1 秒用力呼气容积；RV，残气量；TLC，肺总量。—表示正常；？表示不清楚。

表 21-6　通气功能障碍的程度分级

严重程度	FEV$_1$ 占预计值百分比
轻度	≥70%
中度	60% ≤ 且 <70%
中重度	50% ≤ 且 <60%
重度	35% ≤ 且 <50%
极重度	<35%

注：FEV$_1$，第 1 秒用力呼气容积。

四、常见并发症、诱因及处理

1. **交叉感染**　检查过程中患者用力呼吸或咳嗽时的唾液、痰、飞沫、口腔分泌物等可能会遗留在检查仪器的表面或呼吸回路中，造成交叉感染。处理方法：加强工作环境的消毒，提高工作人员的预防意识。

2. **呼吸性碱中毒**　由于患者用力深大呼吸，过度通气，可能会出现头晕，手足肢端及面部口周麻木或针刺感，严重者出现昏厥。处理方法：此时应嘱患者尽量放松，必要时让患者平卧，休息 5～10 分钟，如仍未缓解，可用硬纸做成喇叭状，罩在患者的口鼻部，使呼出的二氧化碳部分回吸收。

3. **激发药物、运动等所导致的支气管哮喘急性发作**　由于患者反复用力呼吸、通气量增大、气道表面水分蒸发、温度和渗透压改变或激发因素诱发，引起气道收缩所致。主要症状有咳嗽、胸闷、气促、喘息等，并伴有肺部通气功能的下降。处理方法：此时应立即停止雾化吸入激发药物，并吸入短效 β$_2$ 受体激动剂（采用定量气雾剂＋储雾罐）如沙丁胺醇气雾剂 200～400μg，一般可迅速缓解。10 分钟后重新评估，必要时吸氧、雾化吸入短效 β$_2$ 受体激动剂，如仍无缓解需留观治疗。

4. **激发药物引起的非气道痉挛的不良反应**　主要表现为咳嗽、声音嘶哑、咽痛（因咽喉部及声带受激发药物刺激充血水肿所致）、头痛、面红（因受激发药物刺激，心脏兴奋、收缩力增强、心率加快）、恶心、呕吐、腹痛（多见于儿童，因激发药物可促进胃肠平滑肌蠕动和胃肠分泌）等，但不伴通气功能下降。处理方法：一般休息 15～30 分钟后可自行缓解。

5. **舒张药物引起的不良反应**　主要表现为心悸、手颤。处理方法：舒张试验前，需了解受试者的用药史，并检查其基础心率，如心动过速不能耐受可谨慎使用 β 受体阻滞剂，心律失常者给予抗心律失常药物治疗。

6. **喉头水肿**　主要表现为胸闷、气短、憋气、吸气性呼吸困难、"三凹征"阳性、声音嘶哑、发音困难、恐惧感。严重时出现口唇发绀。处理方法：立即停止检查，及时吸氧，静脉应用糖皮质激素，雾化吸入支气管舒张剂等。

7. **其他** 如肺大疱破裂致气胸、支气管扩张症患者用力呼气致咯血、心功能不稳定者可发生心律失常、下颌关节脱臼、癫痫发作、腹肌抽搐、低血糖症等，应及时对症处理，避免发生后遗症。

五、临床情景实例与临床思维分析

临床情景实例 1

（1）患者，男性，26 岁。因"咳嗽、呼吸困难 2 周"就诊。2 周前患者受凉后出现咳嗽，呼吸困难，以夜间为主，可逐渐自行缓解，白天症状不明显。已戒烟 10 年，有过敏性鼻炎病史 5 年。体格检查：双肺未闻及啰音；心率 80 次/min，律齐，各瓣膜区无杂音。胸部 X 线检查未见异常。超声心动图检查未见异常。肺通气功能检查：$FEV_1\%$ 为 58.1%，请尽快明确患者诊断。

（2）肺功能检测结果见表 21-7，请向患者解释肺功能检查结果。

表 21-7 26 岁男性患者肺功能报告单

指标	预计值	用药前	用药前测量值/预计值	用药后	用药后测量值/预计值	改善率
VC_{max}/L	2.69	1.63	60.7	1.74	64.6	6.5
ERV/L	0.73					
IC/L	1.95					
FVC/L	2.58	1.63	63.2	1.74	67.3	6.5
FEV_1/L	2.16	1.24	58.1	1.45	67.1	15.4
（FEV_1/FVC）/%		76.99		83.46		8.4
（FEV_1/VC_{max}）/%	76.94	76.99	100.1	83.46	108.5	8.4
PEF/（L/s）	5.83	4.04	69.3	4.27	73.3	5.7
MEF_{75}/（L/s）	5.18	3.50	67.5	4.14	79.9	18.4
MEF_{50}/（L/s）	3.50	1.54	43.9	2.13	60.8	38.3
MEF_{25}/（L/s）	1.20	0.33	27.5	0.61	51.1	85.9
$MMEF_{75/25}$/（L/s）	2.76	0.98	35.6	1.60	58.1	63.0

注：VC_{max}，最大肺活量；ERV，补呼气量；IC，深呼气量；FVC，用力肺活量；FEV_1，第 1 秒用力呼气容积；PEF，呼气流量峰值；MEF_{75}，75% 肺活量时最大呼气流量；MEF_{50}，50% 肺活量时最大呼气流量；MEF_{25}，25% 肺活量时最大呼气流量；$MMEF_{75/25}$，最大呼气中期流量。

（3）完成肺功能检查后，患者呼吸困难缓解，但出现心悸、手颤等不适，最可能的原因是什么？

临床思维分析：①患者诊断考虑支气管哮喘，行肺功能检测提示 $FEV_1\%$ 下降，需要进一步完成舒张试验；②表 21-7 结果示 FEV_1 绝对值增加大于 200ml，增加率大于 12%，支气管舒张试验阳性，符合支气管哮喘的临床诊断；③心悸、手颤等不适考虑与舒张试验时吸入沙丁胺醇气雾剂有关。

临床情景实例 2

（1）患者，男性，18 岁。因"反复喘息 17 年，再发 3 日"就诊。患者自 17 年前反复出现发作性喘息，可自行缓解，6 岁后症状逐渐消失。近 3 日来患者出现两次喘息，严重时影响睡眠。疑为哮喘，肺通气功能结果见表 21-8，请进一步检查明确患者诊断。

表 21-8　18 岁男性患者肺功能报告单

指标	预计值	用药前	用药前测量值/预计值	用药后	用药后测量值/预计值	改善率
VC$_{max}$/L	2.64	2.30	87.1			
ERV/L	0.81					
IC/L	1.84					
FVC/L	2.56	2.30	90.0			
FEV$_1$/L	2.15	1.90	88.3			
（FEV$_1$/FVC）/%		82.54				
（FEV$_1$/VC$_{max}$）/%	78.08	82.54	105.7			
PEF/（L/s）	5.79	5.15				
MEF$_{75}$/（L/s）	5.21	5.07	89.1			
MEF$_{50}$/（L/s）	3.56	2.49	97.4			
MEF$_{25}$/（L/s）	1.31	0.72	70.1			
MMEF$_{75/25}$/（L/s）	2.91	1.85	55.2			

注：VC$_{max}$，最大肺活量；ERV，补呼气量；IC，深呼气量；FVC，用力肺活量；FEV$_1$，第 1 秒用力呼气容积；PEF，呼气流量峰值；MEF$_{75}$，75% 肺活量时最大呼气流量；MEF$_{50}$，50% 肺活量时最大呼气流量；MEF$_{25}$，25% 肺活量时最大呼气流量；MMEF$_{75/25}$，最大呼气中期流量。

（2）再次检查结束后，患者出现咳嗽、喘息、胸闷加重，请予以处理。

临床思维分析：①患者诊断考虑支气管哮喘，行肺功能检测提示 FEV$_1$% 正常，需要进一步完成支气管激发试验，高度怀疑或确诊为哮喘的患者，按 2 倍递增（常规程序）吸入激发剂。②此症状可能为激发药物所引起的哮喘的急性发作；应该立即停止雾化吸入激发药物，吸入短效 β$_2$ 受体激动剂（采用定量气雾剂＋储雾罐），如沙丁胺醇气雾剂 200～400μg；必要时建立静脉通道，使用氨茶碱静脉滴注；同时进行心率、血氧、血压、呼吸监护；一般可迅速缓解，10 分钟后重新评估，必要时吸氧、雾化吸入短效 β$_2$ 受体激动剂；如仍无缓解则需留院观察和治疗。

临床情景实例 3

（1）患者，男性，60 岁。因"反复咳嗽、咳痰 15 年余，气短 8 年余，加重伴喘息 2 日"就诊。吸烟 30 年，每日 1 包。体格检查：神志清楚；呼吸急促，桶状胸，双肺呼吸音低，可闻及散在哮鸣音。胸部 CT 提示肺大疱、肺气肿。行肺功能检查，初步检查结果见表 21-9。患者最可能的诊断是什么。

（2）再次检查过程中，患者突发气促加重。体格检查：血氧饱和度 78%；气管左偏，右肺叩诊呈鼓音，呼吸音减低。请继续处理。

表 21-9　60 岁男性患者肺功能报告单

指标	预计值	用药前	用药前测量值 / 预计值	用药后	用药后测量值 / 预计值	改善率
VC_{max}/L	2.99	2.02	67.7	2.02	67.5	−0.3
ERV/L	0.75					
IC/L	2.24					
FVC/L	2.86	1.88	65.7	2.02	70.5	7.2
FEV_1/L	2.41	1.06	44.0	1.17	48.5	10.3
（FEV_1/FVC）/%		56.34		57.94		2.8
（FEV_1/VC_{max}）/%	76.75	52.39	68.3	57.94	75.5	10.6
PEF/（L/S）	6.18	3.24	52.4	3.03	49.0	−6.4
MEF_{75}/（L/S）	5.38	1.15	21.3	1.75	32.6	52.8
MEF_{50}/（L/S）	3.65	0.50	13.7	0.62	17.0	23.5
MEF_{25}/（L/S）	1.25	0.17	13.6	0.23	18.4	35.3
$MMEF_{75/25}$/（L/S）	2.81	0.43	15.1	0.54	19.1	26.2

注：VC_{max}，最大肺活量；ERV，补呼气量；IC，深呼气量；FVC，用力肺活量；FEV_1，第 1 秒用力呼气容积；PEF，呼气流量峰值；MEF_{75}，75% 肺活量时最大呼气流量；MEF_{50}，50% 肺活量时最大呼气流量；MEF_{25}，25% 肺活量时最大呼气流量；$MMEF_{75/25}$，最大呼气中期流量。

临床思维分析：①患者病史、体格检查结果、胸部 CT 均提示慢性阻塞性肺疾病（COPD）可能，行肺功能检测结果提示阻塞性通气功能障碍，符合 COPD 的诊断，进一步行支气管舒张试验。②肺功能检查过程中出现气胸，要立即停止检查，吸氧；必要时于右锁骨中线第 2 肋间行胸腔穿刺抽气及胸腔闭式引流术。

临床情景实例 4

（1）患者，女性，52 岁。因"活动后气促 1 年。患者于 1 年前开始出现咳嗽、无痰、活动耐力下降"就诊。患者反复出现气促，无发热、畏寒。体格检查：听诊双肺底少许湿啰音。胸部高分辨率 CT 显示双肺间质性改变。肺功能检查见表 21-10，请向患者解释肺功能结果。

表 21-10　52 岁女性患者肺功能报告单

指标	预计值	实测值	实 / 预
DLCO/（ml·min^{-1}·$mmHg^{-1}$）	7.26	3.08	42.4
VA/L	4.42	3.22	72.8
KCO/（ml·min^{-1}·$mmHg^{-1}$·L^{-1}）	1.59	0.96	60.3
TLC/L	4.57	3.35	73.3
RV/L	1.77	1.25	70.6
RV/TLC	38.68	37.31	96.4
FRC/L	2.57	1.72	67.0
FRC/TC	54.38	51.47	94.6
Hb/（g·dl^{-1}）		13.40	

注：DLCO，肺一氧化碳弥散量；VA，肺泡容积；KCO，每升肺泡容积的一氧化碳弥散量；TLC，肺总量；RV，残气量；FRC，功能残气量；Hb，血红蛋白。

（2）肺功能检查过程中患者突然出现头晕，手足肢端及面部口周麻木，最可能的原因是什么？如何处理？

临床思维分析：①肺功能检查 DLCO 占预计值百分比为 42.4%，提示中度弥散功能障碍，符合间质性肺疾病改变。②肺功能测定过程中，患者用力深大呼吸，出现过度通气，导致呼吸性碱中毒；应立即停止检查，嘱患者尽量放松，必要平卧，休息 5~10 分钟；如仍未缓解，可用硬纸做成喇叭状，罩在患者的口鼻部，使呼出的二氧化碳部分回吸收。

临床情景实例 5

患者，男性，55 岁。因"反复咳嗽、咳痰 10 余年，活动后气促 3 年"就诊。患者秋冬季节症状加重，加重时基本不能进行任何体力劳动，并需平卧吸氧后方能缓解，无下肢水肿病史。吸烟 20 余年，每日 2 包，已戒烟 3 年。体格检查：桶状胸，双肺呼吸活动度减弱，双肺呼吸音明显减弱，呼气相明显延长，未闻及干湿啰音。胸部 X 线检查提示肺气肿。请进一步检查，并告知患者下一步如何治疗。

临床思维分析：结合病史、临床症状和胸部 X 线检查诊断考虑 COPD，为明确患者诊断，判断 COPD 严重程度，需要行肺功能检查及支气管舒张试验；患者肺功能检查可帮助确定患者 COPD 的分级，具体见表 21-11。

表 21-11　COPD 患者气流受限分级（吸入支气管舒张剂后的 FEV_1）

GOLD 分级	FEV_1 占预计值百分比
GOLD 1：轻度	≥80%
GOLD 2：中度	50%≤，<80%
GOLD 3：重度	30%≤，<50%
GOLD 4：极重度	<30%

注：COPD，慢性阻塞性肺疾病；FEV_1，第 1 秒用力呼气容积；FVC，用力肺活量。

（陈　哲）

第二十二章

三腔二囊管置入术

Sengstaken-Blakemore Tube Insertion

一、适应证

1. 食管 - 胃底静脉曲张破裂出血经输血、补液、降低门静脉压力等药物治疗仍难以控制。

2. 经内镜下食管曲张静脉套扎术、硬化剂注射术或胃底曲张静脉组织胶注射术后再出血者，一般止血药物无效。

3. 无进行紧急手术和内镜下治疗条件的基层医院或内镜下紧急止血操作失败且药物处理难以控制的食管 - 胃底静脉曲张破裂出血。

二、禁忌证

无绝对禁忌证，相对禁忌证如下：

1. 严重的冠心病、高血压、心力衰竭、心律失常等心血管系统疾病。

2. 严重的呼吸衰竭。

3. 病情垂危、精神异常或患者躁动极度不合作。

4. 胸腹主动脉瘤。

5. 咽喉部、食管部肿瘤病变导致梗阻或曾经手术导致解剖异常。

6. 近期内食管腐蚀性损伤。

7. 近期因食管下段、胃底静脉曲张接受硬化剂治疗。

8. 不能肯定为食管 - 胃底静脉曲张破裂出血。

三、标准操作规程

见表 22-1、表 22-2。

表 22-1 三腔二囊管置入术标准操作规程

准备	医师的准备：穿工作服，戴口罩，帽子，洗手
	核对患者信息，询问有无鼻咽部病史，知情同意并签字
	用湿棉签清洁、检查双侧鼻腔[1]，提前向患者说明操作中需配合吞咽
	用物准备：一次性三腔二囊管、弯盘、止血钳或镊子、0.5kg 沙袋、50ml 注射器、手套、纱布、治疗巾、液状石蜡棉球、手电筒、棉签、胶布、夹子、听诊器、血压计、记号笔、压舌板、500ml 灭菌用水或生理盐水。均在有效期内

操作过程	协助患者取半坐卧位或左侧卧位（昏迷患者取仰卧位或左侧卧位），铺治疗巾于患者颌下
	打开三腔二囊管插管包，将操作所需用品打开并放入弯盘或碗内
	戴手套
	弯盘置于患者口角旁
	检查三腔二囊管有无破损[2]及是否通畅
	比量长度：患者前额发际至剑突的长度，且胃气囊与食管囊连接点需超过剑突，做好标记
	检查三腔二囊管是否漏气，用液状石蜡润滑三腔二囊管前 50~60cm，润滑鼻腔
	术者左手持纱布托住三腔二囊管，右手将三腔二囊管前端自患者鼻腔较宽敞侧鼻孔轻轻缓慢插入
	三腔二囊管插入 12~15cm 时，检查是否盘曲在口中
	嘱患者吞咽[3]，送至标记长度，查看标记
	判断三腔二囊管前端在胃腔内：①抽取胃液；②经三腔二囊管胃导管注入少量空气，听诊器在左上腹部听到气过水声；③将三腔二囊管尾端置入清水中无气泡溢出。三种方式任意一种判断正确即可
	向胃囊内注入气体 250~300ml，用血压计测定囊内压力，使压力保持在 40mmHg，用止血钳夹闭食管气囊管口，将三腔二囊管向口腔方向牵引，有中等阻力感
	用胶布固定三腔二囊管于双鼻翼，并用 0.5kg 沙袋牵拉于床前的牵引架上，牵拉方向要与鼻孔成一直线[4]，标记压迫及牵引时间
	（胃囊注气后仍有出血时）向食管气囊内注入 100~150ml 空气，用血压计测定囊内压力，使压力保持在 35~45mmHg，并用止血钳夹闭食管气囊管口
	操作完成后为患者复原衣物
	操作过程应该注意观察患者生命体征，如有呛咳、发绀等，应立即停止操作，操作过程中注意询问患者的感受
	操作后向患者交代注意事项
	术后观察生命体征、保持三腔二囊管通畅及适度牵引；每隔 15~30 分钟抽一次胃液，每次抽尽[5]
	每 4 小时测一次囊内压力，及时补充气体维持压力[6]，若有三腔二囊管移位则随时测压补气或重新置管
	每隔 12~24 小时食管囊和胃囊放气 15~30 分钟[7]，并注意缓慢放气[8]
	操作中与患者交流，安抚患者，动作轻巧细致，操作后清洁患者口鼻部

疑点导航：

1. 检查鼻腔是否有鼻息肉、鼻甲肥厚和鼻中隔偏曲，选择鼻腔较宽敞侧插管。

2. 将三腔二囊管两气囊打入一定空气，使气囊充盈，将两气囊放入盛有灭菌用水或生理盐水的无菌碗中，使水充分没过气囊，观察是否有气泡冒出；无气泡冒出说明气密性良好，反之，有破损应及时更换完好的三腔二囊管并重新检查气密性。

3. 昏迷患者吞咽及咳嗽反射消失，应使下颌靠近胸骨柄，以增大咽部弧度，提高插管成功率。

4. 输液架与鼻尖呈 45°，一般三腔二囊管不能接触鼻翼或上唇。

5. 可观察是否有活动性出血，判断三腔二囊管压迫止血是否有效。

6. 每次测压前应先用止血钳夹闭气囊导气管道，连接好测压装置后再打开止血钳（带有防反流活塞装置的导气管道除外）；每次充气前必须口服液状石蜡 15ml，以润滑食管黏膜，防止气囊与黏膜粘连。

7. 一般先放食管囊气体，观察30分钟无活动性出血后，再放胃囊内气体。间断放气能避免因食管囊和胃囊压迫过久而压迫局部黏膜导致黏膜糜烂。

8. 注意控制放气速度，避免放气速度过快导致食管胃黏膜撕裂引起大出血。

表 22-2　三腔二囊管放气观察及拔管术标准操作规程

准备	医师的准备：穿工作服，戴口罩、帽子，洗手
	核对患者信息，了解患者目前情况及辅助检查结果，取得患者及家属同意
	测量患者生命体征，提前向患者说明操作过程，取得患者配合
	用物准备：止血钳或镊子、50ml 注射器、手套、纱布、治疗巾、液状石蜡 50ml、液状石蜡棉球、手电筒、棉签。均在有效期内
操作过程	每隔 12～24 小时胃囊放气，每隔 8～12 小时食管囊放气，放气时间 15～30 分钟
	观察期放气顺序：先放气食管囊，取下牵引重物，再放气胃囊
	气囊压迫时间：3～4 日，每 12～24 小时放气后重新打气
	协助患者取左侧卧位，铺治疗巾于患者颌下
	向胃囊内注入气体 250～300ml，用血压计测定囊内压力，使压力保持在 40mmHg，用止血钳夹闭食管气囊管口，将三腔二囊管向口腔方向牵引，有中等阻力感
	用胶布将三腔二囊管固定于双鼻翼，并用 0.5kg 沙袋牵拉于床前的牵引架上，牵拉方向要与鼻孔成一直线
	固定并标记压迫及牵引时间
	（若原来需要向食管囊注气，则操作该步骤）向食管气囊内注入 100～150ml 空气，用血压计测定囊内压力，使压力保持在 35～45mmHg，并用止血钳夹闭食管气囊管口
	出血停止 12～24 小时，口服 15ml 液状石蜡后[1]，先放出食管囊气体[2]，然后放松牵引，再放出胃囊气体，继续观察有无出血
	观察 12～24 小时仍无出血者，即可考虑拔出三腔二囊管
	抽尽胃内液体
	首先口服液状石蜡 20～30ml
	抽尽食管囊气体及胃囊气体[3]
	缓慢拔出三腔二囊管
	操作过程中应注意观察患者生命体征，如有呛咳、发绀等，应尽快完成操作并检查气道及吸引分泌物等[4]
	观察囊壁上的血迹，以了解出血的大概部位
	操作过程中注意询问患者的感受
	操作后向患者交代注意事项[5]
	术后观察生命体征
	操作中与患者交流，安抚患者，动作轻巧细致，操作后清洁患者口鼻部

疑点导航：

1. 每次放气前必须口服液状石蜡 15ml，以润滑食管黏膜，防止气囊与黏膜粘连。

2. 食管囊放气后应先观察有无出血，若无出血则放松牵引后再放出胃囊气体。

3. 抽尽囊内气体后，应用止血钳夹闭导气管，避免气体进入，保证三腔二囊管以最小体积被拔出以减少对血管、黏膜的损伤及对患者造成的不适。

4. 拔管体位取左侧卧位为宜且拔管前尽量抽尽胃液，以减少因拔管导致的呕吐反射造成胃液或血液反流入气道内。

5. 拔管后若无继续出血，可给予冷流质饮食，逐步过渡到半流质饮食。

四、常见并发症及处理

1. 鼻出血

（1）插管前首先检查鼻腔是否有鼻息肉、鼻甲肥厚和鼻中隔偏曲，选择鼻腔较宽敞侧插管。

（2）对于清醒合作的患者，插管前向其解释病情，耐心讲解插管止血的必要性，以得到合作。对于烦躁不合作的患者，可与家属充分沟通认可后，适量给予镇静剂，以减少插管时患者不配合对鼻腔黏膜的损害。

（3）插管前使用液状石蜡充分润滑三腔二囊管和鼻腔，插管时动作尽量轻柔，争取一次插管成功，避免多次插管。三腔二囊管牵拉方向应与鼻孔成一直线。

（4）每日定时向鼻腔内滴入少量液状石蜡或润鼻液，防止三腔二囊管黏附于鼻黏膜表面。

（5）三腔二囊管成功置入后，每12～24小时放气15～30分钟，避免压迫过久引起的鼻黏膜损伤。

（6）已出现鼻出血者，迅速明确出血的原因，立即适当给予去甲肾上腺素冷盐水棉球局部压迫止血。如果因肝硬化患者凝血功能差所致，应给予新鲜血浆或冷沉淀输注改善凝血功能。

（7）拔管后应仔细检查鼻腔黏膜，如有炎症、破损等情况应及时处理，以免瘢痕狭窄。

2. 食管黏膜损伤、食管穿孔、食管狭窄

（1）患者大出血、烦躁不安、治疗不合作时，食管处于痉挛状态，操作者强行粗暴插管，容易损伤食管黏膜、黏膜下层甚至肌层组织，造成食管穿孔、瘢痕狭窄。

（2）短期内反复多次插管，食管在原有狭窄的基础上更易损伤。

（3）食管静脉曲张破裂出血患者的食管黏膜对缺氧、缺血的耐受力明显降低，当胃囊和食管囊同时加压，压迫时间过长、压力过大时，易造成食管组织缺血、水肿，甚至坏死，严重者可造成食管穿孔、食管气管瘘、瘢痕狭窄等。

（4）插管前使用液状石蜡充分润滑三腔二囊管，插管时动作尽量轻柔，争取一次成功，避免多次插管。

（5）改良三腔二囊管插入方法，减少插管阻力对食管黏膜的损害：①在三腔二囊管插入12～15cm时，对于插入有困难的患者，可嘱其用吸管连续吸服去甲肾上腺素盐水25～50ml，在患者自然吞咽时将三腔二囊管推进通过咽喉部，继续送入至所需长度（55～65cm）；②用沙氏导丝置入三腔二囊管的胃腔内，提高三腔二囊管管身的硬度；③如能确定为胃底静脉曲张破裂出血，插管前可去除食管囊，单用胃囊压迫止血。

（6）在三腔二囊管成功置入后，每12～24小时放气15～30分钟。病情稳定后，有内镜下止血治疗条件的医院，应尽早行内镜下治疗，避免压迫过久引起的食管黏膜损伤。

（7）放气及拔管前可适当给予液状石蜡口服，防止囊壁及管壁与食管黏膜粘连造成食管黏膜损伤。

（8）出现食管穿孔或后期出现食管狭窄者，应尽早行食管碘油或钡餐造影、胸部CT等检查，明确是否有食管气管瘘、恶性肿瘤等。食管穿孔可根据穿孔部位、大小等酌情行内镜下治疗或外科手术

治疗。单纯性食管狭窄可行内镜下气囊、探条扩张或支架置入术等治疗，一般可治愈。

3．呼吸困难、窒息、吸入性肺炎

（1）发生呼吸困难的主要原因是插管时三腔二囊管未完全通过贲门，使胃囊嵌顿于贲门扣或食管下段即予以充气；还可因气囊漏气后，导致牵拉脱出阻塞喉部，出现呼吸困难甚至窒息。

（2）插管前要按严格按照置管方法测量插管长度，并在导管上做好标记，插管时尽量将置管长度超过标记处，将胃囊充气再慢慢往后拉，直到有阻力感为止。

（3）插入困难时，应改良三腔二囊管置入方法，避免误插入气管。

（4）如果因插入深度不够出现呼吸困难，则应立即将气囊放气。

（5）单独胃囊充气时，如为胃囊充气不足引起的三腔二囊管外滑，致使气囊压迫咽喉部或气管，则应将囊内气体放尽，将管送入胃内，长度超过导管标记处，再重新充气。

（6）双囊充气时，如为胃囊充气不足、破裂、漏气等导致食管囊向上移位，压迫咽喉部或气管引起呼吸困难或窒息，则应立即剪断导管，放尽双囊内气体拔管，解除堵塞。如病情需要，可更换三腔二囊管，重新置管。

（7）插入成功后应吸尽口腔的唾液和血液等，嘱患者禁食、禁水，如有唾液或分泌物，应尽量吐出。昏迷患者应定期吸尽口腔和鼻咽部的分泌物。

（8）严密观察患者的生命体征，血氧饱和度、血气分析的变化，尽早发现病情变化并及时处理，一旦出现吸入性肺炎，应进行痰培养或血培养等检查，酌情使用抗生素，给予支持治疗、维持水和电解质平衡等综合治疗。

4．心律失常

（1）三腔二囊管应置入约65cm处或抽吸出胃内容物，确保已到达胃内，并在导管上做好标记，定期测气囊内压，观察三腔二囊管是否向外滑出进入食管腔内。

（2）避免牵引物过重，使贲门、膈肌过度牵拉上提，顶压心尖导致心律失常。

（3）置管时患者出现胸骨后不适、恶心或频发心脏期前收缩等时，应立即调整三腔二囊管位置，必要时放气后重新置管。出现心搏骤停时，应尽快放尽气囊内气体，予以心肺复苏术，使用肾上腺素或阿托品等药物。

5．气囊漏气、破裂

（1）插管前仔细检查三腔二囊管的气囊有无破损、粘连、漏气或堵塞，熟练掌握并准确注入胃囊和食管囊内所需的气体量。

（2）确定胃囊已经破裂者，不宜立即拔管，根据患者出血控制情况，采取不同处理办法。①出血已控制：胃管内无血液抽出，可常规直接拔出三腔二囊管；②出血基本控制或出血量明显减少：为防止出血加重，可暂时保留三腔二囊管作为胃管使用，直接从胃管内注射止血药物，如去甲肾上腺素或凝血酶等，待出血控制后尽早拔管进行内镜下治疗；③出血未控制：胃管内仍有暗红色血液抽出，应立即拔管，并根据情况重新置入三腔二囊管或采取内镜下止血等其他止血治疗措施。

6．拔管困难

（1）插管前仔细检查三腔二囊管的气囊有无粘连或堵塞。

（2）拔管前做好患者宣教工作，防止患者因精神高度紧张导致食管和膈肌痉挛，造成拔管困难。

（3）气囊通道流出受阻，最常见位于三叉端，可拿住其近端鼻腔端，剪断三叉端，气体自然流出，再拔管。气囊堵塞时，可经内镜活检通道用活检针刺破气囊再拔管。

（4）气囊与食管或胃底黏膜粘连，导致拔管困难时，可每隔15分钟让患者口服液状石蜡30ml，反复2~3次，再将三腔二囊管往里送少许，解除粘连再顺利拔管。

（5）如果上述方法仍无效，则考虑开腹手术。

五、临床情景实例与临床思维分析

临床情景实例1

患者，男性，52岁。因"呕血2小时"入院。既往有"乙肝肝硬化"病史多年，未系统治疗。体格检查：血压114/78mmHg，心率86次/min；神志清楚；胸前可见数个蜘蛛痣；脾大。入院完善相关检查后立即行内镜检查提示食管-胃底静脉曲张中-重度，食管右侧壁可见曲张静脉破裂出血，在内镜下行食管静脉曲张硬化剂注射治疗术（图22-1），术后返回病房给予禁食、补液、抑酸、减少内脏血流、降低门静脉压力等治疗，术后3小时患者再次出现呕鲜血800ml，测血压81/49mmHg，心率121次/min，肢端湿冷伴皮肤花斑样改变。请予以紧急处理。

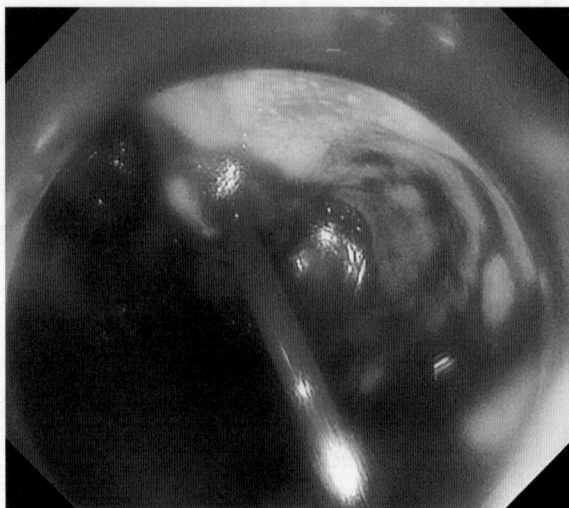

图22-1　52岁男性患者内镜检查见食管静脉曲张破裂出血（见文末彩图）

临床思维分析：患者为中年男性，急性起病，结合既往有"乙肝肝硬化"病史多年，考虑突发呕血为食管-胃底静脉曲张破裂出血可能性大。患者入院时生命体征平稳，立即行内镜检查以明确出血原因。经内镜下治疗及降低门静脉压力等药物治疗后患者仍有呕血，且量较大，考虑内镜止血联合药物治疗效果欠佳，患者出现血压下降、心率增快、肢端发冷伴皮肤花斑样改变等休克表现，存在内镜处理相对禁忌证，需立即采用三腔二囊管置入术压迫止血处理。

临床情景实例2

（1）患者，男性，56岁。因"呕血3小时"送至附近卫生院。患者共呕血3次，每次量200~500ml，有血凝块，伴乏力、头晕。既往有"乙肝"病史多年，未治疗。有长期大量饮酒史。体格检查：血压95/66mmHg，脉搏92次/min；皮肤、巩膜黄染，睑结膜苍白，口唇甲床苍白；腹部膨隆，移动性浊音阳性，脾大。入院后给予禁食、补液、抑酸、输血等治疗。患者症状无明显改善，仍呕吐暗红色血液。体格检查：血压78/50mmHg，脉搏118次/min，呼吸23次/min。患者重度贫血貌，肠鸣音活跃。请予以紧急止血处理。

（2）在三腔二囊管插入过程中，从患者鼻腔流出鲜红色血液，请你分析原因并提出解决方案。

临床思维分析：①患者为中年男性，因呕血就诊，既往有"乙肝"病史及长期大量饮酒史，结合阳性体征，考虑患者存在"乙肝合并酒精性肝硬化""食管-胃底静脉曲张破裂出血"可能，患者反复呕血，血压进行性下降，心率增快，考虑出血量大且难以控制，可行三腔二囊管置入术压迫止血处理。②在插管过程中出现鼻出血是三腔二囊管置入的并发症之一，操作前应仔细询问排除鼻咽部疾病史，插管前首先检查鼻腔是否有鼻息肉、鼻甲肥厚和鼻中隔偏曲，选择鼻腔较宽敞侧插管，并使用液状石蜡充分润滑三腔二囊管和鼻腔，插管时动作尽量轻柔。处理：应迅速明确出血的原因，检查鼻腔、完善凝血功能检查等，立即给予去甲肾上腺素冷盐水棉球局部压迫止血或麻黄碱局部止血。如果因"肝硬化"患者凝血功能差所导致，应给予新鲜血浆或输注冷沉淀改善凝血功能。

临床情景实例 3

（1）患者，男性，39 岁。因"反复呕血、排黑便 3 月余，再发 3 日"就诊。患者既往有长期大量饮酒史，诊断"酒精性肝硬化"，随后曾因"脾功能亢进"行"脾脏切除术"史。3 个月前患者在上级医院行"内镜下胃底曲张静脉组织胶注射术及食管曲张静脉硬化剂注射术"（图 22-2），3 日前上述症状再发。入院后患者反复呕血，每次约 500ml。体格检查：血压 81/56mmHg，心率 117 次 /min；贫血貌。现无行内镜检查及治疗的设备，请予以紧急止血处理。

（2）三腔二囊管成功置入后约 14 小时，检查胃气囊压力时提示压力不足，注气增压仍提示压力不足，胃管内可抽吸出少量咖啡色胃液。请分析原因并尽快处理。

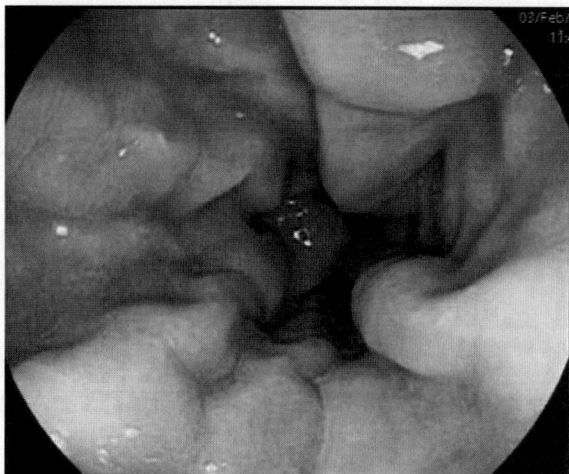

图 22-2　39 岁男性患者内镜检查见食管静脉重度曲张（见文末彩图）

临床思维分析：①患者为青年男性，因反复呕血、黑便就诊，既往有长期大量饮酒史及因"脾功能亢进"行"脾脏切除术"史，结合患者内镜检查及治疗情况，考虑诊断为"酒精性肝硬化失代偿期、食管 - 胃底静脉曲张破裂出血、内镜下食管 - 胃底静脉曲张精准断流术术后"，目前患者食管 - 胃底静脉曲张再次破裂或排胶口出血可能性大，入院后患者仍反复呕血，呕血量较大，血压下降，心率增快，药物保守治疗效果欠佳，且暂无行内镜检查及治疗的设备和条件，考虑可进行三腔二囊管压迫止血处理。②患者检查胃气囊压力时提示压力不足，注气增压仍提示压力不足，考虑胃囊已经破裂者，不宜立即拔管，应根据患者出血控制情况，采取不同处理办法。该患者胃管内可抽吸出少许咖啡色胃液，考虑为出血基本控制或出血量明显减少，为防止出血加重，可暂时将三腔二囊管当作胃管使用，直接从胃管内注射止血药物，如去甲肾上腺素或凝血酶等，待出血控制后尽早拔管进行内镜下治疗。

临床情景实例 4

（1）患者，男性，55 岁。因"呕血 6 小时"入院。患者既往有"慢性乙肝"病史。体格检查：血压 80/50mmHg，心率 120 次 /min；神志清楚；脾大超过腹正中线 2cm。患者入院后给予禁食、补液、抑酸、减少内脏血流、降低门静脉压力等药物止血处理，但仍反复呕血，每次 300～500ml。目前无进行紧急手术和内镜下治疗条件，请予以紧急止血处理。

（2）拔除三腔二囊管后，患者出现剧烈胸痛，伴发热、咳嗽、咳黄黏痰，继而出现痰中带血症状。转上级医院完善胃镜及胸部 CT 后（图 22-3、图 22-4），请分析原因并处理。

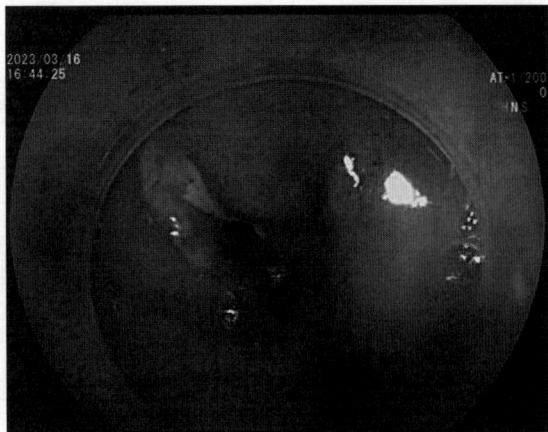

图 22-3　55 岁男性患者内镜下见食管侧壁溃疡创面
（见文末彩图）

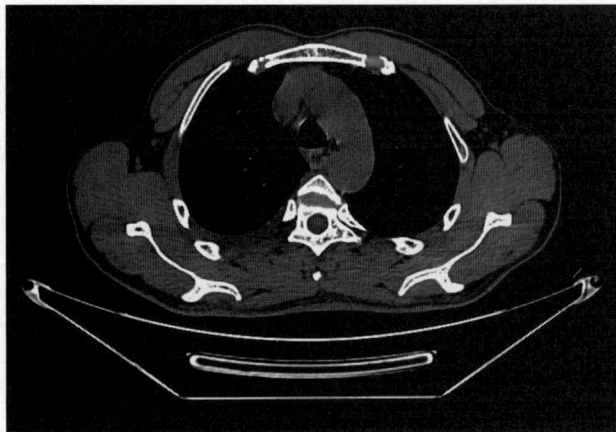

图 22-4　55 岁男性患者胸部 CT

临床思维分析：①患者为中年男性，因呕血入院，既往有"慢性乙肝"病史，体格检查发现巨脾，考虑"乙肝肝硬化并食管 - 胃底静脉曲张破裂出血"可能性大，入院后给予常规及药物止血处理，患者仍有反复呕血，且暂无进行紧急手术和内镜下治疗条件，可行三腔二囊管置入术压迫止血。②患者拔管后出现剧烈胸痛，伴发热、咳嗽、咯黄黏痰及痰中带血症状，结合胃镜提示食管侧壁溃疡创面及胸部 CT 提示纵隔积气，考虑患者出现食管穿孔可能性大。原因为插管过程损伤食管或食管黏膜缺氧、缺血、水肿、坏死，严重者可造成食管穿孔、食管气管瘘、瘢痕狭窄等。③预防及处理：插管前使用液状石蜡充分润滑三腔二囊管，插管时动作尽量轻柔，避免多次插管；改良三腔二囊管插入方法，减少插管阻力对食管黏膜的损害；置管后每 12 ~ 24 小时放气 15 ~ 30 分钟，病情稳定后，应尽早行内镜下治疗，避免压迫过久引起的食管黏膜损伤。考虑出现食管穿孔、食管气管瘘者，应尽早行食管碘油或钡餐造影、胸部 CT 等检查，明确是否有食管气管瘘、恶性肿瘤等。食管穿孔可根据穿孔部位、大小等酌情行内镜下治疗或外科手术治疗。

临床情景实例 5

（1）患者，男性，76 岁。因"反复黑便 1 周，呕血 3 小时"入院。既往有"高血压"及"慢性乙肝"病史，平素血压 150/90mmHg 左右。体格检查：血压 120/86mmHg，心率 93 次 /min；胸前可见蜘蛛痣；腹部膨隆，移动性浊音阳性，脾大。入院后确诊为"乙肝肝硬化、食管 - 胃底静脉曲张合并破裂出血"，并行"食管曲张静脉套扎术 + 胃底曲张静脉组织胶注射术"。术后第 3 日突然再次呕血约 800ml，测血压 96/62mmHg，心率 113 次 /min，四肢湿冷。请予以紧急处理。

（2）三腔二囊管置入 24 小时放气后再对食管囊充气时，患者突然恶心、干呕，伴频繁咳嗽，继而出现胸闷、气促、呼吸困难、大汗淋漓。体格检查：口唇发绀，双肺呼吸音粗，右下肺呼吸音减弱，双肺可闻及中等量湿啰音及少量哮鸣音。血氧饱和度 50% ~ 65%。请分析原因并尽快处理。

临床思维分析：①患者为老年男性，因黑便、呕血入院，既往有"慢性乙肝"及"高血压"病史，结合阳性体征，诊断考虑为"乙肝肝硬化、食管 - 胃底静脉曲张破裂出血"，内镜治疗后再次大量呕血，且血压进行性下降，心率增快，考虑内镜止血效果欠佳，可给予三腔二囊管压迫止血处理。②患者在三腔二囊管再次充气时突然恶心、干呕，伴频繁咳嗽，继而出现胸闷、气促、呼吸困难、大汗淋漓。体格检查：口唇发绀，双肺呼吸音粗，右下肺呼吸音减弱，双肺可闻及中等量湿啰音及少量哮鸣音，血氧饱和度 50%～65%，考虑并发窒息可能。处理：严密观察患者的生命体征、血氧饱和度、血气分析的变化，尽早发现病情变化、明确原因。如因食管囊向上移位，压迫咽喉部或气管引起呼吸困难或窒息，则应立即剪断导管，放尽双囊内气体拔管，解除堵塞，如病情需要，可更换三腔二囊管重新置管；尽快予面罩给氧，持续心电及指脉氧监护，必要时给予气管插管、呼吸机生命支持等对症治疗。如出现吸入性肺炎，则应进行痰培养或血培养等检查，酌情进行综合治疗。

临床情景实例 6

（1）患者，男性，44 岁。5 小时前呕血，呕吐暗红色血液 2 次，量约 500ml，伴头晕、乏力、出汗。既往有"慢性乙肝"病史，3 个月前外院行胃镜检查提示食管静脉曲张（图 22-5）。入院体格检查：血压 102/68mmHg，心率 120 次 /min，呼吸 22 次 /min，体温 37.2℃；四肢湿冷；肝病面容，肝掌，腹壁静脉曲张。入院后查血红蛋白 56g/L。入院后给予抑酸、降低门静脉压力、补液、输 2U 去白红细胞纠正贫血等治疗；1 小时前患者突然再次呕血 600ml，测血压 85/56mmHg，急查血红蛋白 35g/L。请继续予以紧急处理。

（2）三腔二囊管成功置入后约 10 分钟，患者诉心慌、胸闷。床旁心电图见图 22-6。请分析原因并尽快处理。

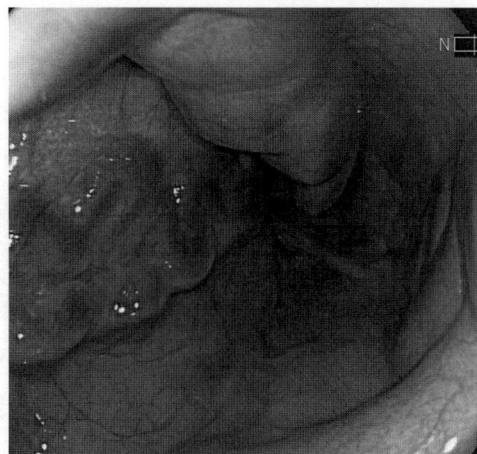

图 22-5 44 岁男性患者内镜检查见食管静脉重度曲张（见文末彩图）

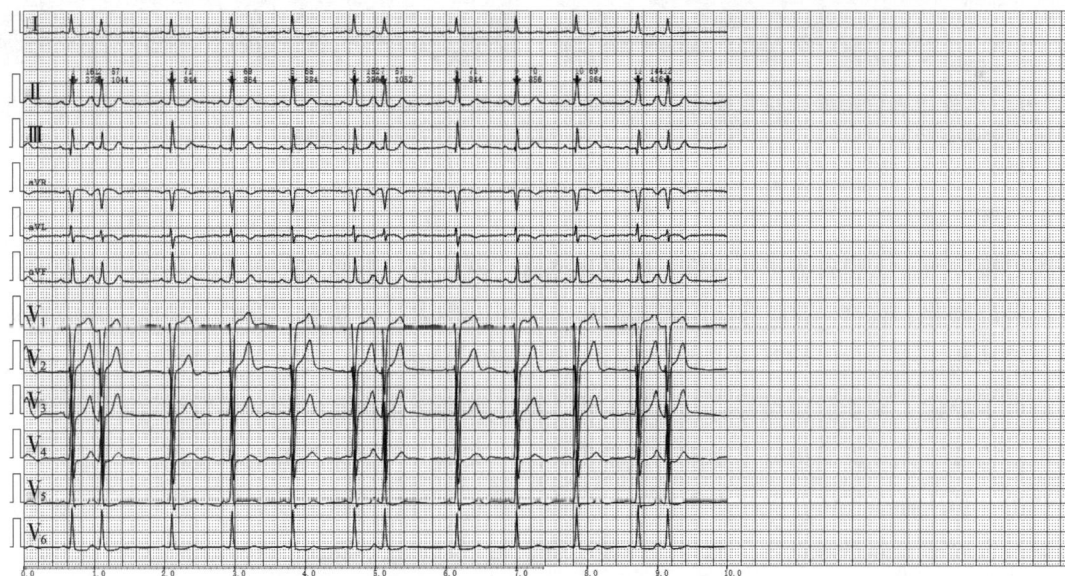

图 22-6 44 岁男性患者心电图

临床思维分析：①患者为中年男性，因呕吐血 2 次入院，既往有"慢性乙肝"病史，外院曾行胃镜检查提示食管 - 胃底静脉曲张，考虑诊断"乙肝肝硬化、食管静脉曲张破裂出血"可能性大，入院经输血、补液、降低门静脉压力等药物治疗仍难以控制的出血，可行三腔二囊管压迫止血。②置管成功牵引后患者出现心慌、胸闷，检查心电图提示心律失常 - 频发房性期前收缩伴 ST-T 改变。原因：

三腔二囊管移位滑脱或牵引物过重使贲门、膈肌过度牵拉上提顶压心尖等导致心律失常。处理：检查固定点是否移位、牵引物是否过重，必要时放气后重新置管，频发房性期前收缩可给予普罗帕酮（即心律平）、胺碘酮等药物处理；动态监测心电变化，如若出现心搏骤停，应尽快放尽气囊内气体，予以心肺复苏术，使用肾上腺素或阿托品等药物。

临床情景实例 7

（1）患者，男性，59 岁。因"呕血 10 小时"入院。既往有"乙肝肝硬化"病史，半年前胃镜检查结果见图 22-7、图 22-8。入院后考虑为"乙肝肝硬化、食管 - 胃底静脉曲张重度破裂出血"。入院后经输血、补液、降低门静脉压力等药物治疗，仍有频繁呕血，总量约 1 000ml，测血压 70/40mmHg，心率 125 次 /min。请予以紧急处理。

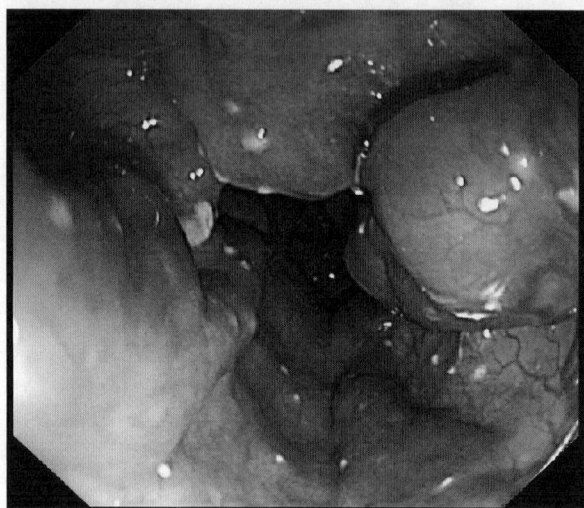

图 22-7　59 岁男性患者内镜检查见食管静脉重度曲张
（见文末彩图）

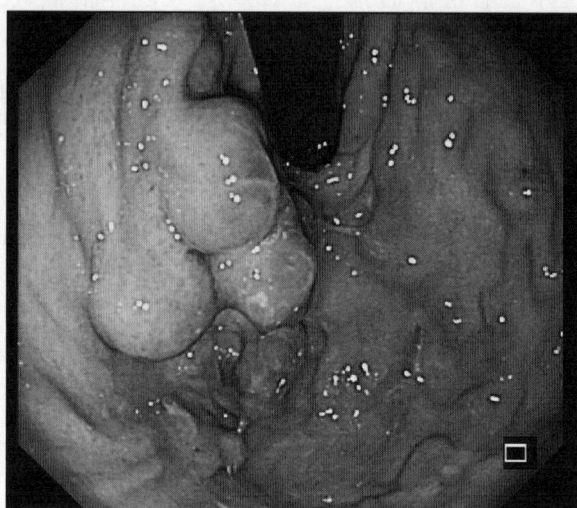

图 22-8　59 岁男性患者内镜检查见胃底静脉重度曲张
（见文末彩图）

（2）三腔二囊管留置 24 小时后，患者出血停止，拟行拔管时出现明显阻力，请继续予以处理。

临床思维分析：①患者为中年男性，因呕血入院，既往有"肝硬化"病史，结合胃镜提示，考虑诊断"乙肝肝硬化、食管 - 胃底静脉曲张破裂出血"可能性大，经禁食、抑酸、输血、补液、降低门静脉压力等药物治疗仍难以控制的出血，可行三腔二囊管压迫止血。②患者三腔二囊管置入后拔管困难应进行如下处理。拔管前应做好患者宣教工作，防止患者因精神高度紧张导致食管和膈肌痉挛造成拔管困难；检查有无气囊通道流出受阻，最常见位于三叉端，可拿住其近端鼻腔端，剪断三叉端，气体自然流出，负压抽净气体并夹闭后再拔管。气囊堵塞时，可经内镜活检通道用活检针刺破气囊再拔管。气囊与食管或胃底黏膜粘连，亦可能导致拔管困难，嘱患者每隔 15 分钟口服液状石蜡 30ml，反复 2 ~ 3 次，再将三腔二囊管往里送少许，反复润滑解除粘连后再轻柔拔管。如果上述方法仍无效，则考虑开腹手术。

临床情景实例 8

（1）患者，男性，40 岁。因"3 小时前呕血、排黑便"急诊入院。患者呕血量约 1 000ml。既往有"乙肝肝硬化合并肝癌"病史。入院体格检查：血压 90/50mmHg，心率 106 次 /min；意识尚清，精神差；可见蜘蛛痣，巩膜中度黄染；腹部膨隆，肝大、脾大，肠鸣音活跃，移动性浊音阳性。请为患者行紧急止血治疗。

（2）该患者经三腔二囊管压迫止血、输血、抗休克、降低门静脉压力等治疗后，突发腹部剧烈疼痛难忍，血压进行性下降。急诊腹部 CT 见图 22-9。请继续予以处理。

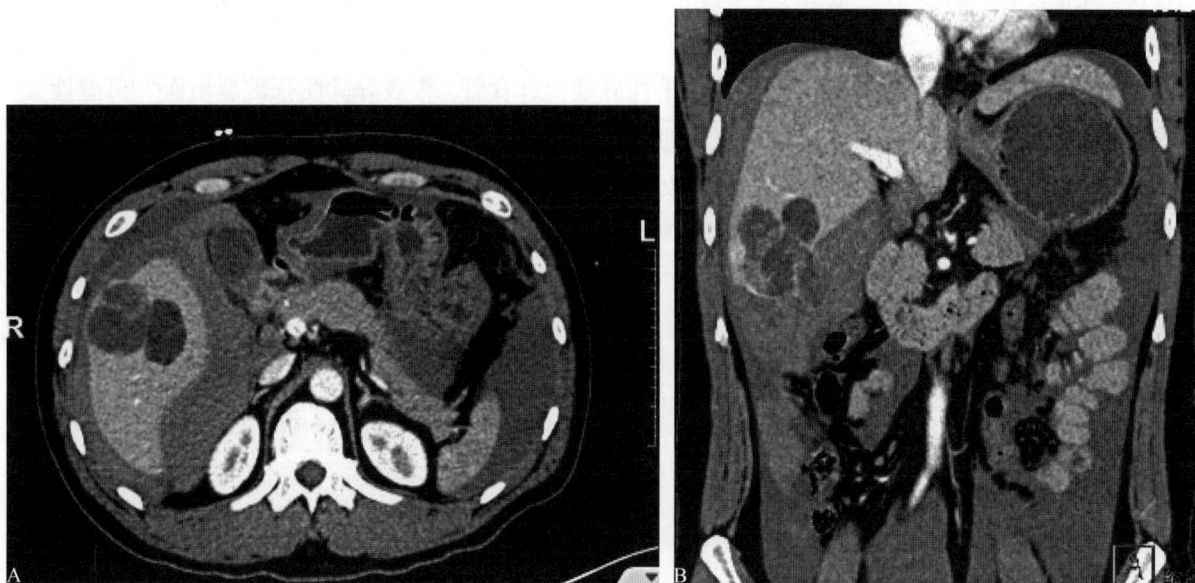

图 22-9　40 岁男性患者腹部 CT（A、B）

临床思维分析：①患者为青年男性，因呕血、排黑便急诊入院，既往有"乙肝肝硬化合并肝癌"病史，结合阳性体征，考虑诊断"乙肝肝硬化、肝癌合并食管 - 胃底静脉曲张破裂出血"可能性大。患者呕血量较大，伴有血压降低、心率增快的休克前期表现，可在积极抗休克、降低门静脉压力等药物治疗的同时尽快行三腔二囊管压迫止血。②患者经三腔二囊管压迫止血、输血、抗休克、降低门静脉压力等治疗后，突发腹部剧烈疼痛难忍，血压进行性下降，急诊查腹部 CT 提示肝占位、肝破裂出血可能，考虑肝癌结节破裂出血，需进行外科急诊手术止血治疗。

临床情景实例 9

（1）患者，女性，57 岁。因"反复呕血、黑便 2 年，再发 2 小时"入院。既往有"脑血管畸形"及"慢性乙肝"病史。体格检查：血压 95/50mmHg；神志清楚；胸前可见数个蜘蛛痣，脾大。请为患者进行紧急止血治疗。

（2）三腔二囊管成功置入后约 4 小时，患者出现恶心，频繁干呕，之后神志模糊。体格检查：左侧肢体肌力 2 级，病理征阳性。请尽快明确诊断。

临床思维分析：①考虑"肝硬化、食管 - 胃底静脉曲张破裂出血"可能性大，可在扩容的同时尽快进行三腔二囊管压迫止血。②结合资料，应考虑频繁干呕导致脑血管畸形破裂引起脑出血可能，可完善头颅 CT 检查尽快明确诊断。

临床情景实例 10

（1）患者，男性，68 岁。因"腹胀、食欲缺乏 1 年余、呕血 4 小时"急诊入住当地乡镇医院。

患者呕出暗红色伴有血凝块液体约 1 600ml，无黑便及腹痛。既往有长期大量饮白酒史，有冠心病病史 10 余年。体格检查：血压 80/40mmHg；神志清楚；巩膜轻度黄染；腹部膨隆，脾大，腹部移动性浊音阳性。请予以紧急止血治疗措施。

（2）三腔二囊管置入 12 小时后，患者在食管囊和胃囊放气后 20 分钟，突然出现出冷汗、心悸和胸部压榨感，无呕血、黑便。急查心电图提示 $V_1 \sim V_3$ 导联出现病理性 Q 波。请与患者沟通诊断相关问题。

临床思维分析：①结合资料，考虑"酒精性肝硬化、食管 - 胃底静脉曲张破裂出血"可能性大，可在扩容的同时尽快进行三腔二囊管压迫止血。②放气后患者出现冷汗、心悸和胸部压榨感等表现，无呕血、黑便，既往有冠心病，结合心电图改变，应考虑食管 - 胃底静脉曲张破裂大出血诱发急性心肌梗死可能，可尽快完善心肌酶谱、肌钙蛋白等检查，动态观察心电图变化确诊。

（赖铭裕　姜　丹）

第二十三章

初级心肺复苏

Basic Cardiopulmonary Resuscitation

一、适应证

心搏骤停，即突然意识丧失，同时无正常呼吸或完全无呼吸并伴有大动脉搏动消失。

二、禁忌证

无绝对禁忌证，下列情况可不实施心肺复苏。

1. 如实施心肺复苏，可能导致施救者产生严重或致命的损害。
2. 出现不可逆死亡的临床体征（如尸僵、尸斑、身首异处、横断损伤或尸体腐烂等）。
3. 有效的已签名并注明日期的"不进行心肺复苏"指令。

三、标准操作规程

见表 23-1、表 23-2。

表 23-1　单人徒手心肺复苏标准操作规程

准备	常规着装，尽快参与抢救
	精神集中，反应敏捷
操作过程	评估环境安全[1]，疏散围观人员
	立即跪于患者身旁，身体中轴平行于患者肩部水平
	双手拍患者双肩[2]
	分别对双耳大声呼喊"喂，你怎么了"，判断患者意识情况
	如意识丧失，立即指令明确地向旁人求助，呼叫 120，寻找自动体外除颤器（AED）
	将患者沿纵轴线翻转至仰卧位，使其仰卧于水平地面或硬质平面上，使头、颈、躯干、四肢平直无弯曲，双手放于躯干两侧
	松解衣领，暴露颈部
	判断患者呼吸情况[3]，同时观察颈动脉搏动[4]，判断时间至少 5 秒，但不超过 10 秒
	患者呼吸、脉搏已消失，立即行心肺复苏，解开上衣，暴露前胸，松解裤带
	用靠近患者腿部方向的手的中指，沿肋弓下缘由下向上移至胸骨下切迹处旋 90°，示指紧靠中指[5]
	另一手掌根紧靠前一手的示指置于胸骨上，称为按压手；掌根的长轴与胸骨长轴一致
	另一手置于按压手背上，两手掌根交叠，手指交叉抬起，但不能脱离胸壁[6]
	双臂绷直，双肩处在患者胸骨上方正中
	利用上半身体的重力和臂力，垂直向下按压

操作过程	按压深度 5 ~ 6cm
	按压与放松的时间比为 1：1
	放松时按压手掌跟不能离开胸壁，胸廓充分回弹
	按压 30 次，频率 100 ~ 120 次 /min，可通过数数计量时间，01、02、03、04……30，30 次按压时长 15 ~ 18 秒
	按压时观察患者面色
	按压 30 次后开放气道
	清理呼吸道[7]
	压额抬颏方法[8] 开放气道，使下颌尖与耳垂连线和地面垂直
	施救者用按压前额手的拇指与示指捏紧患者鼻翼两侧
	另一手托起下颌
	将患者口唇张开
	盖上纱布或手帕[9]
	施救者平静吸一口气后双唇包绕密封患者口唇
	均匀缓慢吹气，吹气时间大于 1 秒
	吹气时观察胸廓
	见胸廓抬起后放松捏鼻翼的手指，观察胸廓回落后，第二次吹气
	连续吹气 2 次
	进行 5 个 30：2 的周期按压与人工呼吸后评估[10]，呼吸、脉搏评估方法同前：①颈动脉搏动；②自主呼吸；③口唇和甲床颜色；④瞳孔
	颈动脉搏动恢复，自主呼吸恢复，口唇和甲床颜色转红润，瞳孔回缩，测血压收缩压大于 60mmHg。判断患者意识，方法同前，可询问患者叫什么名字，有哪里不适。心肺复苏成功时，进行进一步生命支持，未恢复时继续操作，如除颤仪到达可给予电除颤[11]
	检查有无复苏并发症[12]，整理衣物，摆复苏后体位 施救者

疑点导航：

1. 当处于触电、火灾等危险环境时，应先切断电源，脱离可能的危险环境后施救。

2. 不可剧烈晃动，如外伤尤其颈椎骨折患者可能造成错位。

3. 通过感知患者口鼻有无气流，观察胸廓有无起伏来判断患者是否有呼吸，无呼吸动作或无正常呼吸（喘息样呼吸）等同于无呼吸。如果患者无意识，无呼吸或仅有喘息样呼吸，可认为患者发生呼吸心搏骤停，必须马上进行心肺复苏（CPR）。

4. 特殊情况　仅限于医务人员，时间至少 5 秒，但不超过 10 秒，可用数数计量时间，1 001、1 002……1 007，判断 7 秒，示指及中指指尖先触及气管正中部位，然后向近己侧滑移 2 ~ 3cm，在胸锁乳突肌内侧轻轻向后触摸颈动脉搏动，婴儿触肱动脉、儿童触颈动脉或股动脉。

（1）患者有意识：询问跌倒原因，进行基本检查。

（2）无意识、有呼吸：摆放昏迷体位，防止误吸，同时呼叫救援，安排转运。

（3）无意识、无呼吸、有心跳，只进行"人工呼吸"复苏操作，按照上述人工呼吸的方法，每分钟 8~10 次。

5. 按压部位　成人为双乳头连线的正中/胸骨下半部；婴儿为两乳头连线与胸骨正中线交点下一横指外；儿童应在胸骨中部。

6. 婴儿用示指和中指按压，或采用环抱法及双拇指重叠下压；对于 1~8 岁的儿童，可用一手固定患儿头部，以便通气，另一手的手掌根部置于胸骨下半段（避开剑突），手掌根的长轴与胸骨的长轴一致；对于年长儿（＞8 岁），胸部按压方法与成人相同。

7. 如有明确的异物吸入病史，则需先取出异物。方法有 *Heimlich* 手法（腹部冲击法）及背部叩击-胸部挤压法。清除口鼻分泌物、异物时，如无颈椎损伤，头偏向一侧，可利用纱布或薄的织物，覆盖施救者手指，如有活动性义齿，则应取出。

8. 压额抬颏方法　施救者位于患者一侧，一手置于患者前额，手掌向后方施加压力，另一手的示指中指托住下颌，举起下颌，使患者下颌尖与耳垂连线和地面垂直。

推举下颌法：怀疑患者颈椎损伤时采用，急救者位于患者头侧，将两只手分别置于患者的头两侧，可将双肘置于患者仰卧的平面上，将双手手指置于患者的下颌角下方并使用双手提起下颌，使下颌前移，如双唇紧闭，请用拇指推开下唇，使嘴唇张开。

9. 现场若有纱布或手帕，可提倡使用，以减少操作者做人工呼吸的抗拒心理和疾病传播；如没有，则绝不可因为寻找纱布和手帕而延迟人工呼吸和心脏按压。

10. 若为院外急救，呼叫 120 已到达，测血压；院内急救，若协助抢救人员到达，则可测血压。

11. 除颤　任何时刻除颤仪到达现场，即刻进行心律检查，如是可除颤心律，则应立即除颤，除颤后立即开始"心脏按压为起点的新循环的复苏"。

12. 操作过程中体现人文关怀，如有家属，在施救过程中与家属做简明扼要的交流。

表 23-2　双人徒手心肺复苏标准操作规程

准备	常规着装，尽快参与抢救
	发现情况，迅速到位
	评估环境安全性，疏散围观人员
操作过程	甲　判断意识并启动急救系统：立即跪于患者身旁，身体中轴平行于患者肩部水平，拍打患者双肩，呼唤"喂！怎么啦！"判断患者意识情况，如意识丧失，举手高喊"快来救人啊"
	乙　迅速到位协助甲将患者沿纵轴线翻转至仰卧位，使其仰卧于地面上，使头、颈、躯干、四肢平直无弯曲，双手放于躯干两侧，松解衣服、裤带
	甲　同时判断患者呼吸和脉搏，时间至少 5 秒，但不超过 10 秒
	甲　卜达指令：颈动脉搏动消失，立即实施心肺复苏
	甲、乙（同时进行） 甲　胸外心脏按压[1]：立于或双膝跪地于患者右侧，左腿与患者肩平齐，两腿之间相距一拳，膝部与患者有一拳距离。用靠近患者腿部方向的手的中指，沿肋弓下缘由下向上移至胸骨下切迹处旋 90°，示指紧靠中指，另一手掌根紧靠前一手的示指置于胸骨上，掌根的长轴与胸骨长轴一致，另一手置于按压手背上，两手重叠，手指交叉抬起，但不能脱离胸壁，双臂绷直，双肩处在患者胸骨上方正中，利用上半身体的重力和臂力，垂直向下按压，按压深度 5~6cm，按压与放松的时间比为 1：1，放松时按压掌根不能离开胸壁；胸廓充分回弹，按压 30 次，频率 100~120 次/min，按压时观察患者面色 乙　清理气道：检查并取出活动性义齿；清除口鼻腔异物、分泌物

操作过程	乙　人工呼吸：于甲胸外心脏按压 30 次后，立即一手放在患者前额，手掌向后下方施力，使头向后倾；另一手手指在靠近颏部的下颌骨下方，将颏部向前抬起，使患者下颌骨与耳垂连线和地面垂直，口张开，患者口上垫纱布，操作者平静吸一口气后双唇包绕密封患者口唇，均匀缓慢吹气，吹气时间大于 1 秒，吹气时观察胸廓，见胸廓抬起后放松捏鼻翼的手指，观察胸廓回落后，第 2 次吹气，连续吹气 2 次
	进行 5 个 30∶2 的周期的按压与人工呼吸后判断复苏效果。判断时甲、乙同时进行： 乙　患者瞳孔回缩、光反射恢复，口唇和甲床颜色转红润 甲　同时判断脉搏与呼吸，方法同前，如恢复，判断意识，口述"心肺复苏成功"，进行进一步生命支持，未恢复时继续操作，如除颤仪到达可予以电除颤
	甲、乙　检查有无复苏并发症，整理衣物，摆复苏后体位

疑点导航：

1. 胸外心脏按压必须尽量减少中断，如需进行电除颤、气管插管或交换按压等必须中断按压，每次中断时间最好不要超过 5 秒；如有多名救护者在场，应每 2 分钟（5 轮），即判断复苏效果时，交换按压。

四、常见并发症及处理

1. **胃胀气、反流**　复苏时若气道不畅或吹气力量过大会导致胃胀气、胃内容物反流造成窒息。处理：复苏时间较长时应留置胃管排气。

2. **胸骨、肋骨骨折，气胸，血胸**　表现为胸廓异常隆起，可扪及骨擦感、叩诊异常，胸部 X 线检查可辅助诊断。处理：按相应骨折、气胸、血胸处理。

3. **腹腔脏器破裂**　如肝、脾破裂，临床表现为血压下降，面色苍白，腹部体格检查移动性浊音阳性，腹部超声或 CT、诊断性腹腔穿刺可辅助诊断。处理：必要时抗休克、手术治疗。

五、临床情景实例与临床思维分析

临床情景实例 1

患者，男性，56 岁。高处坠落致 C_2 椎体半脱位，C_3 椎体骨折，行 MRI 检查时，因搬动体位突然呼之不应。请与助手予以救治。

临床思维分析：颈椎损伤患者双人院内心肺复苏。

临床情景实例 2

你是一名医师，一日在商场购物，厕所门口有一名 50 岁左右中年男子突然倒在地面，呈俯卧位，头偏向一侧。请立即予以处理。

临床思维分析：院外单人徒手心肺复苏。

临床情景实例 3

患者，男性，65 岁。既往有"高血压""冠心病"及"肝炎"病史，平时血压多为 160/90mmHg。今因眼球爆炸伤于局麻下行眼球摘除术，术中患者诉胸口不适，继而呼之不应。请予以紧急处理。

临床思维分析：院内双人心肺复苏。

临床情景实例 4

你是一名医师，这天在河边散步，恰好碰见一名年轻女性跳河自杀，15 分钟后一见义勇为者将其救上岸时，患者已无肢体活动。请立即予以抢救。

临床思维分析：溺水、窒息患者院外单人心肺复苏。

临床情景实例 5

患儿，男性，2 岁。因"不慎烫伤后 5 小时"入院。体格检查：神志不清，抽搐状态，面色发绀；心率 130 次 /min，律齐，心音低钝；肢端凉。初步诊断为特重度烧伤；抽搐查因。予以"10% 水合氯醛"灌肠止惊处理，突然出现呼吸骤停，继之心率下降至 50 次 /min，血压 60/30mmHg。请行相关处理。

临床思维分析：直肠镇静止惊药物后出现呼吸骤停的处理。

临床情景实例 6

患儿，男性，8 个月。因"腹泻、腹胀、发热 2 日，精神萎靡 1 日"入院。在办理住院过程中突然全身发绀，紧急抱送入病房。请予以急救。

临床思维分析：腹胀反流窒息；发现全身发绀时应同时评估呼吸、反应；只要存在没有自主呼吸或无效喘息样呼吸、无反应，即可进入心肺复苏阶段。

临床情景实例 7

一日你在商场逛街时，发现前方一名约 3 岁左右的男孩在进食果冻时突然发生剧烈呛咳、满脸通红渐转为面色发绀，喘息样呼吸，有一过性抽搐，作为一名医师，请立即施救。

临床思维分析：除新生儿外，婴儿、儿童及成人发生心搏、呼吸骤停进行心肺复苏时首先是心脏按压，但如有第一时间明确目睹异物吸入原因时，应立即处理异物，此情况下可采用 Heimlich 手法（腹部冲击法）取出异物，继之心肺复苏。

临床情景实例 8

（1）患者，男性，60 岁。因"冠心病"入院。医师查房时，突发左侧胸痛，气促，不能平卧。请予以相应处理。

（2）床旁心电图示急性广泛前壁心肌梗死，频发室性期前收缩。请予以继续处理。

（3）心电监护仪突然显示心电图为心室颤动波。请予以紧急抢救。

临床思维分析：胸痛的鉴别诊断；急诊患者的处理；院内心肺复苏和进一步的生命支持。

（张洪颖）

第二十四章

气管插管术（经口）

Endotracheal Intubation（per Oral）

一、适应证

1. **全麻**　全麻手术时保持呼吸道通畅和维持正常气体交换及呼吸功能。

2. **急救复苏**　如呼吸、心搏骤停或窒息；气道梗阻或呼吸道分泌物过多。

3. **呼吸支持**　如呼吸衰竭需进行机械通气。

二、禁忌证

1. 喉水肿。

2. 急性喉炎。

3. 喉头黏膜下水肿。

4. 严重颌面部外伤无法完成喉镜下声门暴露。

注意：心搏、呼吸骤停急救插管时，不存在禁忌证。

三、标准操作规程

见表 24-1。

表 24-1　气管插管标准操作规程

准备	医师准备：穿工作服，戴口罩、帽子，洗手
	查看患者腕带，核对床号、姓名、性别、年龄，评估患者病情及气道情况 [1]
	知情同意，委托人签字
	用物准备：气管插管包 [2]、喉镜盒、简易呼吸器、听诊器、液状石蜡、备抢救车、心电监护仪、吸引器，根据情况可选用镇静、镇痛药或肌肉松弛剂 [3]
操作过程	选择大号或中号喉镜型号
	检查喉镜光源是否充足，关闭光源备用
	选择合适型号 [4] 的气管导管
	检查气管导管及气囊是否完好
	正确置入导丝，导丝不超过导管尖端
	导管塑形满意，呈"C"形近似"J"形
	充分润滑气管导管，包括导管尖端及套囊
	准备好牙垫、胶布、合适的吸痰管
	准备呼吸球囊，检查无漏气

续表

操作过程	准备合适的面罩
	相关物品放置有序
	体位：仰卧，枕部垫薄枕，抬颏推额，气道开放满意
	清除活动性义齿、口腔异物或分泌物
	体位保持好，无回位
	简易呼吸器接氧源
	面罩加压给氧：面罩位置恰当，通气时无漏气
	气量适中：500～700ml（8～12ml/kg）
	频率 10～12 次 /min
	给纯氧 2 分钟
	右手拇指、示指"剪刀式"交叉，推开上下牙齿，张开口腔
	左手握持喉镜柄，将镜片从患者右口角置入，向左推开舌体，然后沿中线缓慢推进，先后暴露悬雍垂、会厌，将镜片前端置入会厌谷，向前上方提起会厌，暴露声门，整个过程中喉镜不能撬门齿
	右手以握笔状持气管导管从口腔右侧进入，将导管尖端对准声门轻柔地送入气管
	导管套囊进入声门后立即拔除管芯
	继续将导管向前送入，进入深度[5]距门齿约 22cm±2cm
	放置牙垫（固定翼不可压迫口唇）后撤喉镜关闭光源
	气囊充气，压力适中（充气囊韧似鼻尖）
	接简易呼吸器人工通气
	听诊双肺确认导管位置正确，或连接呼气末 CO_2 装置，见呼气末 CO_2 曲线
	轻柔复位头颅
	正确固定导管，胶布长短合适，粘贴牢靠，不可粘住嘴唇
	操作完毕，整理用物

疑点导航：

1. 气道评估主要从以下几个方面进行。

（1）一般检查：满月脸、肥胖、短颈、小下颌、龅牙常提示有气管插管困难的可能。

（2）检查甲颏距离（thyromental distance）：正常值在 6.5cm 以上。如果此距离小于 6cm，可能发生窥喉困难。

（3）头颈活动度：检查寰枕关节及颈椎的活动度是否直接影响头颈前屈、后伸，对插管所需的口、咽、喉三轴线接近重叠的操作至关重要。正常范围 165°～95°，后伸小于 80°可出现插管困难。

（4）口齿情况：正常人张口度为 3 横指，舌 - 颌间距在正常人不少于 3 横指，而甲状软骨在舌骨下 2 横指，此谓 3-3-2 法则。

（5）气道分级（Mallampati 分级）：患者端坐，最大程度张口伸舌发"啊"音，同时观察口咽部。Ⅰ级：可见咽峡弓、软腭和悬雍垂；Ⅱ级：仅见软腭和悬雍垂；Ⅲ级：只能看到软腭；Ⅳ级：只能看到硬腭。Ⅰ～Ⅱ级插管较容易，Ⅲ～Ⅳ级插管较困难。

2. 如无一次性气管插管包，可按如下准备物品：气管导管［小儿备用气管导管两根，分别比计算型号（ID 号）大一号和小一号]、导管芯、口咽通气道、10ml 注射器、无菌纱布（2 块）、牙垫 1 个、胶布、无菌手套、吸痰管 2 根。

3. 清醒患者插管常需适当应用镇静、镇痛药或神经肌肉阻滞剂，有助于减轻患者痛苦，充分暴露声门，减轻插管损伤和预防呕吐误吸。

4. 气管导管型号（ID 号）的选择 早产儿：2.0 ~ 2.5；新生儿：2.5 ~ 3.0；1 ~ 6 月龄：3.5；6 ~ 12 月龄：4.0；2 ~ 14 岁：4 + 年龄 /4；16 岁以上：男性 7.5 ~ 8.5，常选 8.0，女性 7.0 ~ 8.0，常选 7.5。经鼻气管插管型号比经口气管插管一般小 0.5。

5. 插管深度 以导管尖端距门齿长度为标准，气管尖端位于隆突上 4cm，即成年女性插管深度距门齿约 21cm，成年男性约 23cm，1 岁以内约 12cm，小儿导管插入深度（cm）=12 + 年龄 /2，经鼻气管插管比经口气管插管深 3cm。

四、常见并发症及处理

1. **插管损伤** 插管操作不规范，可致唇舌挤伤、牙齿活动或脱落、黏膜损伤、咽后壁损伤、杓状软骨脱位、声带撕裂等。如果发生牙齿脱落，一定要找到脱落的牙齿，并看牙医。如果发生杓状软骨脱位或声带撕裂，需请耳鼻喉科医生会诊。

2. **气管导管误入食管** 套囊放气，将导管取出，并重新置入管芯。重新进行面罩通气、气管插管操作。确认无误后，进行人工通气。如口腔内有较多分泌物，应及时吸引。

3. **喉痉挛、支气管痉挛和呛咳** 浅麻醉下进行气管插管可引起喉痉挛、支气管痉挛和剧烈呛咳，应于插管前保证足够的镇痛、镇静，一旦出现严重的并发症，应给予加深麻醉处理。

4. **心血管反应** 包括高血压、心动过缓、心动过速、心律失常，甚至心搏骤停。做好局麻、镇痛镇静，操作轻柔、规范可减轻反应，一旦出现严重并发及时对症处理。

5. **通气不良** 导管插入太深可误入一侧支气管内（常见于右侧），引起通气不足、缺氧或肺不张。导管插入太浅时，可因患者体位变动而意外脱出，导致严重意外发生。

五、临床情景实例与临床思维分析

临床情景实例 1

患者，女性，68 岁。与他人发生口角后，自觉胸闷憋气，周身不适，遂来急诊内科就诊，在等待就诊的过程中突然倒地、呼之不应。既往有冠心病病史。急诊内科医生立即将患者转运至抢救室并进行心肺复苏、球囊面罩辅助通气，10 分钟后患者心跳恢复。体格检查：脉搏 136 次 /min，血压 78/42mmHg，血氧饱和度 60%；双侧瞳孔中度散大，对光反应减弱。为尽快改善患者的氧合状态，改善大脑缺氧，最宜采取何种紧急措施？

临床思维分析：①患者既往有冠心病病史，因情绪激动后出现不适、意识丧失、呼吸和心搏骤停，经积极抢救后心跳虽恢复，但呼吸尚未恢复正常（血氧饱和度 60%），且伴有大脑缺氧（双侧瞳孔中度散大，对光反应减弱），为了尽快改善患者的氧合状况，最适合的紧急措施是进行紧急气管插管并进行机械通气。这将确保患者的气道通畅，并提供高浓度的氧气来提高血氧饱和度。②急救复苏是气管插管的适应证之一，插管后，患者应接受适当的机械通气支持，包括调整通气参数以确保足够的通气和氧合。

临床情景实例 2

患者，男性，76 岁。因"咳嗽咳痰 20 年，气促 10 年，再发加重 5 日"就诊。治疗过程中患者出现呼吸浅快，神志不清。动脉血气分析：pH 7.23，PaO_2 55mmHg，$PaCO_2$ 75mmHg。在积极给予药物及无创通气治疗后症状仍无明显改善。为尽快改善病情，应积极采取哪种紧急措施？

临床思维分析：①根据提供的信息可知患者有慢性阻塞性肺疾病（COPD）病史，此次入院时出现了 Ⅱ 型呼吸衰竭，存在明显的 CO_2 潴留，并且无创通气并不能缓解病情。该类患者主要是因为肺功能受损导致呼气困难，无法有效排出 CO_2。在这种情况下，为了尽快改善患者的病情，应该积极进行气管插管和机械通气。这将有助于减少 CO_2 潴留并改善通气功能。②病因治疗：在进行气管插管及呼吸支持治疗的同时应尽快确定引起急性 COPD 加重的原因，并有利于采取气管内吸痰等治疗措施。

临床情景实例 3

患者，男性，68 岁。因"头晕、头痛 7 日"就诊。院外 CT 提示：右侧颞顶部慢性硬膜下血肿。4 个月前曾接受右侧颞顶部慢性硬膜下血肿钻孔引流术。外科医生在完善相关检查后拟在局麻下进行右侧颞顶部慢性硬膜下血肿钻孔引流术，术中发现引流液中有脓性液体且引流通畅度欠佳，遂决定行开颅手术。你作为该患者的麻醉医生，请予以相关处理。

临床思维分析：开颅手术需要患者完全无体动以防止脑组织损伤，保证手术能够顺利地进行，而且开颅手术时间长，局麻或单纯静脉麻醉药物无法保证患者完全无体动，所以需要给予患者镇痛药和肌松药，肌松药能够使呼吸肌松弛，明显抑制呼吸功能，因此需要行气管插管以进行机械控制通气。

临床情景实例 4

（1）患者，男性，68 岁，身高 170cm，体重 95kg，平素身体健康。拟在全麻下行腹腔镜下胃大部分切除术，麻醉诱导后面罩通气正常，利用喉镜提起会厌暴露声门时发现无法暴露声门，经过麻醉医生多次插管尝试，成功插入气管插管，插管后立即静脉给予 10mg 地塞米松。请分析给予地塞米松的原因。

（2）手术结束后患者转运至麻醉后恢复室，患者苏醒拔除气管插管时出现剧烈的呛咳，拔出插管后出现吸气性三凹征，可闻及喉鸣音，监护仪提示血氧饱和度 86%。请分析其具体原因，并给予正确的处理。

临床思维分析：①患者要接受腹腔镜下胃大部切除术，需要气管插管和全麻，由于喉镜无法充分地暴露声门导致多次进行气管插管这一有创操作，反复进行插管容易导致喉水肿。地塞米松是一种糖皮质激素，具有抗炎等作用，能够产生减轻喉部炎症和水肿的效果。②拔管后出现吸气性三凹征、喉鸣音及低氧血症，提示发生上呼吸道梗阻（喉痉挛）。全麻气管插管和麻醉机通气过程中可能导致上呼吸道水肿、分泌物增多，在浅麻醉状态下拔管时喉部组织可能受到分泌物等的刺激进而引起喉痉挛。当出现喉痉挛时首先要停止一切刺激，轻者可以提下颌、面罩加压吸氧，同时严密监测患者的生命体征；严重者立即给予琥珀胆碱 1.0 ~ 1.5mg/kg 静脉注射，必要时进行紧急环甲膜穿刺。

临床情景实例 5

患者，女性，79 岁。左侧股骨头坏死，拟行左侧人工全髋关节置换术。既往有呼吸道花粉过敏史，术前检查无异常。给予全麻药后进行气管插管，连接麻醉机进行器械通气，监测显示血氧饱和度100%，气道压 20cmH$_2$O。器械通气后 40 分钟，气道压逐渐上升至 32cmH$_2$O，血氧饱和度 97%，检查呼吸机参数设置和气管导管位置和深度无误。器械通气后 50 分钟，气道压 38cmH$_2$O，血氧饱和度92%，听诊双肺布满哮鸣音。请分析该患者最可能出现了哪种情况及出现该现象的原因，针对此种情况可以进行哪些相应的处理。

临床思维分析：①该患者听诊双肺布满哮鸣音，气道压 38cmH$_2$O，血氧饱和度 92%，术前有过敏史，由此推断该患者气管插管后发生了支气管痉挛。②气管插管刺激能够诱发支气管痉挛。该患者术前有花粉过敏史，呼吸道敏感性增加，术中担心患者年龄较大不能耐受过高的麻醉药物用量，可能出现麻醉深度不够，不能有效抑制气管插管所引起的神经体液反射，进而出现了支气管痉挛。③全麻时出现支气管痉挛的处理措施包括：加深麻醉，提高吸入麻醉药的浓度、增加静脉麻醉药丙泊酚的用量；提高吸入氧浓度；给予糖皮质激素；应用 β 受体激动剂、氨茶碱等。

临床情景实例 6

患者，男性，40 岁。因"右下腹疼痛 12 小时"入院。血常规提示白细胞计数、中性粒细胞百分比明显升高，考虑为急性阑尾炎，拟行腹腔镜下阑尾切除术。进行常规诱导麻醉后顺利插入 7.5 号气管插管，连接麻醉机后发现气道压为 40cmH$_2$O，呼气末 CO$_2$ 波形不显示、血氧饱和度快速下降，心率明显增快。请问为什么出现上述情况，当出现上述情况时可以应用哪些方法来证实你的诊断。

临床思维分析：①患者平素体健，无呼吸系统疾患，气管插管后连接麻醉机进行机械通气时出现气道压异常增高，呼气末 CO$_2$ 波形不显示，血氧饱和度快速下降，出现这些情况时应该高度怀疑气管导管误入食管。②气管导管误入食管的主要临床表现：听诊呼吸音消失，施行机械通气时胃区呈连续不断地隆起（胃扩张）而双侧胸廓无对称性起伏；呼气时导管口未见明显"白雾"样变化；血氧饱和度骤降及全身发绀。判断气管导管是否在气管内的金标准是出现连续正常的呼气末 CO$_2$ 波形，气管导管误入食管时无呼气末 CO$_2$ 波形。

（朴美花）

第二十五章

气管切开术和环甲膜穿刺术

Tracheotomy and Circothyroid Membrane Puncture

第一节 气管切开术

一、适应证

1. 任何原因导致的三至四度喉阻塞。
2. 下呼吸道分泌物潴留、阻塞造成的呼吸困难。
3. 某些手术的前置手术，如行颌面、咽、喉部手术，防止术后局部组织肿胀阻碍呼吸。
4. 长时间需要使用呼吸机辅助呼吸。

二、禁忌证

1. 紧急气管切开无绝对禁忌证。
2. 相对禁忌证 常规气管切开术凝血功能障碍及重症血小板减少。

三、标准操作规程

见表 25-1。

表 25-1 气管切开术标准操作规程

准备	医师的准备：穿工作服，戴口罩、帽子，洗手
	核对患者信息
	再次核对血常规、凝血功能、肝肾功能、心电图、胸部 X 线等检查结果
	知情同意并签字，测血压、脉搏正常
	用物准备：气管切开包、输氧装置、吸引器、消毒手套、络合碘、利多卡因、肾上腺素、0.9% 氯化钠溶液、10 号刀片、12 号刀片、合适的气管套管[1]、5ml 注射器、记号笔、缝针、丝线及纱布、纱条等
操作过程	体位：仰卧位，垫肩，头后仰（图 25-1），不能耐受上述体位者，可取半坐卧位或坐位
	标记切口位置。纵切口：颈前正中，触摸环状软骨下缘及胸骨上窝上缘一横指并标记；横切口：触摸环状软骨下缘 3cm，在其下沿颈前皮纹标记 4~5cm
	取气管切开包，检查包的有效期
	正确打开气管切开包
	戴无菌手套
	助手核对备用物品有效期并打开
	消毒顺序：以切口为中心，由内向外。紧急情况下可以不消毒

操作过程	消毒范围：直径 15cm 以上
	助手消毒 3 次，消毒不留空隙，每次范围小于前一次，最后范围大于孔巾直径
	检查物品是否齐全，抽吸药品，准备刀片、缝线等。检查气管套管管芯、内套齐全，扎好套管旁纱带
	铺无菌孔巾
	麻醉：用含有少量肾上腺素的 1% 利多卡因行颈前切口部位皮下浸润麻醉，注射前均要抽吸。紧急情况及昏迷患者可不麻醉
	切口：按标记切口部位切开皮肤及皮下组织，如有出血予以压迫、钳夹，必要时结扎
	分离颈前组织：分离暴露颈前白线，沿颈前白线分离颈前肌肉，并用拉钩牵引，保持正中位。分离时经常触摸气管，防止移位（图 25-2）
	处理甲状腺峡部：暴露甲状腺峡部，将峡部下缘向上分离，向上牵拉暴露气管。遇峡部较宽时，将其切断并缝扎
	暴露气管：暴露气管前壁（图 25-3），注射器刺入回抽有空气证实为气管，并在气管内注入 1～2ml 利多卡因，此时如有呛咳，应立即退针[2]
	切口气管：检查切口无出血，镰状刀挑开气管 3～4 环（横行或纵行），气管扩张器或弯血管钳撑开气管切开口，助手吸除血液及分泌物，防止流入气管
	安放套管：经气管切口插入带有管芯的气管套管后，迅速拔出管芯，将少许棉絮置于管口，观察是否随呼吸飘动，如有飘动，证实插入气管；安放内套管
	固定套管：于颈部一侧套管旁纱带两端打方结[3]，松紧适中（约能伸入一指为宜），并将管芯固定在系带上
	检查切口周围是否有出血，切口较长时缝合纵切口套管上方切口 1～2 针[4]。将中间开口纱布置于套管两侧覆盖伤口
	协助患者复原衣物，监测生命体征
	告知患者及家属术后要保持套管及下呼吸道通畅，清洗内套管；保持室内温度及湿度；防止套管脱出，及时更换套管旁敷料。患者不能随意拔出套管，拔管时机及拔管后处理由医师决定[5]

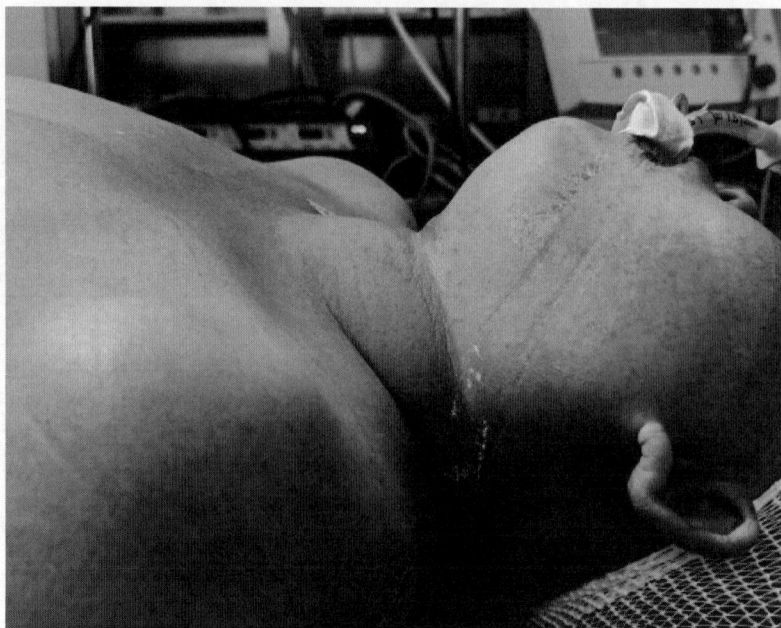

图 25-1 患者气管切开体位（见文末彩图）

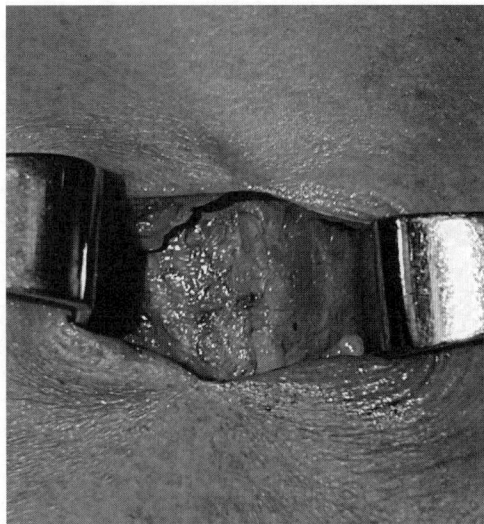

图 25-2　暴露颈前肌肉（见文末彩图）

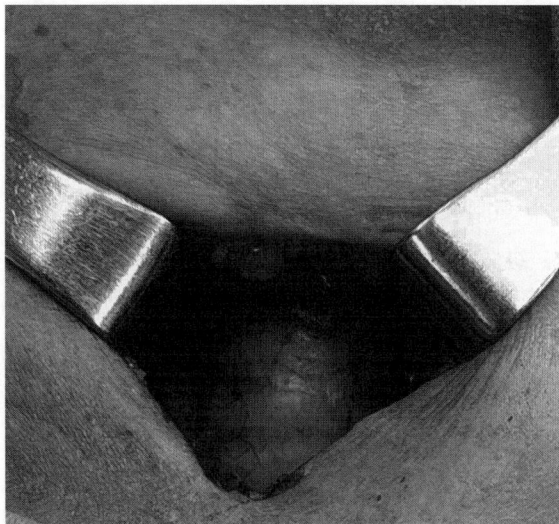

图 25-3　将甲状腺峡部向上牵拉，暴露气管（见文末彩图）

疑点导航：

1. 根据患者的年龄、性别选择不同的气管套管（表 25-2）。

表 25-2　不同年龄和性别气管套管的选择

管号	00 号	0 号	1 号	2 号	3 号	4 号	5 号	6 号
内径 /mm	4.0	4.5	5.5	6.0	7.0	8.0	9.0	10.0
长度 /mm	40	45	55	60	65	70	75	80
适用年龄	1～5 月龄	1 岁	2 岁	3～5 岁	6～12 岁	13～18 岁	成年女性	成年男性

2. 暴露气管后，注射器刺入回抽有空气可以证实为气管，注入 1～2ml 利多卡因防止气管切开后剧烈咳嗽。注射后应立即退针防止刺破气管后壁导致出血或损伤食管壁。

3. 气管套管旁纱带两端打结一定要牢固，松紧适中，不能松脱，防止脱管。

4. 切口较短时，可不予缝合。套管下方不缝合，以免发生皮下气肿，并便于伤口引流。

5. 拔管　喉阻塞病因解除后可考虑拔管，拔管前需要先堵管 24～48 小时，堵管期间备好气管切开包，如果患者活动、睡眠呼吸平稳，可以拔出套管，随后以蝶形胶布拉拢切口两侧，自行愈合。

四、常见并发症及处理

1. 伤口出血

（1）原发性出血：在切口周围予以凡士林纱条或碘仿纱条压迫止血，辅以止血、镇咳药物多可止血。若不能止血，则需要打开切口，缝扎止血。

（2）继发性出血：较少见。大出血时保持呼吸道通畅，积极止血并予以抢救。

2. 套管脱出

（1）经常检查套管位置，防止脱出。

（2）床旁备气管切开包。

（3）套管内无气流通过可判断套管脱出，如果气管切开在1周以内，迅速用弯血管钳撑开气管切口，重新带内芯插入。不超过1周者，一般可直接插入。

3. 皮下气肿

（1）单纯的皮下气肿可不做特殊处理，气体自行吸收。

（2）气肿严重时，将切口缝线拆除，以利气体逸出。

4. 纵隔气肿和气胸

（1）气量较少，且无症状时可不处理。

（2）纵隔气量较多时，沿气管前下区向下方分离，放出气体。

（3）气胸影响呼吸，行胸腔闭式引流。

5. 肺部并发症

（1）应用抗生素，防止肺部感染。

（2）维持室内温度在22℃，湿度90%以上，祛痰剂雾化吸入等方法湿化气道，及时清洗内套管，吸除气管内分泌物，保持下呼吸道通畅。

6. 呼吸骤停

（1）长期呼吸道阻塞患者，气管切开后低浓度给氧，继续人工呼吸。

（2）行血气检查。

7. 气管食管瘘

（1）切气管时不宜过深，以免切开气管后壁及食管壁。

（2）食管碘油造影时造影剂流入气管可以确诊。

（3）鼻饲，碘仿纱条填塞瘘口，观察是否愈合。不能愈合者需要手术修补。

8. 拔管困难

（1）喉、气管阻塞尚未完全解除，积极治疗后再拔管。

（2）清除套管上方肉芽组织。

（3）更换小号套管，再试堵管。

（4）气管切口在气管2~4环，不能过高，防止损伤环状软骨，造成喉狭窄。

五、喉阻塞相关知识

1. 病因

（1）炎症：如小儿急性喉炎、急性会厌炎、白喉及邻近的咽后脓肿、颌下蜂窝织炎等。

（2）喉外伤：如喉部挫伤、撞伤、切割伤、喉烫伤及烧伤。

（3）肿瘤：喉癌、喉乳头状瘤、喉咽肿瘤、甲状腺肿瘤等。

（4）喉部异物：较大的嵌顿性异物，易引起喉痉挛。

（5）喉水肿：除炎症、外伤引起的喉水肿外，变态反应所致的喉水肿，起病急，发展快。

（6）声带麻痹：各种原因引起双侧声带不完全麻痹，外展不能。

（7）喉痉挛：破伤风患者和喉异物刺激导致喉痉挛引起喉阻塞。

（8）喉部先天性疾病和喉瘢痕狭窄：前者有先天性喉喘鸣、喉蹼等，后者由于外伤所致。

2. 临床表现

（1）吸气性呼吸困难：当声门变窄时，吸入的气流将声带推向下方，使两侧声带游离缘彼此靠近，故声门更为狭小，因而出现吸气性呼吸困难。

（2）吸气性喉喘鸣：吸气时气流通过狭窄的声门，形成气流漩涡冲击声带，声带颤动发出的喘鸣声。

（3）吸气性软组织凹陷：由于用力吸气时胸腔内负压增加，使胸壁的软组织内陷而出现胸骨上窝、锁骨上窝、肋间隙、上腹部等处的吸气性凹陷现象。

（4）声音嘶哑：病变在声带处，发生嘶哑症状。

（5）发绀：为缺氧表现。

3．喉阻塞分度　根据病情轻重，喉阻塞可分为4度。

（1）一度：平静时无症状，哭闹、活动时有轻度吸气性呼吸困难。

（2）二度：安静时有轻度吸气性呼吸困难，活动时加重，但不影响睡眠和进食，缺氧症状不明显。

（3）三度：吸气期呼吸困难明显，喉鸣声较响，胸骨上窝、锁骨上窝等处软组织吸气期凹陷明显。因缺氧而出现烦躁不安、难以入睡、不愿进食。患者脉搏加快，血压升高，心跳强而有力，即循环系统代偿功能尚好。

（4）四度：呼吸极度困难。由于严重缺氧和体内二氧化碳积聚，患者坐卧不安，出冷汗、面色苍白或发绀，大小便失禁，脉搏细弱，心律不齐，血压下降。如不及时抢救，可因窒息及心力衰竭而死亡。

4．治疗　喉阻塞能危及生命，必须积极处理。应按呼吸困难的程度和原因，采用药物或手术治疗。

（1）一度：由喉部炎症引起者，应及时使用激素和抗生素，配合蒸气吸入或雾化吸入等。

（2）二度：严密观察病情变化，做好气管切开术的准备工作。如为异物，应立即取出；如为肿瘤，可考虑气管切开。

（3）三度：如为异物应及时取出；如为急性炎症，可先试用药物治疗，若观察未见好转或阻塞时间较长，应及早施行气管切开。因肿瘤或其他原因引起的喉阻塞，宜先行气管切开，待呼吸困难缓解后，再根据病因，给予其他治疗。

（4）四度：立即开放气道，行气管插管（喉阻塞患者大多因有插管禁忌而放弃采用）和紧急气管切开术。病情十分危急时可先行环甲膜切开或穿刺。

六、临床情景实例与临床思维分析

临床情景实例 1

患者，男性，52岁。因患喉部肿瘤出现呼吸困难5日，进行性加重，吸氧状态下血氧饱和度60%～70%，心率100次/min，神志淡漠，欲行喉部肿瘤切除手术，故先行紧急气管切开术。请行气管切开术（已经洗手、穿衣，消毒后铺孔巾）。

临床思维分析：喉阻塞的处理、气管切开适应证的掌握。判断患者出现的喉阻塞为三度，因喉部肿瘤所致，病因短时间难以解除，应尽早行气管切开术。

临床情景实例 2

患者，男性，65 岁。因"下咽癌侵犯喉出现呼吸困难 2 个月，渐进加重"就诊。患者出现吸气性"三凹征"，烦躁不安，脉搏 110 次 /min。刚在急诊局麻下顺利行气管切开术后吸出大量脓痰，给予高浓度氧后血氧饱和度升至 99%，术者低头固定套管时，巡回护士发现患者血氧饱和度突然掉至30%，心率 30 次 /min，体格检查发现患者意识消失，无自主呼吸，触不到颈动脉搏动。血气分析：pH 7.12，PaO$_2$ 32mmHg，PaCO$_2$ 120mmHg，HCO$_3^-$ 20mmol/L。请行急救处理，并解释出现这一现象最可能的原因。

临床思维分析：为气管切开不常见并发症。立即行人工呼吸及心肺复苏。降低给氧浓度。其原因是长时间气道阻塞造成二氧化碳潴留及缺氧，二氧化碳浓度升高可兴奋呼吸中枢，继续升高则转为抑制。此时靠颈动脉体接受缺氧刺激。气管切开后，吸入高浓度氧后血氧浓度迅速升高，而二氧化碳对中枢抑制尚未解除，易出现呼吸、心跳暂停。

临床情景实例 3

患者，男性，52 岁。因"患喉部肿瘤出现呼吸困难 5 日"就诊。行气管切开后 2 小时患者剧烈咳嗽，气管切开口周围出血。请行相关处理。

临床思维分析：术后伤口出血是气管切开的并发症之一，原发性出血较为多见，多因术中止血不彻底，或术后患者剧烈咳嗽后出血。一般局部用凡士林纱条或碘仿纱条填塞伤口压迫止血，适当予以镇静、止咳止血药物，多能止血。如不能止血，则需要打开伤口予以结扎止血。

临床情景实例 4

（1）患者，男性，35 岁。因长期睡眠打鼾憋气，诊断为阻塞型睡眠呼吸暂停低通气综合征，拟在全麻插管下行改良悬雍垂腭咽成形术。作为麻醉医师，请行下一步处理。

（2）置入喉镜后，声门暴露不清，经多次插管失败，咽部软组织损伤出血，不能窥见声门。面罩加压给氧维持，血氧饱和度 85%，血压 140/90mmHg，心率 100 次 /min。为保证手术顺利进行，请继续处理。

临床思维分析：由于患者咽腔狭窄，置入喉镜后，声门暴露不清，尝试盲插管失败，咽部出血。此时应该快速行气管切开插管，建立气道，改善通气，防止咽部血液流入气管，手术得以继续进行。临床上术前要认真评估困难气道，可以在自主呼吸表面麻醉下插管，预防快速麻醉诱导后发生插管困难。

临床情景实例 5

（1）患者，男性，50 岁。全麻行双侧甲状腺次全切除术，拔气管插管后回病房，突然出现呼吸困难，发绀。拆除切口缝线可见血凝块，呼吸困难不能缓解。作为麻醉医师，请迅速处理。

（2）置入喉镜后发现难以暴露声门，尝试插管失败。请根据病情迅速继续处理。

临床思维分析：血肿压迫气道导致呼吸困难是甲状腺手术常见的术后并发症，考核气管插管及气管切开术的选择。应选择相对无创、快速的气管插管，但在插管失败后，应行气管切开术。

临床情景实例 6

患者，男性，23 岁。因患急性会厌炎出现呼吸困难 5 日，行气管切开后呼吸平稳。患者咳嗽后突然再发呼吸困难，口唇发绀，大汗淋漓。请行相关处理。

临床思维分析：气管切开后再次出现呼吸困难，要考虑以下几个方面。①套管内管阻塞，应及时清理内套管；②套管外管阻塞，应拔出内套管；③分泌物或痂皮堵塞下呼吸道，应进行下呼吸道的吸痰；④套管脱出，应及时恢复。

临床情景实例 7

（1）患者，男性，55 岁。气管切开插管后行"右侧喉垂直部分切除术"后 7 日。术后患者留存有气囊的硅胶套管，拟拔出气管套管，经鼻呼吸。请进行相关处理。

（2）直接堵管出现呼吸困难，请进一步处理。

临床思维分析：拔管困难的处理。对带有气囊的套管直接堵管，患者易出现呼吸困难，需要更换小一号的金属套管后再试堵管。换管及堵管过程中备好气管切开包。

临床情景实例 8

患者，男性，23 岁。因患急性会厌炎出现呼吸困难 5 日，行气管切开后呼吸平稳。患者出现进食后呛咳，套管内可见食物。请进一步明确诊断，行相关处理。

临床思维分析：气管食管瘘表现为进食呛咳，气管内可以咳出食物。处理原则：瘘口较小时采用鼻饲，必要时瘘口处碘仿纱条填塞，一般可以自行愈合；若瘘口较大则需要手术处理。

临床情景实例 9

患者，男性，54 岁。因"舌癌"拟行手术治疗。既往有颈椎病病史。请耳鼻咽喉头颈外科会诊行术前气管切开术。

临床思维分析：气管切开术适应证包括颌面部等手术的前置手术。注意患者既往有颈椎病史，可能不能耐受仰卧位、特殊体位的处理。

临床情景实例 10

患者，女性，42 岁。因"车祸外伤后 2 小时"入院。已在神经外科手术治疗。患者深昏迷，人工辅助呼吸。请耳鼻咽喉科会诊行气管切开术。

临床思维分析：气管切开术适应证包括长时间需要使用呼吸机辅助呼吸。

临床情景实例 11

患儿，男性，5 岁。因颅脑外伤及下颌骨骨折，张口受限，大量出血，意识不清。为维持气道通畅，请予以立即处理。

临床思维分析：张口受限不易行气管插管，应立即行气管切开术维持气道通畅。

第二节　环甲膜穿刺术

一、适应证

1. 喉及以上气道急性梗阻的紧急情况。
2. 无条件行气管切开而需快速开放气道的暂时处理办法。
3. 可作为气管内给药的途径。

二、禁忌证

1. 紧急情况下无绝对禁忌证。
2. 明确气道阻塞平面在环甲膜水平以下及有严重凝血功能障碍。

三、标准操作规程

见表 25-3。

表 25-3　环甲膜穿刺术标准操作规程

准备	医师的准备：穿工作服，戴口罩、帽子，洗手
	核对患者信息
	知情同意并签字，有条件时行心电监测
	用物准备：环甲膜穿刺针[1]、消毒手套、络合碘、无菌棉签、10ml 注射器、2% 利多卡因溶液、0.9% 氯化钠溶液、简易呼吸器、输氧装置、记号笔等，检查包装是否完好及在有效期内
操作过程	体位：仰卧位，垫肩，头后仰，不能耐受上述体位者，可取半坐卧位或坐位
	标记穿刺点位置：在甲状软骨下缘及环状软骨上缘之间正中可以触摸到一处凹陷[2]，标记此处为穿刺点
	戴无菌手套
	消毒顺序：以穿刺点为中心，由内向外（紧急情况下可以不消毒）
	消毒范围：助手消毒 3 次，消毒不留空隙，每次范围小于前一次，直径 15cm 以上
	麻醉：用含有少量肾上腺素的 1% 利多卡因行穿刺部位皮下浸润麻醉，注射前均要抽吸。临床上大多因损伤较小及情况紧急争取时间而不行麻醉
	检查环甲膜穿刺针，内芯置入外套内，穿刺针是否通畅
	穿刺：左手拇指和示指固定穿刺周围皮肤并绷紧，右手持环甲膜穿刺针，针尖斜面向上，气管纵向与颈正中线成 45° 进针，注意勿用力过猛，出现落空感即表示针尖已进入喉腔或气管
	拔出内芯，接 10ml 注射器，回抽有空气；或棉絮纤维置于穿刺针口观察，见纤维随呼吸摆动可判断穿刺针进入气道内
	胶布固定穿刺针，防止脱出或移位
	经穿刺针接氧气管、简易呼吸器或呼吸机给患者输氧，或进行气管内给药
	监测患者生命体征，整理衣物
	患者情况稳定后，尽早行气管切开术
	如患者病情好转、已行气管切开术或气管给药完毕，需拔出穿刺针[3]。拔出前后穿刺针周围消毒，无菌纱布压迫并固定

疑点导航：

1. 环甲膜穿刺针　目前有接呼吸机环甲膜穿刺针，也可使用 12~16 号带套管的静脉穿刺针，紧急情况下直接用粗的注射器针头代替。

2. 先触及甲状软骨上切迹，向下滑行可感觉一处凹陷区域即为环甲膜。或从胸骨上窝开始沿气管向上触及"第一个隆起"为环状软骨弓，其上缘的凹陷部位即为环甲膜。

3. 通气时间一般不超过 24 小时，以免发生感染和瘢痕组织形成而出现气道狭窄。

四、常见并发症及处理

1. 出血

（1）对凝血功能障碍者穿刺应该慎重。

（2）出血较多，考虑行气管切开术，插入带气囊的套管，防止血液流入气管，并积极采取止血措施。

2. **食管受损**　穿刺方向错误或用力过猛所致。疑有食管损伤者先予以禁食或鼻饲，一般可以自行愈合。如果长期不愈合则需要手术修补。

3. **皮下及纵隔积气**　穿刺后不可长时间通气，尽早行气管切开术。积气较少可不处理，较多量者处理见气管切开术并发症处理。

五、临床情景实例与临床思维分析

临床情景实例 1

患者，男性，20 岁。因"咽痛、吞咽疼痛加重 10 小时"就诊。行门诊电子喉镜检查发现会厌呈球样肿胀，遮盖喉口，梨状窝积液。检查结束时患者突然出现呼吸困难加重，明显吸气相软组织"三凹征"，大汗淋漓。请行相关处理。

临床思维分析：①考虑该患者为"急性会厌炎"，检查后出现急性喉阻塞三度。②应快速开放气道。开放气道的三种方法：气管插管、气管切开术及环甲膜穿刺（切开）术。该患者有明显的气管插管禁忌，故选择气管切开术。对于急性喉阻塞，伴有分泌物潴留，在没有条件行气管切开术时，可行环甲膜穿刺术，呼吸困难得到缓解后，再行气管切开可降低风险。③临床上对疑似"急性会厌炎"的患者，最好在有立即建立人工气道的条件下进行电子喉镜检查，以防意外的发生。

临床情景实例 2

患儿，男性，2 岁。因"口含硬币玩耍，跌倒后突然出现剧烈咳嗽，呼吸困难，失声，口唇发绀"就诊。院前已经行海姆立克手法（腹部冲击法）未见好转，呼吸微弱，脉搏细数。请迅速处理。

临床思维分析：急性喉阻塞但无条件行气管切开术是环甲膜穿刺术的适应证之一。

临床情景实例 3

患者，女性，22 岁。因"车祸致口咽部受伤 1 小时"就诊。患者张口受限，口底肿胀明显，声音嘶哑，渐进性出现吸气性呼吸困难加重，面色苍白、血压下降。作为院前急救人员，请行最合适的处理。

临床思维分析：环甲膜穿刺术可在创伤较小的情况下暂时性地缓解喉阻塞，为本例最合适的处理方法。

临床情景实例 4

患者，男性，20岁。因"咽痛、吞咽疼痛加重10小时"就诊。行门诊电子喉镜检查诊断为"急性会厌炎"。检查结束突然出现呼吸困难加重，明显吸气"三凹征"，大汗淋漓。立即环甲膜穿刺后症状得到缓解，但穿刺针管内可见血性分泌物咳出。请行相关处理。

临床思维分析：环甲膜穿刺出血并发症的处理。

临床情景实例 5

患者，男性，20岁。因"咽痛、呼吸困难3小时"就诊。诊断为"急性会厌炎、喉阻塞三度"。行环甲膜穿刺后症状得到缓解，患者颈部出现肿胀，并有捻发感。请行相关处理。

临床思维分析：环甲膜穿刺皮下气肿并发症的处理。

临床情景实例 6

患者，男性，48岁。因"睡眠时打鼾憋气2年"就诊。行相关检查诊断为"重度睡眠呼吸暂停低通气综合征"。拟行手术前清醒状态下气管插管。请行气管内表面麻醉处理。

临床思维分析：环甲膜穿刺可作为气管内给药的途径。

（石大志）

第二十六章

电复律和电除颤

Cardioversion and Defibrillation

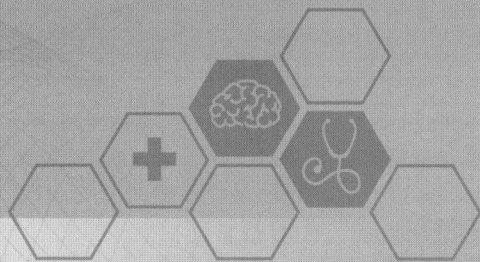

一、电复律

（一）适应证

1. 紧急电复律

（1）室性心动过速合并意识障碍。

（2）室性心动过速合并血流动力学障碍。

（3）室性心动过速合并急性肺水肿临床症状严重。

（4）室性心动过速合并急性心肌梗死临床情况严重。

（5）预激综合征合并快室率型心房颤动出现血流动力学障碍。

（6）预激综合征合并室上性心动过速经药物治疗无效且合并血流动力学障碍。

（7）快心室率型心房扑动药物治疗无效、血流动力学严重障碍。

（8）室上性心动过速合并血流动力学障碍。

2. 择期电复律

（1）心房颤动病史＜1年，窦房结、房室结功能正常、心功能Ⅱ级以上、左心房内径＜45mm，无附壁血栓。

（2）心房颤动发生后心力衰竭或心绞痛恶化和不易控制。

（3）心房颤动伴心室率较快（＞120次/min），且药物控制不佳。

（4）原发病（如甲状腺功能亢进）已得到控制，心房颤动仍持续存在。

（5）风湿性心脏病二尖瓣手术或人工瓣膜置换术后6周以上、先天性心脏病修补术后3个月以上仍有心房颤动。

（6）新发心房颤动药物治疗无效，无转复禁忌证时择期电复律转复。

（7）室性心动过速不伴血流动力障碍但药物治疗无效。

（8）预激综合征合并室上性心动过速物理治疗、药物治疗无效但不伴血流动力学障碍。

（二）禁忌证

1. 绝对禁忌证

（1）洋地黄类药物中毒所致的快速性心律失常。

（2）室上性心律失常伴高度或完全性房室传导阻滞。

（3）未用影响房室传导的药物而持续心房颤动心室率较缓慢。

（4）伴有病态窦房结综合征。

（5）近期有动脉血栓或左心房内存在附壁血栓而未抗凝治疗。

2．相对禁忌证

（1）拟近期行心脏外科手术。

（2）电解质紊乱特别是低血钾。

（3）严重心功能不全未纠正。

（4）心脏明显扩大。

（5）甲状腺功能亢进合并心房颤动而前者未正规治疗、未控制。

（6）伴风湿活动或未控制的感染性心内膜炎。

（7）不能耐受使用预防复发的抗心律失常药物。

（8）心房颤动为阵发性、发作次数少、持续时间短、预期可自动转复。

二、电除颤

（一）适应证

1．心室颤动、心室扑动。

2．无脉性室性心动过速。

（二）禁忌证

1．心脏停搏呈直线或无脉电活动（电机械分离）。

2．肺动脉内膜剥脱术。

三、标准操作规程

见表 26-1、表 26-2。

表 26-1　同步电复律标准操作规程

准备	医师的准备：穿工作服，戴口罩、帽子
	患者准备：核对患者信息，如床号、姓名、性别、诊断
	排除禁忌证 [1]
	已按医嘱使用抗凝药物 [2]
	禁食达 6~8 小时
	交代电复律风险，知情同意并签字
	备齐用物：除颤器、心电监护仪、吸氧管、抢救车、简易呼吸器、气管插管器械、心脏临时起搏器、镇静药品（地西泮、咪达唑仑、硫喷妥钠）[3]、导电糊（或湿盐水纱布 4~6 层）
	检查除颤仪功能及连线完好，电量充足，同步性能正常
操作过程	患者仰卧于硬板床上，去除金属物品（去义齿），暴露胸部
	选择除颤仪监护（R 波高的导联），证实为可复律心律
	建立静脉通路
	吸氧 5~15 分钟

续表

操作过程	行十二导联心电图检查
	抢救车到位，气管插管备用，临时起搏器备用
	静脉推注地西泮 10～40mg（速度 5mg/min），待患者睫毛反射消失
	除颤仪选择同步模式（SYNC MODE）
	将除颤仪旋钮转至"除颤器（DEFIB）"挡
	电极板上"C"字形涂抹导电糊
	按电极板标识放置电极板（心尖部、右侧锁骨下）[4]，距离不小于 10cm
	紧贴皮肤，加压 10～15kg
	能量选择（ENERGY SELECT）：选择合适的能量[5]
	再次观察心电监测，证实为需复律心律
	按"充电（CHARGE）"按钮充电至所选择的能量
	确认所有人员无危险接触
	放电（SHOCK）：双手拇指同时按压除颤手柄上"放电"按钮放电（也可由助手协助按除颤仪上"放电"按钮）
	2 秒内判断是否恢复窦性心律[6]
	转复后听心音，测血压，做心电图
	继续吸氧，持续监测心电、血压、血氧
	观察、清洁皮肤，整理衣物，安抚患者，安置患者于合适的体位
	操作完毕，将能量开关回复至零位，擦拭电极板
	必要时药物维持治疗

疑点导航：

1. 如果患者正在服用洋地黄类药物，电复律前应停用 24～48 小时；洋地黄类药物中毒时电复律易致心室颤动，因此必须纠正后方可行电复律。纠正低钾血症；经食管超声检查证实无附壁血栓；既往心电图显示无严重缓慢性心律失常；有相对禁忌证者评估病情、权衡利弊。

2. 对心房颤动患者行电复律时，应注意心房颤动病程大于 48 小时或病程不清者，电转复前应口服华法林（非瓣膜性心房颤动患者口服新型抗凝药物也可）有效抗凝 3 周，同时需经食管超声检查证实左心房无血栓迹象方可行电复律，并且电复律后仍需继续有效抗凝 4 周；病程小于 48 小时者，可直接电复律，但复律前需静脉应用肝素一次；对于血流动力学不稳定的心房颤动行紧急电复律前，也需静脉应用肝素一次。

3. 注意镇静药物禁忌证、使用剂量、用药方法。

4. 此为前侧位，操作方便，多用于急诊。也可前后位，电能量需要少，成功率高，并发症少，多用于择期电复律，即：一个电极板放在背部左侧肩胛下区，另一个电极板放在胸骨左缘第 3、4 肋间。

5. 能量选择　心房扑动 50～100J，心房颤动 100～200J，阵发性室上性心动过速 100～200J，室性心动过速 100～200J。

6. 若未转复，间隔 2～3 分钟后增加能量再次复律；注意追加镇静药物。能量达到 300J 或反复电击 3 次未转复时应停止电转复治疗。若出现心室颤动，则考虑电除颤。

表 26-2　非同步电除颤标准操作规程

准备	评估：患者无意识，大脉搏动消失
	一经确认除颤心律则立即胸外按压（去枕、平卧、垫硬板）
	除颤仪以最快速度就位（2 分钟之内）
	抢救车、气管插管器械、体外心脏起搏器等备用
操作过程	检查除颤仪性能良好、设备正常、连线正常，电极板完好
	旋钮放置"心电图监护（MONITOR）"挡证实为可除颤波[1]
	能量选择（ENERGY SELECT）：单相波 360J，双相波 200J
	在电极板上"C"字形涂抹导电糊（或垫 4~6 层湿盐水纱布）
	负极（STERNUM）放在胸骨右缘 2~3 肋间（心底部），正极（APEX）放在左腋中线第 5 肋间（心尖部）
	两电极板距离不小于 10cm
	电极板与皮肤紧密接触，压力适当如 1.1MPa（10~15kg）
	去除患者身体上金属物品
	再次观察心电监测，证实为可除颤心律
	按"充电（CHARGE）"按钮充电至所选择的能量
	操作者远离床缘，环顾并提示"所有人员远离病床"
	放电（SHOCK）：双手拇指同时按压除颤手柄上"放电"按钮电击除颤（也可由助手协助按除颤仪上"放电"按钮）
	立即行第一循环 5 个周期心肺复苏，随时观察患者意识及心电监测情况[2]
	第一循环 5 个心肺复苏周期（2 分钟）后评估仍为心室颤动，再次除颤
	第二循环 5 个心肺复苏周期（2 分钟）后 0.1% 肾上腺素 1mg 静脉注射
	第二循环 5 个心肺复苏周期（2 分钟）后评估仍为心室颤动，再次除颤
	准备气管插管
	第三循环 5 个心肺复苏周期（2 分钟）后评估仍为心室颤动，再次除颤，胺碘酮 300mg 静脉注射
	患者恢复自主心率，评估意识、听心音、测血压
	持续监测心电、血压、血氧，吸氧[3]
	检查有无除颤、胸外按压并发症
	清洁皮肤，整理衣物，安抚患者，安置患者于合适的体位
	操作完毕，擦拭电极板，将能量开关回复至零位充电待用
	胺碘酮维持静脉滴注 24 小时（前 6 小时 1mg/min，后 18 小时 0.5mg/min）
	寻找心室颤动病因进一步治疗

疑点导航：

1. 可除颤波包括心室颤动、心室扑动、无脉性室性心动过速，如不是可除颤波（如电机械分离、无心电活动），应先通过药物或心脏按压转为可除颤波后方可电除颤。

2. 如经第一次电除颤患者恢复自主心率，持续监测心电、血压、血氧，吸氧，胺碘酮维持静脉滴注 24 小时（前 6 小时 1mg/min，后 18 小时 0.5mg/min），寻找心室颤动病因，给予必要的治疗；如果心室颤动持续出现，进入规范心肺复苏＋电除颤步骤。

3．如抢救期间已气管插管并连接有创呼吸机辅助呼吸，患者意识恢复后必要时镇静，自主呼吸平稳后经评估可停止使用呼吸机时拔气管插管。

四、常见并发症及处理

1．**心律失常**

（1）期前收缩：无须特别处理，大多在电击后数分钟内消失。

（2）室性心动过速、心室颤动。

1）纠正酸中毒、低血钾、洋地黄类药物中毒等。

2）静脉注射利多卡因 50～100mg 或胺碘酮 150～300mg。

3）可除颤心律立即行电除颤。

（3）缓慢性心律失常

1）多在短时间内消失。

2）持续时间长者可静脉注射阿托品 0.5～1mg 或静脉滴注异丙肾上腺素 1～2μg/min，必要时行临时心脏起搏。

2．**低血压**

（1）轻度下降，全身状况良好无须特别处理，大多几小时内自行恢复。

（2）持续下降影响脏器灌注时，可予以多巴胺泵注，剂量范围 5～20μg/（kg·min），右心室壁心肌梗死低血压者注意补液扩容。

3．**栓塞**

（1）多见于心房颤动患者，重在预防，心房颤动复律前后常规使用抗凝药物。

（2）一旦发生，积极采取抗凝、溶栓或介入治疗。

4．**急性肺水肿**

（1）取坐位双腿下垂。

（2）鼻导管吸氧，必要时呼吸机辅助通气。

（3）去泡剂（95% 乙醇或 1% 硅酮溶液）加入湿化瓶通过氧气吸入。

（4）应用利尿剂：如血压允许，呋塞米 40～100mg 静脉注射。

（5）血管扩张剂：硝普钠、硝酸甘油等根据血压调整滴速（避光）。

（6）增强心肌收缩力：去乙酰毛花苷 C（西地兰）静脉注射，首剂 0.4～0.8mg，5% 葡萄糖注射液稀释后缓慢静脉推注，2 小时后可酌情再给 0.2～0.8mg，24 小时总量小于 1.2～1.4mg。急性心肌梗死 24 小时内禁用。

5．**心肌损伤**　轻者密切观察，重者予以营养心肌药物。

6．**皮肤烧伤**　多表现为局部红斑或轻度肿胀，一般无须特殊处理，可自行缓解。

五、临床情景实例与临床思维分析

临床情景实例 1

（1）患者，男性，45 岁。因"心力衰竭加重"入院。患者确诊扩张型心肌病 10 年，心功能Ⅲ级

（NYHA分级）；2日前患者开始腹泻，进食差，今日中午突发四肢抽搐、颜面发绀、意识丧失，尿失禁。心电监护见图26-1。请予以紧急处理。

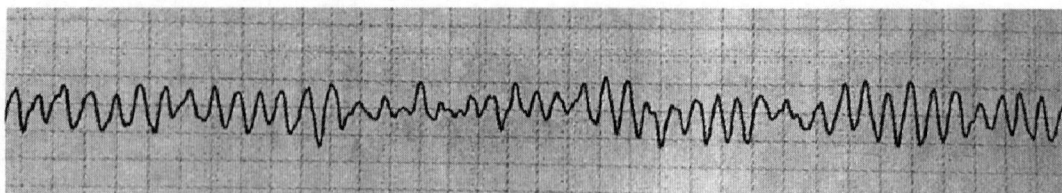

图26-1　45岁男性患者心电监护图

（2）患者心室颤动抢救成功后持续静脉滴注胺碘酮，静脉及口服补钾，夜间患者突发气短、喘息、不能平卧，大汗淋漓，心室率加快。心电图见图26-2。请分析其原因。

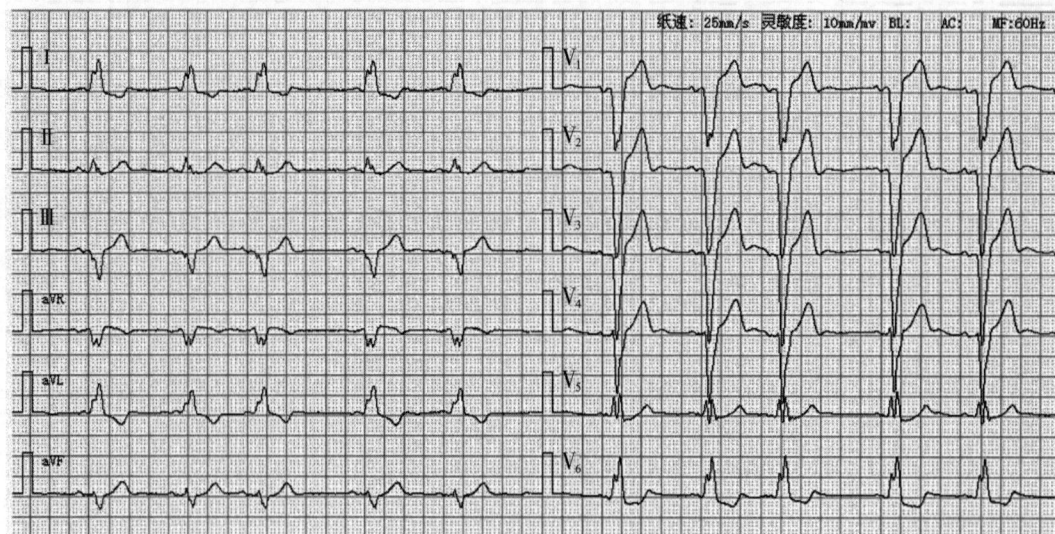

图26-2　45岁男性患者抢救成功后复查心电图

临床思维分析：①心室颤动的迅速评估，扩张型心肌病10年病史患者易发生心室颤动等恶性心律失常；②第一时间胸外按压，及早尽快电除颤；③心室颤动抢救成功后寻找病因、纠正病因，如低钾血症等。

临床情景实例2

（1）患者，男性，48岁。因"突发胸痛1小时"入院。体格检查：体温36.5℃，脉搏68次/min，呼吸20次/min，右上肢血压105/62mmHg。静脉通路已建立，已吸氧。心电监测可见频发室性期前收缩。请给予处理。

（2）入院心电图见图26-3。请予以处理。

（3）患者经药物治疗效果不佳，请继续予以处理。

（4）电复律后，患者出现抽搐，心电监护见图26-4，请继续予以处理。

（5）除颤后，复查心电图见图26-5，请继续予以处理。

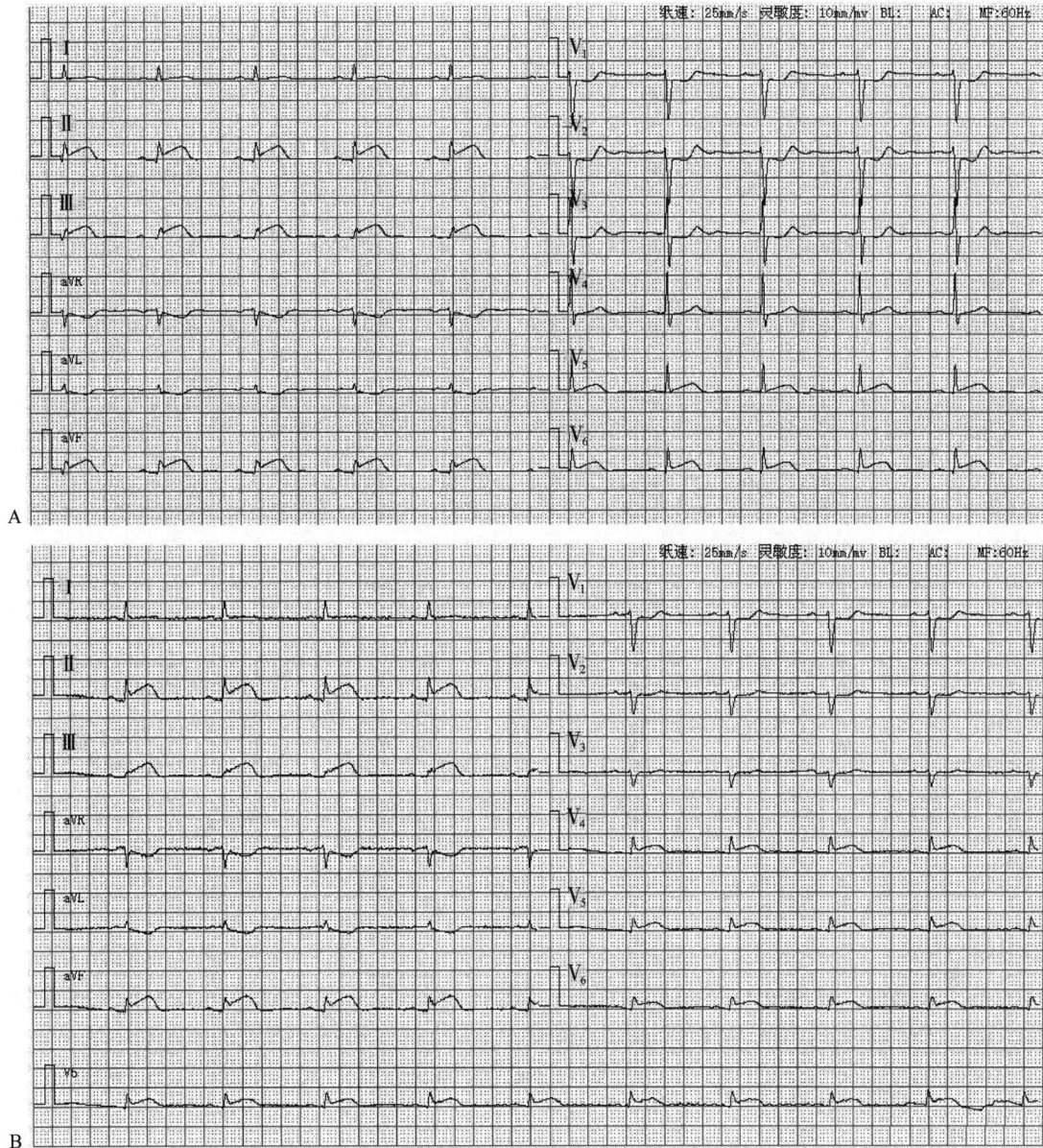

图 26-3　48 岁男性患者心电图

A. 患者胸痛发作当时心电图；B. 患者胸痛发作当时心电图（$V_1 \sim V_3$ 导联代表 $V_3R \sim V_5R$，

$V_4 \sim V_6$ 导联代表 $V_7 \sim V_9$）。

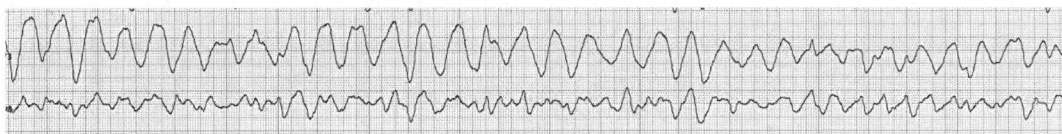

图 26-4　48 岁男性患者抽搐时心电监护图

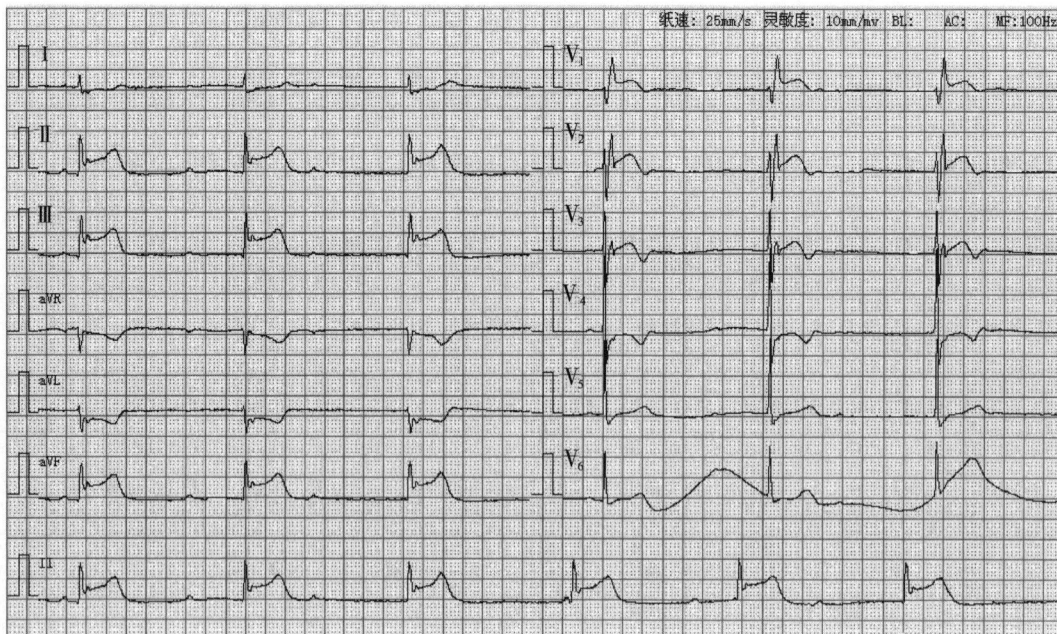

图 26-5　48 岁男性患者电除颤成功后复查心电图

　　临床思维分析：①胸痛患者需要测量双上肢血压，需要行十八导联心电图检查；②急性心肌梗死患者及时积极抑制室性期前收缩，血流动力学稳定不是电复律的指征；③急性心肌梗死出现缓慢性心律失常的紧急治疗；④出现心室颤动，应立即予以心肺复苏和电除颤；⑤抢救成功后需要继续处理原发病，如急性 ST 段抬高心肌梗死的规范诊治。

临床情景实例 3

　　（1）患者，男性，62 岁，体重 60kg。因"发作性心悸 1 周，黑矇 2 次"入院。既往未做过心脏疾病相关检查，有青光眼病史，无服药史。入院第 2 日患者再发心悸、感头晕、黑矇 1 次，心电图见图 26-6。请给予目前最必要的治疗。

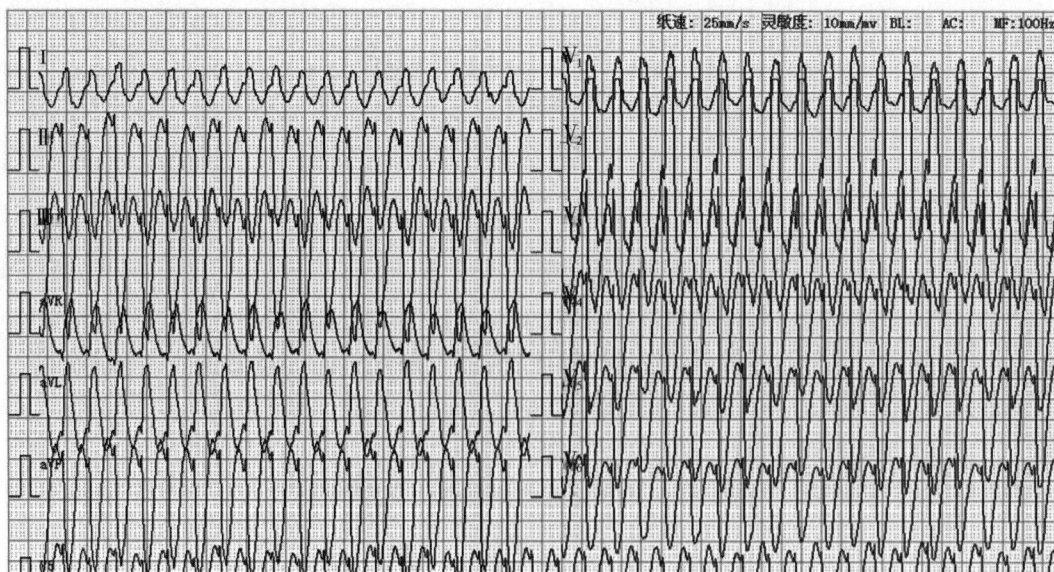

图 26-6　62 岁男性患者心悸发作时心电图

（2）电复律后1分钟患者血氧饱和度下降至89%，呼吸8次/min。请分析原因并处理。

临床思维分析：①从病史"心悸、黑矇"能考虑到患者可能存在快速性心律失常。②心律失常患者需完善心电图以明确诊断，并完善相关辅助检查。③室性心动过速合并血流动力学不稳定患者进行紧急电复律治疗。④清醒患者电复律前需要使用镇静药物；青光眼患者禁忌使用地西泮、咪达唑仑；血氧饱和度下降需要考虑到硫喷妥钠等药物对呼吸的抑制作用。

临床情景实例4

（1）患者，女性，75岁。因"间断出现黑矇"紧急入院。8年前患者因三度房室传导阻滞行永久性双腔起搏器植入术；入院当日中午患者在病床上进食过程中突发意识丧失、四肢抽搐。抽搐当时心电监护见图26-7。请给予紧急救治。

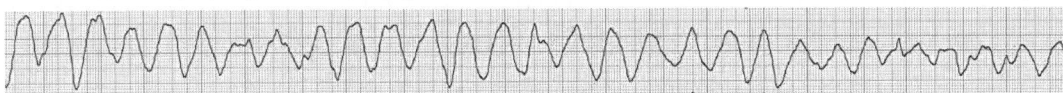

图26-7 75岁女性意识丧失时心电监护图

（2）除颤成功后，患者神志清楚，心电图见图26-8，请继续处理。

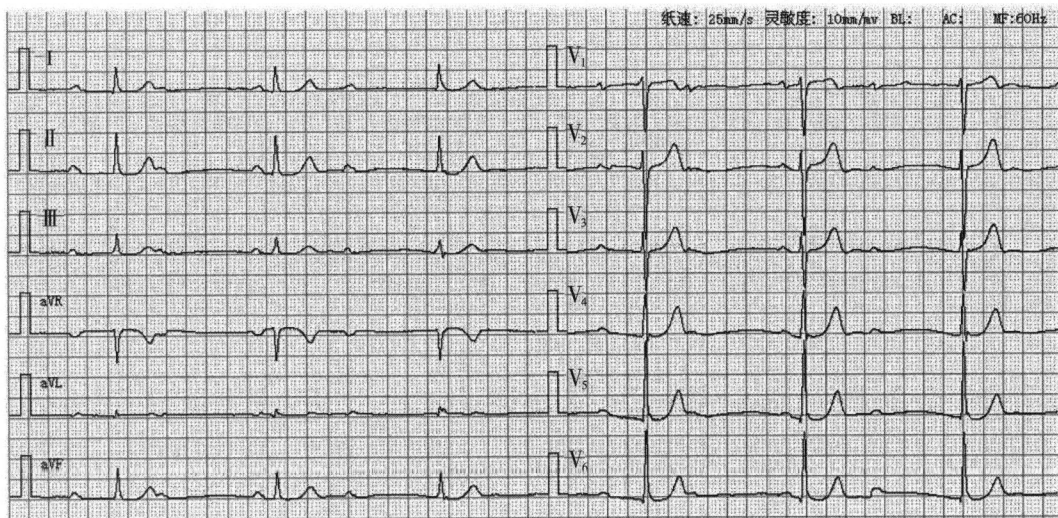

图26-8 75岁女性患者意识、心率恢复后心电图

临床思维分析：①因三度房室传阻滞行起搏器置术，需考虑到患者心率为起搏器完全依赖性；②起搏器完全依赖患者一旦起搏器电池耗竭易产生阿-斯综合征、心室颤动等致命性心律失常；③进食过程中出现抽搐、意识丧失，应注意气道及异物窒息因素；④右侧锁骨下有起搏器装置患者，电除颤时注意避开起搏器部位；⑤电除颤后需要行起搏器程控功能检查；⑥如原有起搏器电池耗竭，需在临时起搏器保护下行起搏器更换电池术。

临床情景实例5

（1）患者，男性，52岁。2个月前开始出现心悸，行心电图检查提示心房颤动，不规律口服美托洛尔、胺碘酮、利伐沙班等药物仍未转复，半小时前患者心悸较前加重，有"几乎要晕倒"的感觉，为进一步治疗入急诊。急诊查心电图见图 26-9。

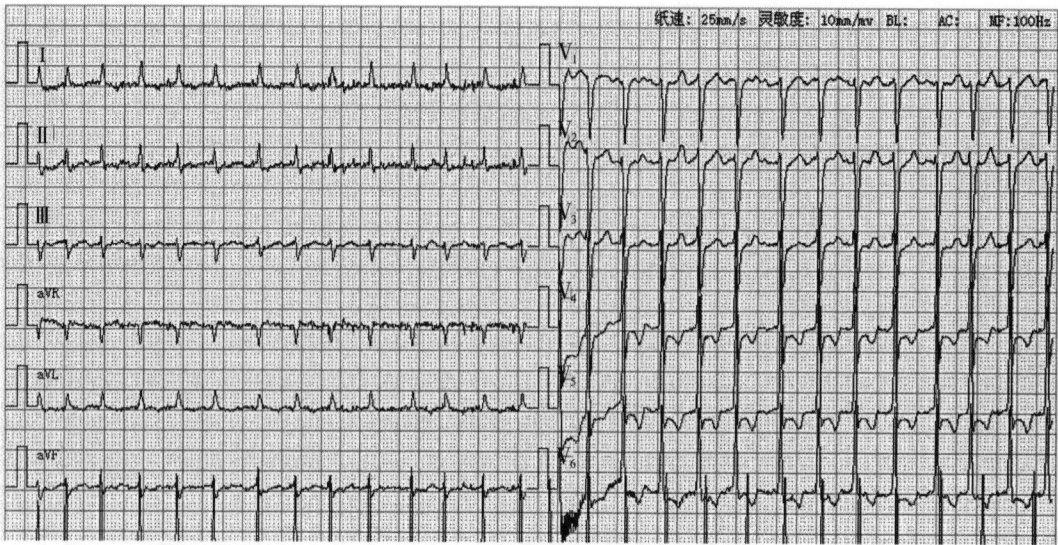

图 26-9　52 岁男性患者心悸发作时心电图

（2）患者电复律后心电图见图 26-10。后突发左侧肢体不能活动，肌力 0 级。请分析相关原因。

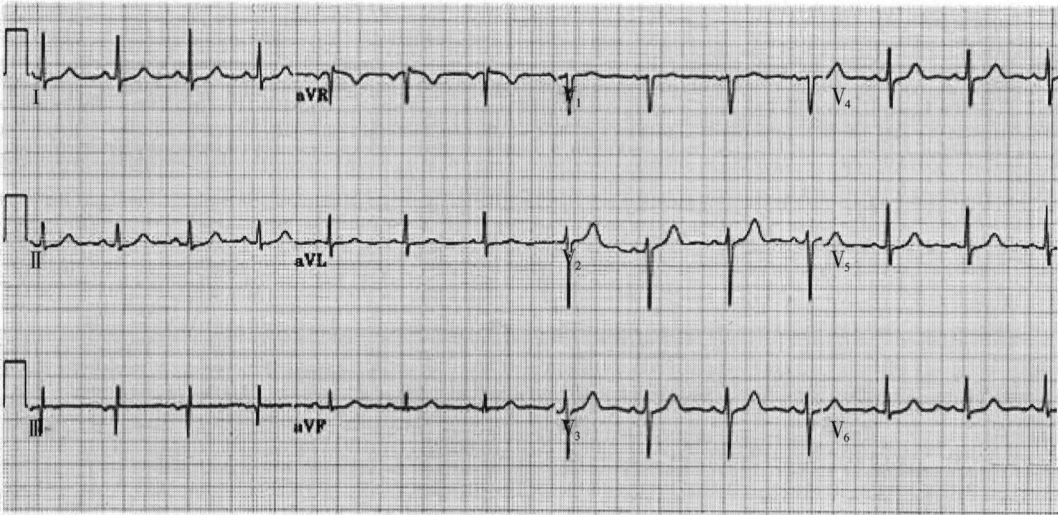

图 26-10　52 岁男性患者电复律后心电图

临床思维分析：①心房颤动患者电复律前应排除禁忌证；②需紧急电复律前应充分与患者家属沟通；③电复律后发生脑栓塞，应积极完善检查，及时请神经内科、神经外科会诊，评估能否进一步溶栓、介入治疗。

（伊雅芳）

第二十七章

中心静脉穿刺置管术

Central Venous Catheterization（CVC）

一、适应证

1. 外周静脉通路不易建立或不能满足需求。
2. 需长期输液或静脉输入刺激性药物（如化疗药物）。
3. 快速大量输液、输血或换血疗法。
4. 全胃肠外营养治疗。
5. 危重患者抢救或大手术等监测中心静脉压。
6. 经中心静脉导管放置临时或永久心脏起搏器、肺动脉导管等。

二、禁忌证

1. 解剖结构异常。
2. 穿刺部位感染。
3. 凝血功能障碍。
4. 穿刺部位大血管有附壁血栓。
5. 患者严重躁动、无法配合完成操作。

三、标准操作规程

见表 27-1。

表 27-1　中心静脉置管测压标准操作规程

准备	医师准备：穿工作服，戴口罩、帽子，洗手
	核对患者信息，如姓名、性别、年龄、科室、床号、诊断
	与患者谈话，交代检查目的、大致过程、可能出现的并发症等，签署知情同意书
	明确患者有无麻醉药过敏史
	器械准备：中心静脉穿刺包、测压套件、络合碘、2% 利多卡因注射液、0.9% 氯化钠注射液
操作过程	患者体位：仰卧位，右肩下垫高，充分暴露右颈部，头偏向左侧
	穿刺点选择[1]：选择右侧颈内静脉，即中路路径
	穿刺前先监测心电图、血压、脉搏、血氧饱和度
	取中心静脉穿刺包，检查包的有效期
	打开中心静脉包外包装，戴无菌手套

操作过程	展开中心静脉包，抽取利多卡因，倒入适量 0.9% 氯化钠注射液、络合碘
	消毒范围：以穿刺点为中心，由内向外，上至下颌角，下至乳头连线，内侧至胸骨中线，外侧至腋前线
	消毒 3 次，消毒不留空隙，每次范围小于前一次，最后一次消毒大于孔巾直径
	铺无菌孔巾
	用 2% 利多卡因局麻，先注射皮丘，然后逐层注射，边进针边回抽及推药
	试穿有血则停止注药
	检查静脉导管、穿刺针通畅，注射器抽取少量 0.9% 氯化钠注射液冲洗、浸润
	检查导丝是否完整
	以左手示指与中指固定于胸锁乳头肌胸骨头
	注射器连接穿刺针，排出穿刺针内空气
	注射器抽取 0.9% 氯化钠注射液 3ml
	在胸锁乳头肌三角顶点靠锁骨头内侧缘负压缓缓进针
	保持穿刺针与冠状面成 30° 角
	针尖对向同侧乳头
	针尖斜面向上
	边进针边回抽
	见暗红色血液回流通畅
	固定穿刺针位置不动
	从特制注射器远端或穿刺针侧孔置入导引钢丝
	观察心电监护的变化 [2]
	保持导丝相对固定，退出穿刺针，轻压穿刺部位
	顺着导引钢丝用扩张器扩张皮肤及皮下隧道
	退扩张器并压迫穿刺处
	顺着导引钢丝旋转式送入中心静脉导管
	导管置入深度为 12 ~ 15cm
	退出导丝，止流夹同时夹闭导管，防止气体进入血管引起空气栓塞
	接注射器，松开止流夹，轻轻回抽血流通畅，确定导管在中心静脉内
	抽净导管中的空气
	注入少量 0.9% 氯化钠注射液冲尽导管内血液，封管
	缝针固定外套管或导管
	无菌纱布覆盖
	连接测压装置（测压装置的零点与右心房等高）或液体管路
	恢复体位，整理用物
	操作完毕严密观察，行 X 线检查确定导管位置，排除气胸、血胸、胸腔积液等并发症 [3]

疑点导航：

1. 穿刺路径及定位

（1）颈内静脉

1）前路：患者仰卧头低位，右肩部垫起，头后仰使颈部充分伸展，头略转向对侧。操作者以左手示指和中指在中线旁开3cm，于胸锁乳突肌的中点前缘相当于甲状软骨上缘水平扪及颈总动脉搏动，在颈总动脉外缘的0.5cm处进针，注射器与皮肤成30°~40°，针尖指向同侧乳头或锁骨中内1/3交界处并推进。常在胸锁乳突肌中段后面进入颈内静脉。经此路径进针造成气胸的机会不多，但易误入颈总动脉。

2）中路（最常用）：患者平卧头低位，屈氏位，右肩部略垫高，头略转向对侧，使颈部伸展。操作者以左手示指和中指触摸胸锁乳突肌胸骨头和锁骨头及与锁骨所形成的三角，在三角的顶部触及颈总动脉搏动，在搏动外侧旁开0.5~1.0cm为穿刺点，注射器与皮肤成30°，指向同侧乳头。

3）后路：体位同前，胸锁乳突肌的后缘中下1/3的交点或锁骨上缘3~5cm处作为进针点，在此处颈内静脉位于胸锁乳突肌的下面略偏向外侧，穿刺时面部尽量转向对侧，注射器一般保持水平，在胸锁乳突肌的深部指向胸骨上窝方向前进。针尖不宜过分向内侧深入，以免损伤颈总动脉，甚至穿入气管内。

（2）锁骨下静脉

1）锁骨上入路：患者仰卧头低位，右肩部垫高，头偏向对侧，暴露锁骨上窝。在胸锁乳突肌锁骨头的外侧缘，锁骨上缘约1.0cm处进针，注射器与身体正中线或与锁骨成45°，与冠状面保持水平或稍向前15°，针尖指向胸锁关节，缓慢向前推进，且边进针边回抽，直到有暗红色血为止。经反复测试确定在静脉腔内便可送管入静脉。

2）锁骨下入路：患者取仰卧位，右上肢垂于体侧，略向上提肩，使锁骨与第1肋间的间隙张开便于进针。右肩部可略垫高，头低位15°~30°，从锁骨中内1/3的交界处，锁骨下缘1.0~1.5cm（相当于第2肋骨上缘）处进针。针尖指向胸骨上窝，针体与胸壁皮肤的夹角小于10°，紧靠锁骨内下缘徐徐推进，这样可避免穿破胸膜及肺组织所引起的气胸。在进针的过程中，边进边轻轻回抽，当有暗红色血液时停止前进，并反复测试导管通畅情况，确定在静脉腔内时便可置导管。

（3）股静脉：患者仰卧，双下肢外展外旋45°，在腹股沟韧带中点稍偏内侧，腹股沟韧带下1~2cm处触及股动脉搏动，在股动脉内侧0.5~1.0cm处进针，穿刺针与冠状面成20°~30°，向上、向后、指向内侧（脐部），回抽见暗红色静脉血，即可置入导管。此路所测得的压力受腹腔内压力的影响，往往高于实际中心静脉压，一般不作中心静脉测压用。

2. 导丝置入过深，容易刺激心脏产生心律失常，故导丝置入深度一般不超过15cm。

3. 穿刺针穿破胸膜顶，同时又损伤肺尖，则有可能形成气胸，如患者同时行机械通气，则甚至可能形成张力性气胸。穿刺针损伤动静脉，同时又穿破胸膜顶，血液经胸膜破口流入胸腔形成血胸。如果导管置入胸膜腔而未及时发现，大量输液则会形成胸腔积液。如果导管置入过深，导管尖端顶住心房壁或心室壁，随着心跳，导管尖端不停地刺激心肌，则有可能引起心肌损伤并导致穿孔、心脏压塞。气胸、血胸、胸腔积液等，预防有赖于操作者对解剖结构的熟悉，以及在操作时注意进针方向及进针深度，改变针尖方向时应先把针尖退至皮下，避免在深处直接改变方向和粗暴操作；心脏压塞的预防则应该使用优质合格的导管及避免导管置入过深。

四、常见并发症及处理

1．**气胸**　较常见并发症之一，锁骨下静脉穿刺发生率较高。出现气胸时应及早进行胸膜腔穿刺或胸腔闭式引流。如穿刺后使用机械正压通气，则有发生张力性气胸的风险，表现为低血压或低氧血症。

2．**血胸、胸腔积液、纵隔积液**　穿刺过程中若将静脉或动脉壁撕裂或穿透，同时又将胸膜刺破，则可形成血胸。若中心静脉导管误入胸腔内或纵隔，液体输入后则可引起胸腔积液或纵隔积液。因此，置管后应常规检查导管位置，并行胸部 X 线检查进一步确定。一旦出现肺受压或低血压的临床症状，应立即拔出导管并行胸腔闭式引流。

3．**心脏压塞**　插管时如导致上腔静脉、右心房或右心室损伤穿孔，则可引起心包积液或积血。当液体或血液在心包腔或纵隔内积聚达 300～500ml 时，可引起致命的心脏压塞。当患者出现发绀、面部颈静脉怒张、恶心、呼吸困难、胸骨后和上腹部疼痛，同时伴有低血压、脉压变小、奇脉、心动过速、心音低而遥远，应高度考虑心脏压塞的可能。处理方式：立即停止经中心静脉液体输注，将输液容器高度降至低于患者心脏水平，利用重力作用尽量吸出心包腔或纵隔内的血液或液体，然后慢慢拔出导管。如症状无改善，应立即行心包穿刺术减压。

4．**空气栓塞**　在经穿刺针插入导引钢丝或置入导管前 1～2 秒可能会有大量空气进入血管。若压差为 5cmH$_2$O，空气通过 14G 针孔的量可达每秒 100ml，静脉内如果快速输入 100～150ml（2ml/kg）空气，就足以致命。

5．**血肿**　穿刺过程中，如试穿针损伤动脉，应立即拔出并局部按压数分钟防止血肿形成；如穿刺针或导管误入动脉，特别是压迫困难的部位，如锁骨下动脉，在拔出前需请外科会诊。接受抗凝治疗的患者，更易形成血肿，穿刺置管时应特别慎重。

6．**感染**　导管在体内留置时间过久可引起血栓性静脉炎；反复多次穿刺、局部组织损伤、血肿均可增加局部感染的机会；导管留置期间无菌护理可预防感染的发生。当患者出现不能解释的寒战、发热、白细胞计数升高、局部红肿压痛等，应考虑拔除中心静脉导管并做细菌培养。

五、临床情景实例与临床思维分析

临床情景实例 1

患者，男性，48 岁。因"车祸外伤 1 小时"就诊。体格检查：脉搏 136 次 /min，呼吸 26 次 /min，血压 82/46mmHg，血氧饱和度 90%；痛苦面容、面色苍白、表情淡漠；四肢湿冷；腹胀、全腹轻度压痛、肌紧张。血常规：血红蛋白 56g/L。CT 提示该患者可能存在腹腔内破裂出血。鉴于患者目前的状态，需要快速给予大量的液体和血制品等，因此，最宜采取何种治疗措施？

临床思维分析：①考虑到患者目前的状态和血红蛋白水平严重下降，需要迅速进行液体复苏和输血治疗。在这种情况下，最适宜的有创操作是中心静脉穿刺置管。②外周静脉较中心静脉管径小，所以输液速度受限，在患者出现失血性休克时，经外周静脉的输液速度不能满足快速液体复苏的要求，甚至有可能会出现外周静脉通路建立困难，延误患者的治疗，因此，进行中心静脉穿刺置管，可以迅速进行液体复苏和输血治疗。③在抢救失血性休克的患者时，可能需要给予高浓度的血管活性药物，如经外周静脉给予高浓度的血管活性药物（去甲肾上腺素等）可能会导致局部组织的坏死，而中心静脉给予高浓度的血管活性药物则不会出现上述情况。

临床情景实例 2

患者,男性,45 岁。因"心脏增大 5 年,胸闷气促 2 年,加重 2 日"就诊。患者 5 年前体格检查时发现心脏增大,但未进行系统诊治;2 年前因劳累突然出现胸闷、气短、咳嗽等症状,在当地医院给予对症支持治疗后病情好转,此后病情反复发作,并逐渐出现胸闷、气短、活动耐力明显下降。2 日前患者着凉后出现胸闷、气短加重、咳嗽、咳粉红色泡沫痰,夜间有憋醒,病程中尿量减少,自行服药(具体不详),急诊住院后诊断为心力衰竭。为了严密监测血容量、心功能等情况及进一步治疗,应该对患者进行哪项有创操作?

临床思维分析:①监测中心静脉压是中心静脉穿刺术的适应证,为了严密监测血容量和心功能等情况,需要连续监测中心静脉压,应进行中心静脉穿刺并置入导管,该操作可以用于监测中心静脉压力和中心静脉血氧饱和度,提供有关心脏前负荷、血容量状态及机体氧供需平衡的信息,有利于评估患者的心功能状态,指导液体管理和血流动力学支持治疗。②中心静脉导管管径粗、导管尖端距离心脏近,当心功能不全病情危重需要快速给药时,经中心静脉导管给药更容易获得较好的治疗效果。

临床情景实例 3

患者,男性,37 岁。因"乏力 2 日、进行性肢体软瘫 5 小时"入院。患者近 2 日觉全身乏力,入院当日上午在诊所诊断为"虚脱",给予输注 10% 葡萄糖液 1 000ml,继之出现了渐进性肌肉软瘫。患者有甲状腺功能亢进病史 1 年余,服药治疗 5 个月后,自行停药至今。2 周前出现易饥饿,多汗,体重下降。入院后测血钾为 1.2mmol/L,建立外周静脉通路补钾,2 小时后患者四肢肌力仍未恢复,并出现了呼吸困难,1 小时后患者突发意识丧失,心电图提示心室颤动,立即对患者进行电除颤、心肺复苏及高级生命支持治疗。阐述该患者发生心室颤动的原因及如何进行对症治疗。

临床思维分析:①该患者出现低血钾(血钾 1.2mmol/L),严重低血钾是导致心室颤动的主要原因。低血钾引起心肌细胞的兴奋性异常升高,从而导致快速型心律失常,如室性期前收缩、室性心动过速及心室颤动。②低血钾可能与该患者的甲状腺功能亢进病史和停药有关。甲状腺功能亢进时甲状腺激素分泌过多可以加快血钾的细胞内转运,导致细胞外液中的钾离子减少,从而引发低血钾。此外,该患者在入院前输注大量的葡萄糖液,导致体内胰岛素的大量释放,而胰岛素可以促进细胞外钾离子向细胞内的转运,进一步降低血钾水平。③针对该患者发生心室颤动的原因,迅速补钾,提高血液钾离子浓度是当务之急。在治疗严重低血钾的过程中,经中心静脉快速补钾是一种有效的方法,尤其是当外周静脉补钾不能有效缓解病情的时候,是更为迅速和可靠的方法,但在补钾治疗中需要密切监测患者的心电图和血钾水平,及时调整补钾速度和剂量。

临床情景实例 4

患者,男性,58 岁。因"车祸外伤 3 小时"就诊。体格检查:脉搏 136 次 /min,呼吸 30 次 /min,血压 100/56mmHg,血氧饱和度 95%;患者意识清楚、面色苍白。经检查发现该患者有颈椎脱位、骨盆骨折。骨科医生决定进行急诊骨折内固定手术。为方便术中快速输液、输血,在术前行右侧锁骨下静脉穿刺术,操作过程中患者突发胸痛、胸闷、呼吸困难,血氧饱和度下降为 75%。紧急行胸部 X线检查提示:右侧上肺区可见透亮影,其内未见血管纹理,下方可见压缩的肺边界。该患者最可能出现什么情况，对此如何进行相应处理？

临床思维分析：①在锁骨下静脉穿刺术操作过程中，患者突发胸痛、胸闷和呼吸困难，监护仪提示血氧饱和度下降。胸部 X 线检查提示：右侧上肺区可见透亮影，其内未见血管纹理，下方可见压缩的肺边界。这种情况是由于右侧锁骨下静脉穿刺操作引起右侧气胸。气胸是中心静脉穿刺术较常见的并发症之一，锁骨下静脉穿刺发生率较高。②一旦发生气胸应该立即停止中心静脉穿刺操作，以防止肺部损伤加重及气体进一步进入胸腔，并同时给予面罩或鼻导管吸氧，以提高血氧水平；严重气胸应该立即进行胸膜腔穿刺或胸腔闭式引流，同时密切监测患者的呼吸、心率、血压、血氧饱和度等生命体征。如果穿刺后使用机械正压通气，则有发生张力性气胸的风险，表现为低血压或低氧血症。

临床情景实例 5

患者，女性，76 岁。因"反复胸闷、胸痛 3 日，加重伴气促 1 日"入院。诊断为：①急性冠脉综合征，非 ST 段抬高心肌梗死；②慢性肾功能不全，慢性肾脏病（CKD）5 期；③原发性高血压 2 级，极高危组；④2 型糖尿病；⑤高钾血症。患者为慢性肾功能不全（CKD 5 期），血气分析提示存在代谢性酸中毒，有血液透析指征，遂在床旁行右侧颈内静脉穿刺留置长期血液透析导管，穿刺术中突然出现烦躁不安、胸痛、呼吸浅促。监护仪提示：呼吸 35 次 /min，心率 130 次 /min，血压 75/45mmHg。体格检查：双肺呼吸音稍粗，心音遥远、低钝，各瓣膜未闻及明显杂音。超声心动图提示心包腔内中量积液，左心室后壁 7.8mm，左心室侧壁旁 18mm，右心室前壁 12mm，右心房、右心室受压，右心房、右心室舒张明显受限。分析该患者最可能出现了哪些紧急情况。

临床思维分析：①血胸、心脏压塞均为中心静脉穿刺术的并发症。中心静脉穿刺过程中，突发急性循环衰竭，考虑可能存在穿刺引起血管破裂出血，如胸壁血管损伤，可引起急性出血破入胸腔，导致以失血性休克为表现的创伤性血胸，可复查血红蛋白及血细胞比容、胸部 X 线片及胸部超声以明确诊断。该患者除突发血压低、心率快以外，还有心音遥远、低钝这一特异性体征，符合急性心脏压塞的临床表现，进一步超声心动图检查，诊断为中心静脉穿刺导致的急性心脏压塞。急性心脏压塞的临床表现为急性循环衰竭，如胸闷、胸痛、呼吸困难、发绀、面色苍白、出汗、颈静脉怒张、血压下降、心率增快或减慢、听诊心音减弱、奇脉等，心电图提示 QRS 波低电压，胸部 X 线片示心影增大，但缺乏特异性。超声心动图是最主要的诊断工具，主要表现为心包膜脏、壁层之间出现无回声区，心脏受压，心房、心室运动异常。本例患者能够快速地明确诊断并得到及时处理，关键在于及时行床旁超声心动图检查。②中心静脉穿刺并发急性心脏压塞的主要原因为穿刺过程中损伤或导管留置期间对血管壁的损伤。分析本例中心静脉穿刺并发急性心脏压塞的原因可能为：中心静脉穿刺导丝穿破上腔静脉，上腔静脉出血破入心包；或导丝直接穿破右心房。③处理方式：立即停止穿刺操作并关闭中心静脉输液，将输液容器高度降至低于患者心脏水平，利用重力作用尽量吸出心包腔或纵隔内的血液或液体，然后慢慢拔出导管。如症状无改善，应立即行心包穿刺术减压。④在行中心静脉穿刺操作过程中，一旦发现患者有上述急性循环衰竭的临床表现，要警惕出现急性心脏压塞的可能，床旁超声心动图检查是有效的确诊手段，可帮助确诊并指导紧急实施心包穿刺及连续观察引流效果。

临床情景实例 6

患者，男性，53 岁。因"车祸后外伤 1 小时"入院。体格检查：脉搏 130 次 /min，血压 80/50mmHg；右臂骨折；腹痛、腹胀。超声检查提示：腹膜后出血。患者立即被送往手术室，急诊拟行开腹手术，入室后患者立即接受全麻及气管插管，并通过右股静脉放置中心静脉导管，开始行液体复苏，同时输注血制品及血管活性药物。手术探查发现后腹膜大量出血（1 500ml），同时伴有肝脏表面活动性出血，但未发现其他损伤部位，遂行填塞止血。术后复查全身CT提示：Ⅳ级肝脏出血；右侧肾上腺血肿；腰椎骨折；下腔静脉，右侧髂静脉、股静脉出现大量气体。术中并未发现下腔静脉、髂静脉及股静脉的损伤，为什么术后CT提示上述静脉中有大量气体？当出现上述情况时应该如何处置？

临床思维分析：①患者入院后血流动力学不稳定，且辅助检查提示存在后腹膜出血，为便于快速大量地输液、输血及输注血管活性药物，应该进行中心静脉穿刺置入中心静脉导管。由于该患者并无下肢开放性损伤，术中也未发现下腔静脉、髂静脉及股静脉的损伤，因此术后CT检查发现的上述静脉出现大量气体应该是由于股静脉置管导致的空气栓塞。②空气栓塞是中心静脉穿刺术的并发症之一，在经穿刺针插入导引钢丝或置入导管前1~2秒可能会有大量空气进入血管。若压差为5cmH_2O，空气通过14G针孔的量可达每秒100ml，静脉内如果快速输入100~150ml（2ml/kg）空气，就足以致命。③少量的空气栓塞可无症状及体征，或轻微的头痛、呼吸困难、恶心等。随着进入气体的量和速度的增加，会出现呼吸急促、血压降低等空气栓塞典型的症状，还可以出现血氧饱和度降低，严重者可出现心搏骤停及死亡。④空气栓塞的治疗原则是防止空气继续进入循环，主要方法包括改变体位、导管抽吸、氧疗等，对于严重的空气栓塞可能需要手术治疗甚至是心肺复苏。颈内静脉穿刺置管并出现空气栓塞，可使患者头低脚高并左侧卧位，同时尝试经导管抽吸体内的气体。

（朴美花）

第二十八章

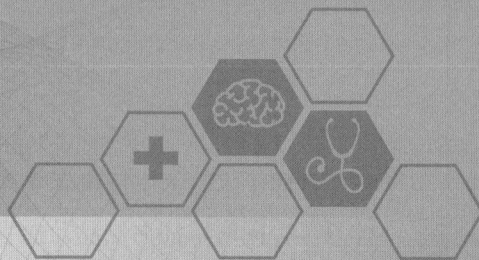

外科手术基本操作
（切开、显露、缝合、结扎、止血）

Essential Surgical Skill（Incision, Exposure, Suture, Ligation, Hemostasis）

一、适应证

所有手术。

二、禁忌证

不宜手术的情况。

三、标准操作规程

见表 28-1。

表 28-1　外科手术基本操作（以腹部正中切口开关腹为例）标准操作规程

准备	准备用物：刀柄、刀片、弯止血钳 4 把、组织剪、腹膜钳 2 把、钩镊 2 把、无钩镊 2 把、小拉钩 2 把、持针器 2 把、线剪、开刀巾（小单）4 块、无菌洞巾、消毒巾或纱布垫 2 块、巾钳 4 把、普外套针、$1^\#$线、$4^\#$线、$7^\#$线
	医师准备：穿洗手衣、裤、鞋；戴口罩、帽子
	与巡回护士和麻醉医师核对患者姓名、性别、年龄、科室、床号、疾病、手术类型、手术同意书及委托书并在安全核查表上签名
	患者准备：禁饮、禁食，排空尿液。已完成麻醉、摆好合适体位，标记切口
	术区消毒铺单，术者外科洗手、穿洗手衣、戴手套
	根据病情选择合适的切口（以腹部正中切口为例）
	估计切口长度或标记切口
	切开部位周围皮肤脱碘
操作过程	术者、第一助手以干纱布固定切口两侧皮肤，术者用左手、助手用右手固定切口两侧皮肤，使皮肤紧绷
	术者右手持手术刀，注意刀片先垂直后倾斜 45°，再垂直收手术刀，避免使皮肤边缘歪斜
	用力均匀，一次性切开皮肤、皮下组织，注意止血，小出血用纱布压迫止血，较大出血点用电凝或结扎止血
	皮拉钩拉开皮下组织，术者及助手用止血钳于切口中部对称部位提起腹白线并切开，以组织剪分别向上、向下剪开腹白线，注意止血，显露腹壁深层组织

操作过程	切口两侧预置消毒巾或纱布垫，术者和助手各持弯止血钳一把，在切口中部相对部位夹起腹膜，轮流钳夹、松开，用刀柄或手指检查确保未提起腹膜下组织，在两钳之间沿切口方向切开腹膜，只切开一个小口
	术者左手示指、中指伸入腹腔引导，用手术刀或剪刀切开腹膜，刀刃及剪尖向上，避免损伤腹膜下脏器
	用遮盖切口两边的两条消毒巾（或纱布垫）固定腹膜钳，术者和助手分别钳夹对侧腹膜（可以和后鞘一起），以保护腹膜
	开腹结束，再次洗手后探查腹腔
	切除腹腔内病灶，钝性和锐性结合游离、钳夹、结扎、缝扎止血
	切除病灶后，检查手术野有无活动性出血，清点器械纱布无误
	止血钳替换腹膜钳固定两侧腹膜，撤下消毒巾（或纱布垫），单纯间断或连续缝合腹膜（4#线、圆针）
	间断缝合腹白线（7#线、圆针）
	生理盐水冲洗切口，更换器械
	逐层缝合皮下脂肪和皮肤（1#线、角针）
	线结无滑脱、结扎张力适当，无滑结假结
	皮肤针距间隔均匀1～2cm，针边距0.5～1cm，线结均位于切口一侧
	切口对合良好无无效腔，对皮、挤血
	再次消毒切口
	无菌敷料覆盖
	整理手术台及器械用物

四、相关知识

1. 如果不是正中切口，应先打开前鞘，术者以弯止血钳在肌肉层开口，助手辅助，以手指或扁平拉钩沿肌纤维方向分离肌肉，然后钳夹后鞘及腹膜。

2. 注意不可伤及腹膜下脏器。

3. 注意由上下两个角处向中央区缝合，使腹膜外翻，腹膜光滑面朝向腹腔内。缝合最后一针前要用示指伸入腹腔内探查是否缝合到腹腔内肠管及大网膜，如果切口较长，可在缝合到中央区域时预留3～4针不打结，由此处探查缝合效果。缝合腹膜过程中，助手打结后先不剪线，将线尾及血管钳上提，有利于术者缝合及防止损伤腹腔内脏器。边缝合边撤除血管钳。

4. 切开时不可使皮肤随刀移动，术者右手执刀，左手拇指、示指分开，绷紧固定切口两侧皮肤；较大切口应由术者和助手用左手掌边缘或纱布垫相对应地压迫皮肤（图28-1）。

5. 切开注意事项

（1）手术刀的刀刃与皮肤垂直，以防斜切，否则缝

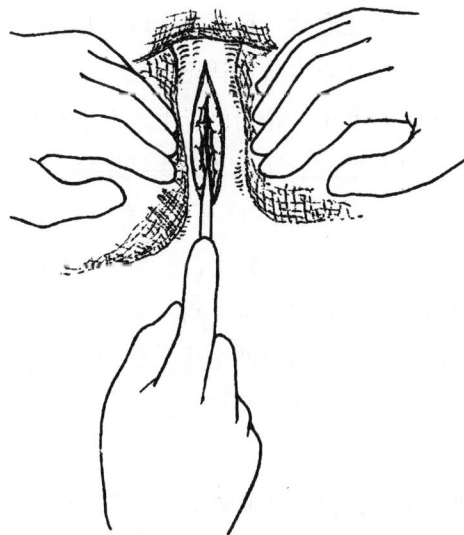

图28-1　切开时皮肤固定

合时不易完全对合，影响愈合。

（2）切开时用力要均匀，一次性切开皮肤全层，应垂直下刀，水平走行，垂直出刀。按解剖层次逐层切开，避免多次切割致切口不整齐，保持切口从外向内大小一致。切开后用手术巾或切口保护膜保护切口周围皮肤，以减少术中器械和手接触皮肤的机会，从而避免带入细菌。

（3）如使用高频电刀，应先用手术刀切开皮肤至真皮层，术者和助手再用有齿镊相对提起皮缘后，用电刀逐层切开皮肤、皮下组织。电刀切割时，不宜在一点烧灼过久，以免灼伤皮缘。对直径＜2mm的小血管可直接切割，不需用电凝止血；对直径＞2mm的小血管，可先在预定要切割的两边组织电凝后再切断。应避免过度烧灼，造成组织炭化或脂肪液化而影响愈合。

6. 局部止血 目的是减少组织、器官出血，保持手术野清晰，避免术后出血和继发感染。常用止血方法如下。

（1）压迫、填塞止血法

1）适用于毛细血管和微小血管的出血和渗血。对创面的广泛渗血，可用纱布或温盐水（40～50℃）纱布垫压迫，一般须加压2～5分钟，垂直移去纱布，必要时重复2～3次。

2）对较大血管的出血或术中突发的紧急出血，亦可用纱布或手指暂时压迫止血，然后在辨明出血的血管后，再采用其他方法止血（如钳夹、结扎止血），以免造成失血过多。

3）深部血管损伤，其他止血法无效时亦可用，如盆底静脉丛等出血时用大纱垫填塞止血，术后48小时，最迟不超过7日，一次或分次将纱布条或纱布垫缓缓取出。

（2）钳夹、结扎止血法

1）最常用，最可靠，适用于活动性出血。

2）两种结扎止血法

①单纯结扎止血法：适用于细小血管出血；先用血管钳尖部钳夹出血点，然后将丝线绕过血管钳下的血管（出血点）和周围少许组织，结扎止血。结扎时，持钳者应先抬起钳柄，当结扎者将缝线绕过血管钳后，下落钳柄，将钳头部翘起，并转向结扎者的对侧，显露结扎部位，使结扎者打结方便。当第1个单结收紧后，应立即以放开和拔出的动作撤去血管钳，将结进一步收紧，结扎者再打第2个单结。遇到重要血管在打好第1个单结后，应在原位稍微放开血管钳，以便第1个单结进一步收紧，然后再夹住血管，打第2个单结乃至第3个单结。全部采用方结结扎血管。

②缝扎止血法：适用于较大的血管或重要部位的血管出血。若单纯结扎有困难或线结易滑脱时，也可采用此法。先用血管钳钳夹出血血管断端及周围少许组织，然后用缝针穿过血管断端和组织并结扎，可行单纯缝扎或"8"字形缝扎。

3）注意事项：①要仔细辨认出血的血管后再进行钳夹，不宜钳夹血管以外过多的组织。②当无法辨认血管或出血较多，影响手术野时，可先用纱布压迫或用电动吸引器吸尽积血，再用血管钳钳夹出血的血管断端，尽可能一次夹住，不应盲目乱夹，以免损伤其周围脏器。③中、大血管应先分离一小段，用血管钳引两根线，分别结扎血管两端（近端和远端），于两结扎线的中间剪断血管，再分别结扎或缝扎一次；用2把血管钳夹住血管两端（近端和远端），中间切断，再分别结扎或缝扎两次或结扎加缝扎各一次。④结扎血管必须牢靠，防止滑脱，引起大出血。⑤较大血管应予缝扎加结扎或双重结扎止血。⑥血管钳的尖端应朝上，以便于结扎。⑦撤出血管钳时，钳口不宜张开过大，以免撑开或可能带出部分缠在钳头上的线结，或牵动结扎线撕断结扎点而造成出血。⑧深部打结时，应在原位结扎，动作要轻柔，以免拉断血管而引发致命性的大出血。

（3）电凝止血法

1）适用于切口或浅部组织的小出血或渗血。

2）先钳夹出血点，再电凝。

3）亦可直接用电刀电凝出血点。

4）周围有重要神经、血管时勿用，防止电传导损伤。

（4）止血剂止血法：适用于创面渗血，如肝创面渗血、胆囊床创面渗血、骨髓腔渗血等。可用局部止血剂如凝血酶、吸收性明胶海绵、氧化纤维素、纤维蛋白黏合剂、骨蜡等。此外，尚有血管收缩剂如肾上腺素或麻黄碱溶液，以及云南白药等局部外用止血药。

（5）止血带止血法：用于肢体的手术（如矫形、截肢、烧伤的切痂等手术）和外伤。其作用是暂时阻断血流，创造"无血"的手术野，可减少术中失血量并有利于精细的解剖，有时作为外伤患者的紧急止血。有如下三种方法。

1）棉布类止血带止血法：在伤口近端，用绷带、带状布条或三角巾叠成带状，勒紧止血。一般常作为外伤时现场紧急止血方法。

2）橡皮止血带止血法

①指根部橡皮止血带止血法：剪取废手术乳胶手套袖口处皮筋后清洗，置于75%乙醇内备用；指根部衬垫两层窄纱布，然后用橡皮筋环状交叉于纱布上，同时用止血钳适度夹紧交叉处，但不得过紧以免影响动脉血流（图28-2）。

②上、下肢橡皮止血带止血法：将橡皮止血带适当拉紧、拉长，绕肢体2~3周。橡皮带末端紧压在橡皮带的另一端（图28-3）。

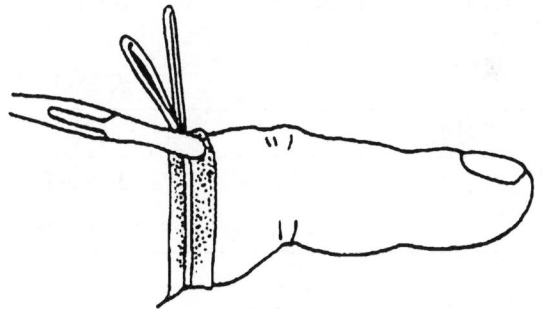

图28-2 指根部橡皮止血带止血法

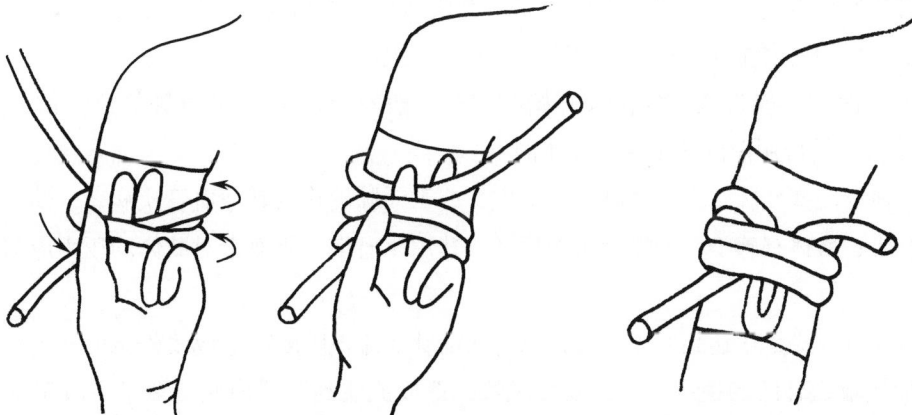

将橡皮止血带的一端适当拉紧拉长，绕肢体2~3周　　橡皮带末端紧压在橡皮带下面

图28-3 上肢橡皮止血带止血法

3）充气式气压止血带止血法（较常用，图28-4）：所需器械包括气压止血带和驱血带。

①气压止血带：气压止血带类似血压计袖带，可分成人气压止血带及儿童气压止血带、上肢气压止血带及下肢气压止血带。气压止血带还可分为手动充气与电动充气止血带。

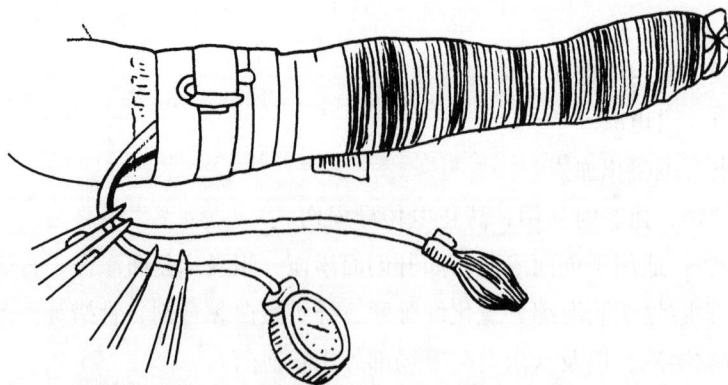

图 28-4　充气式气压止血带止血法（上肢）

②驱血带：驱血带由乳胶制成，厚 0.1cm、宽 10～12cm、长 100～150cm。

具体操作步骤：消毒前先绑扎气压止血带，为防止松动，可外加绷带绑紧一周固定，气压止血带绑扎妥当后抬高肢体，用驱血带由远端向近端拉紧、加压缠绕，缠绕驱血带后向气压止血带充气并保持所需压力（表 28-2），最后松开驱血带。

表 28-2　气压止血法所需充气压力

对象	上肢	下肢
成人	39.9kPa（300mmHg）	66.5kPa（500mmHg）
儿童	26.6～39.9kPa（200～300mmHg）	46.5～53.2kPa（350～400mmHg）

使用止血带注意事项：

①上止血带部位要准确，缠在伤口的近端。上肢在上臂上 1/3、下肢在大腿中上段、手指在指根部。注意与皮肤之间应加衬垫。

②止血带松紧要合适，以远端出血停止、不能摸到动脉搏动为宜。如果过松，动脉供血未压住，静脉回流受阻，反而使出血加重；如果过紧，容易发生组织坏死。

③用止血带时间不能过久，要记录开始时间，一般不超过 45～60 分钟放松一次，使血液流通 3～5 分钟。多次连续应用总时长不超过 4 小时。

④患肢有血栓闭塞性脉管炎、动脉血栓形成、严重动脉硬化及其他血管疾病者，幼儿和明显消瘦患者禁用止血带；肢体有感染、肿瘤及血管病者，禁用驱血带。驱血带对肢体的压力应与止血带大致相同。

⑤止血带充气时应尽快达到所需压力，以免在动脉血流被阻断前造成浅静脉的充盈；放气时应缓慢，并适当加快输血补液的速度，避免放气过快，造成流注到肢体内血量多于平时正常情况下的血量，导致血压下降，对已有血容量不足的患者，易发生危险。在两个肢体同时进行手术时，不宜同时放松止血带。

⑥手术完毕时，需将止血带完全松解，彻底止血后，方可缝合切口。

7．拉钩　用以显露组织及内脏，类型较多，主要区别在于深、浅、宽、窄的不同。

（1）皮肤拉钩：为耙状牵开器，用于浅部手术的皮肤拉开。

（2）甲状腺拉钩，为平钩状，常用于甲状腺部位的牵拉暴露，也常用于腹部手术做腹壁切开时的皮肤、肌肉牵拉。

（3）阑尾拉钩：亦为钩状牵开器，用于阑尾、疝等手术，用于腹壁牵拉。

（4）腹腔拉钩：也叫方钩，为较宽大的平滑钩状，用于腹腔较大的手术。

（5）S状拉钩：是一种形如"S"状的腹腔深部拉钩。使用拉钩时，应以纱垫将拉钩与组织隔开，拉力应均匀，不应突然用力或用力过大，以免损伤组织，正确持拉钩的方法是掌心向上。

（6）自动拉钩：为自行固定牵开器，也称自持性拉钩，腹腔、盆腔、胸腔手术均可应用。

（7）全方位手术牵开器：是一种新型自动拉钩，能充分显露手术野，并明显减轻手术助手的劳动强度。适用于上腹部、盆腔及腹膜后所有手术，如肝肾移植术、全胃切除术、胰十二指肠切除术等。

8．**显露**　便于探查和操作，良好显露手术野要做到以下几个方面。

（1）选择合适的麻醉：肌肉松弛，才能获得良好的显露，特别是深部手术，手术野狭窄操作困难，手术很难顺利完成，容易造成不应发生的损伤。

（2）理想的切口选择。

（3）合适的体位选择：与体位相结合，注意内脏与手术体位的关系。

（4）内脏本身的特点：如颅内手术可进行脱水，使脑容积缩小；盆腔手术置导尿管排空膀胱；术中如胃肠胀气、积液，可穿刺减压或胃肠减压等。

（5）用好灯光：多孔无影灯、子母无影灯、冷光源拉钩、冷光源额灯等。

（6）充分利用拉钩或牵开器。

9．**分离**　一般按正常组织层次，沿解剖间隙进行组织分离，以减少出血和损伤。有锐性分离和钝性分离。

（1）锐性分离：常用于致密组织如腱膜、鞘膜和瘢痕组织等的分离，是指用锐利器械（手术刀或剪刀）直接在组织间隙内进行的剪割，对组织损伤少，但必须在直视下进行，动作要准确、精细。用手术刀时，刀刃宜利，采用执笔式执刀法，利用手指的伸缩动作（不是手腕或上肢动作）进行切割，刀刃沿组织间隙做垂直的短距离切开（图28-5）；用剪刀时，可将锐性和钝性剥离结合使用，剪刀闭合将尖端伸入组织间隙内，不宜过深，然后张开剪尖，轻轻分离组织，仔细辨清，无神经、血管等重要组织时予以剪开（图28-6）。有时不直接剪，而是用剪尖推剥将组织分开。解剖过程中遇有较大血管时应用止血钳夹住或结扎后再切断。

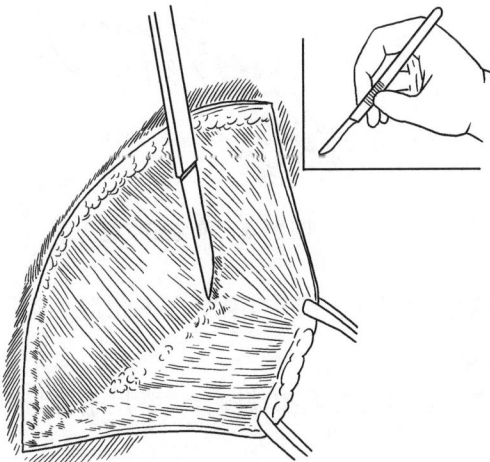

图28-5　用刀做锐性分离

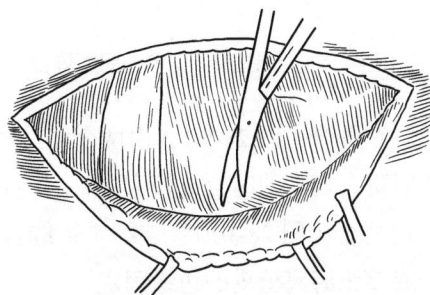

图28-6　用剪做锐性分离

（2）钝性分离：多用于疏松组织如正常组织间隙、较疏松的粘连、良性肿瘤或囊肿包膜外间隙等的解剖，因常无重要血管神经等组织结构，有时可在非直视下进行。常用血管钳、闭合的解剖剪、刀柄、剥离子（用血管钳夹持花生米大的小纱布球）、手指及特殊用途的剥离器（如骨膜剥离器、脑膜剥离器）等。手指剥离是钝性分离中常用的方法之一。钝性分离是用以上器械或手指伸入疏松的组织间隙，以适当的力量轻轻地逐步推开周围组织，决不应粗暴地勉强分离，否则会引起重要组织结构的损伤或撕裂，造成不良后果。

10. 胃、肠、胆管和输尿管等管腔游离切开时，因管腔内可能存在污染物或感染性液体，切开前须用纱布保护切开部位的周围脏器或组织。拟做切口的管道前壁两侧做丝线悬吊后，再用尖刀片或电刀在两线之间切开，避免直接切开可能伤及管道后壁。出血点用细丝线结扎或电凝止血。注意用吸引器吸尽腔内液体以免污染手术野。

11. 组织缝合基本原则和要求

（1）组织缝合的原则：由深到浅缝、按层次对合。浅而短的切口可按一层缝合，但缝合必须包括各层组织，不留无效腔。

（2）组织缝合的要求：①缝线所包括的组织应等量、对称、对合整齐；②组织缝合后不能留无效腔；③针距、边距对等；④松紧程度要适度；⑤合适的缝线。

左手持手术镊或血管钳，夹持固定被缝组织边缘，右手握持针器，钳夹住带线缝针的中后 1/3 处，进针及针的运行方向应与针的弧度一致，穿出组织后，松开持针器，顺针的弧度钳夹拔出缝针带出缝线，结扎缝线，即完成一次缝合。

12. 常用缝合方法

（1）单纯间断缝合（图 28-7）：是最常用的基本缝合方法，广泛用于皮肤、皮下组织、肌肉、腱膜、内脏等多种组织的缝合。

（2）单纯连续缝合（图 28-8）：多用于张力较小的腹膜的缝合，优点是缝闭速度快，对切缘有止血作用；缺点是如果缝线任意一处拉断，则缝合失效。

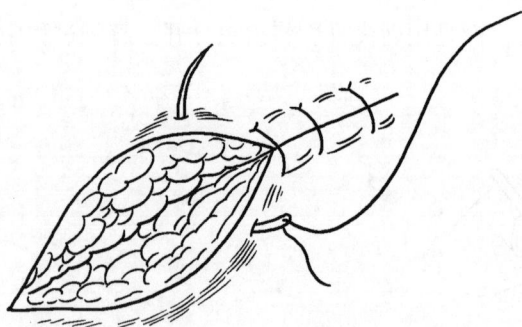

图 28-7　单纯间断缝合　　　　　　　图 28-8　单纯连续缝合

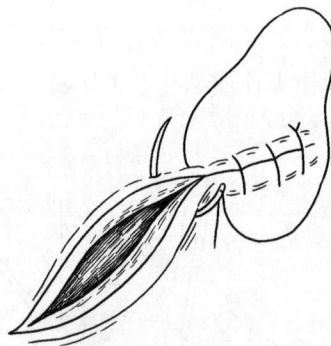

（3）"8"字缝合（图 28-9）：由两个相连的间断缝合组成，结扎牢固，不易滑脱。常用于有张力的组织，如肌腱、韧带的缝合或较大血管的缝扎止血。

（4）锁边缝合（图 28-10）：连续锁边缝合，亦称毯边缝合或扣锁缝合。常用于胃肠道吻合口后壁全层缝合或整张游离植皮的边缘固定。

（5）荷包缝合（图 28-11）：外荷包缝合常用于阑尾残端的包埋，胃肠壁小伤口和穿刺针眼的缝

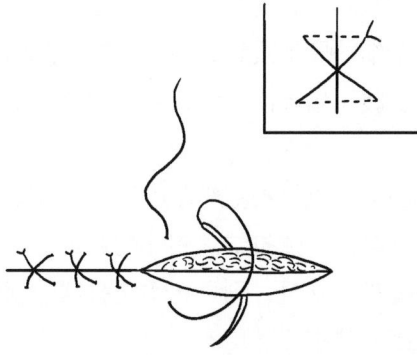

图 28-9　"8"字缝合

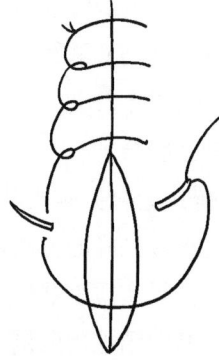

图 28-10　锁边缝合

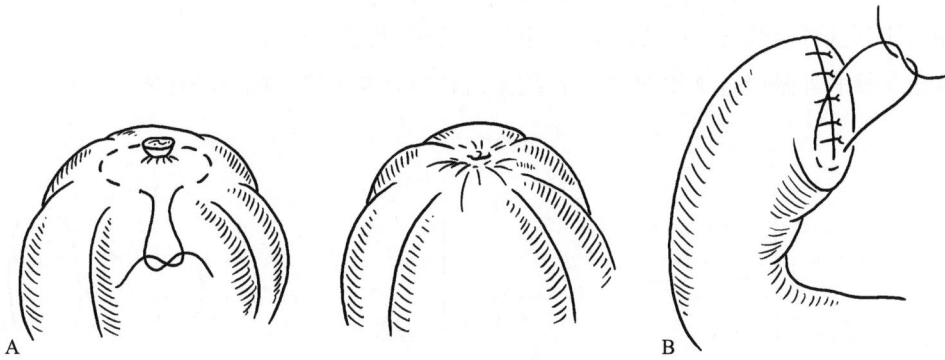

图 28-11　荷包缝合
A. 全荷包；B. 半荷包。

闭，空腔脏器造瘘管的固定等。环形连续缝合全层或浆肌层 5~6 针，收紧结扎缝线，使小孔闭合或肠壁呈内翻包埋。半荷包缝合适用于十二指肠残端上下角部或胃残端大弯或小弯侧部的包埋加固。

（6）减张缝合（图 28-12）：常用于张力较大的腹部切口的缝合，以及切口裂开后的紧急缝合。粗线、大号缝针，于切缘外约 2cm 处进针，深达腹直肌后鞘于腹膜之间出针，再从对侧腹直肌后鞘与腹膜之间进针，穿过腹壁各层至切口对侧皮肤的对应点出针。为避免缝线对皮肤的切割，结扎前缝线可套一段橡胶管做枕垫，以减小缝线对皮肤的压迫切割。

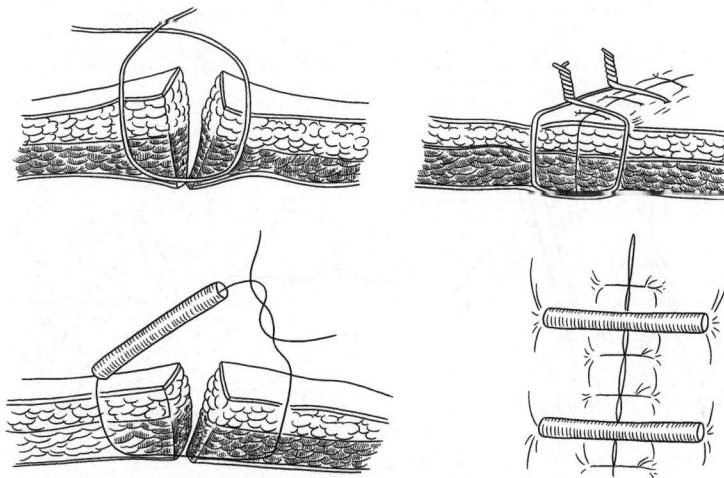

图 28-12　减张缝合

注意事项：①减张缝合的缝线通常不应穿过腹膜，只缝合腹膜外各层组织，以减少缝线对腹腔刺激及防止缝线卡压肠管；②结扎缝线时应套一个细的硬橡皮管，略长于皮肤两侧针脚间的距离，使皮肤不致被切压坏死；③对于年龄大、体质差、有腹压增高因素和存在不确定因素的患者的腹部手术切口，建议使用预防性减张缝合。

（7）"U"字叠瓦褥式缝合：实质脏器断面如肝、胰腺或脾的缝合，从创缘一侧包膜进针，穿过实质达对侧包膜出针；再以同样的方法返回，创缘的一侧打结。相邻两针重叠，挤压创缘达到止血或防止液体露出的目的。如果实质脏器较厚，一针难以穿过，则可在实质脏器的创缘中间出针，再从出针处进针达对侧包膜，缝合结扎后两侧创缘呈闭合状态。

（8）外翻缝合

1）间断垂直褥式外翻缝合（图28-13）：用于阴囊、腹股沟、腋窝、颈部等较松弛皮肤的缝合。

2）间断水平褥式外翻缝合（图28-14）：用于血管破裂孔的修补。

3）连续水平褥式外翻缝合（图28-15）：用于血管吻合或腹膜、胸膜的缝闭。

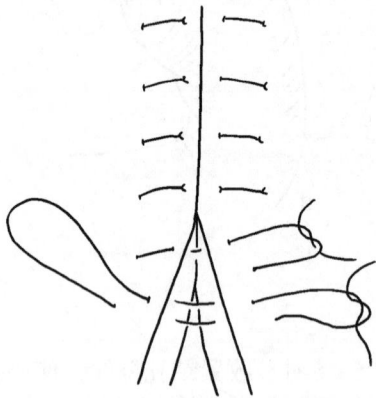

图28-13　间断垂直褥式外翻缝合　　图28-14　间断水平褥式外翻缝合　　图28-15　连续水平褥式外翻缝合

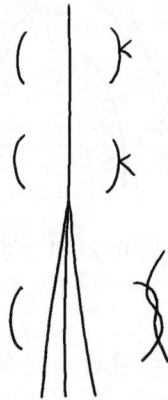

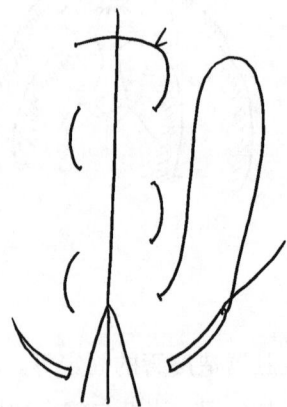

（9）内翻缝合

1）单纯间断全层内翻缝合法（图28-16）：首先从一侧腔内黏膜进针穿过浆膜出针，对侧浆膜进针穿过黏膜出针（常称进针为内—外—外—内），线结打在腔内同时形成内翻。常用于胃肠道吻合口缝合。

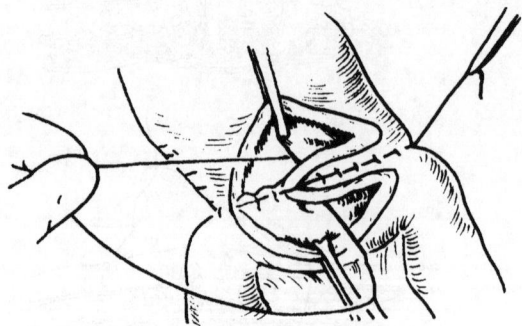

2）单纯连续全层内翻缝合（图28-17）：用于胃肠道吻合口后壁全层的缝合，方法同单纯连续缝合。

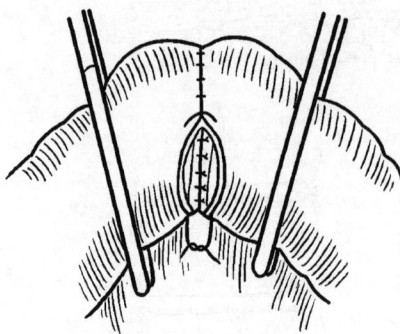

前壁间断圈层内翻缝合　　　　　　　　　后壁连续全层内翻毡边缝合

图28-16　单纯间断全层内翻缝合　　　　图28-17　单纯连续全层内翻缝合

3）连续水平褥式全层内翻缝合（图28-18）：又称康乃尔（Connells）缝合，用于胃肠道吻合口前壁全层的缝合。

4）浆肌层间断垂直褥式内翻缝合（图28-19）：最常用的浆肌层内翻缝合法，分间断和连续两种，多用间断浆肌层垂直褥式内翻缝合，又称为伦勃特（Lembert）缝合。特点是缝线穿行方向与切缘垂直，缝线不穿透肠壁黏膜层。于切缘0.4~0.5cm处进针，距切缘0.2cm处引出，跨吻合口后，距切缘0.2cm处进针，距切缘0.4~0.5cm处引出打结，吻合胃肠壁自然内翻包埋。

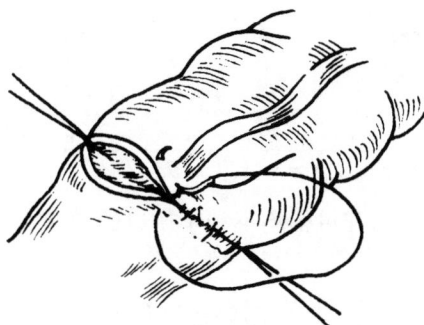

图28-18 连续水平褥式全层内翻缝合　　　图28-19 浆肌层间断垂直褥式内翻缝合

5）浆肌层间断水平褥式内翻缝合（图28-20）：又称何尔斯德（Halsted）缝合，用于胃肠道浆肌层内翻缝合法或胃肠道小穿孔修补。

6）浆肌层连续水平褥式内翻缝合（图28-21）：又称库兴（Cushing）缝合，用于胃肠道前后壁浆肌层内翻缝合。

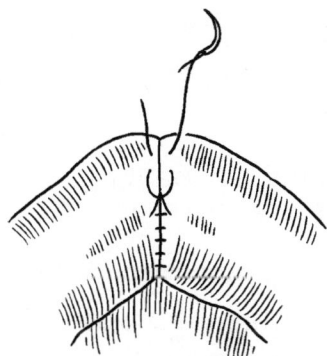

图28-20 浆肌层间断水平褥式　　　图28-21 浆肌层连续水平褥式内翻缝合
　　　　　内翻缝合

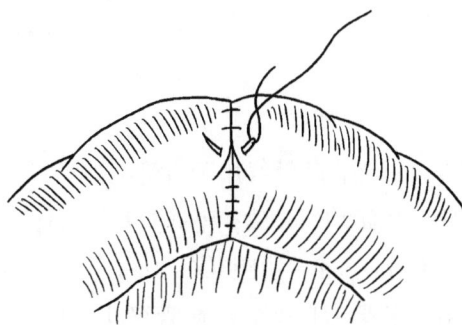

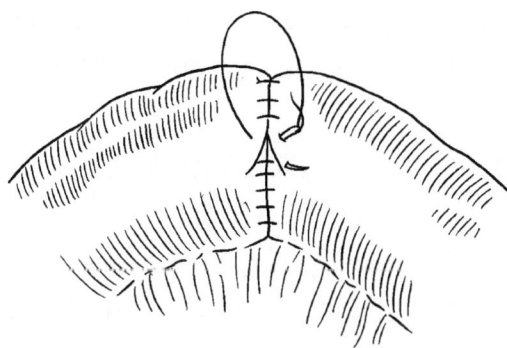

（10）皮内缝合（图28-22）：分为皮内间断缝合和皮内连续缝合。选用细小三角针和细的不可吸收线或细的可吸收线。缝针与切缘平行方向交替穿过切缘两侧的真皮层，最后抽紧。此法的优点是皮肤表面不留缝线，切口瘢痕小而整齐。此法多用于外露皮肤切口的缝合，如颜面部、颈部手术缝合。

13.缝合的注意事项

（1）分层缝合、严密对合、勿留无效腔。

（2）组织器官类型不同，选择的缝针、缝线和缝合方法不同。皮肤及坚韧组织缝合选用三角针；软组织缝合选用圆针；粗丝线用于张力大、脆性组织；细丝线用于张力小、松软、柔性组织；可吸收

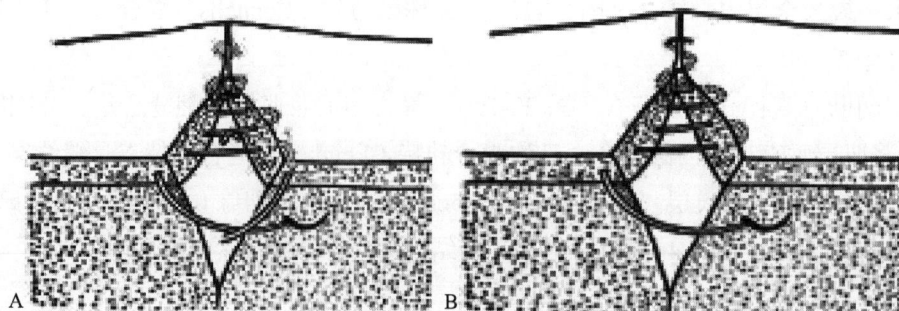

图 28-22　皮内缝合
A. 皮内间断缝合；B. 皮内连续缝合。

线用于器官缝合；无损伤针线用于血管、神经等组织缝合。

（3）针距、边距均匀一致，整齐美观，针距、边距过密和过稀均不利于伤口的愈合。一般皮肤切口缝合时，针距 1～2cm，边距 0.5～1cm。

（4）结扎的松紧程度适宜，血管缝扎应稍紧一些，皮肤以切口两侧边缘靠拢对合为准。结扎过紧，缝线张力过大，易致切口疼痛、局部血液循环障碍、组织肿胀、缺血坏死，愈合后遗留明显的缝线瘢痕；结扎过松不利于切缘间产生纤维性粘连，影响切口愈合，甚至遗留间隙或无效腔而形成积液，导致伤口感染或延迟愈合。

（5）皮肤缝合完毕，可用止血钳稍撑开切口的一端，用纱布由切口另一端挤压，挤出存留其中的渗液，然后用镊子对合好皮肤。乙醇棉球擦净血迹后盖敷料。

（6）剪线：剪线时由打结者将两线头尽量并拢牵直，由持剪者将线剪尖端略微张开，沿线滑下，在接近线头 3～4mm 处剪刀倾斜 45°，保留 2～3mm 线头处将线剪断。倾斜角度越大，遗留线头越长；角度越小，遗留线头越短。原则上，体内组织结扎的丝线线头保留 2mm；肠线线头保留 3～4mm；血管缝线保留 5～8mm；皮肤缝线一般保留 5～8mm，便于以后拆除。

14. 结扎

（1）打结递线方式：分手递线法和器械递线法。前者适用于表浅部位组织结扎，后者适用于深部组织的结扎。

（2）结扣的种类

1）单结：是外科结扣的基本组成部分，易松脱，仅用于暂时阻断，而永久结扎时不能单独使用单结。

2）平结：又称方结。是外科手术中最常用的结扣，其特点是结扎线来回交错，第一个结与第二个结方向相反，着力均匀，不易滑脱，牢固可靠。用于较小血管和各种缝合时的结扎。

3）三重结：在方结基础上再重复第一个结，共三个结，第二个结和第三个结方向相反，加强了结扎线间摩擦力，防止结线松散滑脱，因而牢固可靠，用于较大血管的结扎。重复两个二重结即为四重结，仅在结扎特别重要的大血管时采用。使用肠线或化学合成线等易于松脱的线打结时，通常需要做多重结。

4）外科结：打第一个结时缠绕两次，打第二个时仅缠绕一次，目的是让第一个结圈摩擦力增大，打第二个结时不易滑脱和松动，使结扎更牢固。大血管或有张力缝合后的结扎强调使用外科结。

5）假结：由同一方向的两个单结组成，结扎后易于滑脱而不应采用。

6）滑结：虽然结扣构成类似方结，但是，由于操作者在打结拉线时双手用力不均，形成容易松脱的滑结。

（3）打结方法

1）单手打结法：为最常用的一种方法，打结速度快，节省结扎线，左右手均可做结，简便迅速。

2）双手打结法：也较常采用，结扎可靠，主要用于深部或组织张力较大的缝合结扎，缺点是打结速度较慢，结扎线较长。

3）持针器打结法：用持针器或血管钳打结，常用于体表小手术或线头短用手打结有困难时，仅术者一人操作，方便易行，节省线，在张力缝合时，为防止滑脱，可在第一个结时连续缠绕两次形成外科结。

4）深部打结法：用于对深部组织如胸、腹、盆腔的组织结扎，即在完成线的交叉后，左手持线的一端，右手示指尖逐渐将线结向下推移，再略超过结的中点和左手相对用力，直至线结收紧。

（4）打结注意事项

1）无论用何种方法打结，第一个结和第二个结的方向不能相同，否则即成假结，容易滑脱；即使两结的方向相反，如果两手用力不均匀，只拉紧一根线，即成滑结。两种结均应避免。

2）打结时，双手用力点和结扎点应在一条直线上，如果三点连线成一定夹角，稍一用力即会将线扯断。

3）结扎时，用力应缓慢均匀。两手的距离不宜离线结处太远，特别是深部打结时，最好用一个手指按线结近处，顺着线的穿行方向用力徐徐拉紧，否则，均易将线扯断或未结扎紧而滑脱。

4）临床工作中，结扎组织和血管时，应在第一个单结完成后，让助手松开止血钳，打结者再次收紧线结确保可靠后再打第二个结。遇张力较大的组织结扎时，收紧第一个结扣后，助手用无齿镊夹住结扣，以防结扣松开；待收紧第二个结扣时再移除镊子。

5）重要的血管和组织需要行两次以上结扎，大的血管使用细线结扎比粗线更可靠。粗线难以完全阻断血流且更容易滑脱。打结前用盐水浸湿可增加线的韧性和摩擦力，既易拉紧又不易折断。

五、临床情景实例与临床思维分析

临床情景实例 1

患者，女性，36岁。因甲状腺腺瘤行右侧甲状腺全切除术，颈中线和颈阔肌已缝合完毕。请缝合皮下组织及皮肤。

临床思维分析：中年女性患者，颈部伤口为外露切口，缝合要求美观。皮下用4-0可吸收线间断缝合。皮肤缝合采用皮内缝合法，即用4-0不可吸收线，缝针与切缘平行方向交替穿过切缘两侧的真皮层，最后抽紧，缝线两端在皮外做固定，待切口愈合后抽去缝线。

临床情景实例 2

患者，女性，47岁。因小肠间质瘤行开腹肿瘤及部分小肠切除。请行小肠端-端吻合术（离体肠吻合）。

临床思维分析：肠吻合方法很多，如两层缝合法、一层全层内翻缝合、管状吻合器吻合等。下面以两层缝合法为例进行吻合：后壁采用全层间断内翻缝合、单纯连续全层缝合或连续锁边缝合

（图 28-23）；前壁缝合采用全层间断内翻缝合法或连续水平褥式全层内翻缝合（Connells 缝合）；完成前后壁全层缝合后松开肠钳，行前、后壁浆肌层内翻缝合加固，较常采用的是间断垂直褥式内翻缝合（Lembert 缝合），还可采用间断水平褥式内翻缝合（Halsted 缝合）或连续水平褥式内翻缝合（Cushing 缝合）。

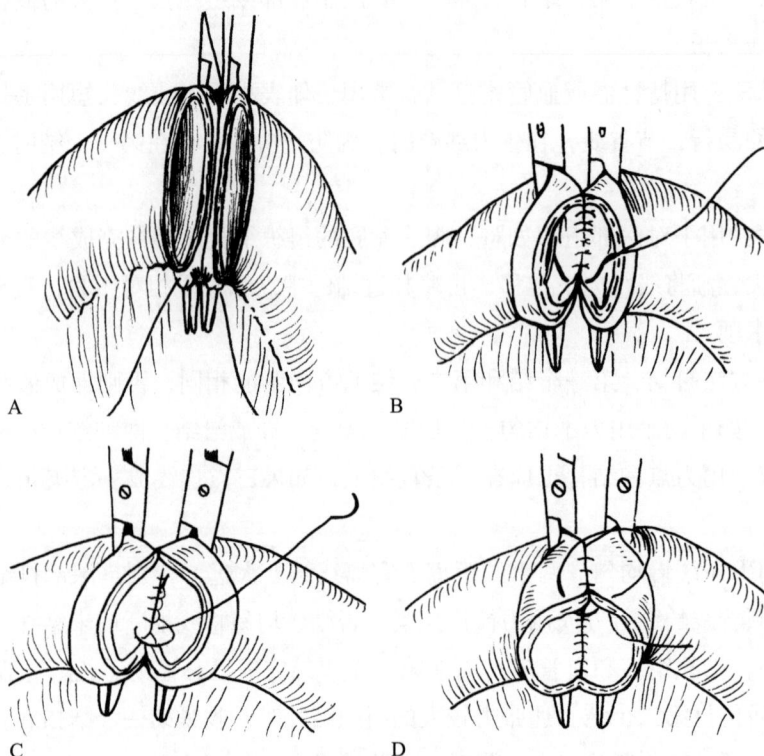

图 28-23　肠吻合缝合方法
A. 缝合牵引线；B. 后壁间断全层内翻缝合；C. 后壁连续全层内翻毯边缝合；D. 前壁间断全层内翻缝合。

对于吻合口不易翻转的肠吻合，肠管的缝合是先缝合吻合口后壁浆肌层，继而进行后壁全层的内翻缝合，然后完成前壁全层的内翻缝合，最后进行吻合口前壁的浆肌层缝合，顺序为后壁浆肌层、后壁全层、前壁全层、前壁浆肌层。

关闭系膜。检查吻合口：用手轻轻挤压两端肠管，观察吻合口有无渗漏，如有渗漏可加缝补针；用拇指和示指轻轻对指挤捏吻合口，检查吻合口是否畅通及其直径大小。

临床情景实例 3

患者，男性，51 岁。因胆管中段肿瘤行手术治疗。取右上腹经腹直肌切口行胆管中段肿瘤切除，胆肠 Roux-en-Y 吻合内引流。手术主要操作已完成，请进行腹部切口缝合。

临床思维分析：腹部切口缝合的缝线有可吸收线和不可吸收线之分，为了避免异物反应，建议使用可吸收线。下面以可吸收线为例操作。

腹膜层的缝合：对于经腹直肌切口，腹膜与腹直肌后鞘被看作一个层次一起缝合，统称为"腹膜层"。腹膜层的缝合可采用连续缝合或间断缝合两种方式，一般选用 1-0 或 2-0 可吸收线。也可采用间断水平褥式外翻缝合。切口张力较大时，应在全部缝线缝好后一起交叉拉紧，逐一打结，每结至少为三重结，一般针距 1cm，边距 0.5cm。如连续缝合，其间可加固几针。单纯腹膜缝合选用 3-0 或

4-0 可吸收线间断或连续缝合。

腹直肌前鞘的缝合：腹膜层缝合后，用生理盐水冲洗切口。腹直肌前鞘的缝合一般采用 1-0 或 2-0 可吸收线间断缝合。避免缝合腹直肌肌肉造成肌肉损伤、坏死，也应避免带入大量皮下脂肪，以免影响愈合的速度和强度。

皮下组织缝合：一般选用 3-0 或 4-0 可吸收线进行单纯间断缝合。对于皮下脂肪层较厚的切口，可以分层缝合皮下层，注意避免遗留空隙。若皮下组织较薄，也可以与皮肤一起缝合，切口愈合后更美观，皮下组织并发症少。

皮肤的缝合：可选用间断缝合、皮肤钉合器钉合和皮内缝合的方法。间断缝合一般选用大号三角针、3-0 或 4-0 丝线或不可吸收线。按边距 0.5cm、针距 1cm 的标准做皮肤的间断缝合。使用皮肤钉合器时，用镊子对拢皮缘，并使皮肤略外翻隆起，将皮肤钉合器内的皮钉与切口垂直放置后施压，皮钉即钉合在切口皮肤上，如此反复将皮肤切口钉合。皮内缝合多采用连续皮内缝合方法，一般选用 4-0 或 5-0 的可吸收线或不可吸收线做皮肤的连续皮内缝合。

临床情景实例 4

患者，男性，73 岁。5 年前因食管癌进行左侧开胸根治手术，3 年后肿瘤局部复发。胃镜进入 25cm 见食管闭塞，无法扩张及放置鼻胃管。腹壁切口切开及缝合省略，请完成单纯胃造瘘（离体胃造瘘）。

临床思维分析：胃造瘘方法较多，较常用的有荷包式胃造瘘术（Stamm 法）和隧道式胃造瘘术（Witzel 法）。均选择胃大弯和胃小弯之间的胃前壁作为造瘘口位置。

①荷包式胃造瘘术：用 4# 丝线行浆肌层同心双荷包缝合。最内层直径应为 1.5~2.0cm，外层间距约 1cm。在荷包缝合中心切开胃壁，切口应与准备插入的造瘘管直径相对应。从胃壁切口插进 20~24Fr 蕈状管或气囊导管。然后，由内层开始逐一收紧荷包缝线并结扎，将造瘘管埋入胃内 3~4cm。造口处胃壁与戳口处腹膜缝合 2~3 针固定，最后于皮肤处固定导管。

②隧道式胃造瘘术：于胃体前壁相对无血管区进行浆肌层荷包缝合，荷包缝线中央切开胃壁，插入普通导管（20~24Fr），深入胃腔 5cm，收紧并结扎荷包缝线。导管沿胃长轴放置，于导管两侧行浆肌层间断缝合，使导管埋入胃壁隧道内，潜行隧道长约 5cm，导管尾端再经左上腹戳口引出体外，最后分别于戳口处腹膜及皮肤外固定导管。

临床情景实例 5

患者，男性，45 岁。因右肾肿瘤行开放肾切除手术。请在腰部第 12 肋下切口完成手术切开及暴露。

临床思维分析：腰部切口起于第 12 肋下缘约 1cm 骶棘肌外缘，沿第 12 肋斜向前下切开皮肤，止于髂前上棘上内方约 2cm 处。切开皮下、背阔肌及下后锯肌。牵开或切断腹外斜肌、腹内斜肌，注意保护肌肉深面的髂腹下神经及髂腹股沟神经。再切开腰背筋膜及腹横肌，注意勿切断肋下神经，于腹横肌下向前推开侧腹膜。显露深面腰方肌，扩大切开显露肾周筋膜。

临床情景实例 6

患者，男性，18 岁。因"被刀刺伤致腹痛、流血 2 小时"入院。急诊手术探查，发现多处损伤，其中有腹膜内膀胱刀刺伤。作为泌尿外科医师请完成膀胱修补。

临床思维分析：开放性膀胱破裂首先探查腹内脏器有无损伤，注意有无腹膜后血肿。如有，应切开后探查腹膜，最后探查膀胱；如为腹膜内破裂，打开腹膜后，裂口不难发现。注意有无膀胱对穿伤。将裂口处腹膜与膀胱稍做游离后，剪除裂口周围挫伤组织，用 2-0 可吸收线进行全层间断或连续缝合，缝针的边距和针距均为 0.2 ~ 0.3cm。再将浆肌层进行间断褥式内翻缝合。注意测漏，腹膜用 1# 丝线做连续缝合。若膀胱裂口较大，在修补裂口后，一般均需在腹膜外膀胱前壁戳口插入 28Fr 蕈状导尿管行膀胱造瘘；如裂口较小，亦可不进行膀胱造瘘，经尿道留置气囊导尿管即可。

临床情景实例 7

患者，男性，84 岁。因"尿频、尿急、排尿困难 5 年，加重 8 小时"入院。既往有下腹部手术史。诊断为前列腺增生症并急性尿潴留，无法从尿道插入导尿管，耻骨上膀胱穿刺造瘘不成功，改行开放膀胱造瘘术。手术切开及缝合由其他医师完成，请行膀胱造瘘。

临床思维分析：在膀胱前壁无血管区戳口并插入 28Fr 蕈状导尿管，管周用 2-0 可吸收线全层荷包缝合一周，以固定造瘘管。然后在第一个荷包缝合外 1.0 ~ 1.5cm 处再用 2-0 可吸收线或 1# 丝线浆肌层荷包缝合一周包埋第一个荷包。如有漏尿可再加针缝合。

临床情景实例 8

患者，男性，50 岁。因右侧股骨头坏死行人工股骨头置换术。请从后入路选择切口并切开至髋关节。

临床思维分析：仔细触摸大腿外侧大转子（后缘较前侧及外侧表浅，容易触及）。以大转子为中心做一长约 15cm 弧形切口。从大转子后上 8cm 开始做切口，然后经大转子后面转向股骨干方向向下。切开皮肤、皮下，钝性分开臀大肌，切开股骨外侧阔筋膜张肌，显露股外侧肌。牵开臀大肌及深筋膜，其下方是髋关节后外侧面，分开外旋短肌（保护坐骨神经）后可见髋关节。

临床情景实例 9

患者，女性，66 岁。胰十二指肠切除术后第 6 日，发现切口全层裂开。请完成切口缝合。

临床思维分析：按常规手术准备后，拆除原残存缝线，使用稀释碘伏液消毒切口及外露脏器，10# 丝线、大号三角针，约于切缘外 3cm 处进针，深达腹直肌后鞘与腹膜之间出针，再从对侧腹直肌后鞘与腹膜之间进针，穿过腹壁各层至切口对侧皮肤的对应点出针。按照此方法在切口均匀缝合三针。用 1-0 人工合成多股编织可吸收线缝合除皮肤及皮下的腹壁全层，针距及边距均为 1.0cm，全部缝好后一起交叉拉紧缝线，逐一打结，每结至少打 3 道，用生理盐水冲洗切口后缝合皮肤，皮下置多孔引流管引流，最后减张缝线，结扎前缝线可套一段橡胶管作为枕垫，以减小缝线对皮肤的压迫切割。

临床情景实例 10

患者，男性，27 岁。因车祸致腹部闭合性损伤伴腹腔出血、失血性休克。急诊行开腹探查手术，术中发现腹腔出血量约 3 000ml，肝右叶广泛损伤伴肝断面血管出血。立即给予肝断面出血血管缝扎止血，此时麻醉医师告知患者循环不稳定、心率快，建议尽快结束手术，但肝损伤创面有渗血，面积大、手术视野暴露不理想。作为手术医师你应该如何处理？

临床思维分析：应按照损伤控制外科理论，尽快结束手术，使用大纱布垫填塞压迫肝脏创面止血，纱布垫留尾巴于切口处引出体外并计数，放置腹腔引流，简化缝合切口，患者转入重症监护治疗病房救治。

临床情景实例 11

患者，男性，50 岁。因"头痛 3 个月"入院。术前诊断：左侧额顶部大脑凸面脑膜瘤，拟行手术治疗。已完成手术消毒铺巾。请设计手术切口，予以切开显露病灶并缝合切口。

临床思维分析：切口设计为左侧额顶部马蹄形切口，切开皮肤并用头皮夹止血，沿切口线切开帽状腱膜层。皮瓣可分次切开，继续分离帽状腱膜下层及骨膜，直至颅骨。骨瓣成型：以电钻在预定点钻孔，铣刀铣开一骨瓣，即见硬脑膜。颅骨出血使用电凝、骨蜡等止血。硬脑膜切开后显示肿瘤（图 28-24）。

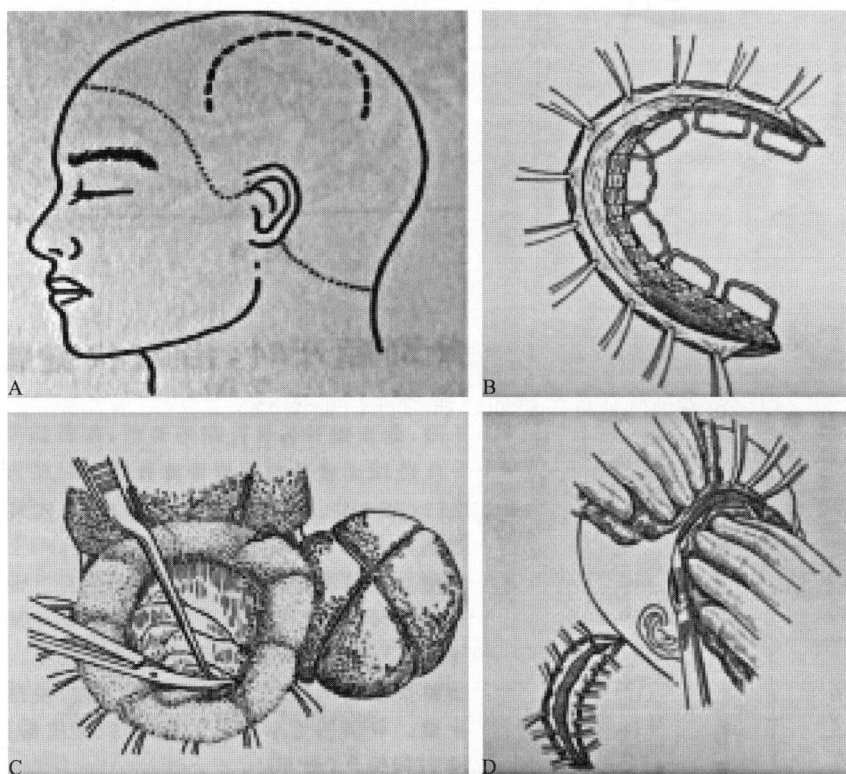

图 28-24　颅脑手术缝合方法
A. 左侧额顶部马蹄形切口；B. 头皮夹止血；C. 双极电凝止血；D. 头皮切开压迫及止血钳止血。

关闭切口：用 4-0 可吸收线缝合硬脑膜、骨瓣回纳，依次缝合骨膜、帽状腱膜及皮肤。

临床情景实例 12

患者，26 岁。外伤致右足疼痛、活动受限 2 小时。CT 检查未发现骨折征象。考虑右腿跟腱断裂，请行肌腱缝合。

临床思维分析：肌腱缝合要求如下。①肌腱缝合方法应简便、实用，有较好的抗张能力，并对肌腱断端血循环影响小；②遵守无创伤操作技术，缝合部位要光滑，避免长时间暴露；③选择易于穿过肌腱的缝针及缝线；④线结牢固，断端对合平整、光滑。肌腱缝合方法很多，较常用的有如下几种。

（1）"8"字缝合法：此方法操作简便，肌腱缝合处抗张力较弱（图28-25）。

（2）双"十"字缝合法：操作简单，节省时间，多用于断肢、断手再植，或病情需要尽快结束手术时（图28-26）。

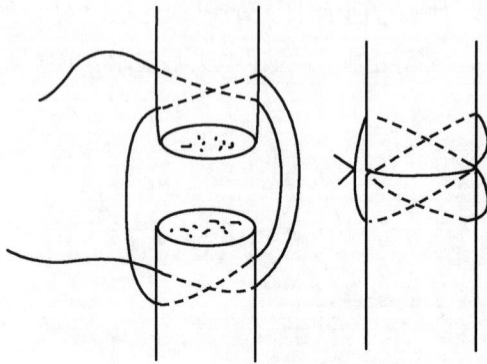

图28-25　肌腱"8"字缝合法　　　　　　　图28-26　双"十"字缝合法

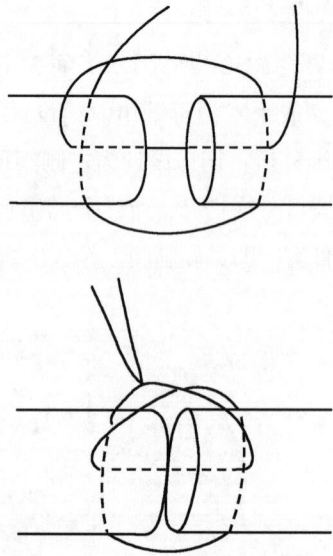

（3）Kessler缝合法：用双直针，涤纶丝线（5-0）缝合。此方法抗张能力较强，可用于腱鞘内肌腱缝接，配合支具，患者可有控制地进行早期被动活动（图28-27）。

（4）改良Kessler方法：在原方法的基础上，肌腱缝合处加缝一圈间断缝合，以加强局部抗张能力，并使缝合处光滑平整（图28-28）。

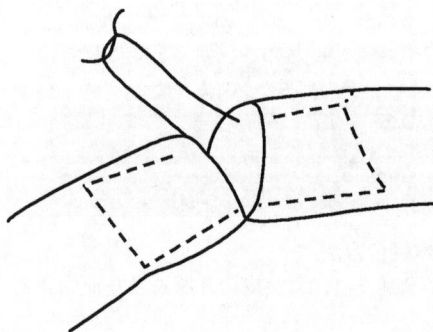

图28-27　Kessler缝合法　　　　　　　图28-28　改良Kessler方法

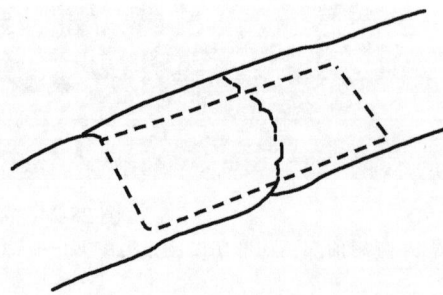

该患者应采用改良Kessler方法缝合。

临床情景实例13

患者，女性，55岁。妇科手术后3日。术后一直腹胀，不排气、不排便，肠鸣音减弱。患者在咳嗽后，可见腹部敷料湿透，渗出液有粪臭味。可能的原因是什么？

临床思维分析：考虑患者出现肠瘘，可能的原因不是术中造成的肠破裂，因为术后 3 日才出现症状。可能的原因是关腹时肠壁夹到腹膜上。提示临床医师注意：在完全关闭腹膜前一定要探查腹腔内组织是否被夹到了切口上，以防发生类似的情况。

临床情景实例 14

分别说出胆囊切除术、胆道探查术、右半结肠癌根治术、胃癌根治术、开腹探查术、脾切断流术、左半结肠癌根治术、直肠癌根治术的手术切口名称。

临床思维分析：根据切口选择就近、损伤小、操作快的特点，以上手术切口分别选择为：胆囊切除术选择右肋弓下斜行切口；胆道探查术选择右上腹经腹直肌切口或腹直肌外缘切口；右半结肠癌根治术选择右上中腹经腹直肌切口；胃癌根治术选择上腹正中切口，下方向左绕脐；开腹探查术选择腹正中切口，方便向上、向下延伸切口；脾切断流术选择左上腹腹直肌外缘、经腹直肌切口；左半结肠癌根治术选择左侧腹直肌外缘切口；直肠癌根治术选择下腹正中切口，上端向右侧绕脐，以便在左下腹结肠造瘘。

（丁相福　邓至和　李志军）

第二十九章

腹腔镜基本操作

Basic Operation of Laparoscopy

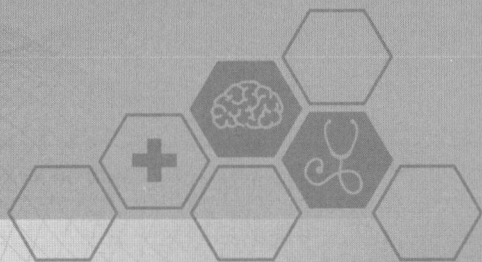

一、适应证

所有手术患者。

二、禁忌证

不宜手术患者。

三、标准操作规程

见表 29-1。

表 29-1　腹腔镜标准操作规程（以经腹腹腔镜左肾切除为例）

准备	医师准备：穿洗手衣、裤、鞋，摘除首饰；戴口罩、帽子
	与巡回护士和麻醉医师核对患者姓名、性别、年龄、科室、床号、疾病、手术类型、手术同意书及委托书，并在安全核查表上签名
	外科洗手，穿手术衣，戴无菌手套
	患者准备：禁饮禁食，排空尿液。已完成麻醉，摆好合适体位（右侧 60°~70° 侧卧位）并固定，手术区域皮肤消毒铺巾已完成
	器械准备：无菌敷料、络合碘、污物桶 1 个、手术包（手术刀、手术剪、手术镊、各种血管钳、各种缝合针、缝合线、各种拉钩、持针器等）、腹腔镜器械包（气腹针、腹腔镜穿刺器、弯分离钳、开窗钳、肠钳、直角分离钳、取石钳、剪刀、单极电凝钩、双极电凝、施夹器、钛夹、吸引器、持针器、直线切割吻合器、超声刀、组织血管闭合系统等）、5ml 及 10ml 注射器
操作过程	巡回护士、器械护士清点整理手术台上物品，手术医师及助手站在各自位置
	正确连接腹腔镜摄像系统、冷光源并调节白平衡
	穿刺器（Trocar）放置：第一孔 10/12mm Trocar 置于左侧脐上 3cm 水平线与腹直肌外侧交点；第二孔 10/12mm Trocar 置于左肋缘下与左腋前线交点；第三孔 5/10mm Trocar 置于左肋缘下与左锁骨中线交点；第四孔 5/10mm Trocar 根据手术需要放置在脐上 5cm 水平线与腋前线交界处
	第一个 Trocar 孔刺入气腹针，充 CO_2 气维持人工气腹[1]压力 12~15mmHg
	拔除气腹针，做 1cm 横切口，提起腹壁，穿刺置入第一个 10/12mm Trocar[2]
	经第一个 Trocar 孔置入 30° 腹腔镜头，检查腹腔脏器以排除气腹针造成的损伤，并观察准备放置各 Trocar 位置的腹壁粘连情况
	腹腔镜直视下依次在预穿刺孔处切开 1cm 和 0.5cm 横切口，分别穿刺置入第二、第三个 Trocar 并调整置入深度[3]。第四个 Trocar 根据手术需要置入

续表

操作过程	第一孔为腹腔镜观察孔，第二、三孔为操作孔，依次置入腹腔镜操作器械。
	用超声刀或电凝钩切开[4]侧腹膜（Toldt 白线），上至横结肠脾曲，下至髂血管水平
	钳夹[5]、离断脾结肠韧带，往下内侧沿肠系膜与左肾周筋膜前层做钝性或锐性分离，钳夹、离断、结扎粘连组织及无名血管，充分将结肠翻向内侧，游离并显露肾上下极、腹背侧
	靠近肾门用吸引器或超声刀钝性结合锐性分离左肾动脉、左肾静脉、左肾上腺中央静脉、生殖静脉和输尿管，直角钳游离足够并依次用血管夹三重结扎并切断
	完整切除左肾并装入无菌标本袋
	检查术野有无活动性出血，彻底止血[6]后根据情况决定是否放置引流管
	引流管一端经腋前线 Trocar 处置入肾窝，另一端于体外接引流袋
	核对纱布及器械数量后退出腹腔镜器械，排空余气拔除 Trocar
	延长并扩大腋前线 Trocar 切口取出标本
	正确选择缝针和缝线，缝合[7]各 Trocar 孔
	助手正确打结、剪线
	对合皮肤切口边缘，消毒切口，覆盖敷料，胶布固定

疑点导航：

1. 人工气腹　脐部腹膜与皮肤较为贴近，且脐缘切口可以较好地隐蔽，因而脐部常是气腹针和第一个穿刺器首次置入的理想位点。气腹针可缩入性针头有助于降低腹部脏器损伤的风险。一般情况，气腹针要穿过两层腹壁，即筋膜层和腹膜层，才能进入腹腔。为了检测是否进入腹腔，可将一支 10ml 注射器（含 5ml 生理盐水）与其接通。回抽注射器，检查是否有血液或肠内容物引出。如果有，则应立即拔除气腹针，在其他位置另行刺入；若没有，则将 5ml 生理盐水注入腹腔，并再次回抽。如果出现盐水回吸，提示气腹针位于腹膜前间隙，需要重新置入；如果盐水无法回吸，提示气腹针进入腹腔，或者将注射器内芯拔除，见注射器筒内盐水被吸入腹腔，亦提示气腹针顺利进入腹腔。此时，可接充气管，由低流量至高流量缓慢充气。初始流量为 1L/min，初始充气气压应小于 10mmHg，如果压力高于此值，提示气腹针可能抵于腹壁造成阻塞，这时应提高腹壁并转动或回退气腹针。如果气压居高不下，则应拔除气腹针重新穿刺。腹腔注入 1~1.5L 气体后，可调整为高流量，约 3L/min，气腹压力达 12~15mmHg，一般需 4~6L 气体；若为肥胖患者，则气腹压力可适当调高。当腹腔充满气体时，腹部呈对称性增大，叩诊为鼓音；若腹部膨胀不对称，提示气腹针可能不在正确位置，需重新选择穿刺孔穿刺建立气腹。

2. 穿刺　第一个 Trocar 穿刺孔宜避开以前手术瘢痕处，同时尽量避开肝、脾或腹部左下象限（此处可能存在憩室炎症造成肠粘连于腹壁）。如果患者为平卧位，首选脐部为第一个穿刺孔，如果为侧卧位或改良侧卧位，肠管可能移近脐部，此时腹直肌外缘可能是最佳的初始充气和 Trocar 穿刺部位。对于既往有多次腹部手术史或有腹膜炎病史，腹腔粘连风险较高者，可以直视下切开皮肤、皮下、腹直肌鞘及腹膜，手术医师直视或将手指探入腹腔确认成功进腹后，再置入第一个 Trocar 套管。对于泌尿外科、乳癌外科、甲状腺外科、疝外科等常选择腹膜后或腹膜外间隙作为手术操作空间者，可采用自制扩张球囊进行扩张，再在直视下建立第一个 Trocar 穿刺孔。

3. 除第一个 Trocar 穿刺孔外，其他 Trocar 一般在腹腔镜监视下置入，以防止损伤腹腔脏器。

Trocar 穿刺孔选择取决于做何种手术，以及手术医师的腹腔镜手术经验和习惯。各个 Trocar 穿刺孔的间距最好大于 4 指宽，位置过近会造成腔镜器械碰撞而限制其活动。在穿刺前，可用手指在拟定穿刺孔按压腹外壁，并通过腹腔镜观察腹腔内具体位置，从而选择和调整最佳穿刺孔。所有的 Trocar 在置入过程中，都要略向手术病灶方向倾斜，以降低操作时的张力，以及防止 Trocar 部位形成切口疝。另外，Trocar 不宜置入过深，在腹腔内深度约 1.5cm 为宜。若使用的 Trocar 无防脱管螺纹，可在 Trocar 旁皮肤缝丝线固定套管避免脱出。

4. 分离　腹腔镜下的分离包括锐性和钝性分离。锐性分离可根据腹腔镜手术医师的偏好选择超声刀、电凝钩、电剪刀等。超声刀集锐性切割和钝性分离为一体，它的工作原理是利用超声波发生器使金属刀头产生 55.5kHz 的机械振动，使与之接触的细胞内水分被汽化，氢键断裂，蛋白质变性，组织被凝固或切断，其工作温度为 50~100℃，热损伤深度约 0.3mm，远低于电剪刀，组织不易被烧焦和碳化，视野较清晰，无电流通过人体，手术更安全，目前在临床广泛使用。钝性分离可选择吸引器头或分离棒来操作，闭合后的剪刀、分离钳或超声刀、气囊、水囊扩张也是一种钝性分离方式。

5. 腔内夹闭　术中管状血管、组织结构的处理可采用钛夹、可吸收夹、血管夹、直线切割吻合器（如 Endo-GIA）等来完成；相比于丝线结扎，它们明显更快捷和安全。

（1）钛夹：根据拟夹闭血管和管状组织直径大小来选择合适型号的钛夹。处理较大血管时，近心端要保留 2 个以上钛夹以确保安全。施夹时，钛夹宜与血管或组织垂直、均匀用力夹紧；闭合时，钛夹尾端要超过被夹闭组织，若钛夹过小可能导致夹闭不全，且容易脱落，同时避免误夹周围组织；留置多个钛夹时宜保留适当间距，避免交错夹闭而导致夹闭不牢而脱落。

（2）血管夹：它是一种带锁扣的组织结扎夹，闭合效果好，相对不容易滑脱，处理较大血管如肠系膜血管、肾动脉、肾静脉等，近心端也要保留 2 个血管夹以确保安全。血管夹组织相容性好，可透射线，无影像学干扰，目前临床应用较广泛。

（3）直线切割吻合器：腔内吻合器能快速、安全地切割组织，同时封闭较大血管；使用前需根据组织的厚度和宽度选择合适长度的钉仓；使用时防止漏扎或损伤周围组织。

6. 腔内止血　目前常用的腔内切割器同时具有止血功能。

（1）腔内切割器止血

1）单极电凝止血：单极电凝是目前手术中应用较为广泛的一种方式。在单极电流回路中，有效电极位于手术部位，回路电极连接接地衬垫。操作时通电时间不宜过长，单极电剪刀头不能接触其他金属器械和夹闭在血管及其他组织上的金属钛夹。重要组织器官附近或明确的大血管附近慎用或禁用单极电凝，因其温度高、容易产生弥散的能量释放而损伤周围肠管或血管，导致意识不到的肠段组织坏死、穿孔等；工作电极接触的组织不宜太多，以直径小于 3mm 为宜。其易产生烟雾和焦痂，影响手术视野，腹腔镜手术必须在直视下使用。

2）双极电凝止血：双极电凝通过传递高频电能到双极镊子两端之间的组织或血管，使其脱水凝固，可有效处理 3mm 以内的血管，热能弥散范围较小，只有被夹起的组织内部才存在电流回路，可使弥散能量造成损伤的风险降到最小，但也易产生烟雾和焦痂，影响手术视野。

3）超声刀止血：超声刀可处理 3mm 以内的血管，能量传播不超过 0.5mm，几乎无热损伤和焦痂。

4）组织血管闭合系统（Ligasure）：采用实时反馈和智能主机技术输出高频电能，结合血管钳口压力使血管壁融合成透明带，形成永久性管腔闭合，闭塞环带需用腹腔镜剪刀切断。Ligasure 产生的闭合带可达到与缝线结扎相似的强度，可承受 3 倍正常收缩压的压力，能闭合 7mm 以内的动脉和静脉。

5）其他：TissueLink、PK 刀、激光和氩凝固器等器械用于腹腔镜术中止血。

（2）腔内缝合止血：较大血管（如下腔静脉、髂静脉）出血，需配合腔内缝合技术来修补破损血管壁；肾部分切除时，常用腔内连续缝合技术控制肾实质创面出血；前列腺根治性切除时，需腔内缝合阴茎背深静脉复合体减少前列腺组织出血。

（3）生物胶止血：用于临床的四大类生物胶制剂包括纤维蛋白封闭物、纤维蛋白封闭物变异体、以明胶基质和凝血酶为主要成分的生物胶以及以凝血酶和明胶为主要成分的生物胶；主要用于处理创面渗血、渗液等，以减少术后出血和淋巴漏。

7. 腔内缝合打结　腔内缝合打结是腹腔镜手术中较难掌握的基本技能之一，主要用于重建性腹腔镜手术。

（1）根据手术医师习惯选择自动归位或非自动归位持针器，根据缝合部位要求，选择合适大小和类型的带针缝线。如肾部分切除，可采用 2-0 可吸收倒刺缝线连续缝合免打结，提高效率，减少肾脏热缺血时间；膀胱尿道吻合时采用 3-0 可吸收倒刺缝线连续缝合；胆管或输尿管切开取石后，采用 3-0 可吸收缝线间断缝合切口等。缝线长度以 10～15cm 为宜，以免影响操作。

（2）缝线自 12mm 套管鞘置入时，持针器在距离针尾约 2cm 处夹住缝针，可避免针卡在套管内。

（3）持针器宜夹持在缝针中后 1/3 处，根据缝合位置，调整持针角度缝合。

（4）注意缝合层次、边距和针距。

（5）缝针穿出组织时，注意左手接针动作；缝针拔除时，尽量夹住缝针后 1/3 处，稍作调整即可继续缝合，节省时间。

（6）完成缝合后拉线，留约 2cm 线尾，绕线时注意左右手协调配合及线的方向，避免滑结，腔内打结以外科结更常用。

四、常见并发症及处理

1. 皮下气肿

（1）心肺功能正常者，轻度皮下气肿无须特殊处理。

（2）确保气腹针位置正确，缝合固定穿刺套管时应同时缝合肌肉层和筋膜。

（3）术中大量皮下气肿，导致气胸、纵隔积气和高碳酸血症，则应关闭气腹，抽出异位气体。

（4）予以过度换气，呼吸机加压给氧，降低气腹压力至 10mmHg 以下。

（5）尽量缩短手术时间，尤其是老年患者腹部松弛，气体容易外逸。

（6）严重的无法纠正的高碳酸血症，则改为开放手术。

2. 腹壁血管损伤

（1）如果出血量少，用电凝器在直视下电凝止血。

（2）如果出血较快，可由穿刺器放入一根导尿管，充起气囊后牵拉止血。

（3）如果出血很多，则需缝合止血，必要时切开穿刺部位探查止血。

3. 胃肠损伤

（1）气腹针的损伤在没有肠内容物漏出的情况下可以保守治疗。

（2）当有明确穿刺器引起的损伤时，应将穿刺器置于原位，帮助寻找和辨认损伤的部位。小的穿孔可以在腹腔镜下修补，但是对没有肠道准备的较大损伤应开放修补或行改道术。

4．气胸、纵隔气肿和心包积气

（1）穿刺套管位置尽量不超过肋缘。

（2）术中一旦发现气胸，应立即中止注气，排空气腹，必要时行胸腔闭式引流，待情况好转后，重新手术。

（3）若发生在手术即将结束时，且患者生命体征平稳，可在降低气腹压力（10mmHg 以下）的同时继续尽快完成手术。

（4）若为张力性气胸应立即行胸腔闭式引流术。

5．气体栓塞

（1）充气前应确认气腹针未穿入血管。

（2）术中发现静脉破裂时，应迅速夹闭裂口，并及时修补或予以结扎。

（3）一旦发生 CO_2 气体栓塞，应立即排空气腹，取头低左侧卧位，并吸入纯氧通气。

（4）出现神经症状和体征者，可予以高压氧治疗，发生呼吸、心搏骤停时立即行心肺复苏。

五、临床情景实例与临床思维分析

临床情景实例 1

患者，男性，40 岁。因"胆囊结石并慢性胆囊炎"拟行腹腔镜胆囊切除术。3 年前有腹腔镜阑尾切除手术史。已经消毒铺巾，请进行相关操作。

临床思维分析：正确连接腹腔镜摄像系统、冷光源，常规四孔法建立腹腔镜操作通道。患者既往有腹腔镜阑尾切除手术史，脐部已经存在手术瘢痕，应避开穿刺，以免腹腔内肠管粘连导致穿刺时损伤。正确使用施夹器、分离钳、剪刀和超声刀等器械。

临床情景实例 2

（1）患者，男性，55 岁。因"右肾重度积水，右肾萎缩"拟行后腹腔镜下右侧积水肾切除术。患者取右侧卧位，已完成手术标识，消毒铺巾，请建立腹膜后气腹腔。

（2）在游离右肾时，不慎打开侧腹膜，破口约 1cm，请在腹腔镜下处理腹膜破口。

临床思维分析：①患者为右侧卧位，切口标识错误，应更换体位重新消毒铺巾。上泌尿系统手术常采取腹膜后入路途径，正确选择穿刺部位及建立腹膜后气腹腔。②首先探查有无腹腔肠管损伤；侧腹膜破口不大，使用血管夹或钛夹夹闭破口即可，亦可使用 3-0 可吸收缝线八字或连续缝合破口。

临床情景实例 3

患者，女性，60 岁。因"子宫肌瘤"行腹腔镜下子宫肌瘤切除术。术中电凝钩损伤左输尿管下段，长约 0.8cm，可见明显淡黄色尿液自输尿管损伤处流出。请进行腹腔镜下修补。

临床思维分析：①输尿管镜检查确认左输尿管损伤部位和大小；②由于输尿管较细，虽然输尿管损伤长度＜1cm，但仅行单纯破口缝合修补，极易出现术后输尿管狭窄；需用剪刀切除病变部位输尿管，用 3-0/4-0 可吸收缝线行断端楔形吻合，输尿管内置 6Fr/7Fr 输尿管支架管支撑引流。

临床情景实例 4

（1）患者，男性，18 岁。因"转移性右下腹痛 3 小时"入院。诊断为急性阑尾炎，现拟行急诊腹腔镜下阑尾探查术，已消毒铺巾，建立腹腔镜通道，请进行下一步相关操作。

（2）术中探查见阑尾明显肿大、发红，无破溃及脓性分泌物。

临床思维分析：①仔细探查阑尾有无化脓、破溃，若有则需开放手术处理；②若为单纯性阑尾炎，可予以超声刀切除阑尾系膜，系膜血管用血管夹夹闭，于阑尾根部用血管夹夹闭后切断，近心端保留两个血管夹，腹腔镜下将标本装袋后自穿刺孔取出。

临床情景实例 5

患者，男性，58 岁。超声发现肝囊肿 2 年，上腹部 CT 平扫＋增强检查提示肝囊肿大小约 15cm×20cm，患者要求行腹腔镜手术治疗，已完成消毒铺巾并建立腹腔镜操作通道，请进行进一步处理。

临床思维分析：①用电凝钩或超声刀在距离正常肝实质 5mm 处环切囊肿壁，吸引器吸尽囊液，行腹腔镜下肝囊肿去顶减压；②创缘电凝彻底止血，避免烧灼囊腔，以免引起胆漏或肝实质出血，留置腹腔伤口引流管。

临床情景实例 6

患者，男性，20 岁。因"上腹痛 1 日"入院。无呕吐宿食、呕血、胸闷等，既往有胃溃疡病史半年余。行腹腔镜手术探查发现胃前壁穿孔，请进行处理。

临床思维分析：①年轻患者，溃疡病史短，无幽门梗阻、出血等并发症，穿孔小，可考虑行腹腔镜下胃溃疡穿孔修补术，沿胃纵轴，距离穿孔边缘 0.5cm 用 2-0 可吸收倒刺缝线做全层间断缝合，再取大网膜集束缝合固定于穿孔外围；②穿孔修补前应在穿孔边缘取组织进行病理检查；③腹腔污染严重者应仔细清理腹腔，以避免形成膈下或盆腔脓肿，留置腹腔引流管，术后应注意溃疡病的药物治疗。

（李志军）

第三十章

消毒铺巾

Operation Disinfection and Clothing

一、适应证

所有准备接受手术的患者。

二、标准操作规程

见表 30-1。

表 30-1　消毒铺巾标准操作规程（下腹部正中切口手术为例）

准备	医师准备：换好洗手衣、裤、鞋，摘除首饰，戴口罩、帽子，洗手
	与巡回护士和麻醉医师核对患者姓名、性别、年龄、科室、床号、疾病、手术类型、手术同意书及委托书，并在安全核查表上签名
	患者准备：手术区域皮肤清洁、备皮，已做好切口标记，完成麻醉、摆好合适手术体位；根据手术需要留置导尿
	器械准备：手术消毒包（无菌治疗碗 2 个、海绵钳 3 把、无菌纱布数块），络合碘或 2.5% 碘酊 + 75% 乙醇，污物桶 1 个，无菌铺单包（小无菌巾 4 块、中单 3 块、大单 1 块），手术衣包
操作过程	巡回护士取手术消毒包、无菌铺单包及手术衣包，检查包的有效期
	用手打开包的外层 3/4
	持物钳打开包的外层 1/4 及内层
	消毒者完成手臂消毒
	器械护士规范穿好手术衣，戴好手套
	消毒者从器械护士手中接过三把夹持纱布的无菌卵圆钳
	站于患者右侧，先倒少许络合碘于脐部浸泡
	用无菌卵圆钳钳夹消毒纱布，高度低于手的高度
	消毒顺序[1]：从切口中心开始，由内向外消毒
	消毒方式[2]：绕过脐部，左右两边对称叠瓦状消毒，每次覆盖前一次的 1/3 ~ 1/2
	碘伏或络合碘[3]消毒 3 遍，消毒不留空隙，每次范围小于前一次
	消毒范围[4]：双侧乳头水平线为上限，大腿中上 1/3 为下限，两侧为腋中线
	消毒结束时用纱布块反转拭去脐部消毒液
	操作者双手从器械护士内侧接过小无菌巾（近切口侧无菌巾向下反折 1/4，且反折部朝下）
	先铺会阴侧，再铺手术野对侧、上方，最后铺同侧[5]
	用 4 把布巾钳夹住小无菌巾的 4 个角，或用薄膜手术巾覆盖切口

续表

操作过程	与器械护士铺中单，先铺足端，再铺器械台，后铺头端
	消毒者再消毒手一遍，穿好无菌手术衣，戴好无菌手套
	确定大单方向，大单孔洞对准切口后放置
	双侧抖开布单，手不过肩。打开大单，先头端再足端展开
	大单两端盖过麻醉架及器械台，两侧下垂超过手术台边缘 30cm
	操作始终均应严格遵守无菌原则

疑点导航:

1. 离心形消毒，即从切口中心开始，由内向外消毒，用于清洁切口皮肤消毒；向心形消毒，即由外向内消毒至切口中心为止，用于感染伤口，或肛门、会阴部的消毒。

2. 环形或螺旋形消毒，用于小手术野的消毒。平行或叠瓦状消毒，用于大手术野的消毒。

3. 若为 2.5% 碘酊 +75% 乙醇消毒剂，碘酊消毒一遍，待干燥后，乙醇脱碘两遍，第一遍乙醇脱碘范围应该完全覆盖碘酊范围，第二遍乙醇脱碘范围小于前一遍。目前消毒剂常用 2.5% 碘酊加用 70%~75% 乙醇脱碘、0.5% 吡咯烷酮碘（PVP-碘）、0.5% 碘尔康溶液或 1:1 000 苯扎溴铵溶液。若患者对某种消毒剂过敏应更换其他消毒剂进行消毒。

（1）普通外科手术皮肤消毒：用 2.5%~3.0% 碘酊消毒，待干燥后，用 70%~75% 乙醇脱碘；或 0.5% PVP-碘进行手术区皮肤消毒。

（2）五官科手术消毒：面部皮肤用 75% 乙醇消毒 2 遍，口腔黏膜、鼻部黏膜消毒用 0.5% 碘伏或 2% 红汞。

（3）脑外科、骨科、心胸外科手术皮肤消毒：0.5% PVP-碘进行手术区皮肤消毒。

（4）婴幼儿皮肤消毒：婴幼儿皮肤柔嫩，一般用 75% 乙醇或 0.75% 碘酊消毒。

（5）会阴部、面部等处消毒：用 0.3% 或 0.5% 碘伏消毒。

（6）植皮术对供皮区的皮肤消毒：用 75% 乙醇涂擦 2~3 遍。

（7）皮肤受损沾染者的消毒、烧伤清创和新鲜创伤的清创：用无菌生理盐水反复冲洗，至创面清洁时拭干。烧伤创面按其常规处理。创伤的伤口内用 3% 过氧化氢和 1:10 碘伏浸泡消毒，外周皮肤按常规消毒。创伤较重者在缝合伤口前还需重新消毒铺巾。

4. 各部位手术消毒范围

（1）头部手术：头及前额。

（2）口、唇部手术：面唇、颈及上胸部。

（3）耳部手术：患侧头、面颊及颈部。

（4）颈前部手术：上至下唇，下至乳头，两侧至斜方肌前缘（甲状腺手术）。

（5）锁骨部手术：上至颈部上缘，下至上臂上 1/3 处和乳头上缘，两侧过腋中线。

（6）胸部手术（侧卧位）：前后过中线，上至锁骨及上臂 1/3 处，下过脐平行线。

（7）乳腺根治手术：前至对侧锁骨中线，后至腋后线，上过锁骨及上臂，下过脐平行线。如大腿取皮，则大腿过膝，周圈消毒。

（8）上腹部手术：上至乳头，下至耻骨联合，两侧至腋中线。

（9）下腹部手术：上至剑突，下至大腿上 1/3，两侧至腋中线。

（10）腹股沟及阴囊部：上至脐线，下至大腿上 1/3，两侧至腋中线。

（11）颈椎手术（俯卧位）：上至颅顶，下至两腋窝连线。

（12）胸椎手术（俯卧位）：上至肩，下至髂嵴连线，两侧至腋中线。

（13）腰椎手术（俯卧位）：上至两腋窝连线，下过臀部，两侧至腋中线。

（14）肾脏手术（侧卧位）：前后过中线，上至腋窝，下至腹股沟及大腿上 1/3。

（15）会阴部手术（截石位）：耻骨联合、肛门周围及臀，大腿上 1/3 内侧。

（16）髋关节手术：前后过正中线，上至脐平面，下至踝关节。

（17）四肢手术：周圈消毒，上下各超过一个关节。

5. 一般原则　铺巾者未穿手术衣铺巾时，应先铺对侧，后铺同侧；穿上手术衣后，先铺同侧，后铺对侧；先铺相对不洁区（如会阴、下腹部），后铺洁净区；先铺下方，后铺上方。

三、临床情景实例与临床思维分析

临床情景实例 1

患者，男性，25 岁。"胆总管切开取石＋T 管引流术"后 2 周出现胆漏，拟行再次手术治疗，请为患者消毒铺巾。

临床思维分析：Ⅲ类手术切口，按上腹部手术皮肤消毒范围，采用向心形消毒方法，由外向内消毒，脐部应倒少许消毒剂浸泡，待皮肤消毒完毕后擦净。同时注意消毒前胆汁漏口应填塞无菌纱布，防止消毒过程中胆汁流出而污染手术野，消毒完后应将该纱布去除。

临床情景实例 2

患者，男性，52 岁。拟行左半结肠造瘘口还纳手术，请为患者消毒铺巾。

临床思维分析：Ⅲ类手术切口，按下腹部手术皮肤消毒范围，采用向心形消毒方法，由外向内消毒，脐部应倒少许消毒剂浸泡，待皮肤消毒完毕后擦净。同时注意消毒前将造口袋（集粪袋）去除，清洁周围皮肤后用无菌纱布填塞造瘘口，防止消毒过程中肠内容物流出而污染手术野，消毒完后应将该纱布去除。

临床情景实例 3

患者，男性，50 岁。拟行胃大部分切除术，请为患者行手术消毒铺巾。

临床思维分析：Ⅱ类切口，按上腹部手术皮肤消毒范围，采用离心形消毒方法，由内向外消毒。脐部应倒少许消毒剂浸泡，待皮肤消毒完毕后擦净。

临床情景实例 4

患者，女性，20 岁。因急性阑尾炎拟行阑尾切除术，请为患者行手术消毒铺巾。

临床思维分析：Ⅱ类切口，按下腹部手术皮肤消毒范围，采用离心形消毒方法，以切口为中心，由内向外消毒；亦可以下腹正中线为中心，左右对侧，呈平行叠瓦状向外侧消毒。

临床情景实例 5

患者，男性，25 岁。因"醉酒后斗殴，被他人用水果刀刺伤腹部（刀插入左侧上腹部）"拟行急诊手术，请为患者消毒铺巾。

临床思维分析：注意保护水果刀，避免术前拔出。急诊剖腹探查，Ⅱ类切口，按上腹部手术皮肤消毒范围，采用离心形消毒方法，由内向外消毒。脐部应倒少许消毒剂浸泡，待皮肤消毒完毕后擦净。水果刀近端外露部分亦应消毒。

临床情景实例 6

患者，女性，50 岁。拟行甲状腺癌根治术，请为患者消毒铺巾。

临床思维分析：Ⅰ类切口，按颈部手术皮肤消毒范围，采用离心形消毒方法，由内向外消毒。将无菌治疗巾叠成球状塞在颈部两侧固定及保护，再铺单。器械台应置于头部，注意托盘应用无菌中单覆盖。

临床情景实例 7

患者，女性，45 岁。拟行乳腺癌改良根治术，请为患者行手术消毒铺巾。

临床思维分析：腋窝备皮，切口标识采用长梭形，涵盖乳头区域，梭形长轴朝向腋窝，利于腋窝淋巴结清扫。Ⅰ类切口，按乳腺癌根治手术皮肤消毒范围，采用离心形消毒方法，由内向外消毒。铺单时应用无菌巾包裹前臂，并用无菌绷带缠绕固定。

临床情景实例 8

患者，男性，60 岁。拟行右侧腹股沟疝手术，请为患者消毒铺巾。

临床思维分析：Ⅰ类切口，按腹股沟区手术消毒范围，采用离心形消毒方法，由内向外消毒。注意会阴部备皮及消毒，采用向心形消毒方法。铺巾时应先在阴囊下方塞入叠成球状的治疗巾保护。

临床情景实例 9

患者，男性，23 岁。拟行右前臂闭合性骨折复位内固定手术，请为患者消毒铺巾。

临床思维分析：Ⅰ类切口，按四肢手术皮肤消毒范围，上肢手术皮肤消毒，一般采用输液架悬吊绷带固定右拇指，或直接由医师提拉患者右拇指进行皮肤消毒。注意由上往下，避免消毒液倒流。铺单时上臂应先用无菌巾缠绕。若为上臂手术消毒，应将手腕未消毒部位用无菌巾包裹，无菌绷带固定再铺单。

临床情景实例 10

患者，男性，45 岁。拟行左侧股骨中上段骨肿瘤手术，请为患者消毒铺巾。体格检查：左腿无异常，右侧大腿中段可见一长约 10cm 的手术切口标记。

临床思维分析：患者术前手术切口标识错误，应注意纠正。Ⅰ类切口，按四肢手术皮肤消毒范围，下肢手术皮肤消毒一般采用输液架悬吊绷带固定踝关节或直接由医师提拉患肢进行皮肤消毒。注意会阴部亦应消毒，且采用向心形消毒方法。每次消毒均应更换卵圆钳，下肢消毒剂可采用 2.5% 碘酊 + 75% 乙醇。会阴消毒剂应更换为 0.5% 碘伏，避免碘酊对会阴的烧灼刺激。

临床情景实例 11

患者，男性，50 岁。右侧胫骨骨折术后 1 年，拟行右胫骨内固定取出术（助手术前已行右侧足踝部切口标记），请为患者消毒铺巾。

临床思维分析：切口标记错误，应注意纠正。大腿根部绑止血带。Ⅰ类切口，按四肢手术皮肤消毒范围，下肢手术皮肤消毒，一般采用输液架悬吊绷带固定第一足趾关节，或直接由医师提拉患侧足趾进行皮肤消毒。注意由上往下，避免消毒液倒流。

临床情景实例 12

患者，男性，30 岁。拟行右肾盂切开取石术，患者已经摆好体位（右侧卧位，左侧腰部可见斜行切口标识），请为患者消毒铺巾。

临床思维分析：患者体位摆放及切口标识错误，应注意纠正。改左侧卧位，抬高腰桥，腰部两侧固定器固定，左下肢屈髋屈膝，右下肢伸直，保持腰部张力，右上肢外展屈肘固定于托手架。Ⅱ类手术切口，按肾脏手术消毒范围，采用离心形消毒方法。

临床情景实例 13

患者，男性，60 岁。因膀胱癌拟行膀胱根治性切除术，请为患者消毒铺巾。

临床思维分析：Ⅱ类切口，采用下腹正中切口，仰卧位，臀部垫枕，按下腹部手术消毒范围，采用离心形消毒方法。会阴部消毒采用向心形消毒方法，铺巾时先在阴囊下方塞入（折叠）球状无菌巾。

临床情景实例 14

患者，男性，68 岁。拟行经尿道前列腺电切术，请为患者消毒铺巾。

临床思维分析：会阴备皮，摆好截石位并妥善固定，将手术床足端拉开外展，臀下垫防水单。按会阴部手术（截石位）消毒范围，采用向心形消毒方法，最后一遍擦拭肛门。铺治疗巾时，先铺臀下，再铺下腹部，最后铺左右侧大腿根部（亦可套一次性无菌腿套）。双侧大腿应覆盖双层中单，最后再铺大孔巾。

（刘彦合　崔树森）

第三十一章

外科营养支持治疗

Surgical Nutritional Therapy

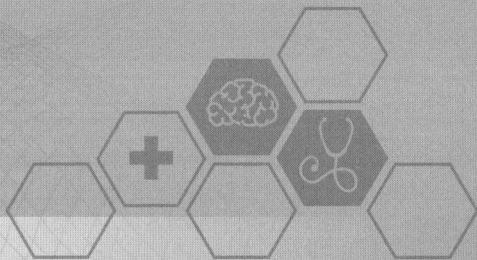

第一节 肠 内 营 养

一、适应证

1. 意识障碍、昏迷和某些神经系统疾病患者，如脑外伤、脑血管疾病、脑肿瘤、脑炎等所致的昏迷患者，老年痴呆不能经口进食者，或精神失常、严重抑郁症、神经性厌食者等。

2. 吞咽困难和失去咀嚼能力者。

3. 上消化道梗阻或手术，如食管炎症、化学性损伤等造成咀嚼困难或吞咽困难、食管狭窄梗阻、食管癌、幽门梗阻、吻合口水肿狭窄、胃瘫等。

4. 高代谢状态，如严重创伤、大面积烧伤、严重感染等所致机体高代谢、负氮平衡者。

5. 消化道瘘，通常适用于低流量瘘或瘘的后期，如食管瘘、胃瘘、肠瘘、胆瘘、胰瘘等。

6. 术前准备和术后营养不良，如术前肠管准备期间、术中有额外营养素丢失者等。

7. 短肠综合征肠代偿阶段。

8. 胰腺疾病，如急性胰腺炎肠功能恢复后、慢性胰腺功能不全者。

9. 炎性肠管疾病，如溃疡性结肠炎、克罗恩病等。

10. 慢性营养不足，如恶性肿瘤、放疗、化疗患者及免疫缺陷疾病者等。

11. 器官功能不全，如肝、肾、肺功能不全或多脏器功能衰竭者。

12. 某些特殊疾病，急性放射病，各种脏器移植者，包括肾移植、肝移植、小肠移植、心脏移植、骨髓移植等。

13. 肠外营养治疗不能满足要求时的补充或过渡。

二、禁忌证

1. 完全性机械性肠梗阻、上消化道出血、严重腹腔感染。

2. 严重应激状态早期、休克状态、持续麻痹性肠梗阻。

3. 短肠综合征早期。

4. 高流量空肠瘘。

5. 持续严重呕吐、顽固性腹泻、严重小肠炎、严重结肠炎、腹膜炎。

6. 严重胃肠功能障碍或某些要求胃肠休息的情况。

7. 急性胰腺炎初期。

8. 3个月以内婴儿、严重糖类或氨基酸代谢异常者，不宜使用要素膳。

三、标准操作规程

见表 31-1。

表 31-1　肠内营养管饲标准操作规程

	用物准备：消毒无菌容器、搅棒、漏斗和滤器（纱布网），无菌持物钳、水温计、量杯内盛配制用温开水、肠内营养制剂[1]
	紫外线照射配制室至少 30 分钟，评估环境
	核对医嘱，三查七对
	用有效浓度的消毒液擦配制台台面，消毒地面，煮沸消毒配制用容器、搅棒、漏斗和滤器，并准备好配制所需的温开水，放于配制台上备用
准备	配制人员洗手，换清洁拖鞋，更衣，戴口罩、帽子，戴手套
	配制方法、配制顺序正确
	取出配制用容器并向内加入一定量温开水，测试水温，按医嘱取肠内营养制剂边加入容器边搅拌，使之充分溶解
	开启已经高压消毒的输液瓶或一次性肠内营养输液袋/无菌容器，借助漏斗和滤器，将配制好的肠内营养液倒入瓶或袋中，同时滤除其中凝结块
	盖好无菌容器（封闭输液瓶或输液袋口：此类适用于滴注）
	将医嘱标签粘贴纸贴在肠内营养输液瓶或袋/无菌容器上，由专人送至病房
	核对床号、姓名等信息，将营养液经胃管[2]鼻饲
	方法 1： 注射器鼻饲：采取注射器抽取无菌容器内营养液适量，分次注入，每次鼻饲量不超过 300ml，间隔时间不少于 2 小时
操作过程	方法 2： 输液管持续滴入[3]：将输液管插入输液瓶或一次性肠内营养输液袋内，排气，连接胃管滴注（可使用输液泵控制滴速）
	鼻饲完毕，少量温开水冲管，将胃管开口端反折，纱布包好固定
	操作完成后为患者复原衣物

疑点导航：

1. 肠内营养制剂据其组成可分为四类

（1）非要素型：又称整蛋白型，应用最广，适于胃肠道功能较好的患者。

（2）要素型：适合于胃肠道消化、吸收功能部分受损的患者，如短肠综合征、胰腺炎等。由单体物质，如氨基酸或蛋白水解物、葡萄糖、脂肪、多种维生素和矿物质、微量元素组成。

（3）组件型：适合特殊患者的需求，主要有蛋白质组件、脂肪组件、糖类组件、维生素组件和矿物质组件等。

（4）疾病专用型肠内营养制剂：如糖尿病、肝病、肿瘤、婴幼儿、肺病、肾病、创伤等专用制剂。

2. 肠内营养的输入途径　包括口服、鼻胃/十二指肠置管、鼻空肠置管、胃造口、空肠造口等。

具体输入途径的选择取决于疾病情况、喂养时间长短、患者精神状态及胃肠道功能。除口服外，临床上应用最多的是鼻胃置管和空肠造口两种途径。

3. 肠内营养输注方式 包括一次性投给、间歇性重力滴注和连续性经泵输注三种。

（1）一次性投给：即用注射器缓慢注入喂养管内，约200ml/次，6~8次/d。适用于需长期家庭肠内营养的胃造瘘患者。

（2）间歇性重力滴注：将营养液经输液管与肠道喂养管连接，借重力缓慢滴入胃肠道，250~400ml/次，4~6次/d。

（3）连续性经泵输注：临床较常用，即输液泵12~24小时均匀持续输注营养液。

输注营养液应遵循先低浓度、低剂量、低速度，后增加浓度、滴度及投给量的原则。一般第1日用1/4总需要量，营养液浓度可稀释1倍。如患者能耐受，第2日可增加至1/2总需求量，第3、4日增加至全量。开始输注速度一般为25~50ml/h，以后每12~24小时增加25ml/h，最大输注速度为125~150ml/h。营养液适宜温度为37℃左右，过凉易引起胃肠道并发症。

四、常见并发症及处理

1. 机械并发症
（1）鼻、咽及食管损伤：动作轻柔，尽量避免操作损伤。
（2）喂养管堵塞：可予以无菌生理盐水冲管，若仍不通畅，则需更换鼻饲管。
（3）喂养管拔出困难：边旋转边缓慢退出。
（4）造口并发症：造口处皮肤定期换药，保持伤口干燥、清洁。

2. 胃肠道并发症 调整肠内营养液鼻饲速度，止呕、促胃肠蠕动等药物对症治疗。
（1）误吸：注意喂养管的位置及灌注速度，采取床头抬高30°、避免夜间灌注、检查胃充盈程度及胃内残留量等措施。若胃内残留量超过100ml，应减慢或停止肠内营养液输入。
（2）腹泻：输注的饮食应新鲜配制并低温保存，降低饮食浓度、放慢输注速度以及在饮食中加入抗痉挛或收敛药物可控制腹泻。可在肠内营养的同时经静脉补充白蛋白。处理无效的严重腹泻患者应停止肠内营养。

3. 代谢性并发症 定期复查血常规、肝肾功能、电解质，对症处理。

4. 感染性并发症 与营养液的误吸和营养液被污染有关。吸入性肺炎是肠内营养最严重的并发症。配制肠内营养液和输注过程中应严格遵循无菌原则，合理操作。

五、临床情景实例与临床思维分析

临床情景实例1

患者，男性，43岁，体重60kg。结肠造口术后第3日，患者昨日24小时引出胃液400ml，尿液1 500ml，体温37.5℃，今晨翻身时胃管不慎脱出，请对患者行相关处理并按准备药物予肠内营养治疗。
临床思维分析：重新留置胃管，计算患者所需营养液并配制，最后经胃管输注营养液。

临床情景实例2

（1）患者，男性，43岁，体重60kg。结肠造口术后第2日，患者昨日24小时引出胃液400ml，尿液1 500ml，体温38.0℃，今晨翻身时胃管不慎脱出，患者拒绝再次留置胃管。请对患者行相关处理并予肠外营养治疗。

（2）肠外营养4日后，患者体温38.9℃，心率108次/min，查房发现患者颈部透明敷料卷边、松脱，穿刺点发红，有少量黄色液体渗出，请处理。

临床思维分析：①计算患者营养液需求量，检测电解质或行血气分析，计算累积丧失量。同时注意计算额外丧失量（胃肠液、发热），体温升高1℃，补生理量10%；或者体温每升高1℃，每千克体重应补3~5ml液体。配制营养液并行中心静脉（锁骨下静脉）置管输注营养液。②考虑导管相关性感染，向患者及家属解释，留取外周血及经导管采血行血培养+药敏试验，给予换药并拔除中心静脉导管并做导管头培养+药敏试验。抗感染治疗。

临床情景实例3

患者，男性，42岁，体重70kg。昨日行肝移植术后入住重症监护病房（ICU），目前生命体征平稳，体温37℃，血压130/90mmHg，心率85次/min，呼吸20次/min。无明显腹胀，请予以营养支持。

临床思维分析：通常早期肠内营养是指进入ICU 24~48小时内，并且血流动力学稳定、无肠内营养禁忌证的情况下开始肠道喂养。重症患者（肝移植术后）在条件允许时应尽早开始肠内营养，推荐鼻空肠置管营养治疗。

临床情景实例4

患者，女性，50岁。因车祸致重型颅脑损伤。行开颅血肿清除术后2日，予留置鼻胃管行肠内营养治疗。现患者反复出现上腹胀、恶心、呛咳等不适，请行相关处理。

临床思维分析：颅脑损伤可以导致胃瘫，但对空肠功能没有太大影响。且鼻胃管肠内营养有反流和吸入气管的危险，颅脑损伤术后患者意识障碍，更不宜选择这种途径。宜拔除胃管，留置鼻空肠管，经空肠实施肠内营养。

临床情景实例5

患者，女性，56岁。因"颅脑外伤后昏迷2日"入院，入院后即行鼻胃管营养支持治疗，今日营养液已配置完毕，请予以输注。

临床思维分析：输注营养液前应用温开水冲管，检查胃管是否通畅；发现堵塞，应予以拔除，告知患者家属病情，重新更换新鼻胃管并留置；若为鼻肠管，应复查X线确定是否留置到位，再接肠内营养液。

（熊 伟）

第二节 肠外营养

一、适应证

1. 胃肠道梗阻，如贲门癌、幽门梗阻、高位肠梗阻、新生儿胃肠道闭锁。

2. 胃肠道吸收功能障碍，如短肠综合征、多发肠瘘、放射性肠炎、严重腹泻、肠缺血、顽固性呕吐＞7 日。

3. 重症胰腺炎。

4. 高分解代谢状态，如大范围的手术、大面积烧伤、严重的复合伤、破伤风、感染等。

5. 严重营养不良伴胃肠功能障碍。

6. 大手术、创伤的围手术期。

7. 肠外瘘。

8. 炎性肠道疾病，如克罗恩病、溃疡性结肠炎、肠结核等患者处于病变活动期，或并发腹腔脓肿、肠瘘、肠道梗阻及出血等。

9. 严重营养不良的肿瘤患者。

10. 重要脏器功能不全，如肝、肾、心、肺功能不全，不能进食或接受肠内营养支持者。

11. 炎性粘连性肠梗阻、腹腔间室综合征。

12. 妊娠剧吐或神经性拒食。

二、禁忌证

1. 胃肠功能正常、适应肠内营养或 5 日内可恢复胃肠功能者。

2. 不可治愈、无存活希望、临终或不可逆昏迷患者。

3. 需急诊手术、术前不可能实施营养支持者。

4. 心血管功能不全或严重代谢紊乱需要控制者。

三、标准操作规程

见表 31-2。

表 31-2　肠外营养标准操作规程

	用物准备：静脉营养输液袋、50ml 注射器、20ml 注射器、避光注射器、络合碘、棉签、砂轮、持物筒、纱布缸、弯盘、葡萄糖 / 氨基酸、电解质、微量元素、胰岛素、磷酸盐、脂肪乳
准备	操作均应在水平层流工作台上进行，并严格按照无菌技术操作和保持处于"开放窗口"，配制人员洗手，换清洁拖鞋，更衣，戴口罩、帽子
	用 75% 乙醇擦拭层流台表面及输液瓶
	严格检查静脉营养输液袋的有效期；检查外包装、输液袋、输液管道是否密闭、有无破损
	戴手套，正确消毒所需液体瓶口，正确准备药液
	配制方法 [1]、顺序正确
操作过程	将不含磷酸盐的电解质（如 Na^+、K^+、Ca^{2+}、Mg^{2+}）和微量元素［如多种微量元素注射液（Ⅱ）等］加入葡萄糖中，充分混匀，避免局部浓度过高
	将磷酸盐、胰岛素加入其他葡萄糖溶液中，并充分振荡混匀。注意甘油磷酸钠注射液和葡萄糖酸钙不能加在一瓶补液内
	取静脉营养输液袋，关闭静脉营养输液袋的所有输液管夹，然后分别将输液管连接到葡萄糖溶液和氨基酸溶液中，倒转这两种输液容器，悬挂在水平层流工作台的挂杆上，打开这两根输液管夹，待葡萄糖溶液和氨基酸溶液全部流入静脉营养输液袋后，关闭输液管夹
	翻转静脉营养输液袋，使这两种溶液充分混匀

操作过程	将水溶性维生素溶解到脂溶性维生素中，充分混匀后加入脂肪乳中混匀。注意：若静脉营养输液袋内不加脂肪乳，则不能使用脂溶性维生素，水溶性维生素溶解后加入葡萄糖溶液中，但此过程需注意避光（避光注射器）
	最后将脂肪乳加入静脉营养输液袋后，充分混匀，将袋子中多余的空气排出后关闭输液管夹，套上无菌帽
	挤压静脉营养输液袋，观察是否有液体渗出
	配好的完全肠外营养（TPN）液口袋上应贴上注明病区、床号、姓名及配制时间的标签
	签名后，药师核对（药师应仔细检查有无发黄、变色、混浊、沉淀等现象，如有则须丢弃），核对结束后，将静脉营养输液袋装袋后交给病区执行医嘱（如不马上使用，则应放入冰箱中冷藏保存）
	核对患者信息，连接静脉导管[2]，输静脉营养液[3]

疑点导航：

1. 营养底物需要量　正常状态下所需要的能量为 105～125kJ/kg（25～30kcal/kg），蛋白质为 1.0～1.5g/kg，热氮比为 522～627kJ（125～150kcal）：1g。碳水化合物应占到总能量的50%～60%，应激状态时，葡萄糖最大氧化率应控制在 4～6g/（kg·min）；初期以补充单纯液体、电解质及 100～200g 葡萄糖为佳，然后逐渐增加至目标量[3～5g/（kg·d）]，同时应用胰岛素以控制血糖<10mmol/L；蛋白质需要量 1.5～2.0g/（kg·d），占总能量的15%～20%；脂肪应占总能量 30%～40%，起到省氮、减少过量碳水化合物的副作用、防止容量过度的作用。补液总量＝生理需要量（2 000～2 500ml）＋已丧失量（据脱水程度计算）＋额外丧失量（胃肠液、引流液、发热等）。

2. 肠外营养支持途径　可选择经中心静脉和经外周静脉营养支持。如提供完整、充分营养供给，重症监护病房（ICU）患者多选择经中心静脉途径。营养液容量不大、浓度不高，以及接受部分肠外营养支持的患者，可采取经外周静脉途径。经中心静脉途径包括经锁骨下静脉、经颈内静脉、经股静脉和经外周中心静脉导管（peripherally inserted central venous catheter，PICC）途径。锁骨下静脉感染及血栓性并发症发生率均低于股静脉和颈内静脉途径，随着穿刺技术和管材的提高，机械性损伤的发生率并不比经股静脉高。PICC并不能减少中心静脉导管相关性感染（catheter related blood infection，CRBI）的发生。经中心静脉实施肠外营养首选锁骨下静脉导管途径。

3. 不同系统的肠外营养液　①多瓶串输：多瓶营养液可通过"三通"或Y型输液接管混合串输；简便易行，但弊端多，不宜提倡。②全营养混合液（TNA）或全合一：全营养液无菌混合技术是将所有肠外营养日需成分先混合在一个袋内，然后输注；输入方便，对合成代谢更合理。③隔膜袋：近年来出现的新技术，可常温保存24个月，避免院内配制营养液的污染问题，安全便捷，但无法做到配方的个体化。

四、常见并发症及处理

1. 静脉导管相关并发症

（1）气胸：吸氧、心电监护，行床边胸部X线检查；少量气胸可自行吸收，中到大量气胸需行胸腔闭式引流术。

（2）空气栓塞：尽量避免，若发生易导致患者死亡。

（3）血管、神经损伤：压迫止血；若无效，则需手术探查止血。

（4）导管脱出、折断：导管脱出需重新留置；若折断则需手术将断端取出。

（5）导管堵塞：可予以无菌生理盐水冲管，若仍不通畅，则需更换。

（6）导管相关性感染：留取外周血及经导管采血，行血培养＋药敏试验，并拔除静脉导管，留取导管头培养＋药敏试验指导抗生素使用。

2．代谢并发症　最常见的是糖代谢紊乱。处理：逐步调节输入液中葡萄糖的浓度和输入速度，监测血糖水平在 4.4～6.7mmol/L；以脂肪乳剂提供 30%～50% 的非蛋白能量；维持水电解质、酸碱平衡；按适当比例补充外源性胰岛素；发现高糖渗透性利尿作用明显而采取措施不能逆转时，应停止输入高糖溶液。

3．脏器功能损害　常见肝损害和胆汁淤积。处理：有效控制感染，特别是腹腔感染；降低完全肠外营养配方中非蛋白能量；减少糖的供给；尽可能恢复肠道营养；给予外源性胆囊收缩素；补充腺苷甲硫氨酸。

五、临床情景实例与临床思维分析

临床情景实例 1

患者，女性，54 岁。急性坏死性胰腺炎术后第 2 日，体重 60kg，请予以肠外营养支持。

临床思维分析：急性坏死性胰腺炎早期需行全胃肠外营养支持，计算患者营养液需求量，配制营养液并行中心静脉（锁骨下静脉）导管输注营养液。

临床情景实例 2

患者，女性，45kg，60 岁。既往因胃溃疡于 20 年前行毕Ⅱ式胃大部切除术，术后患者恢复良好。3 日前患者因突发上腹部疼痛入院，考虑重症急性胰腺炎行急诊手术治疗，因鼻肠管无法置入行空肠造瘘、胆囊造瘘术，术中留置胃管、右侧锁骨下静脉置管。术后 3 日患者恢复较好，腹膜炎体征明显好转，无腹痛、腹胀，腹腔引流管未见明显引出液。肛门已排气，但昨晚出现畏寒、高热，体温 39℃。术后患者一直行营养支持治疗，请行相关处理。

临床思维分析：患者无腹部阳性体征，中心静脉置管营养支持已留置 3 日，发热原因考虑为中心静脉置管所致的导管相关性感染。宜采外周血及经导管采血行血培养＋药敏试验、查血降钙素原（PCT），并换药拔除右锁骨下静脉导管，留取导管头行细菌培养＋药敏试验指导抗生素使用；选择空肠造口肠内营养支持，不宜选择胃管或胆囊造瘘管接营养液。因营养液经过胃或十二指肠，可刺激十二指肠黏膜细胞分泌大量促消化腺分泌激素，如缩胆囊素、促胰液素等，使胆汁和胰液分泌增加，会加重重症胰腺炎的病情。同时，胃管输注营养液易导致胃潴留、腹胀，胆囊造瘘管不适宜输注营养液。而空肠造口肠内营养具有较多优点：较少发生反流所致的呕吐、误吸；肠内营养支持与胃十二指肠减压可同时进行，利于胰腺炎的恢复；患者耐受好，机体和心理负担小，不影响患者后期经口摄食，可长期放置。

临床情景实例 3

患者，男性，50 岁，35kg。因"恶心、呕吐、食欲缺乏、腹胀 1 个月"入院，有乙型肝炎病史 10 余年，肝硬化病史 3 年，1 周前曾有 2 次呕血病史，体质消瘦，请行营养支持治疗。

临床思维分析：肝硬化并食管静脉曲张出血时，放置肠内营养管易损伤食管黏膜和诱发消化道出血，可通过肠外营养支持治疗，如中心静脉置管接营养液。肠外营养液应按照患者体重和营养状态予以计算和规范配制。

临床情景实例 4

患者，男性，23 岁。行肾移植术后 3 日，一直行鼻空肠置管营养支持治疗，目前生命体征平稳。肾功能：肌酐 103μmol/L，血尿素氮 5.7mmol/L。有腹泻，4～5 次 /d，无腹痛、腹胀。调整营养液输注速度及浓度，调整抗排斥药物剂型，仍无改善，请行相关处理。

临床思维分析：患者出现肠内营养并发症——腹泻，可考虑拔除鼻空肠置管，改肠外营养支持治疗。

临床情景实例 5

患者，男性，56 岁，35kg。因"上腹痛伴呕吐、食欲缺乏 3 日"入院。体格检查：血压 100/60mmHg，神志清楚，烦躁、皮肤苍白。已行腹部 CT 检查（图 31-1），请结合 CT 作出诊断后行营养支持治疗。

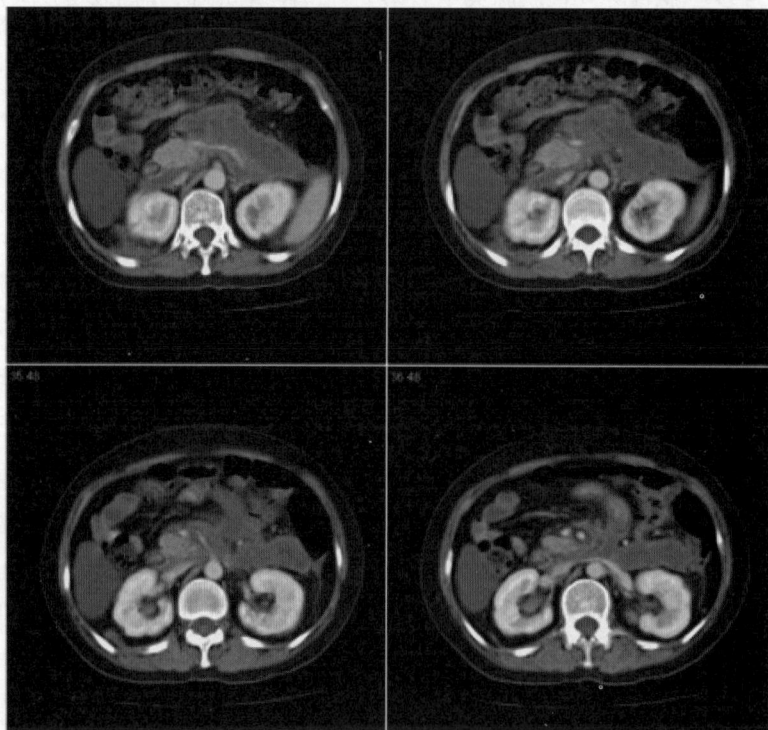

图 31-1　患者腹部 CT

临床思维分析：腹部 CT 增强扫描是胰腺炎最具诊断价值的影像学检查。患者腹部 CT 显示，胰腺弥漫性增大，外形不规则，可见质地不均、液化和蜂窝状低密度区，边缘模糊，胰周间隙增宽。考虑为出血坏死性胰腺炎。体格检查了解腹部有无格雷 - 特纳（Grey-Turner）征、卡伦（Cullen）征、腹部压痛及反跳痛，以及肠鸣音情况等，行血尿淀粉酶可协助诊断。作出诊断后应选择肠外营养支持治疗。

（熊　伟）

第三十二章

换药与拆线

Dressing Change and Suture Removal

一、换药

（一）适应证

1. 需要观察伤口情况者。

2. 术后无菌伤口，定期换药。

3. 伤口敷料被渗出分泌物浸湿，或有出血倾向者；伤口敷料松脱或被污染者。

4. 伤口内放置引流物需更换或拔除者。

5. 伤口已愈合需拆线者。

（二）禁忌证

无绝对禁忌证。

二、拆线

（一）适应证

1. 正常手术切口，已到拆线时间，切口愈合良好，局部及全身无异常表现者；头面颈部术后 4~5 日；下腹部、会阴部术后 6~7 日；胸部、上腹部、背部、臀部术后 7~9 日；四肢术后 10~12 日，近关节处手术和减张缝线需 14 日。

2. 伤口术后有红、肿、热、痛等明显感染者，应提前拆线。

（二）延迟拆线的指征

1. 严重贫血、消瘦，轻度恶病质者。

2. 严重失水或水电解质紊乱尚未纠正者。

3. 老年体弱及婴幼儿患者伤口愈合不良者。

4. 伴有呼吸道感染，咳嗽未控制的胸、腹部切口。

5. 切口局部水肿明显且持续时间较长者。

6. 有糖尿病史者。

7. 服用糖皮质激素者。

8. 腹压增高、大量腹水等。

三、拔除引流管指征

1．**皮片引流/引流条**　无明显引出液时，术后24~48小时后取出。

2．**橡胶管或硅胶管引流**　2~3日换药1次；引流3~5日，无明显引出液时给予换药拔除。如需更换须在术后5~7日待窦道形成后方可实行。拔除后以纱条替代，1~2日后换药时视伤口渗出量决定是否继续放入纱条，且应使用更细小的引流纱条，以利于伤口愈合。

3．**T管**　术后2周左右。拔管指征：拔管前宜行夹管试验。若T管引流出的胆汁色泽正常，且引流量逐渐减少，可在术后10~12日，试行夹管24~48小时，患者无腹痛、腹胀、寒战、发热、黄疸等不适，并常规行T管造影检查，证实胆总管通畅后，再拔管。

复杂胆道手术，T管可留置1~3个月或更长时间：①术中存在严重胆道狭窄（长度>2cm）需行胆肠Roux-en-Y吻合；②胆道损伤严重（大裂伤、横断伤）者，T管留置6个月以上；③胆管癌或胰腺癌手术后，一般存在胆肠吻合术（如Whipple手术），T管留置6个月~1年。

4．**双套管引流**　根据局部引流情况决定更换及拔管时间，一般术后5~7日再更换。

四、标准操作规程

见表32-1~表32-4。

表32-1　换药拆线标准操作规程

准备	医师准备：穿工作服，戴口罩、帽子，洗手
	核对床号、姓名等信息
	告知患者操作目的，取得配合
	取合适体位，询问患者伤口感觉，揭敷料了解伤口情况[1]，再次洗手
	评估环境，注意保暖，保护隐私
	物品准备：换药包（治疗碗或盘2个，有齿镊、无齿镊各1把或血管钳2把，拆线剪1把），棉球若干，纱布若干，胶布，络合碘等
操作过程	取换药包，检查有效期
	打开换药包，将此次操作需要的络合碘棉球及敷料等放入换药包中
	以持物钳整理换药包内物品
	暴露患者换药拆线部位
	用手沿切口方向揭开外层敷料[2]
	用镊子或血管钳沿切口方向揭开内层敷料；若敷料黏结于创面，先用生理盐水渗透
	一把镊子或血管钳直接用于接触伤口，另一把镊子或血管钳专用于传递换药碗中物品[3]
	观察伤口情况（愈合情况，有无红肿热痛、分泌物等）
	用络合碘棉球由内至外消毒切口及周围皮肤5~6cm两遍，消毒范围应超出纱布覆盖范围，第二遍小于第一遍范围
	消毒两次后拆线
	据病情决定拆线方式：全拆线或间断拆线
	拆线前检查切口是否愈合牢固
	用有齿镊或血管钳轻提缝合口上打结的线头，使埋于皮肤的缝线露出

续表

操作过程	用拆线剪将线头下方露出部剪断，向切口方向轻轻抽出，避免将暴露在皮肤外面的缝线经皮下拉出
	拆线过程中注意观察患者反应及伤口愈合情况
	拆完缝线后，用络合碘棉球再擦拭一次
	覆盖敷料（光滑面朝下），擦干敷料外消毒液
	胶布固定（长短适宜，方向、位置适当）
	整理患者衣物、床单
	整理用物，垃圾分类处理，洗手
	交代拆线后注意事项：保持伤口干燥、清洁，不要剧烈运动，咳嗽时注意护住伤口等

疑点导航：

1. 关注敷料吸附的渗出物，观察伤口有无红肿、出血，有无分泌物及其性质，注意创面皮肤、黏膜、肉芽组织的颜色变化，愈合情况等。评估需要的器械，以及敷料的数量、种类。

2. 揭开纱布要顺着伤口方向，垂直揭开易使伤口再裂开。如分泌物干结，用盐水湿润后再揭开，以免损伤肉芽组织及新生上皮。

3. 操作过程中相对无菌镊子位置在上，接触伤口镊子位置在下，以免污染。

表 32-2　感染性伤口换药标准操作规程

准备	医师准备：穿工作服（根据患者伤口的情况决定是否需要采取隔离措施），戴口罩、帽子，洗手
	核对床号、姓名等信息
	告知患者操作目的，取得配合，测呼吸、血压、脉搏等生命体征
	治疗床上铺防水中单，患者取合适体位，询问患者伤口感觉，了解伤口情况[1]，再次洗手
	评估环境，注意保暖，保护隐私
	物品准备：清创换药包（治疗碗或盘 2 个，消毒杯 1 个，有齿镊、无齿镊各 1 把，血管钳 2 把，拆线剪、组织剪各 1 把），5ml 注射器，棉球若干，纱布若干，胶布、络合碘等
操作过程	取换药包，检查有效期
	打开换药包，将此次操作需要的络合碘棉球及敷料、注射器等放入换药包中
	以持物钳整理换药包内物品
	暴露患者换药部位
	用手沿伤口方向揭开外层敷料
	用镊子或血管钳沿伤口方向揭开内层敷料（若敷料黏结于创面，先用生理盐水渗透）
	观察伤口情况（有无红肿及渗出，根据情况需要行感染伤口换药处理）
	换药过程中，一只镊子或血管钳直接用于接触伤口，另一镊子或血管钳专用于传递换药碗中物品
	用络合碘棉球由外至内消毒伤口及周围皮肤 5～6cm，消毒范围应超出纱布覆盖范围
	铺孔巾
	消毒两次后拆除感染处缝线，敞开伤口[2]
	用拆线剪将线头下方露出部剪断，向伤口方向轻轻抽出，避免将暴露在皮肤外面的缝线经皮下拉出
	5ml 注射器留取标本（分泌物）[3]，湿棉球清除伤口内脓液，拆除伤口内线结，用生理盐水棉球、剪刀清除坏死组织[4]

续表

操作过程	生理盐水冲洗伤口内部，擦干
	3% 过氧化氢浸泡 3 分钟，生理盐水冲洗后擦干
	伤口用凡士林/生理盐水纱布条或高渗盐水纱布条填塞
	操作过程中注意观察患者反应
	用络合碘棉球再擦拭伤口周围皮肤 1 次（由内至外）
	覆盖敷料，擦干敷料外消毒液，胶布固定
	整理患者衣物、床单
	整理用物，标本送细菌培养 + 药敏试验，垃圾分类处理
	交代注意事项：保持伤口干燥、清洁，观察伤口渗出，如有渗湿要及时换药，前期换药每日都需要执行；不要剧烈运动，咳嗽时注意护住伤口等；复测血压、脉搏等

疑点导航：

1. 换药顺序　多个患者需要换药时，首先换清洁伤口，其次换污染伤口，再次换感染伤口，最后换需消毒隔离的伤口（如气性坏疽、破伤风、铜绿假单胞菌等感染的伤口，应在最后换药或指定专人负责，严格执行隔离制度），避免交叉感染。先简单，后复杂；先缝合，后开放；先一般，后特殊。一个患者多个伤口也应遵循以上原则。对于敷料明显渗湿及有实行血液或体液隔离疾病的患者，换药时需戴手套操作。对需要隔离或保护性隔离的患者（如大面积烧伤患者等）换药时，需穿着隔离衣或防护服操作。

2. 感染伤口处理原则是引流排脓；需拆开感染处缝线（其余正常部位缝线暂不拆除），扩大伤口，彻底引流；伤口内用过氧化氢和生理盐水反复冲洗，有坏死组织的应给予清创；用引流条填塞伤口内，保持底松口紧；伤口的周围可选择用碘酊消毒 1 遍、乙醇脱碘 2 遍或者络合碘消毒。注意感染性伤口需每日换药。化脓性伤口换药时，需仔细清除伤口周围的脓苔，至红色新鲜创面，以利于伤口愈合。

3. 换药时伤口分泌物识别　①血液：血性、淡红血性、鲜红血性、陈旧血性；②血浆：淡黄色清亮液体；③脓液：颜色、气味、黏稠度根据细菌种类而不同；④空腔脏器漏出液：胆汁、胰液、胃肠道液体和尿液等。

4. 若患者剧痛难忍无法配合治疗，可适当使用镇痛镇静药物。了解患者麻醉药物过敏史，予以局部麻醉后操作，操作过程中注意观察患者反应。

表 32-3　换药、拔普通伤口引流管标准操作规程

准备	医师准备：穿工作服，戴口罩、帽子，洗手
	核对床号、姓名等信息
	评估有无拔管指征，告知患者操作目的，取得配合
	取合适体位，询问患者伤口感觉，揭敷料了解伤口情况，再次洗手
	评估环境，注意保暖，保护隐私
	物品准备：换药包（治疗碗或盘 2 个，有齿镊、无齿镊各 1 把或血管钳 2 把，拆线剪 1 把），棉球若干，纱布若干，胶布，络合碘等

续表

操作过程	取换药包，检查有效期
	打开换药包，将此次操作需要的络合碘棉球及敷料等放入换药包中
	以持物钳整理换药包内物品
	暴露患者换药部位，检查引流管是否通畅，引流袋内容物颜色、性状、气味及量
	用手沿切口方向揭开外层敷料
	用镊子或血管钳沿切口方向揭开内层敷料（若敷料黏结于创面，先用生理盐水渗透）
	一只镊子或血管钳直接用于接触伤口，另一镊子或血管钳专用于传递换药碗中物品
	观察伤口情况（伤口愈合情况，有无红肿热痛、分泌物等）
	用络合碘棉球由内至外消毒切口及周围皮肤5~6cm两遍，消毒范围应超出纱布覆盖范围，第二遍小于第一遍范围，近端引流管亦应用棉球消毒两遍（长度5~6cm）
	消毒两次
	拆除固定引流管缝线
	负压状态下边旋转边退管，直至完全拔出
	检查引流管完整性，伤口内有无残留及血块填塞
	拔管过程中注意观察患者反应及伤口引流情况
	拔管后，用络合碘棉球再擦拭一次（由内至外）
	覆盖敷料[1]（光滑面朝下），擦干敷料外消毒液
	胶布固定（长短适宜，方向、位置适当）
	整理患者衣物、床单
	整理用物，垃圾分类处理，再次洗手，记录
	交代拔管后注意事项：保持伤口干燥、清洁，注意有无出血、渗液，定期换药

疑点导航：

1. 敷料一般盖八层纱布以上（一块纱布为八层），若有明显渗液，必要时需加盖棉垫。关节等部位不易固定时应用绷带包扎。

表32-4　换药拆线、拔造瘘管/T管标准操作规程

准备	医师准备：穿工作服，戴口罩、帽子，洗手
	核对床号、姓名等信息
	告知患者操作目的，包括拔除T管并拆除减张缝线
	取合适体位，询问患者伤口感觉，查看伤口，了解伤口情况、了解引流袋引流的情况
	再次洗手
	评估环境，注意保暖，保护隐私
	准备物品：换药包一个（其中有治疗碗或盘2个，有齿镊、无齿镊各1把或血管钳2把），剪刀1把，凡士林纱布，络合碘，棉球若干，敷料若干，胶布等

操作过程	暴露患者换药拆线部位
	检查换药包是否在有效期内
	打开换药包，将此次操作需要的络合碘棉球及敷料、剪刀放入换药包中
	以持物钳整理换药包内物品
	用手沿切口方向揭开外层敷料
	用镊子或血管钳沿切口方向揭开内层敷料（若敷料黏结于创面，可用生理盐水渗透）
	观察伤口情况，有无红肿及渗出，愈合情况
	一只镊子或血管钳直接用于接触伤口，另一镊子或血管钳专用于传递换药碗中物品
	用络合碘棉球由内至外消毒切口及周围皮肤 5～6cm，范围应该超过敷料覆盖范围，需要消毒 T 管下段至少 5cm
	共消毒两次，范围依次缩小，不留白
	用有齿镊或血管钳轻提起切口上打结的线头，使埋于皮肤的缝线露出
	用线剪将线头下方露出部剪断，向伤口方向轻轻抽出
	暴露在外面的缝线不能从皮下拉出
	拆线过程中需要再次检查切口，判断是否能够全拆线
	全部拆除缝线
	拆线过程关注患者是否疼痛，观察伤口有无出血
	剪断固定 T 管的缝线，包括缝合在引流管边缘皮肤上的缝线 [1]
	缓慢拔出 T 管 [2]，T 管不得旋转
	拔管时用纱布保护，防止胆汁外溢
	检查 T 管是否完整
	凡士林纱条填塞窦道 [3]
	拆完缝线以及拔管后，用络合碘棉球再擦拭一次
	覆盖敷料，擦干敷料周围消毒液
	胶布固定
	整理患者衣物、床单等
	整理用物，垃圾分类处理
	交代拆线后注意事项：保持伤口干燥、清洁，不要剧烈运动，注意保护伤口等

疑点导航：

1. 术后拔普通伤口引流管时，仅拆固定引流管的缝线，而固定于皮肤的缝线待与切口缝线一并拆除。拔管后无须凡士林纱条填塞皮肤引流管口。拔除造瘘管（如膀胱造瘘管、肾造瘘管、胃造瘘管、T 管等）时，需将固定造瘘管的缝线与管下的皮肤缝线一并拆除。拔造瘘管后，皮肤上的各类瘘管口以及胸腔闭式引流管口均应填塞凡士林纱条。

2. 除了 T 管（T 管不允许旋转，因其前方为"T"形）外，其他引流管和造瘘管，拔管时均应边旋转边缓慢拔出。拔普通引流管可带负压，但拔造瘘管无须带负压且必须开放，并用纱布保护防止液体外溢污染术野。

3. 拔除引流管后需置入纱条引流，避免引流口皮肤过早闭合、引流不畅，影响愈合。随后伴随每日引流物的减少，换药时引流条逐日外退，使伤口由底部起逐步愈合。

五、临床情景实例与临床思维分析

> **临床情景实例 1**

患者，男性，40 岁。胃大部切除术后 3 日，无腹痛腹胀，无发热，切口无渗液及红肿。腹腔引流管昨日共引出清亮液体 50ml，既往无糖尿病病史。请对伤口进行处理。

临床思维分析：患者手术切口位于上腹部，术后第 3 日，切口无感染，给予换药操作。

> **临床情景实例 2**

患者，男性，38 岁。因右大腿皮脂腺囊肿行肿物切除术，术中出现囊壁破裂，冲洗后行切口缝合。现术后 9 日，请对切口进行处理。检查切口时提示无红肿及渗出。

临床思维分析：皮脂腺囊肿切除术中囊壁破裂，经妥善处理后切口愈合良好。患者手术切口位于肢体，术后第 9 日未到拆线时间，切口无感染，按清洁伤口给予换药操作。

> **临床情景实例 3**

患者，男性，35 岁。急性单纯性阑尾炎术后 7 日。无发热，伤口无明显红肿热痛及渗液。请对其切口行相关处理。

临床思维分析：下腹部术后 6~7 日可伤口拆线，患者无延迟拆线指征，给予换药及拆线。

> **临床情景实例 4**

患者，男性，28 岁。因急性阑尾炎行阑尾切除术，术中发现阑尾坏疽穿孔。术后 3 日换药见切口愈合良好，腹腔引流每日 10ml，拔除腹腔引流管。现术后第 6 日，请对伤口进行处理。检查伤口时提示切口无红肿及渗出。

临床思维分析：阑尾坏疽穿孔经妥善处理切口无感染，下腹部切口术后 6~7 日可伤口拆线，患者无延迟拆线指征，给予换药及拆线。

> **临床情景实例 5**

患者，女性，35 岁。行右侧肾盂切开取石术后 5 日，右侧腰部伤口无明显红肿热痛及渗液，昨日伤口引流管引出约 10ml 淡红色血性液，复查腹部 X 线片未见结石残留。请对切口进行相关处理。

临床思维分析：普通伤口引流管仅作为预防性引流，术后 3~5 日，24 小时引流液量<30ml，引流液清亮，无特殊不适症状，可予伤口换药并拔除伤口引流管。

> **临床情景实例 6**

患者，男性，48 岁。因急性下肢动脉栓塞行右股动脉切开取栓术，现术后 2 日，请对切口进行处理。检查切口时见切口内皮下引流有少量淡红色渗出浸湿纱布。

临床思维分析：皮片引流一般于术后 1~2 日拔出。引出少量淡红色渗出，提示无出血及感染，可予以切口换药及拔除伤口引流条。

临床情景实例 7

患者，男性，75 岁。胃癌术后 9 日，无发热，伤口无明显红肿热痛及渗液，消瘦。请对其伤口行相关处理。

临床思维分析：上腹部术后 7~9 日可伤口拆线，但患者为老年男性，患有恶性肿瘤，应延迟拆线，故第 9 日予伤口换药及间断拆线。

临床情景实例 8

患者，男性，38 岁。1 个多月前因肝外胆管结石行胆囊切除 + 胆道探查术。切口愈合良好，未诉不适，2 周前开始夹闭 T 管，患者无发热、腹痛、黄疸等，1 周前已拆除切口普通缝线，留有减张缝线，2 日前 T 管造影显示肝内外胆管通畅，未见结石残留。既往有糖尿病病史，现血糖控制良好。请问患者切口能否全部拆线，T 管能否拔除，如可以，请换药处理；如不可以，请说明理由。

临床思维分析：①减张缝线拆线时间为 2 周，患者有糖尿病病史，已经延迟 2 周，故行伤口换药时全部拆除减张缝线；②T 管已留置 1 月余（时间 > 2 周），夹管试验无不适症状及腹部体征，T 管造影未见异常，可拔除 T 管。

临床情景实例 9

患者，女性，63 岁。半个月前因肝内外胆管结石行胆囊切除 + 胆道探查术，现患者 T 管引流处伤口疼痛，要求拔除 T 管。请为患者进行处理。

临床思维分析：患者 T 管置入半个月，但未经 T 管造影和夹管试验，不能拔管；患者引流处疼痛，予以换药查看，处理缝线牵拉，并告知 T 管拔管指征，安抚患者情绪。

临床情景实例 10

患者，男性，36 岁。因"急性重症胰腺炎"入院，行胰周引流、空肠造瘘术后 3 周。已拆除缝线、拔除腹腔引流管，已正常经口进食。请对造瘘管进行处理。

临床思维分析：患者空肠造瘘术后 3 周已正常经口进食。可换药并拔除造瘘管。

临床情景实例 11

患者，男性，25 岁。因"外伤致全身多处疼痛、流血 3 小时"急诊入院手术治疗，目前为术后第 6 日，头部伤口敷料干燥、清洁，可见缝线，无红肿、渗血、渗液及压痛等。胸部伤口敷料见黄色分泌物渗湿，伤口红肿、有波动感、压痛（+）。请观察伤口情况后行相关处理。

临床思维分析：①换药顺序应先处理清洁伤口，再处理污染 / 感染伤口，故先处理头部伤口再处理胸部伤口，顺序不可颠倒。②头部伤口术后 4~5 日，无特殊疾病史，可拆线换药；胸部为感染性伤口，故需拆除感染处缝线敞开引流，按感染性伤口换药处理。

临床情景实例 12

患者，男性，50 岁。右肩胛部痈，切开引流术后 24 小时。既往有糖尿病病史。请对伤口进行相关处理。

临床思维分析：肩胛部痈手术常为切开引流，手术伤口未缝合，多用凡士林填塞引流，早期渗出液较多，换药时需更换凡士林或生理盐水引流条。

临床情景实例 13

患者，男性，40 岁。阑尾炎手术后 6 日，低热，伤口中部红肿，疼痛，少许脓性渗液，触诊有波动感。患者既往无基础疾病。请对其伤口行相关处理。

临床思维分析：据症状体征，考虑伤口感染，存在脓肿形成可能，按感染性伤口敞开换药处理。

临床情景实例 14

患者，男性，68 岁。直肠癌 Dixon 术后 7 日，诉切口疼痛。体格检查：体温 39.0℃，右侧盆腔引流管有少量黄色混浊液引出，量约 50ml，切口中段红肿，有脓性液渗出。请予以相关处理。

临床思维分析：①据症状体征，考虑伤口感染，留取伤口渗液送细菌培养＋药敏试验，按感染性伤口敞开换药处理；②伤口引流管留置时间虽然超过 5 日，但 24 小时引流液量＞30ml，且引流液混浊，不排除盆腔内肠瘘或化脓感染可能，留取引流液送细菌培养＋药敏试验，检查引流通畅情况并继续妥善固定引流，加强抗感染治疗。

临床情景实例 15

患者，男性，40 岁。胃大部切除术后 1 周，无腹痛、腹胀，无畏寒、发热，伤口愈合良好。中腹部纵向切口，8 针未拆的间断缝合线，另有 T 管和腹腔引流管各 1 根，昨日腹腔引流管内有清亮引流液 20ml，无发热、腹痛等不适。既往无糖尿病病史。请予以选择是否拔管、拆线。

临床思维分析：上腹部术后 7～9 日，伤口愈合良好，无全身及局部症状，换药并拆除伤口缝线；T 管留置未达 2 周，暂不能拔除。腹腔引流管通畅，引流液清亮且 24 小时引流量小于 30ml，无全身及局部症状，可拔除腹腔引流管。拔管可能会带出伤口内血凝块或分泌液而污染伤口及镊子，遵循先清洁操作后执行可能污染操作的原则，故先拆线后拔引流管。

临床情景实例 16

患者，男性，59 岁。因"壶腹周围癌"行 Whipple 术术后 1 个月。术中于胆总管内留置 T 管，于胰肠吻合口附近放置腹腔引流管。术后 T 管每日引流约 300ml，术后 1 周腹腔引流管开始引流无色清亮液体，术后 20 日开始完全夹闭 T 管，患者无不适，2 日前 T 管造影示肝内外胆管显影正常，无结石、狭窄等异常情况，胆总管下段通畅；目前患者体温正常，无明显腹部症状和体征，血常规正常，腹腔引流管 24 小时引流约 40ml 清亮液体。请根据病情，判断患者是否需要拔管，如需要则完成相关操作，如不需要则解释原因和给出下一步处理。

临床思维分析：患者行 Whipple 术（包含胆肠吻合），T 管此时位于吻合口内支撑及引流，应留置 6 个月以上预防胆道狭窄。腹腔引流管 24 小时引流量大于 30ml，应继续留置观察；故仅行伤口换药即可，暂不能拔除各引流管。

临床情景实例 17

患者，男性，65 岁。因"右上腹部疼痛伴皮肤巩膜黄染 3 日"入院。剖腹探查见胆总管中下段占位性病变侵犯门静脉，肝门部及腹腔内可见多发转移淋巴结，盆腔腹膜可扪及结节，肝门部结构紊乱难以分离，遂行胆囊切除术，术后患者一般情况可，肛门已排气排便。现为术后第 6 日，文丘里管未见明显引流液，经皮肝穿刺胆道引流（PTCD）管见约 10ml 淡黄色液体，请予换药处理。

临床思维分析：拔除文丘里管，伤口换药，PTCD 管冲洗，必要时造影检查。

临床情景实例 18

患者，女性，56 岁。因"腹痛、黄疸、发热 3 日"于当地医院治疗无效急诊转入上级医院。入院时全身皮肤、巩膜重度黄染，血压 80/50mmHg，脉搏 120 次 /min，CT 检查考虑胆总管结石并胆道扩张，急诊行经内镜逆行胰胆管造影 + 内镜下十二指肠乳头括约肌切开术 + 内镜下鼻胆管引流术（ERCP ＋ EST ＋ ENBD）。稳定后于入院第 10 日行鼻胆管造影未见明显结石，肝内外胆管未见明显扩张；2 日后行胆囊切除术，目前术后第 6 日，患者一般情况可，肛门已排气排便，患者已进食流质，文丘里管引流出少许淡红色清亮液体（约 10ml），请处理。

临床思维分析：患者切口未到拆线时间，予换药处理。腹腔引流液减少，可予以拔管。胆道结石经取石后恢复良好，造影未见胆管扩张，可拔除 ENBD 管。

临床情景实例 19

患者，男性，45 岁。因"突发右上腹部疼痛 5 日"急诊入院。入院时体格检查：体温 39.0℃，血压 110/70mmHg，脉搏 100 次 /min。腹部平坦，上腹部腹肌紧张，以右侧为主，右上腹部压痛及反跳痛明显，墨菲征阳性，余腹部无明显压痛及反跳痛。超声示胆囊多发结石，胆囊增大，胆囊壁增厚约 1cm。保守治疗 2 日，患者体温升高达 40.0℃，腹膜炎体征波及全腹部，急诊行剖腹探查、胆囊造瘘术。术后患者恢复可，胆囊造瘘管引流通畅，每日引流出深褐色胆汁约 50ml，行胆囊造影未见明显异常，已予夹闭 2 日，患者无特殊不适。腹腔引流管引流出约 5ml 淡黄色血性液体，现为术后第 16 日，请予以处理。

临床思维分析：患者胆囊造瘘术后引流量减少，夹闭后无不适，可予以拔除，腹腔引流量及颜色虽然符合拔管指征，但为便于观察拔除造瘘管后有无胆漏，腹腔引流管暂予以保留。

临床情景实例 20

患者，女性，35 岁。右侧肾实质切开取石术后 9 日，右侧腰部伤口无明显红肿热痛及渗液，右肾造瘘管引出约 1 300ml 淡黄色液，尿管引流袋 50ml 尿液，复查腹部 X 线片未见结石残留。既往有糖尿病病史，请对伤口进行相关处理并判断能否拔除造瘘管及导尿管。若不能拔除，请写明原因。

临床思维分析：①右肾造瘘管留置 7 日，瘘管已形成，但暂不能拔除。需夹闭右肾造瘘管 24 ~ 48 小时，观察无畏寒、发热、腰痛、腹痛、伤口流液等不适，方可拔除。②导尿管需待右肾造瘘管拔除 2 ~ 3 日后，瘘管口闭合方可拔除，因右肾输尿管内术后均常规留置一根双 J 管做内引流，过早拔导尿管，易出现尿液反流至右肾，拔除右肾造瘘管后，瘘口易漏尿，从而影响瘘口愈合并继发感染。③患者有糖尿病病史，故本例仅需伤口换药及间断拆线。

临床情景实例 21

患者，男性，50 岁。因"全身大面积烧伤 10 日"由外院转入。现右下肢（大腿）伤口敷料渗出液呈淡绿色，具有微甜腐霉气味。请换药处理。

临床思维分析：患者考虑为铜绿假单胞菌感染，为特殊感染伤口，需严格执行隔离技术，换药前穿隔离衣，创面分泌物取标本送细菌培养＋药敏试验，伤口放置 1% 苯氧乙醇纱布，用过的器械要专门处理，敷料要焚毁或深埋。

（耿　力　李志军　王　毅）

第三十三章

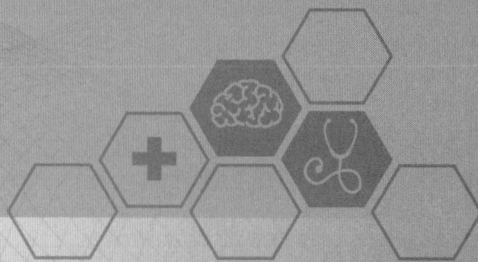

体表脓肿切开引流术

Superficial Abscess Incision and Drainage

一、适应证

1. 体表组织的化脓性感染伴脓肿形成。

2. 需行药敏试验以指导抗感染治疗。

二、禁忌证

1. 全身出血性疾病者。

2. 化脓性炎症早期，脓肿尚未形成，以及抗生素治疗有效，炎症有吸收消散趋势。

三、标准操作规程

见表 33-1。

表 33-1　体表脓肿切开引流术标准操作规程

准备	医师准备：穿工作服，戴口罩、帽子，洗手
	核对床号、姓名，了解麻醉药物过敏史
	知情同意并签字
	嘱排尿
	评估周围环境，测血压、脉搏等生命体征
	物品准备：切开缝合包、尖刀片、纱布、棉球、无菌手套、注射器、2% 利多卡因、络合碘、无菌培养瓶 1 个、生理盐水、3% 过氧化氢、凡士林纱条、医用胶布等
操作过程	取合适体位，充分暴露操作部位
	触诊病灶，切勿挤压，正确选择切口[1]，一般取脓肿上方平行皮纹直切口，深部脓肿需结合影像学定位[2]
	再次洗手
	检查包的有效期，打开器械包的外层 3/4
	持物钳打开器械包的外层 1/4 及内层，放入所需物品，如纱布、棉球、刀片、注射器、缝线等
	戴无菌手套，检查灭菌指示卡，清点物品
	由中央向四周消毒[3]，消毒切口周围直径不小于 30cm，消毒 3 次，消毒不留空隙，每次范围小于前一次，末次范围大于孔巾孔直径
	铺孔巾并固定孔巾
	与助手核对麻醉药并正确开启，抽取麻醉药行局部浸润麻醉[4]
	测试麻醉效果

操作过程	选择尖刀片，左手拇、示指绷紧固定肿块两侧皮肤，于波动感最明显处刺入并反挑切开，注射器抽取适量脓液送细菌培养＋药敏试验
	纱布蘸尽脓液，血管钳或手指伸入脓腔探查确定脓腔大小、位置及形状，据此考虑是否延长切口[5]。脓腔内有纤维隔膜将其分隔为多个小房者，示指钝性分离，使其变为单一大脓腔，以利引流[6]
	生理盐水冲洗擦干，3% 过氧化氢浸泡 3～5 分钟，生理盐水冲净后，纱布覆盖，撤孔巾
	更换手套，拭净脓腔并检查有无活动性出血
	再次消毒切口
	放置凡士林纱条并记录数量，填充引流条时底松口紧，一端置于伤口外
	纱布覆盖，胶布固定
	记录脓肿部位、大小及脓液量与性质，送检细菌培养＋药敏试验
	术后监测患者生命体征，定期伤口换药，观察伤口有无出血及继发感染[7]

疑点导航：

1. 应严格把握不同脓肿切开引流的部位和切口范围选择。

（1）乳腺脓肿切开时取肿块表面波动感最明显处，以乳头为中心做放射状切口，可尽量避免损伤乳管；不同部位的乳腺脓肿切口的选择亦存在不同，如乳晕周围的脓肿可选择乳晕周围弧形切口，乳房深部脓肿有时需沿乳房下缘做弧形切口，若脓腔较大影响引流效果，可在脓肿最低位做对口引流。

（2）脓性指头炎切口，宜在患指末节指侧面做纵切口，示指、中指、环指的切口宜选择尺侧，拇指和小指宜选择桡侧，切口向上下延长时，远端不超过甲沟的 1/2，近端不超过指节横纹。

（3）痈切口的选择应采用"＋"或"＋＋"形切口，切口应超出病变边缘皮肤，向下应深达筋膜下，未达范围则不能做到彻底清除病灶。

2. 深部脓肿的处理，由于其解剖位置较深，应在超声或 CT 定位引导下进行。切开前以注射器针头穿刺抽出脓液后，固定暂不拔出，作为定位标志；再沿针头切开皮肤及皮下组织，以血管钳交替分离深部组织，注意避免损伤血管及神经，找到深部脓肿后将其切开。

3. 消毒范围应由相对清洁区至相对不洁区。脓肿未破溃时以脓肿为中心由内向外消毒；若脓肿已破溃，消毒范围应以脓肿为中心由外向内消毒。

4. 局部浸润麻醉进针时，注意由远处逐渐向脓腔附近推进，避免针头接触感染区域，需麻醉 1 周。拔甲或脓性指/趾头炎麻醉应选择指/趾神经阻滞麻醉。

5. 切口在脓腔最低位或波动感最明显处，方向与大血管、神经干、皮纹平行，且长度足够，以利引流，但不要穿过对侧脓腔壁到达正常组织，以免感染扩散。手术时应注意探查脓腔大小，使之引流通畅，以免复发，并需将切口扩大至脓腔边缘，但不应超过脓腔壁达正常组织。切口底部须放置引流条或引流管，若切口底部渗血较重还需以纱条填塞止血，但注意不要填塞过紧。脓性指头炎切开后要将皮下组织内的纤维间隔用刀切断，并剪去突出切口外的脂肪组织，以免影响引流，如有死骨片，应将其取出；如脓腔较大，可做对口切开引流，但应注意不能做鱼口切口，以免术后瘢痕影响患指感觉，造成严重后果。

6. 术中注意询问患者感受，观察患者反应及生命体征；切忌动作粗暴而损伤血管导致大出血，或挤压脓肿造成感染扩散。

7. 脓性指头炎术后，应注意待红肿消退，疼痛减轻后，即早期开始进行手指功能锻炼，以免肌腱粘连、瘢痕挛缩而造成功能障碍。若为哺乳期的乳腺脓肿，应停止哺乳，并用吸乳器吸尽乳汁，若严重感染或脓肿引流后并发乳瘘，应停止哺乳，可在抗感染及加强伤口换药的同时口服溴隐亭或己烯雌酚，或肌内注射苯甲酸雌二醇，至乳汁停止分泌为止。

四、常见并发症及处理

1. 出血　脓肿壁渗血不应盲目止血，用凡士林纱布条填塞压迫可达止血目的，确实存在血管破裂出血时可结扎止血。

2. 感染扩散　主要还是以加强局部换药引流为主，可结合引流液细菌培养及药敏试验结果使用全身敏感抗生素。

五、临床情景实例与临床思维分析

临床情景实例 1

患者，女性，32 岁。因"左臀部肿块伴疼痛 6 日"入院。患者 6 日前无明显诱因发现左臀部肿块伴疼痛不适，未经特殊处理。既往体健。体格检查：左臀部外侧可见一肿块，大小约 2.5cm×2.5cm，发红，与正常组织分界清楚，局部触痛明显，张力大，有波动感。请对患者进行相关处理。

临床思维分析：①结合患者病史、主诉及体格检查，诊断考虑左臀部脓肿；②体格检查有波动感，脓肿已形成，需考虑行脓肿切开引流术；③脓肿未破溃，消毒应以肿块为中心从内向外消毒，切口选择波动感最明显处，切口方向注意尽量与皮纹平行。

临床情景实例 2

患者，男性，49 岁。因"右臀部肿块伴发热 1 周"入院。患者 1 周前无明显诱因发现右臀部肿块伴疼痛不适，在当地医院给予抗感染治疗（具体治疗用药不详），局部疼痛稍缓解。既往体健。体格检查：体温 37.8℃，脉搏 85 次/min，呼吸 16 次/min，血压 125/80mmHg。右侧臀部可见一肿块，大小约 2cm×2cm，皮肤明显发红，局部皮肤皮温升高，压痛，无明显波动感。门诊超声提示右臀部肌层深部存在液性暗区。请对患处进行相关处理。

临床思维分析：①结合患者病史、主诉、体格检查及辅助检查，考虑右臀部深部脓肿；②患者已行抗感染治疗后效果欠佳，需考虑行脓肿切开引流术，术后行分泌物细菌培养+药敏试验以指导抗感染治疗；③手术注意事项，消毒应以肿块为中心从内向外消毒，因脓肿部位较深不能直接触及波动感，需在超声或 CT 定位辅助下行手术。

临床情景实例 3

患者，男性，49 岁。因"右肩胛内侧肿块伴疼痛 1 周"入院。患者 1 周前无明显诱因发现右肩胛内侧肿块伴疼痛不适，在当地诊所给予静脉滴注"抗生素"（具体治疗用药不详）后疼痛无明显缓解。既往体健。体格检查：右肩胛内侧可见一肿块，大小约 2cm×2cm，发红，与正常组织分界清楚，局部触痛明显，张力大，有波动感。请对患者进行相关处理。

临床思维分析：①结合患者病史、主诉及体格检查，诊断考虑右肩胛区脓肿；②患者脓肿已形成且抗感染治疗后效果欠佳，需考虑行脓肿切开引流术，术后行分泌物细菌培养＋药敏试验以指导抗感染治疗；③脓肿未破溃，消毒应以肿块为中心从内向外消毒，选择波动感最明显处切开，切口方向注意尽量与身体纵轴平行。

临床情景实例 4

患者，女性，28 岁，初产妇。因"左乳肿胀疼痛 5 日、发热 3 日"入院。患者 5 日前哺乳后出现左乳疼痛不适，予热敷后疼痛无缓解，3 日前出现发热，体温最高达 39℃，予静脉滴注抗生素（青霉素）治疗 3 日，上述症状未见好转。既往有剖宫产手术史。体格检查：体温 38.3℃，脉搏 102 次 /min，呼吸 17 次 /min，血压 120/80mmHg。左乳外上象限红肿，局部皮温明显增高，触之疼痛剧烈，有较明显波动感。请对患处进行相关处理。

临床思维分析：①结合患者病史、主诉及体格检查，诊断考虑左侧急性乳腺炎并乳腺脓肿。②治疗方法的选择：患者已行抗感染治疗后效果欠佳，且肿块有波动感，提示脓肿形成，有脓肿切开引流手术指征，术后行分泌物细菌培养＋药敏试验以指导抗感染治疗。③手术注意事项：乳腺脓肿切开时取肿块表面波动感最明显处以乳头为中心做放射状切口，可尽量避免损伤乳管而形成乳瘘。④术后建议患者停止患侧乳房哺乳，以吸乳器吸出乳汁防止乳汁淤积。若严重感染或脓肿引流后并发乳瘘时应停止哺乳，可在抗感染及加强伤口换药的同时口服溴隐亭或己烯雌酚，或肌内注射苯甲酸雌二醇，至乳汁停止分泌为止。

临床情景实例 5

患者，女性，60 岁。因"鼻周肿痛 6 日、加剧 1 日"入院。患者 6 日前无明显诱因发现鼻周肿痛不适，在当地诊所给予口服及静脉滴注"抗生素"（具体治疗用药不详）3 日，1 日前疼痛加剧。既往有"糖尿病"病史，对"利多卡因"过敏。体格检查：右侧鼻周皮肤可见一隆起，大小约 2cm×2cm，发红，与正常组织分界清楚，顶端可见数个脓点，局部触痛明显，张力大，有波动感。请对患者进行相关处理。

临床思维分析：①结合患者病史、主诉及体格检查，主要诊断考虑颌面部痈；②患者抗感染治疗后效果欠佳，需考虑行脓肿切开引流术，术后行药敏试验以指导抗感染治疗；③有脓点，消毒应以肿块为中心从外向内消毒，选择波动感最明显处切开，切口走向注意尽量与皮纹呈平行方向；④患者对利多卡因过敏，局部麻醉应选普鲁卡因，普鲁卡因使用前需进行皮试；⑤颌面部痈处理不当（如被挤碰时）有可能引起颅内化脓性海绵窦炎，出现颜面部进行性肿胀，寒战、高热、头痛、呕吐、昏迷甚至死亡，切开引流时应仔细操作，切勿挤压。

临床情景实例 6

（1）患者，男性，52 岁。因"肛门周围肿痛 1 周"入院。患者 1 周前无明显诱因出现肛周持续性跳动性疼痛，未经特殊处理。既往体健。体格检查：肛门膝胸位 3 点方向距肛门旁 3cm 可见约 3.0cm×3.0cm 大小肿块，发红，质地稍硬，有压痛，波动感不明显。请予以诊断及处理。

（2）抗感染、温水坐浴、局部理疗等非手术治疗 3 日后症状无缓解，可扪及肿块波动感，凝血功能正常，请行相关处理。

临床思维分析：①结合患者病史、主诉及体格检查，诊断首先考虑肛周感染，波动感不明显提示此时脓肿尚未形成，暂不考虑手术治疗。②脓肿未形成时，治疗上首选抗感染、温水坐浴、局部理疗等非手术治疗。③经非手术治疗后若肿块有波动感，考虑肛周脓肿形成，则需行脓肿切开引流术，术后行分泌物细菌培养＋药敏试验以指导抗感染治疗。④肛周为相对污染区，即使脓肿无破溃，消毒也应采用由外向内消毒。⑤手术注意事项：手术切开前应常规行肛门检查，重点是直肠指检，因为肛门直肠周围脓肿常可能形成复杂脓肿或肛瘘，常规的脓肿切开往往不能根本性地解决问题，需根据检查结果制订手术方案，若不能排除肿瘤等则需进一步行直肠镜或结肠镜检查明确诊断。

临床情景实例 7

患者，男性，56 岁。因"脐右侧肿痛 3 日"入院。既往肝硬化，2 型糖尿病病史 3 年，规律注射胰岛素治疗。入院时体格检查：体温 37.0℃，脐右侧皮肤可见一隆起，大小约 3cm×3cm，发红，与正常组织分界清楚，局部触痛明显，张力大，有波动感。血常规：白细胞计数 $7.3×10^9$/L，红细胞计数 $2.51×10^{12}$/L，血红蛋白 76g/L，血小板计数 $35×10^9$/L；凝血功能：凝血酶原时间 22.5 秒，凝血酶原活动度 48%。请对患者进行相关处理。

临床思维分析：①结合患者病史、主诉及体格检查，诊断考虑腹部胰岛素注射部位感染并局部脓肿形成，需考虑行脓肿切开引流术，术后行分泌物细菌培养＋药敏试验以指导抗感染治疗；②患者存在明显的凝血功能障碍，需先纠正后再行脓肿切开引流术。

临床情景实例 8

（1）患者，男性，38 岁。因"刺伤致右手示指肿痛 5 日，加剧 2 日"入院。患者 5 日前不慎被鱼刺刺伤右手示指指尖，予创可贴包扎后未再做特殊处理。起初手指有针刺样疼痛，无其他特殊不适，近 2 日来渐感手指肿痛加重，为剧烈跳痛。体格检查：体温 39℃，右手示指明显肿胀，压痛明显，质地较硬，无明显波动感，请予诊断及处理。

（2）患者术后 3 小时内敷料反复渗湿，渗出液为红色，请行相关处理。

临床思维分析：①结合患者病史、主诉及体格检查，尤其是手指外伤史后导致特异性的剧烈跳痛，诊断考虑右手示指脓性指头炎。②患者此时剧痛、肿胀明显、有高热，需立即行脓肿切开引流术。③手术注意事项：脓性指头炎通常采用指神经阻滞麻醉，在末节指侧面做纵切口，远端不超过甲沟 1/2，近端不超过指节横纹。④术后敷料反复渗湿，且渗出液为红色，考虑脓肿壁渗血所致，此时处理应予以伤口换药并更换引流条，以凡士林纱布条填塞压迫。⑤脓性指头炎术后应注意待红肿消退、疼痛减轻后，即早期开始进行手指功能锻炼，以免肌腱粘连、瘢痕挛缩而造成功能障碍。

临床情景实例 9

（1）患者，男性，65 岁。因"颈项部红肿疼痛 3 日"入院。患者 3 日前洗澡后颈项部皮肤出现局部红肿疼痛，给予局部药物外敷及口服抗生素（具体治疗用药不详）治疗后无明显缓解，甚至疼痛有进行性加剧。既往有 2 型糖尿病病史，未规律进行降糖治疗，血糖控制不佳。体格检查：颈项部可见多处红色隆起结节，局部皮肤肿胀发亮，有压痛，质地坚韧、界限不清，可触及区域淋巴结肿大。请给予初步诊断及治疗。

（2）经非手术治疗 3 日后，患者病灶皮肤出现多个脓点及破溃，创口呈蜂窝状。目前血糖控制正常，凝血功能正常，请行相关处理。

临床思维分析：①结合患者病史、主诉、既往病史及体格检查，初步诊断为痈。②治疗方法的选择上，首先给予抗生素治疗，局部处理可用 50% 硫酸镁、鱼石脂软膏或 70% 乙醇湿敷，同时要积极治疗原发病（2 型糖尿病），控制血糖。③经非手术治疗后患者病灶皮肤出现多个脓点及破溃，创口呈蜂窝状，此时应考虑手术切开引流，术后行药敏试验以指导抗感染治疗。④手术注意事项：痈切口的选择应采用"+"或"++"形切口，切除范围应足够，需彻底清除已化脓或尚未化脓但已失活的组织，若未达病变边缘则不能做到彻底清除病灶。脓腔内填塞生理盐水、碘伏或凡士林纱条，术后及时更换敷料，可改用呋喃西林纱布抗炎或生肌散促进局部肉芽组织生长。较大的创面皮肤难以覆盖者，可在肉芽组织长好后行植皮以加快修复。

临床情景实例 10

（1）患者，女性，23 岁。因"右乳肿痛 4 日"就诊。患者 4 日前哺乳时被婴儿咬伤右乳头后感疼痛，疼痛呈持续性，进行性加剧，未予特殊处理。既往体健。体格检查：右乳内上象限红肿，有压痛，皮温升高，无明显波动感。请予初步诊断及处理。

（2）治疗 2 日后患者症状无明显缓解，出现寒战、发热，最高体温 39.2℃，局部可扪及波动感，请予以处理。

（3）切开后引流不通畅，红肿疼痛波及全乳房，超声示乳腺深部脓肿，请继续处理。

临床思维分析：①结合患者病史、主诉、体格检查，诊断急性乳腺炎。②体格检查未发现波动感，考虑暂未形成脓肿，治疗上先考虑予抗感染及物理治疗。③患者治疗后无明显效果，出现寒战、高热提示抗感染治疗无效，炎症进展。局部可扪及波动感，提示乳腺脓肿形成，应考虑尽早行脓肿切开引流，术后行分泌物细菌培养＋药敏试验以指导抗感染治疗。④手术注意事项：应根据脓肿具体所在部位选择合适的切口。手术引流效果欠佳，形成乳腺深部脓肿时，可超声定位下在乳腺下缘做弧形切口，经乳房后间隙彻底引流。⑤术后建议患者停止患侧乳房哺乳，以吸乳器吸出乳汁防止乳汁淤积。若严重感染或脓肿引流后并发乳瘘时应停止哺乳，可在抗感染及加强伤口换药的同时口服溴隐亭或己烯雌酚，或肌内注射苯甲酸雌二醇，至乳汁停止分泌为止。

（黄新云　李志军）

第三十四章

开放性伤口的处理

Management of Open Wounds

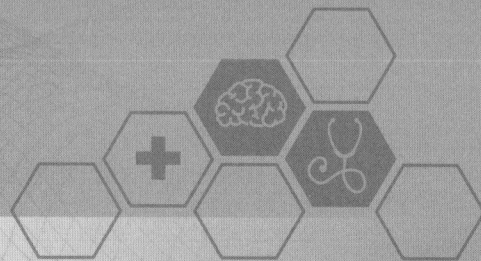

一、适应证

外伤所致创伤部位的内部组织（如肌肉、骨骼等）通过皮肤或黏膜与外界相通。

二、标准操作规程

见表 34-1。

表 34-1　开放性伤口（以右侧小腿开放性骨折为例）处理标准操作规程

准备	医师准备：穿工作服，戴口罩、帽子，洗手
	了解患者意识状态，核对床号、姓名，了解麻醉药物过敏史，知情同意并签字
	评估周围环境，测血压、脉搏等生命体征
	物品准备：三角巾 5~6 条，绷带若干，夹板若干，衬垫（三角巾或毛巾）若干，500ml 生理盐水，3% 过氧化氢，络合碘，输液器，胶布，无菌敷料（纱布和棉垫），换药碗，充气式止血带，听诊器，血压计，剪刀，手套若干，标记笔等
操作过程	取合适体位，充分暴露操作部位 [1]，应以剪刀剪开衣裤，而不是脱去衣裤，若可见活动性出血，应立即按压股动脉止血
	戴手套
	体格检查者站于患者右侧，重点体格检查，按部位逐一进行：头部检查、颈部检查、胸廓检查、肺部检查、心脏检查、腹部检查、骨盆挤压及分离试验、四肢检查 [2]
	一般处理 [3]：建立静脉输液通道、吸氧、心电监护
	脱手套，再次洗手
	检查包的有效期，打开器械包的外层 3/4，戴无菌手套，打开器械包的外层 1/4 及内层，检查灭菌指示卡，清点物品
	（四肢小血管破裂出血）填塞加压包扎止血 [4]：用无菌纱布填塞在伤口内并填实，再用棉垫覆盖上面，范围需超过伤口周围 5cm，最后由远端向近端用绷带缠绕加压包扎
	（四肢大血管破裂出血）上止血带 [5]：无菌纱布覆盖创面，范围需超过伤口周围 5cm，由远端向近端用绷带缠绕加压包扎
	固定方式 [6]：可选择夹板固定或绷带固定 [7]
	夹板固定：固定前正确移动肢体，关节骨突部位处置棉垫软物，正确放置夹板 [8]，由大腿中段到脚跟，夹板固定患肢相邻两个关节，夹板固定后露出趾端以利于观察末梢血运情况
	固定松紧合适，用绷带分段包扎，依次固定骨折近端、大腿中段、膝关节、踝关节并使踝关节位于功能位，脱脂绷带从肢体远端向近端缠绕，绷带过踝关节使用"8"字固定，标记固定时间

续表

操作过程	操作中询问患者的感受，观察患者反应，注意患者生命体征变化
	操作后复测患者血压、脉搏等生命体征
	注射破伤风抗毒素（TAT），转移至专科病房进行进一步处理[9]，如静脉采血送检、输血、清创、骨折复位、内固定术等

疑点导航：

1. 临床上最常见的人体开放性损伤，除开放性四肢损伤外，需要注意是否存在开放性颅脑损伤、开放性胸部损伤、开放性腹部损伤等。

（1）开放性腹部损伤：盆腔是人体腹腔较低的位置，腹部开放性损伤往往可致盆腔积液积血引起直肠刺激症状；此外，下消化道的损伤尤其是结肠的损伤往往可致直肠指检时发现指套上有血迹，因此，凡是腹部外伤应常规对患者行直肠指检。

1）开放性腹部损伤时常可见腹腔内脏器脱出体外，最常见的是肠管，对脱出体外的肠管不宜直接将其回纳，以免污染全腹腔；可用无菌大棉垫或纱布将脱出肠管包裹后以消毒碗扣住固定，外以绷带固定。如脱出的肠管有扭转、颜色暗淡发黑、蠕动减弱，不排除肠绞窄可能，需立即将肠管复位，必要时需扩大创口以减轻绞窄。若脱出的肠管有破损，可用无损伤血管钳暂时钳夹破损口，以避免污染加重，并将血管钳一并包入敷料内。

2）腹壁缺损特别巨大，暴露脏器过多，大量脏器外漏增加感染机会，同时也会导致体液丢失过多，加重患者休克；需将脏器全部回纳腹腔后，外以敷料包扎固定。

3）异物刺入腹部，不要随意将其移动，更不能直接拔除以免造成更大损伤，可予棉垫或纱布将其包绕使之相对固定后，外部再以绷带固定，留待手术时进一步处理。

（2）开放性胸部损伤：开放性气胸在开放性胸部损伤中并不常见，常合并血胸，还可引起严重的低氧血症、休克，以及体温下降和体液丢失、细菌感染等严重并发症，常危及生命。因此，开放性气胸处理的首要原则：尽快变开放性气胸为闭合性气胸；可使用无菌敷料（如凡士林纱布、棉垫、大纱垫等）制作较厚的覆盖物，在患者用力深呼气末迅速压迫覆盖创口，覆盖范围最好超过创缘周围5cm，敷料不能塞入创口内，以免外界的细菌或异物进入胸腔，增加感染机会；外以胶布或绷带包扎固定牢固。处理完毕后，如患者症状改善不明显，可于患侧锁骨中线第2肋间行胸膜腔穿刺减压或胸腔闭式引流术。

当合并肋骨骨折时，若为单根肋骨骨折，可不做特殊处理，予以镇痛以恢复正常呼吸、咳嗽、排痰等，防止肺部感染；多根肋骨骨折严重时可出现反常呼吸运动，可暂时给予厚敷料加压包扎患者伤侧，防止进一步损伤，再根据具体情况采用其他方法固定，常用的有牵引固定法和手术固定法。

（3）开放性颅脑损伤：开放性颅脑损伤若有脑组织膨出，不能强行挤压触碰或试图将其回纳颅腔内，可用消毒碗扣住，外以绷带固定。对于较大的破碎骨片不可随意丢弃，可将其洗净消毒保存，留待后续手术时使用。若有耳鼻腔流血、流液，严禁通过压迫、填塞患者鼻腔及外耳道来减少液体流出，因为容易造成外源性的感染进入颅内形成颅内感染，造成继发性损伤，引起严重后果，此时应在生命体征平稳的情况下快速完善影像学检查后，住院进一步处理。

2. 检查顺序　应依据患者致伤原因及部位逐一进行，防止漏诊。

（1）头部检查：视诊有无伤口或皮肤淤青，注意头颅有无压痛、手套是否染血，压眶反射、瞳孔大小、对光反射（若神志清楚可不做），口鼻外耳道有无溢液等。

（2）颈部检查：视诊有无伤口，是否有颈项强直，触诊气管是否居中等。

（3）胸廓检查：暴露检查部位，视诊是否有伤口或皮肤淤青；胸骨、肋骨有无压痛，胸廓挤压征，能否扪及骨折端或凹陷等。

（4）肺部检查：视诊呼吸时胸廓起伏，触诊感知双侧呼吸强度是否对称，听诊呼吸音，有无异常呼吸音及啰音，听诊顺序自上而下，注意上下、左右对比。

（5）心脏检查：各瓣膜听诊区听诊心音，测量心率。注意心率与脉率的对比。

（6）腹部检查：视诊有无伤口或皮肤淤青，触诊肝脏、脾脏。

（7）骨盆挤压及分离试验：如果骨盆挤压试验阳性，禁忌再行骨盆分离试验。

（8）四肢检查：视诊有无伤口或皮肤淤青，注意手套是否染血，触诊有无骨折端，肌张力，触诊四肢的动脉搏动是否对称、有力。

3. 注意静脉输液通道不能建立在患肢，其他如心电监护、吸氧等可与体格检查同步进行，如患者生命体征不平稳时，则需优先进行。

4. 四肢常见伤口出血首选填塞加压包扎止血，能安全有效止血。止血带止血常用于四肢大血管的破裂出血、其他方法无法有效止血时；如果时间管控及交接不到位，会增加肢体缺血坏死风险，如能用其他方法代替，尽量减少使用止血带止血。手外伤禁忌采用束带类在腕平面以上捆扎，若使用止血带，捆扎过紧、时间过长易导致手指坏死；另外，若捆扎压力不够，只将静脉阻断而动脉未能完全阻断，出血会更严重，故不宜采用止血带止血，而应当选取局部填塞加压包扎。

5. 止血带使用方法　止血带必须扎在伤口的近心端，尽可能靠近伤口，上肢出血通常扎在上臂上 1/3 处（中 1/3 易损伤桡神经）；下肢出血扎在大腿中上 1/3 交界处；肘关节以下的伤口应将止血带扎在上臂；膝关节以下伤口应将止血带扎在大腿；因前臂和小腿均为两根长骨，动脉行走于两骨之间，压迫无效，不适宜上止血带。如伤肢已毁损且无法保留时，应尽量靠伤口近侧扎止血带，而且在截肢前不要放松止血带。例如，小腿开放性骨折时，上止血带位置应为右侧大腿中上 1/3，充气止血带必须有衬垫，止血带外用绷带缠紧，紧张度合适，标记时间需注明具体到分钟，充气压力一般不大于 66.7kPa（500mmHg）或创口出血停止即可，以末梢（足背）动脉搏动消失作为标准，每隔 45～60 分钟放松止血带一次，每次放松时间为 3～5 分钟，松开止血带之前用手压迫动脉近心端。

（1）充气止血带：与体表接触面积较大，施压均匀，可减少局部组织和神经损伤；适用于四肢活动性大出血，或在四肢手术过程中应用。成人上肢止血带压力不大于 40kPa（300mmHg），下肢不大于 66.7kPa（500mmHg）。

（2）橡皮止血带：适用于现场急救，但施压面积小，压力不易掌握，易造成局部组织和神经损伤。使用方法：取长 50～60cm、直径 0.8～1cm 的橡胶管一根，在肢体的适当部位，用软织物（三角巾、毛巾、棉垫等）衬垫后再绑扎止血带。以左手的拇指、示指和中指持止血带的头端，右手持止血带的尾端绕肢体 1 周后压住头端，再绕肢体 1 周，然后用左手的示指和中指夹住尾端后，将尾端从止血带之下拉出，使之成为一个活结。如需放松止血带，将尾端拉出即可。

（3）弹性橡皮带（驱血带）：用宽约 5cm 的弹性橡皮带，抬高患肢增加静脉回心血流，在肢体上重叠加压，包绕几圈，达到止血目的。

（4）急救时若无止血带可用布带、绳索、三角巾或毛巾替代，称绞紧止血法。

6. 使用绷带或夹板固定应根据具体材料及实际情况进行选择，选择其一即可。四肢的开放性损伤中，无论患肢是否有肉眼明显可见的骨折，均应给予适当固定，可避免进一步加重损伤，以及有效缓解患者疼痛。

7. 绷带固定 固定前正确移动肢体，保持患肢牵引，用折叠成适当宽度的三角巾分段包扎患肢至健肢，依次固定骨折近端、大腿中段、膝关节、踝关节，并使踝关节位于功能位，注意小腿与脚掌呈垂直；双下肢之间关节骨突部位处置棉垫软物，固定松紧合适，结打于健侧肢体侧；脱脂绷带从肢体远端向近端缠绕，绷带过踝关节使用"8"字固定，标记固定时间，绷带固定后需露出趾端以利于观察末梢血运情况。

8. 根据可使用夹板数量的不同，夹板的位置有相应的变化；当提供四块夹板时，夹板置于患肢四周；当提供两块夹板时，一般根据患者骨折移位方向放置，若骨折前后移位则放置于前后侧，侧方移位放置于内外侧；当仅有一块夹板时，一般放置于患肢外侧。

9. 肢体离断是常见的损伤，处理时注意保护创口，可就近使用干净的毛巾或衣服包扎创口避免污染；止血时局部加压包扎止血是最简单有效的方法，如有大血管损伤可使用气囊止血带止血，现场处理，必要时可使用皮带等工具代替止血带处理；对于断肢 / 指，将其用清洁或无菌敷料包裹，置入塑料袋中密封再放于加盖的容器内，外周放入冰块保护，注意断肢 / 指绝对不能用任何液体浸泡；待到达医院后，再将断肢 / 指用无菌敷料包裹，放于无菌盘中，置入 4℃冰箱内留待后续手术再植处理。注意在接诊患者后应优先进行生命体征监测、残端止血包扎，再处理断肢 / 指。

三、常见并发症及处理

1. 止血带止血导致肢体缺血坏死 在急救过程中，如果时间管控及医护之间交接不到位，止血带止血容易导致肢体缺血坏死。为减少该并发症，尽量减少使用止血带止血，如能用其他方法代替，尽量使用更安全的填塞加压包扎止血，能安全有效止血。

2. 神经损伤 在四肢开放性伤口的处理过程中，使用止血带时应注意止血带放置位置，不可放置在上臂中下 1/3 处，以免损伤桡神经，引起相应的功能障碍。同时注意记录止血带固定时间，应注意根据具体情况调整止血带的位置，适时放松，防止引起肢体缺血坏死甚至其他更严重的并发症。

3. 出血 开放性损伤多合并出血，少量出血可进行压迫止血，大量出血可采用填塞或止血带止血，特别严重的血管破裂出血紧急情况下可以暂时以血管钳钳夹结扎止血。

四、临床情景实例与临床思维分析

临床情景实例 1

患者，男性，42 岁。因"车祸致右上肢疼痛、畸形伴出血 1 小时"入院。体格检查：脉搏 98 次 /min，呼吸 24 次 /min，血压 90/60mmHg，急性痛苦面容，贫血貌，神志清楚。右前臂中段已在外院加压包扎，揭开敷料可见一长约 5cm 伤口，伴皮瓣撕脱，可见骨折断端突出，创口可见血管断端，仍有活动性出血，用力压迫无明显效果。X 线片考虑右侧桡骨开放性骨折，请对该患者行初步处理。

临床思维分析：①患者有明确的外伤史、外观畸形及活动性出血，结合病史及体格检查结果应考虑诊断右上肢开放性损伤、开放性骨折伴血管损伤。②处理上，患者虽已在外院行加压包扎处理，但仍有活动性出血及骨折断端外露；目前首先要控制血管的活动性出血，其次要固定骨折防止加重损伤。③初步处理时应注意常规建立静脉通道，补液，抗休克治疗，监测生命体征。

临床情景实例 2

（1）患者，女性，20 岁。因"刀割伤左腕部 1 小时"入院。体格检查：左腕部毛巾包扎，解开后有一约 5cm 长横行伤口，伤口较深，有喷射性出血。患者入急诊科后，作为接诊医师，请你对患者进行包扎止血操作。

（2）患者已经办理住院手续，准备行急诊手术。作为手术医师，请你对患者的伤情进行评估；对患者可能会出现的器官组织损伤，请进行必要的体格检查。

临床思维分析：①患者有明确的刀割外伤史及活动性出血，结合病史及体格检查结果，患者应初步诊断为手腕部开放性损伤合并血管损伤。②处理上，患者虽已在家自行包扎，但仍有活动性出血，目前首要的处理是止血带止血。③可能损伤的器官组织包括腕屈肌腱、指屈肌腱、正中神经、尺神经、桡动脉、尺动脉等；需要进行的检查：各手指的屈伸活动、感觉，夹指试验，拇指对掌功能，甲下毛细血管充盈试验。④初步处理时应注意常规建立静脉通道，抗休克治疗，监测生命体征。

临床情景实例 3

患者，男性，21 岁。因"刀刺伤腹部半小时"入院。体格检查：脉搏 130 次 /min，呼吸 28 次 /min，血压 60/40mmHg，急性痛苦面容，贫血貌，精神差，上腹部可见一长约 3cm 创口有水果刀刺入，体外可见刀柄，全腹部均有压痛及反跳痛，以上腹部为主，移动性浊音阳性，请对患者行初步处理。

临床思维分析：①患者有明确刀刺伤病史及全腹部腹膜炎体征，血压低，为休克血压，结合病史及体格检查结果，应考虑患者为刀刺伤所致腹部开放性损伤、弥漫性腹膜炎、失血性休克。②处理上，首先给予补液、抗休克治疗，监测患者生命体征，此时不宜再随意搬动患者行影像学等检查；应立即送手术室行急诊剖腹探查手术，为防止护送过程中水果刀移动可能加重患者的损伤，不要随意将其移动或直接拔除，可予固定留待手术时进一步处理。

临床情景实例 4

患者，男性，32 岁。因"高处坠落后腹部疼痛半小时"入院。体格检查：脉搏 100 次 /min，呼吸 25 次 /min，血压 100/60mmHg，急性病容，痛苦貌，下腹部可见一长约 5cm 不规则创口，有肠管自创口漏出，并有粪臭味液体流出，全腹部均有压痛及反跳痛，以下腹部为主，移动性浊音阳性。除常规头颅、心、肺及四肢体格检查外，为求进一步明确诊断，门诊还可对患者行哪些重要相关体格检查？请对患者行初步处理。

临床思维分析：①患者腹部有开放性创口，肠管外漏，全腹部腹膜炎体征，结合病史及体格检查结果，考虑患者为腹部开放性损伤、弥漫性腹膜炎；除常规的腹部检查外，结合体格检查中有肠管自创口漏出，并有粪臭味液体流出，需考虑结直肠损伤可能，因此还需行直肠指检。②对患者的初步处理，除了常规给予补液、抗休克治疗，监测患者生命体征，最重要的是对腹部脱出肠管的处理。

临床情景实例 5

患者，男性，45 岁。因"瓦斯爆炸后胸部外伤 1 小时"入院。体格检查：脉搏 130 次 /min，呼吸 32 次 /min，血压 80/60mmHg，急性病容，痛苦貌，张口呼吸，口唇发绀，颈静脉怒张，气管向左侧移位，右前下胸壁可见一长约 5cm 不规则创口，右侧胸部叩诊鼓音，呼吸音消失，腹部体格检查未见明显异常。请予紧急处理。

　　临床思维分析：①患者有明显呼吸受限、低氧血症、气管偏移、血压下降等重要临床表现，肺部体格检查出现明显阳性体征，结合上述结果，考虑诊断为右侧胸部开放性损伤、张力性气胸。②按照开放性气胸对患者进行处理。

临床情景实例 6

　　患者，男性，28 岁。因"外伤致头痛、流血，伴鼻腔、外耳流液 3 小时"入院。体格检查：脉搏 100 次 /min，呼吸 22 次 /min，血压 100/60mmHg，急性痛苦貌，头顶可见一开放性伤口，长约 3cm，有活动性出血，鼻腔及外耳道可见大量淡红色液体流出。请行初步处理。

　　临床思维分析：①患者有明确头部外伤史、鼻腔及耳腔流液等重要临床表现，鼻腔及外耳道检查出现明显阳性体征，考虑诊断为头部开放性损伤、伴颅底骨折可能；②初步处理主要包括头部开放性伤口包扎处理，结合患者未见明显脑组织外溢，可按照开放性损伤行常规包扎处理。

临床情景实例 7

　　患者，男性，20 岁。因"外伤致右手完全离断 30 分钟"就诊。患者诉 30 分钟前操作机器时不慎被机器挤压至右手完全离断，自行压迫及毛巾包扎止血处理。体格检查：右手自腕部完全离断，创面较整齐，尺桡骨远端可见骨折，腕关节面破坏，创面有较大量活动性出血。作为 120 出诊医师，请行现场紧急处理。

　　临床思维分析：①处理上，首先考虑止血，去除初步包扎物，初步简单处理创口，绷带加压包扎止血，必要时上止血带；②正确处理断肢，为后期再植创造条件。

临床情景实例 8

　　患者，女性，30 岁。因"外伤致左手示指完全离断 20 分钟"就诊。患者诉 20 分钟前不慎被铡刀切割致左手示指完全离断，自行包扎处理。体格检查：左手示指自掌指关节处完全离断，创面整齐，少量活动性出血。请做现场紧急处理。

　　临床思维分析：①处理上，首先初步简单处理创口，加压包扎保护创口；②正确处理断指，为后期再植创造条件。

（刘立柱　王　毅）

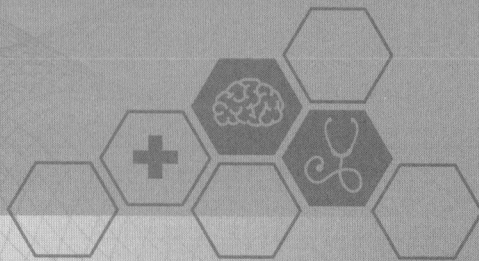

第三十五章

清创术

Debridement

一、适应证

1. 全身各部位的开放性创口受伤后不超过 8 小时。
2. 开放性创口受伤后超过 8 小时但无明显感染征象。
3. 烧伤后未合并致命性并发症的中、小面积烧伤。
4. 大面积烧伤经抗休克治疗生命体征平稳后。

二、禁忌证

1. 全身情况差无法耐受麻醉及手术者。
2. 烧伤后合并有严重呼吸道烧伤、生命体征不平稳、大出血倾向者。

三、标准操作规程

见表 35-1。

表 35-1　清创术标准操作规程

准备	医师准备：穿工作服，戴口罩、帽子，洗手
	核对床号、姓名，了解患者受伤史[1]、麻醉药物过敏史及特殊病史
	知情同意并签字[2]
	评估周围环境，测血压、脉搏等生命体征，简单体格检查，了解创口情况[3]，行影像学检查等[4]
	物品准备：清创缝合包 1 个，无菌生理盐水，肥皂水，3% 过氧化氢，络合碘原液及稀释液，缝线，无菌棉球若干，无菌敷料若干，无菌手套若干，防水中单，胶布，绷带，5ml 注射器，2% 利多卡因，无菌圆刀片
操作过程	取合适体位，充分暴露，备皮，创口部位下方垫防水中单
	检查无菌物品有效期，取清创缝合包，打开包的外层 3/4，正确戴无菌手套，打开清创包的外层 1/4 及内包装，检查消毒指示卡是否变色，清点器械，将缝合所需器械单独放置
	创口周围皮肤清洗：无菌敷料覆盖创口，取无菌纱布蘸肥皂水刷洗创口周围皮肤，再用无菌生理盐水冲净，更换手套及纱布，重复刷洗创口周围皮肤 1 遍，必要时可使用汽油乙醚去油污[5]
	创口内部清洗：再次更换无菌手套，去除覆盖创口的无菌敷料，以无菌生理盐水冲洗创口内部，无菌纱布刷洗去除创口内异物及血凝块，3% 过氧化氢浸泡创口，需时 3 分钟，无菌生理盐水冲净，创口表面覆盖无菌敷料

操作过程	创口消毒铺巾： 脱手套，行外科手消毒并做拱手姿势 ①取消毒碗、消毒钳；②以创口为中心由内向外消毒 3 遍[6]；③消毒范围距创口约 15cm[7] 戴无菌手套，铺无菌孔巾
	创口清创：核对麻醉药，正确开启，采用 2% 利多卡因局部浸润麻醉[8]，有齿镊或针头测试麻醉效果；依解剖层次由浅入深探查，彻底清除创口内异物，清除失活的组织[9]；检查有无血管、神经、肌腱、骨骼损伤；上圆刀片将创口向上向下各延长 5mm、修整皮缘 1~2mm；3% 过氧化氢再次浸泡创口，需时 3 分钟；无菌生理盐水冲净，稀释络合碘浸泡创口，需时 3 分钟，再以无菌生理盐水冲净；无菌纱布覆盖创口，擦干创口周围皮肤[10]
	创口缝合： 撤除孔巾，脱手套，再次外科手消毒 ①取消毒碗、消毒钳；②以创口为中心由内向外消毒 3 遍；③消毒范围距创口约 15cm 更换无菌孔巾，原清创器械与缝合器械分开且不接触，放置湿纱布条或凡士林引流条[11]，取三角针、1[#]线缝合皮肤[12]，挤出皮下积血，有齿镊对合皮肤
	再次创口消毒，盖无菌纱布，胶布固定
	交代注意事项：注射破伤风抗毒素、定期换药、注意出血及抗感染治疗等[13]，复测生命体征

疑点导航：

1. 特殊创口的受伤病史

（1）蛇咬伤：一定要注意了解致伤的蛇种类，蛇分为毒蛇与无毒蛇两类，蛇毒分为神经毒、血液毒和混合毒。不同的蛇产生不同种类的毒素，进而导致患者出现相关症状；根据蛇的类别采用对应的抗蛇毒血清或蛇药片治疗，能最大程度地缓解症状，达到治疗效果。

（2）犬猫咬伤：应注意了解是否为疯犬或疯猫咬伤、受伤的时间，清创后应当尽快接受免疫治疗。

（3）虫螫伤：包括蜂螫伤、蝎螫伤、蜈蚣咬伤与毒蜘蛛咬伤。

蜜蜂螫伤后尽量拔除蜂刺，局部以弱碱液洗敷，再以蛇药糊剂敷于伤口，并口服蛇药片。黄蜂螫伤处以弱酸液冲洗或食醋纱条敷贴，3% 依米丁（吐根碱）1ml 溶于 5ml 注射用水后伤处注射。

蜈蚣咬伤后局部以碱性液冲洗伤口，0.25% 普鲁卡因伤口周围局部封闭，口服及局部敷用蛇药。

蝎螫伤应局部冷敷，螫伤处近心端绑扎，口服及局部应用蛇药。注意拔除伤口内钩刺，以弱碱性液体或高锰酸钾液清洗。3% 依米丁 1ml 溶于 5ml 注射用水后伤处注射。

毒蜘蛛咬伤的处理方式与蝎螫伤相同。

（4）烧伤：一般分为热液损伤、化学损伤、电能损伤、放射线损伤等类型，因烧伤早期创面的处理对后期患者伤处功能恢复有较大影响，所以早期处理的基本原则主要是清洁与保护创面，减少创面疼痛、渗出、水肿、感染，预防再次损伤，促进早期修复，封闭创面。

2. 特殊人群（如孕妇），不能随意接受放射性检查，必须向患者及家属说明相关情况，如病情需要或诊断不明确需进行此类相关检查，必须征得患者及家属同意并签署知情同意书。同时，在清创缝合时使用麻醉药物需告知患者及家属相关风险；术后是否使用抗生素，使用何种抗生素，也须向患者及家属说明相关情况。

3. 头面部等血运较为丰富的部位，即使达到或稍超过 12 小时仍可以行清创缝合；温度较低的环境下清创时间可适当延长；若已有感染征象则不能缝合创口，只能清洗后敞开引流。特殊创伤处理时，对于四肢的蛇咬伤可在伤肢近侧 5～10cm 处或在伤指/趾根部予以止血带绑扎，以减少静脉及淋巴液的回流，从而达到暂时阻止蛇毒吸收的目的；在后期处理过程中应每隔 20 分钟松绑一次，每次 1～2 分钟，以防止肢体淤血及组织坏死，总时间一般建议不超过 2 小时。

4. 清创前应优先处理休克等紧急情况，在不危及生命及不影响预后的情况下可考虑先行影像学检查，以利于正确诊疗。

5. 对于烧伤患者，应首先去除粘在创面上的异物，对于创面污染较重或在院外涂抹其他药膏的患者，应用去污剂和清水冲洗后，再用苯扎溴铵（新洁尔灭）和生理盐水冲洗干净；对于创面内不易去除的碎颗粒污物，不要勉强清除，可能会增加创面损伤的概率，降低受伤部位抗感染和再生能力。

若伤处有水疱，可分为以下两种情况：水疱已破，疱皮皱缩，应剪除；水疱未破，小水疱予以保留，大水疱应在消毒后进行低位减压引流，注意保留水疱皮。三度烧伤表面的坏死表皮组织应除去。

6. 洁净或轻微污染伤口消毒时，以伤口边缘为中心向外周延伸至少 15cm；重度污染或感染伤口清创时应由外周距离伤口至少 15cm 处向伤口边缘消毒。

7. 消毒液不能进创口。

8. 麻醉应依据创伤的大小、部位、深度合理选择。烧伤患者在进行清创麻醉时需注意：一般简单清创不需要麻醉，如有不配合者可使用少量镇痛、镇静药物，但是儿童、老年人、颅脑损伤、呼吸道烧伤者忌用；大面积烧伤患者应在有效抗休克治疗后进行清创，麻醉的要求以镇痛不加重休克为主要原则。

9. 彻底清除创面失活组织（触之不出血，颜色晦暗，钳夹肌肉无反应），但应避免过度清除，以免影响术后局部功能，破碎骨片应尽量保留。蛇咬伤进行伤口清创时，应以牙痕为中心，创口做 "+" 或 "++" 形切开，使残存的蛇毒便于流出，非紧急或特殊情况下不可用口吸出毒液，因此类操作极有可能使救助者本身受到伤害。注意清除创口内的异物，尤其是毒牙，但切口不宜过深，达皮下但不伤及肌膜，使淋巴液及血液外渗即可，以免伤及血管。清创彻底后可以使用 3% 过氧化氢和 1∶5 000 高锰酸钾溶液清洗伤口，两者交替进行。清创完毕后可使用生理盐水 2～4ml 溶解胰蛋白酶 2 000～6 000U 后，在伤口基底层及周围进行注射，12～24 小时后可重复注射。

10. 特殊伤口的处理中，如犬咬伤和蛇咬伤，一般不缝合创口。犬咬伤时若创口特别大或者位于颜面部，不缝合影响美观或局部功能等情况下，在完成常规消毒清创后，应首先用抗狂犬病血清或者人狂犬病免疫球蛋白做创口周围的局部浸润注射；注射时应注意覆盖所有的创口，且进针深度需超出创口的深度，从而使抗体能浸润到人体组织中，中和已进入人体的狂犬病毒；注射后需再等待数小时，使抗体能尽可能地中和尽量多的病毒。

11. 一般创口可以不放置引流，但合并感染的创口或创口较大及有血肿形成时，术后易发生切口感染，可考虑术中放置引流条或引流皮片等，24～48 小时拔除。

12. 组织损伤及污染程度较轻、清创及时（伤后 6～8 小时以内）彻底者，可一期直接或减张缝合；否则，宜延期缝合伤口。有皮肤缺损者可行植皮术。头皮缺损分 6 种处理方式。

（1）小的头皮缺损，可以直接缝合头皮。大的头皮缺损需潜行分离帽状腱膜，然后缝合。一般大于 6cm 的缺损难以通过这种方法直接缝合，就需要加辅助切口减张缝合。

（2）圆形和菱形缺损：利用"S"形切口，沿伤口轴线两极做反方向弧形延长切口后，分离伤口两侧帽状腱膜下层，再前后滑行皮瓣，分两层缝合伤口。

（3）三角形头皮缺损：沿伤口某一边做弧形延长切口，长度根据缺损大小而定，一般为边长的1.5~2倍。充分分离切口范围的帽状腱膜下层，旋转滑行皮瓣，分两层缝合伤口，注意转角处应采取皮内"U"形缝合，避免转角皮缘缺血坏死。

（4）利用转移皮瓣修复：常用的有颞顶后或颞枕后皮瓣向后前转移修复顶前部创面；枕动脉轴型皮瓣向前转移修复颞顶部创面；颞顶部和颞枕部皮瓣向后转移修复顶枕部创面。

（5）头皮植皮。

（6）头皮置囊扩张头皮法。

13. 创口大及污染较重时可于术前术后应用抗生素。犬咬伤患者需注射狂犬病疫苗，一般分5次注射，分别是受伤当天以及受伤后第3、7、14、28日。蛇咬伤患者应注射相应的抗蛇毒血清。

四、常见并发症及处理

1. **出血**　少量出血可进行加压止血，大量出血则需拆开创口进行止血，依据病情使用止血药物或输血治疗。

2. **感染**　术中严格无菌操作，术后注意定期及时更换敷料，合理使用抗菌药。如有感染征象，可予局部理疗，必要时创口拆开缝线敞开引流，并可根据细菌培养及药敏试验结果使用抗生素。对于烧伤患者，应加强换药次数，消毒彻底，对坏死组织应及时彻底清除；对三度烧伤创面，应及时进行植皮手术。

3. **体液和营养代谢失衡**　根据血电解质、血红蛋白、血浆蛋白结果采取相应措施。

4. **伤肢坏死或功能障碍**　术后适当抬高患肢，以利血液和淋巴回流。定期观察伤肢血供、感觉和运动功能。拍摄X线片了解骨折复位情况，如复位不佳，需待伤口完全愈合后再行处理。

五、临床情景实例与临床思维分析

临床情景实例 1

患者，男性，30岁。因"头部外伤18小时"就诊。体格检查：头顶可见一长约4cm，深达头皮下的创口，局部红肿、渗液，X线及头部CT均回报未见明显异常。请予以相关处理。

临床思维分析：患者为头皮开放性外伤，受伤时间较长，局部红肿、渗液，考虑为感染创口，不宜行创口的清创缝合，只能对创口行消毒换药处理后包扎创口，待抗感染治疗后二期清创缝合。

临床情景实例 2

患者，男性，18岁。因"右小腿被玻璃划伤4小时"急诊入院。在当地诊所已行创口包扎，未予其他特殊处理。体格检查：生命体征平稳，揭开敷料可见伤口，目测似深达肌层，创口表面未见明显异物残留，创口内活动性出血已停止。请予以相关处理。

临床思维分析：患者因异物致右腿开放性损伤，应先行影像学检查以排除是否有异物存留，再进一步行清创缝合。

临床情景实例 3

患者，男性，25 岁。因"头部外伤 10 小时"就诊。体格检查：头顶可见一边长约 2cm 三角形缺口，深达头皮下，活动性出血停止，无明显污染，余未见异常。门诊检查 X 线及头部 CT 回报未见明显异常。请予以相关处理。

临床思维分析：头部血运丰富，伤口无明显污染，在 12 小时内，头部备皮后，可一期清创缝合。消毒及冲洗伤口均应注意保护眼、口、鼻及耳，避免冲洗液流入而继发感染。由于头顶部呈球形，张力较大，注意头部三角形缺口不能强行拉拢缝合。应扇形延长切口，再对角拉拢缝合。

临床情景实例 4

患者，女性，60 岁。因"车祸致颜面部开放性创伤半小时"入院。体格检查：脉搏 120 次 /min，血压 80/60mmHg。面色苍白，精神差，左脸颊处可见一长约 6cm 不规则裂口，创口深，似可见颅骨，局部肿胀，压痛明显，有活动性出血，辅助检查未做。请予以初步处理。

临床思维分析：患者因颜面部外伤入院，血压低、心率快，伤口活动性出血，有失血性休克表现，应先处理休克，伤口包扎止血、扩容、补液等，待患者生命体征稳定后再行辅助检查和清创处理。

临床情景实例 5

患者，男性，50 岁。因"被狗咬伤左下肢致疼痛、出血 1 小时"就诊。体格检查：生命体征平稳，左大腿外侧可见约 3cm 不规则创口，创口表面有污染，深达肌层，活动性出血已停止，局部压痛明显，门诊已对患肢行 X 线检查未见明显骨折征象及异物残留。请予以相关处理。

临床思维分析：患者为犬咬伤，注意其处理方式的特殊性。清创后伤口应开放引流，不宜行一期缝合。术前抗感染治疗及注射破伤风抗毒素 1 500U。使用动物源性狂犬病免疫球蛋白（RIG）20U/kg 做伤口周围的浸润注射，以中和游离毒素，用药前需做皮试，若皮试阳性，应注射肾上腺素后再给予 RIG。人源性狂犬病免疫球蛋白则不必皮试，亦无须使用抗过敏药物。术后定期注射狂犬病疫苗（第 1、3、7、14、28 日）。

临床情景实例 6

患者，女性，25 岁。因"玻璃扎伤右上肢致疼痛、流血半小时"就诊。体格检查：右前臂可见约 5cm 不规则创口，局部创面渗血，有压痛，右手活动及感觉可，患者家属诉其妊娠 10 周。请予以处理。

临床思维：患者因异物所致右上肢外伤，需手术清创伤口探查。但合并妊娠，需注意除临床操作外的医疗风险及人文关怀。注意避免拍摄 X 线片。

临床情景实例 7

患者，男性，30 岁。因"蛇咬伤左上肢 15 分钟"急诊就诊。体格检查：生命体征平稳，左前臂可见对称牙印，创面渗血，局部稍压痛，无明显红肿。请予相关处理。

临床思维分析：患者为蛇咬伤，注意其处理方式的特殊性。询问蛇体种类，现场以布带等物绑扎伤肢近心端，每隔 30 分钟松解 1 次，每次 1 ~ 2 分钟。清创时用 0.05% 高锰酸钾液或 3% 过氧化氢冲洗伤口，"+"形切开并拔出残留伤口的毒蛇牙，拔罐法或吸乳器抽吸伤口，吸出毒液。予以2 000～6 000U 蛋白酶＋0.05% 普鲁卡因或注射用水 10～20ml，封闭伤口外周或近侧，必要时 12～24 小时重复使用。使用抗蛇毒血清（用前做皮试），常规注射破伤风抗毒素 1 500U 及使用抗菌药物预防感染。对症支持治疗，如吸氧、碱化尿液、抗休克等。

临床情景实例 8

患者，男性，30 岁。因"右前臂被锐器伤后疼痛流血 12 小时"就诊。体格检查：右前臂中段有一斜形裂口，长约 8cm，伤口轻度污染，创面血流不止，右手指及前臂活动可，外院行 X 线检查未见骨折征象，就诊于急诊外科。请行相关处理。

临床思维分析：开放性伤口活动性出血，应使用止血带控制出血后再行清创，待彻底止血后再去除止血带；由于伤口超过 8 小时，不宜一期缝合。

临床情景实例 9

患者，男性，50 岁，煤矿工人。因"煤矿塌方被困井下 30 小时"就诊。体格检查：右小腿可见一纵行裂口，长约 5cm，伤口表浅，目测未达肌层，活动性出血停止，可见较多煤渣覆盖，组织肿胀、少许渗液。行 X 线检查未见骨折征象。请行相关处理。

临床思维分析：超过 24 小时、污染严重的伤口禁忌行清创术，宜先抗感染治疗，局部换药引流，待感染控制后择期清创。

临床情景实例 10

患者，女性，15 岁。因"蜂蜇伤右前臂 2 小时"就诊。体格检查：右前臂局部红肿，大小约 4cm×5cm，剧烈疼痛，请予相关处理。

临床思维分析：需询问患者蜂的种类，若为黄蜂蜇伤，一般伤口不留蜂刺，应在伤处以弱酸液冲洗或食醋纱条敷贴，以 3% 依米丁 1ml 溶于 5ml 注射用水做伤处注射。有过敏反应者予以肾上腺皮质激素抗过敏；呼吸困难者吸氧，维持呼吸道通畅；出现休克者积极抗休克治疗。若为蜜蜂蜇伤，残留于伤口的蜂刺可致局部化脓，清创时尽量拔除蜂刺，局部以弱碱液（5% 碳酸氢钠）洗敷，再以蛇药糊剂敷于伤口，并口服蛇药片。

临床情景实例 11

患者，男性，45 岁。因"蝎蜇伤致左小腿红肿、疼痛 1 小时"急诊入院，现生命体征平稳。请予以处理。

临床思维分析：局部冷敷，蜇伤处近心端绑扎，口服蛇药片。受伤处清创处理，尽量取出残留的钩刺。伤口以弱碱性液体（5%～10% 的氨水）或高锰酸钾液清洗。以 3% 依米丁 1ml 溶于 5ml 注射用水做伤处注射；予肌内注射抗蝎毒血清，补液，地塞米松静脉注射，抗感染及对症支持治疗。

临床情景实例 12

患者，女性，35 岁。因"面颈部被煤气火焰烧伤 3 小时"入院。入院时疼痛明显，无明显憋喘及呼吸困难。专科体格检查见面颈部烧伤，面部沾有毛发碎屑，创面散在小水疱，面颊腐皮脱失处基底红白相间（图 35-1）。请予以处理。

临床思维分析：入院后详细询问受伤环境是否密闭，认真体格检查，重点观察患者有无鼻毛烧焦、口唇肿胀、咳嗽等。确保患者呼吸顺畅的同时积极准备清创。剪除创面周围毛发，将烧焦的头发、眉毛、睫毛尽可能清除干净。严格遵循无菌操作进行消毒、铺巾，生理盐水冲洗创面，去除创面沾染的异物，无菌纱布拭干创面，面部水疱行低位剪开放液，尽可能保护水疱皮完整。再次生理盐水冲洗、纱布拭干后涂抹烧烫伤药物。建立静脉通路，给予输液抗感染治疗。

临床情景实例 13

患者，男性，28 岁，车间工人。因"工作时被化学物质烧伤左手 22 小时"入院。自诉左手疼痛明显，无心慌胸闷。在当地诊所给予烧烫伤药物外涂。专科体格检查见左手五指及手掌烧伤，示指指腹发黑，其余手指见水疱形成，水疱皮皱缩，小鱼际处腐皮脱失，基底苍白（图 35-2）。请予以处理。

临床思维分析：入院后详细询问致伤物质性质、受伤早期有无流动水冲洗措施、敷药成分。剪除患指指甲，遵循无菌操作行左手、左前臂消毒、铺巾。应用洗涤灵及生理盐水冲洗、擦拭创面去除沾染药物，再用 1∶1 000 苯扎溴铵、生理盐水冲洗干净，无菌纱布拭干。利用无菌剪刀去除第 1、2、3 指指腹发黑皮肤及手掌皱缩水疱皮。外涂烧烫伤药物后无菌敷料包扎，患肢抬高位。

临床情景实例 14

患儿，男性，2 岁。因"右足背、双小腿前侧、右大腿近膝关节处热液烫伤 10 小时"就诊。专科检查见创面散在大小不等水疱。右足踝、右小腿部分腐皮脱失，基底红白相间（图 35-3）。请予以处理。

临床思维分析：详细询问患儿致伤原因、伤后处理措施；有无基础疾病史、药物过敏史。建立静脉通路后给予创面清创。遵循无菌操作行右大腿、双小腿、双足消毒、铺巾。创面外用生理盐水冲洗，无菌纱布擦拭干净。利用无菌剪刀将创面水疱低位剪开放液，去除皱缩的水疱皮。外涂烧烫伤药物后无菌敷料包扎固定。

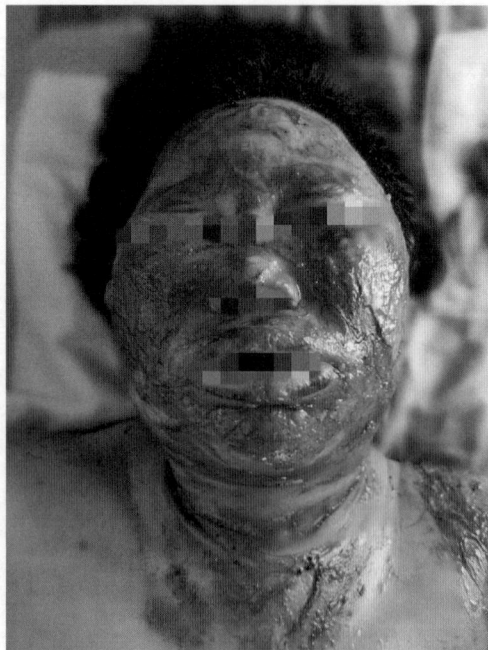

图 35-1 35 岁女性患者烧伤后图片（见文末彩图）

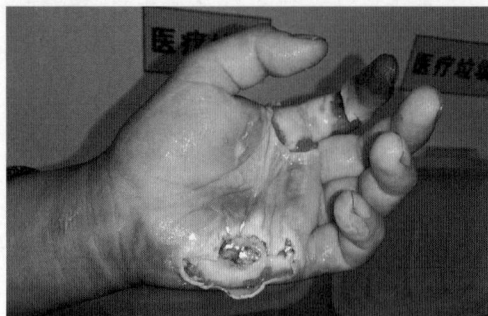

图 35-2 28 岁男性患者烧伤后图片（见文末彩图）

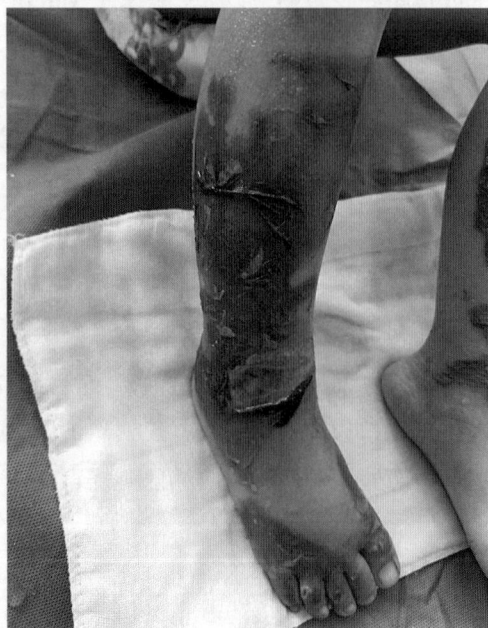

图 35-3 2 岁患儿烧伤后图片（见文末彩图）

临床情景实例 15

患者，女性，18 岁。因"后躯干不慎接触沾有农药液的衣物，烧伤 3 日"就诊。自述伤后感疼痛，无昏迷及恶心呕吐。在当地医院行输液治疗，后躯干外涂药物，效果差。专科体格检查见后躯干皮肤散在破溃，部分腐皮脱失，基底红润，部分呈暗褐色（图 35-4）。请予以处理。

临床思维分析：详细询问患者接触农药种类、接触时间，伤后有无紧急处理，当地医院治疗方案、有无相应化验检查结果。遵循无菌操作行后躯干创面消毒、铺巾。应用生理盐水冲洗、擦拭创面去除沾染药物，再用生理盐水冲洗干净，无菌纱布拭干。外涂抗感染药物后无菌敷料包扎。

临床情景实例 16

患者，男性，32 岁。因"工作时被沥青烧伤左足、左小腿 2 日"就诊。专科检查见左足及左小腿烧伤，创面覆盖有黑褐色沥青，贴覆紧密，触痛明显（图 35-5）。请予以处理。

临床思维分析：入院后详细询问受伤早期处理措施，有无合并症。遵循无菌操作行左足及左小腿消毒、铺巾。利用生理盐水、松节油擦拭去除创面沥青，再用 1:1 000 苯扎溴铵、生理盐水冲洗干净，无菌纱布拭干。利用无菌剪刀去除创面松动腐皮。外涂烧烫伤药物后无菌敷料包扎，患肢抬高位。

临床情景实例 17

患儿，男性，1 岁 2 个月。因"左手电流烧伤 1 日"就诊。患儿在家中玩耍时左手触摸插头，被电流烧伤左手。伤后无昏迷，急送至当地医院行心电图检查，未见明显异常，为求进一步治疗来笔者医院。专科体格检查：左手拇指、示指、虎口处烧伤，表皮脱失，基底部分苍白，部分呈黄色，触硬，干燥无渗出（图 35-6）。请予以处理。

临床思维分析：详细询问病史、与电流接触时间、电压、伤后患儿表现。遵循无菌操作行左手、左腕部消毒、铺巾。利用生理盐水冲洗创面，无菌纱布拭干。利用无菌剪刀去除创面残余表皮，将深度烧伤创面切开减张至新鲜层次，无菌敷料包扎。向家属充分告知病情，争得家属同意后早期手术治疗。

（王元涛）

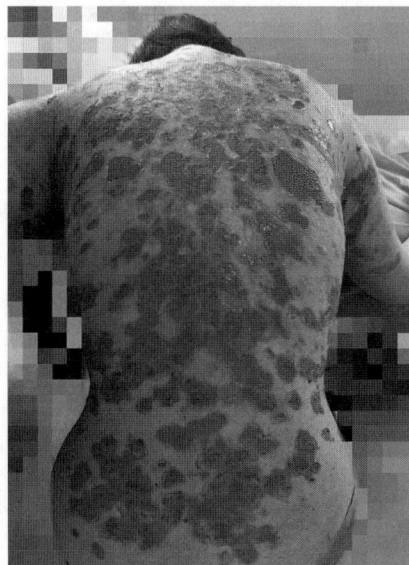

图 35-4 18 岁女性患者烧伤后图片（见文末彩图）

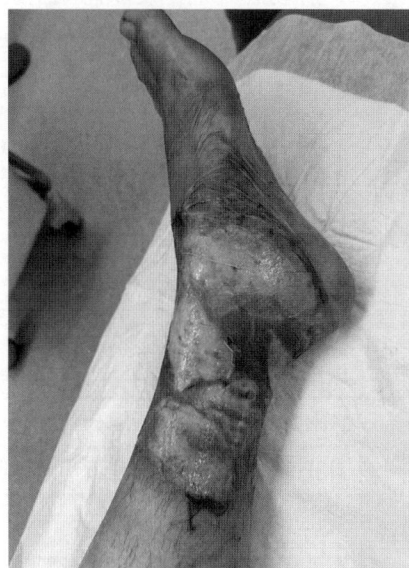

图 35-5 32 岁男性患者去除沥青后图片（见文末彩图）

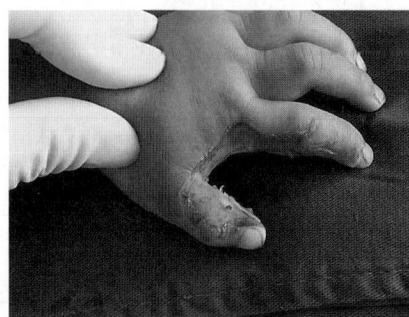

图 35-6 1 岁 2 个月患儿烧伤后图片（见文末彩图）

第三十六章

体表肿物切除术

Superficial Mass Resection

一、适应证

全身各部位的体表肿物，如皮脂腺囊肿、表皮样囊肿、皮样囊肿、腱鞘囊肿等，以及一些体表良性肿瘤，如纤维瘤、脂肪瘤、表浅血管瘤等。

二、禁忌证

1. 全身出血性疾病者。
2. 肿物合并周围皮肤感染情况者。
3. 全身状况无法耐受手术及麻醉。
4. 巨大体表血管瘤。

三、标准操作规程

见表 36-1。

表 36-1　体表肿物切除术标准操作规程

准备	医师准备：穿工作服，戴口罩、帽子，洗手
	核对床号、姓名，了解药物过敏史等，核对患者术前检查
	自我介绍，与患者和家属沟通说明手术的目的和必要性，交代术中注意事项，签署知情同意书
	嘱排尿
	评估周围环境，测血压、脉搏等生命体征
	物品准备：肿物切除包、圆刀片、缝线、纱布、棉球、无菌手套、注射器、2% 利多卡因注射液、络合碘、盛有 95% 乙醇液或 10% 甲醛（福尔马林）溶液的标本瓶 1 个、生理盐水、医用胶布等
操作过程	根据肿物所在部位，取合适体位，充分暴露肿块 [1]
	触诊肿块，根据具体情况选择切口 [2]，并标记
	再次洗手，打开器械包的外层 3/4
	戴无菌手套，打开器械包的外层 1/4 及内层
	检查灭菌指示卡，清点物品
	由中央向四周消毒，消毒范围距肿物边缘至少 15cm，消毒 3 次，消毒不留空隙，每次范围小于前一次，末次范围大于孔巾孔直径
	铺孔巾并固定孔巾
	与助手核对麻醉药并正确开启。抽取麻醉药行局部浸润麻醉 [3]

续表

操作过程	选择圆刀片，根据肿物大小不同而采用梭形切口或纵切口[4-5]，注意止血
	切开皮肤后，双人配合用组织钳将一侧皮缘提起，用剪刀沿肿瘤或囊肿包膜外做钝性或锐性分离[6]
	依同法分离肿瘤或囊肿的另一侧及基部，直到肿瘤或囊肿完全摘除，术中应注意精细操作，尽量防止肿瘤或囊肿破损[7]，注意创面的止血
	基底部滋养血管需结扎止血[8]
	冲洗创面并擦干，检查有无活动性出血
	消毒皮肤切口
	选择三角针、1#线，全层间断缝合皮肤及皮下组织；如果创口大，必要时放置引流条[9]
	挤出皮下积血、对合皮肤、再次消毒
	纱布覆盖，胶布固定
	将切除肿物置于95%乙醇液或10%甲醛液中送病理检查[10]
	术后监测患者生命体征，观察伤口有无出血

疑点导航：

1. 体位选择原则是手术野正上方，但要注意始终保持患者呼吸道通畅。如手术时间过长，要避免对周围神经的卡压。

2. 一般取肿块表面直切口或以肿块为中心做肿块周围梭形切口，尽量沿皮纹方向切开，减少术后瘢痕。对肿块较小或位置较深者，务必进行切口标记。

3. 先行皮丘注射，行切口线麻醉，再沿肿块周围逐层浸润麻醉；注射麻醉药前回抽，边退针边推注麻醉药，需沿肿块周围浸润麻醉1周。如肿物较大或累及较深，可选择神经阻滞麻醉或全身麻醉。

4. 切开动作应规范，有立、斜、拉、提。

5. 腱鞘囊肿应沿皮纹方向做横切口，再纵行切开皮肤下筋膜。应注意避免手术区域附近重要的血管及神经，沿囊肿周围钝性或锐性分离达基底部，若囊肿与关节囊相通，应在切除囊肿后缝合关节囊。若囊肿与腱鞘粘连致密不易分离，必要时行囊肿大部切除，适当保留囊肿壁近腱鞘处，防止损伤肌腱及腱鞘，引起相关的功能障碍等并发症。

6. 分离时注意请勿在一处反复分离，可沿肿块周围逐一分离，若分离时不慎剥破囊肿，应先用纱布擦去其内容物，以血管钳钳夹破口防止继续渗漏；如囊壁破损较重无法钳夹，可将囊内容物去除下净后继续将囊肿壁全部摘除；若囊肿壁与周围组织粘连不易分离，可考虑将囊内容物取净后以石炭酸或电刀烧灼囊壁，以减少其复发的机会。

7. 若皮脂腺囊肿术中破裂，极易导致其复发。

8. 腱鞘囊肿需将囊肿连同其颈部的病变组织以及周围部分正常的腱鞘与韧带彻底切除，以减少复发机会。

9. 合并感染的体表肿物，术后易发生切口感染，可于创口底部放置引流条或引流皮片。

10. 标本给家属或患者查看后，送病理检查（快速冰冻切片＋石蜡切片）；若病理检查为恶性，需再次手术，扩大切除范围，或行相关后期治疗。

四、常见并发症及处理

1．**出血** 术中需注意仔细结扎止血，尤其是切口底部；术后少量出血可进行加压包扎，大量出血则需立即拆开伤口进行止血。

2．**感染** 注意定期更换敷料，如出现红肿疼痛等感染前驱症状，可予局部热敷、理疗，必要时伤口撑开引流及使用抗生素。

3．**复发** 了解病变性质，手术时注意精细操作，尽量不破坏肿块的完整性，根据病理检查回报，必要时再次手术。

五、临床情景实例与临床思维分析

临床情景实例 1

患者，男性，45 岁。因"发现背部肿块 3 个月，无红肿、疼痛，肿物逐渐增大，影响正常生活"就诊。体格检查：背部可扪及 5cm×5cm 肿块，局部皮肤隆起，颜色正常，质软，边界清楚，与皮肤无粘连，活动度可。患者既往体健，否认麻醉药物过敏史。请分析患者最可能的诊断并予以相应治疗。

临床思维分析：①结合患者病史、主诉及体格检查诊断考虑背部脂肪瘤；②肿物逐渐增大，大小 5cm×5cm，影响患者生活，符合手术指征；③患者为中年男性，既往体健，否认药物过敏史，可耐受局部麻醉手术。

临床情景实例 2

患者，男性，25 岁。因"臀部外伤后肿块 1 年，破溃 3 日"入院。患者诉 1 年前车祸致臀部外伤后即出现右侧臀部肿块，未予特殊处理，近 1 年来肿块无明显变化。3 日前洗澡时用力挤压肿块后，有无味的内容物流出。体格检查：右侧臀部可见约 2cm×3cm 大小肿块，与表皮粘连，皮肤颜色可，皮温不高，肿块与皮下组织似无粘连，活动度可，无明显压痛。请予初步诊断及处理。

临床思维分析：①结合患者病史、主诉及体格检查，诊断考虑表皮样囊肿，表皮样囊肿多有外伤史，肿块与表皮相似，多因皮肤外伤后表皮植入皮下所形成，囊内容物多为破碎的角质蛋白；②处理上，结合体格检查目前无明显肿块感染征象，可考虑行手术切除肿块；③手术切口选择，以肿块为中心做梭形切口，其常与皮肤粘连，手术时须连同皮肤整块切除，以防复发或恶变。

临床情景实例 3

患者，男性，83 岁。因"左胸腹部多发肿块 3 个月"就诊。既往肺源性心脏病史，睡觉时不能平卧，有"麻醉药"过敏史（具体药物不详）。体格检查：左胸腹部可见多个大小不等肿块，呈圆形或扁圆形，边界清楚，质地柔软，无压痛，用力挤压肿块可呈分叶状。请予诊断及处理。

临床思维分析：①结合患者病史、主诉及体格检查，诊断考虑胸腹部多发脂肪瘤；②处理上，考虑患者有肺源性心脏病史及"麻醉药"过敏史，目前全身情况较差，脂肪瘤切除术属于择期手术，在不影响美观及局部功能以及排除肿瘤恶变可能等情况下，暂不考虑手术治疗。

临床情景实例 4

患者，男性，70 岁。因"发现左前臂肿块 10 余年，进行性增大 1 个月"就诊。患者诉 10 余年前无明显诱因出现左前臂肿块，无特殊不适，未予处理。近 1 个月以来肿块有进行性增大趋势，既往有"心脏瓣膜置换手术"史。体格检查：左前臂近手腕部可见约 5cm×5cm 大小包块，质地较软，活动度可，边界尚清，无明显压痛，未见表面毛囊开口。患者最可能的诊断是什么？下一步如何处理？

临床思维分析：①结合病史及体格检查，诊断考虑左前臂脂肪瘤。②处理上，结合近来肿块有进行性增大趋势，应考虑手术治疗。③患者既往有"心脏瓣膜置换手术"史，需长期口服抗凝血药，手术前需停用抗凝血药 1～2 周，并复查凝血功能后方能进行。④术中注意事项：切口选择时，肿块近手腕部且肿块体积相对较大，切口应尽量与人体皮纹平行，若为跨关节手术，注意采用"Z"形或"S"形切口，否则较大的近关节处的切口愈合后可能形成瘢痕影响局部功能。

临床情景实例 5

患者，女性，26 岁。因"发现左颈后部肿块 3 年，疼痛 2 日"就诊。患者诉 3 年前无明显诱因出现左颈后部肿块，无特殊不适，未予处理。2 日前因蚊虫叮咬颈部感瘙痒，抓挠后局部皮肤破溃渗液，近 2 日来肿块处感疼痛。体格检查：左颈后部可见约 3cm×3cm 大小包块，局部发红，皮温稍高，质地较硬，活动度差，边界尚清，局部有较明显压痛，肿块表面似可见表面毛囊开口。请予初步诊断及相应处理。

临床思维分析：①结合病史及体格检查结果，诊断考虑皮脂腺囊肿并感染；②处理上，结合患者肿块有明显的"红肿热痛"等感染征象，暂不适宜行手术切除治疗，可以口服抗生素治疗，待感染控制后再考虑手术切除；③术中不宜采用肿块表面的横切口，应选择以肿块为中心做梭形切口，并应尽量完整切除囊肿，同时注意不要弄破囊壁，否则极易复发。

临床情景实例 6

患者，男性，32 岁。因"发现手腕部肿块 6 个月"就诊。患者诉 6 个月前无明显诱因发现手腕部肿块，用力压迫后肿块可消失，后复又出现，未予特殊处理，近 2 个月来较前增大，自觉活动时稍受限伴疼痛。体格检查：左手腕背部正中可触及约 3cm×3cm 大小半球形肿块，质地柔软，边界清楚，易推动，无明显压痛。请予以诊断及处理。

临床思维分析：①结合病史及体格检查，诊断考虑左手腕部腱鞘囊肿。②处理上，结合患者主诉首选手术治疗。③手术注意事项：切口选择应沿皮纹方向做横切口，再纵行切开皮肤下筋膜；应注意避免伤及手术区域附近重要的血管及神经，沿囊肿周围钝性或锐性分离达基底部；若囊肿与关节囊相通，应在切除囊肿后缝合关节囊；若囊肿与腱鞘粘连致密不易分离，必要时行囊肿大部切除，适当保留囊肿壁近腱鞘处，防止损伤肌腱及腱鞘，引起相关的功能障碍等并发症。

临床情景实例 7

患儿，女性，4 岁。因"发现右大腿肿块 4 年，进行性增大 1 个月"入院。患儿家属诉其出生后发现右大腿上段肿块，未予特殊处理，近 1 个月来肿块有进行性增大趋势。体格检查：右大腿上段外侧可见约 4cm×4cm 大小肿块，为皮肤表面丘状红色突起，边界尚清，活动度差，无明显压痛，用力压迫时可稍褪色，放开后颜色可恢复。请予初步诊断及处理。

临床思维分析：①结合病史及体格检查，诊断考虑毛细血管瘤。②治疗上，较小的肿瘤可以观察，或采取冷冻治疗、激光治疗；较大的肿瘤需采用手术切除治疗，该患儿肿块为 4cm×4cm 大小，且有进行性增大趋势，需行全身麻醉下手术切除。③手术注意事项：以瘤体为中心做梭形切口，术中应特别注意出血情况和彻底止血。

临床情景实例 8

患者，女性，36 岁。因"发现右侧腰腹部肿块 3 个月"就诊。患者诉 3 个月前无明显诱因发现右侧腰腹部多发肿块，无特殊不适，未予处理。1 个月前曾在血液内科诊断特发性血小板减少性紫癜，现予以激素治疗。体格检查：右腰腹部皮下可见多个大小不等肿块，呈圆形或分叶状，质地较软，边界尚清，活动度可，与皮肤无粘连，无明显压痛。请作出诊断及处理。

临床思维分析：①结合病史及体格检查，诊断考虑腰腹部腹壁脂肪瘤；②处理上，患者诊断为特发性血小板减少性紫癜，正接受激素治疗，术前应进行血常规检查，明确目前血小板计数是否适合手术，若血小板计数过低，术后易出现出血、感染、伤口延迟愈合等并发症，暂不适合手术。

临床情景实例 9

患者，女性，35 岁。因"发现肩部肿块 3 个月"就诊。体格检查：左肩关节附近可扪及一大小约 5cm×5cm 囊性包块，边界清楚，无压痛，活动度差，质地韧，可见毛囊开口，局部皮肤明显变薄，无红肿。请作出诊断并选择治疗方案。

临床思维分析：①结合病史及体格检查结果，诊断考虑皮脂腺囊肿。②治疗方案应选择肿块切除术。③术中注意事项：切口一般应采用以肿块为中心的梭形切口，肿块位于肩关节附近处，注意肿块切口走向尽量选择与皮纹平行，且尽量不要跨越关节，以免术后瘢痕影响局部关节活动。

临床情景实例 10

患者，男性，55 岁。因"发现右面颊部肿物 3 年，进行性增大 1 个月"就诊。体格检查：右面颊部可见约 3cm×2cm 大小深褐色肿块，表面光滑、质地稍硬、边界尚清，无压痛，与皮肤粘连、活动度差，肿块中心可见一表浅小溃疡伴少量渗液，周围未扪及肿大淋巴结。病理学检查考虑皮肤基底细胞癌。请给予初步诊断及处理。

临床思维分析：①诊断考虑皮肤癌可能，先行手术切除送病理检查，选择肿块周围梭形切口，切缘一般距肿块 0.5cm，病理检查回报确诊后应再次手术，扩大切除范围，切缘扩大至距肿块边缘 3~5cm，基底部应切除足够的深度；术后再次病理检查确认切缘是否为阴性，必要时联合放疗等其他治疗；也可考虑行术中冰冻病理检查。②患者肿物位于面部，且切除范围广泛，肿物切除后尚需考虑面部皮肤缺损的修复。

（郭庆峰）

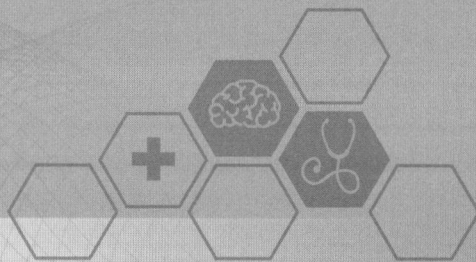

第三十七章

淋巴结穿刺及活检术
Lymph Node Puncture and Lymph Node Biopsy

第一节　淋巴结穿刺术

一、适应证

不明原因淋巴结肿大，为明确肿大淋巴结的性质，如感染、原发性肿瘤或转移瘤等。

二、禁忌证

1. 有凝血功能障碍或重症血小板减少并有出血倾向者，或正在接受抗凝或抗血小板治疗者。
2. 穿刺部位皮肤有感染。

三、标准操作规程

见表 37-1。

表 37-1　淋巴结穿刺术标准操作规程

准备	医师准备：穿工作服，戴口罩、帽子，洗手
	核对床号、姓名，查看心电图、血常规、凝血功能等检查结果
	告知操作目的及步骤，患者知情同意并签字[1]
	测血压、脉搏等生命体征
	确定穿刺部位，评估局部皮肤[2]；评估周围环境
	用物准备：无菌手套、棉签、5ml 或 10ml 注射器、胶布、无菌纱布、载玻片、碘伏、载玻片
操作过程	体位：选择合适的体位[3]，便于操作并兼顾患者的舒适度
	充分暴露并触诊淋巴结
	穿刺点选择并标记：选择适于穿刺、明显肿大的淋巴结[4]
	洗手
	消毒顺序：以穿刺点为圆心，由内向外
	消毒范围：直径 15cm 以上
	消毒 3 次，消毒不留空隙，每次范围小于前一次
	选择合适穿刺针：10ml 干燥注射器（针头为 18～19 号），检查包装袋有无破损及通畅性
	操作者左手拇指、示指消毒 2 次或戴无菌手套
	左手拇指和示指固定淋巴结周围皮肤并绷紧

操作过程	右手持穿刺针沿淋巴结长轴刺入淋巴结中央（刺入的深度随淋巴结的大小而定）
	穿刺过程中注意询问患者感受，观察患者反应
	边退针边用力抽吸[5]，注意多角度反复抽吸，尽量多地采集细胞成分，但不能超越淋巴结范围以外
	利用负压吸出淋巴结内的液体和细胞成分，见针栓内有细胞碎屑后停止抽吸
	拔针前消除负压
	拔出针头，用纱布按压 1~2 分钟
	将注射器取下充气后再将针头内的抽取液涂于载玻片上
	及时制备涂片 1~4 张[6]，送细胞学检查[7]
	消毒穿刺点，敷料覆盖，胶布固定
	复原衣物、被褥，取舒适体位
	整理用物，垃圾分类处理
	洗手，记录操作
	交代术后注意事项：注意休息、保持局部干净整洁
	术后测血压、脉搏等生命体征，观察有无出血及继发感染等

疑点导航：

1. 最好在餐前穿刺，以免抽出物中含脂质过多，影响染色。

2. 淋巴结局部有明显炎症反应或即将溃烂者，不宜穿刺；淋巴结局部有轻度炎症反应而必须穿刺者，可从健康皮肤侧面潜行进针，以防瘘管形成。

3. 常用于穿刺的部位有颈部、腹股沟、腋窝。颈部淋巴结穿刺，选择坐位或者仰卧位，患侧肩部稍垫高，头偏向健侧；腹股沟淋巴结穿刺，选择仰卧位，臀部垫高；腋窝淋巴结穿刺选择侧卧或仰卧位，患侧手部抱头，头偏向健侧。

4. 注意选择易于固定的部位，相对较大的淋巴结，且应远离大血管或神经；临床不能扪及的结节，可在超声引导下穿刺。

5. 若未能获得抽出物时，可将针头沿原穿刺点刺入，注意针头不能退出皮肤，否则应更换无菌针头重新穿刺。只要不发生出血，可反复在淋巴结内进退数次，直到取出抽出物为止。强调多方向穿刺的重要性，至少应穿刺 6 次，以保证取得足够的标本。

6. 制作涂片前要注意抽出物的外观性状。一般炎性抽出液色微黄；结核病变呈黄绿色或污灰色黏稠液体，可见干酪样物质；血性颗粒组织碎屑，恶性肿瘤可能性较大。

7. 细针抽吸细胞学检查假阳性率低，用于寻找复发癌时最有帮助；但其假阴性率较高，对淋巴瘤等疾病，不能提供组织结构的信息，有一定的局限性。可进行针芯穿刺活检获取组织进行特殊检查，进一步明确诊断。

四、常见并发症及处理

1. **出血** 局部加压包扎。

2. **感染** 局部换药，抗感染治疗。

第二节　淋巴结活检术

一、适应证

全身或局部淋巴结肿大，疑为淋巴瘤、白血病、免疫母细胞性淋巴结病、淋巴结核、肿瘤转移或结节病等，经淋巴结穿刺涂片后标本量不够，或者不能进行免疫组化等进一步检查而不能明确诊断者。

二、禁忌证

凝血功能障碍或重症血小板减少伴有出血倾向者，或正在接受抗凝或抗血小板治疗者。

三、标准操作规程

见表 37-2。

表 37-2　淋巴结活检术标准操作规程

准备	医师准备：穿工作服，戴口罩、帽子，洗手
	核对床号、姓名
	检查心电图、血常规、凝血功能等检查结果，嘱患者排尿并询问麻醉药过敏史
	告知操作目的及步骤，知情同意并签字
	测血压、脉搏等生命体征
	评估环境，注意保暖，保护患者隐私，必要时备皮
	用物准备：切开包、圆刀片、络合碘、无菌棉球和纱布、手套、胶布、2% 利多卡因，生理盐水、5ml 或 10ml 注射器
操作过程	体位：选择合适的体位，便于操作并兼顾患者的舒适度
	切口选择：确定淋巴结位置[1]，设计切口，做好标记
	取器械包，检查包的有效期，打开器械包的外层 3/4
	持物钳打开器械包的外层 1/4 及内层 添加所需的无菌纱布、棉球、注射器、缝线等
	洗手，戴无菌手套
	检查灭菌指示卡，清点器械物品，上圆刀片
	核对麻醉药，正确开启，由助手协助抽吸 2% 利多卡因并稀释至 0.25%～0.5%
	以手术切口为圆心，由内向外消毒范围，直径 15cm 以上，消毒 3 次，每次消毒与前次重叠 1/3，消毒不留空隙，每次范围小于前一次，最后范围大于孔巾孔直径
	铺孔巾并固定
	于中心点行皮丘注射，45°角进针沿切口皮下潜行边进针边回抽及推药，麻醉肿块周边皮下组织，行局部区域阻滞麻醉
	测试麻醉效果
	麻醉过程中需要询问患者感受，注意有无麻醉药过敏反应
	切开皮肤、皮下组织、颈阔肌，显露肿大淋巴结

操作过程	分离保护淋巴结伴行的血管、神经
	将进出淋巴结的淋巴管钳夹后，结扎，切断
	切除淋巴结 [2]
	检查淋巴结完整性、切口内有无残留
	注意止血 [3]
	圆针、3-0 或 2-0 丝线缝合肌层，三角针、3-0 丝线缝合皮下组织、皮肤
	据情况留置引流条或引流管
	络合碘消毒切口周围 5～7cm
	无菌纱布覆盖，擦干敷料周围消毒液
	撤孔巾、脱手套、胶布固定，局部稍加压包扎 20 分钟以上
	整理衣物，垃圾分类处理，洗手并记录操作
	标本置于 10% 甲醛或者 95% 乙醇中，及时送检
	操作过程应注意询问患者感受，观察患者反应
	术后复测生命体征
	嘱患者保持切口干燥，注意有无出血、疼痛、感染、切口裂开等并发症，按时换药拆线

疑点导航：

1. 全身浅表淋巴结均肿大者，一般取最异常的淋巴结。如没有哪个淋巴结最为异常，则选择的优先顺序为锁骨上、颈部、腋窝、腹股沟淋巴结，后两组淋巴结获得非特异性结果可能性高，且并发症率高。疑为恶性疾病转移者，按淋巴结引流方向，摘取相应组群淋巴结检查，阳性率高。如疑为胸腔恶性病变者，多选右锁骨上淋巴结；腹腔恶性病变者，多选左锁骨上淋巴结；盆腔及会阴部恶性病变者，多选腹股沟淋巴结。

2. 原则上，应完整切除并送病理检查，不宜做部分切除，以免引起肿瘤种植或扩散转移。

3. 一般的渗血适合压迫止血，小的血管可用电凝或结扎止血，大的血管予以结扎或缝合止血。

四、常见并发症及处理

1. **出血** 局部加压包扎。若仍有活动性出血，则需拆开切口缝线，寻找出血点，结扎止血，必要时吸氧、心电监护、输液、运用止血药物或输血治疗。

2. **感染** 局部换药，抗感染治疗。

3. **疼痛** 镇痛对症处理。

4. **淋巴漏** 充分引流，局部加压包扎。如无效可再次切开结扎淋巴管。

五、临床情景实例与临床思维分析

临床情景实例 1

患者，男性，35 岁。因"咳嗽、咯血丝痰 1 年，发现左锁骨上肿物 3 个月"入院。有吸烟史 20 年。体格检查：颈软，气管居中，甲状腺无肿大，左锁骨上可扪及多个大小不等的肿物，大者约

2.0cm×2.0cm。超声：左锁骨上可见多个大小约 2.0cm×1.5cm 低回声结节。支气管镜检查结果阴性，为明确诊断，请行相关操作明确肿块性质。

临床思维分析：结合患者症状及吸烟史，考虑肺部恶性肿瘤转移，致左锁骨上淋巴结肿大可能。首选淋巴结穿刺活检；若未能明确诊断，可考虑进一步行淋巴结切除活检。

临床情景实例 2

患者，女性，24 岁。因"发现右颈部包块半年"就诊。有午后潮热、乏力、食欲缺乏，近半年体重减轻 5kg。自行服用头孢类抗生素 2 周，包块无明显变化。体格检查：右侧胸锁乳突肌近前缘处皮下扪及一椭圆形肿块，大小约 2.0cm×1.5cm，质韧，活动度尚可，与皮肤粘连，界限不清，无压痛及波动感。为明确诊治，请对肿块行相关处理并拟定下一步治疗方案。

临床思维分析：结合患者症状，考虑淋巴结结核可能，应完善胸部 X 线或胸部 CT 检查，查血沉、结核抗体、结核菌素试验（PPD）、结核感染 T 细胞斑点试验（T-SPOT）等协助诊断，行淋巴结穿刺活检明确诊断。

临床情景实例 3

患者，男性，60 岁。因"反复上腹痛 3 年余"就诊。既往有胃溃疡病史。体格检查：体温 37.0℃，脉搏 90 次/min，呼吸 20 次/min，血压 110/60mmHg，右侧锁骨上区可扪及 2 个淋巴结，大小分别约 2.0cm×2.0cm 和 3.0cm×3.0cm，左侧锁骨上可扪及 1 个淋巴结，大小约 2.0cm×2.0cm。胃镜：胃溃疡，胃黏膜活检阴性。淋巴结穿刺结果为阴性，为明确淋巴结肿大病因，请做进一步处理。

临床思维分析：淋巴结活检部位的选择，以提高病理检查的阳性率。老年男性患者，有反复上腹痛及胃溃疡病史，体格检查发现锁骨上多发淋巴结肿大，考虑胃癌并锁骨上淋巴结转移可能，最常见为左侧锁骨上淋巴结转移。胃镜活检及淋巴结穿刺结果为阴性，可考虑行淋巴结切除活检明确诊断。

临床情景实例 4

（1）患者，男性，50 岁。因"发现全身多处肿块伴低热 1 个月"入院。体格检查：体温 38.0℃，脉搏 90 次/min，呼吸 20 次/min，血压 110/60mmHg，右侧腹股沟区、左侧腹股沟区及右侧颈部共 3 个，大小分别约为 2.0cm×2.0cm、3.0cm×3.0cm、2.0cm×2.0cm，右颈部包块区可见瘢痕。入院后行骨髓穿刺活检未见明显异常；盆腔 CT 及 MRI 未见异常。请行相关处理以明确诊断。

（2）淋巴结穿刺术亦未发现明显异常，请进一步处理。

临床思维分析：多处浅表淋巴结肿大时，淋巴结活检部位常规选择颈部，但本例患者颈部包块有瘢痕，故应避开瘢痕处，选择左侧腹股沟较大淋巴结。淋巴结穿刺结果为不能明确诊断，可考虑进一步行淋巴结切除活检。

临床情景实例 5

（1）患者，男性，45 岁。因"发现左颈部无痛性包块 3 个月"入院。有周期性发热、盗汗、皮肤瘙痒等，CT 提示纵隔及腹膜后淋巴结肿大，肝脏明显肿大。甲胎蛋白（AFP）40U/ml。体格检查：左侧颈部可扪及一包块，大小约 2.0cm×3.0cm，表面光滑，质韧，可推动，无压痛，与皮肤无粘连，为尽快明确诊断，请对肿块行相关处理。

（2）淋巴结切除活检术后1小时，患者呼吸急促、头晕。手术切口肿痛，外层敷料被血液渗湿，请行相关处理。

临床思维分析：①选择行淋巴结穿刺或淋巴结切除活检。②患者症状考虑为淋巴结活检术后出血压迫气管，导致呼吸困难。宜立即吸氧、心电监护，揭开伤口敷料，拆除缝线减压彻底止血再予以缝合，据病情补液治疗。

临床情景实例 6

患者，男性，37岁。因"发热2个月"就诊。患者近2个月来出现午后及夜间不明原因发热，经对症处理无缓解。体格检查：双侧颈部、双侧锁骨上窝及腹股沟区可触及多发肿大淋巴结，颈部最大者位于右侧胸锁乳突肌下缘外侧，约3.0cm×3.0cm，腹股沟区最大者位于左侧，约2.0cm×2.0cm。患者有强直性脊柱炎20年，颈部过度前屈，不能平卧。请对淋巴结行相关处理明确诊断。

临床思维分析：患者存在强直性脊柱炎，颈部过度前屈，无法显露颈部淋巴结，只能选择左侧腹股沟区淋巴结进行操作。先考虑行淋巴结穿刺活检，若不能明确诊断，再进一步行切除活检。

临床情景实例 7

患者，女性，56岁。因"发现左侧腹股沟多发无痛性包块2周"入院。无发热。既往宫颈癌根治术、腹股沟区放疗病史3年。体格检查：左下肢非凹陷性水肿，皮肤厚韧，皮色正常。左侧腹股沟触及多个肿大淋巴结，最大者为3.0cm×2.0cm，活动度差，无压痛。实验室检查：血红蛋白125g/L，白细胞计数 $8.4×10^9$/L，血小板计数 $156×10^9$/L。请行相关操作明确诊断。

临床思维分析：患者宫颈癌根治术及放疗后，左下肢淋巴水肿。下肢无感染表现，腹股沟淋巴结肿大，首选淋巴结穿刺明确有无肿瘤转移。

（耿　力）

第三十八章

乳腺肿物切除术
Breast Mass Resection

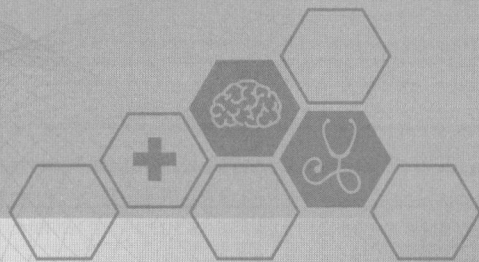

一、适应证

1. 体格检查发现乳腺内肿物，且由超声证实为乳腺良性肿瘤。
2. 钼靶 X 线检查发现可疑微小钙化或致密团块影。
3. 乳头溢液经乳管镜检查发现可疑病灶。
4. 超声证实肿物分级为 4A 类，且患者拒绝穿刺者。
5. 穿刺病理不能明确性质的乳腺肿物。

二、禁忌证

1. 全身出血性疾病或者长期抗凝治疗未经调整者。
2. 肿物合并周边皮肤感染者。
3. 肿瘤体积过大或者分期较晚的乳腺癌患者。

三、标准操作规程

见表 38-1。

表 38-1　乳腺肿物切除术标准操作规程

准备	医师的准备：穿工作服，戴口罩、帽子，洗手
	核对床号、姓名，查看检查结果是否异常，嘱患者排尿并询问麻醉药过敏史、月经史
	告知患者手术方式、手术风险及并发症，并签字，测血压、脉搏
	用物准备：乳腺肿物切除包、络合碘、无菌棉球和纱布、手套、胶布、2% 利多卡因、生理盐水、5ml 或 10ml 注射器。盛有 10% 甲醛（福尔马林）溶液的标本瓶或病理袋
操作过程	体位：仰卧位，患侧上肢外展 90°，头偏向健侧
	切口选择：确定肿物位置[1]，设计放射状皮肤切口或者沿乳晕切口[2]，做好标记[3]
	检查包的有效期，打开手术包外层 3/4
	无菌持物钳打开外层 1/4 及内层
	添加手术所需的无菌纱布、棉球、注射器、缝线；戴无菌手套
	消毒范围应包括同侧前胸壁、同侧腋窝和同侧锁骨上窝，消毒 3 次，每次消毒与前次重叠 1/3，消毒不留空隙，每次范围小于前一次，最后范围大于孔巾孔直径，铺孔巾并固定
	核对麻醉药，由助手正确开启并帮忙抽吸麻醉药、稀释
	于穿刺点行皮丘注射，沿切口皮下潜行，边进针边回抽及推药麻醉肿块周边皮下组织，行局部区域阻滞

操作过程	切开皮肤、皮下组织，可用小拉钩辅助分开切口，锐性分离肿块四周，注意止血
	将肿物连同四周部分正常乳腺组织一并切除[4]
	常规切开标本检查[5]
	分层缝合乳腺组织创面、皮下组织、皮肤
	如有必要，留置橡皮膜引流
	络合碘消毒切口周围 5~7cm，3~4 层无菌纱布覆盖，胶布固定，局部加压包扎[6]
	标本给患者及家属查看后，送病理检查[7]
	操作过程应该注意观察患者生命体征及反应，如有头晕、面色苍白、出汗、心悸、胸部压迫或剧痛、昏厥等，应立即停止手术；如为过敏性休克，紧急启动过敏性休克抢救程序
	术后嘱患者休息半小时，测血压、脉搏、呼吸

疑点导航：

1. 术前要反复核对超声及钼靶等资料，绝对不可以出现左、右侧混淆的错误。

2. 切口的选择，原则上选择以乳头为中心的放射状切口，但是根据肿瘤位置的不同可选择不同方式的切口，如放射状、乳晕切口。如果在同侧不同象限内的多发肿物可选择与乳晕平行的弧形切口，这种切口的优点是覆盖范围较广。乳管内乳头状瘤术前应在溢液的乳管内插入细针并注入亚甲蓝，以便术中寻找病变的乳管。术中沿探针取放射状切口切开乳头及乳晕。目前也可以应用乳管镜造影定位技术选择乳晕切口。副乳腺手术一般选择胸大肌外侧缘皮纹方向切口。

3. 乳腺肿物手术前需要超声辅助定位，明确肿物位置以及距离皮肤的深度等信息。肿瘤小、位置深，且患者疼痛耐受力差、多发象限内肿物、不适合局部麻醉者，应选择硬膜外麻醉或者全身麻醉。

4. 乳腺肿物手术都不是单纯的肿物切除即可，需要做肿物及周边部分正常腺体的一并切除，范围应大于 2cm。

5. 条件允许者可切除后送快速病理检查，切开标本的刀不应再用。

6. 包扎切口时，注意将乳房抬起，并保护乳头。

7. 如果不能除外恶性肿瘤，且需要在快速病理回报后继续手术者，术前消毒范围应扩大，上至锁骨上，下至脐水平，同侧至腋后线，对侧至腋前线或锁骨中线。

四、常见并发症及处理

1. 出血　少量出血可采取加压包扎压迫止血，出血量大应及时拆开伤口进行止血。

2. 感染　定期换药，一旦发生感染迹象，应充分引流、局部理疗，必要时使用抗生素。

3. 复发　术前进行良好沟通，了解病变性质，必要时再次手术。

五、临床情景实例及临床思维分析

临床情景实例 1

患者，女性，55 岁。因"发现右乳肿物 3 个月"入院。既往有冠心病 10 年，长期服用阿司匹林。体格检查：双乳对称，乳头无内陷，右乳外上象限可扪及大小约 2cm×3cm 肿物，可推动，其余象限未扪及异常。超声：右乳外上象限低回声肿物，性质待查，右腋窝及锁骨上均未扪及肿大淋巴结。外院血常规及凝血功能未见异常。请行乳腺肿物切除术。

临床思维分析：诊断考虑右乳肿物性质待查，有手术切除指征，但患者有冠心病史，长期服用阿司匹林等抗凝血药，手术前停用阿司匹林等药物 1 周左右；凝血功能为外院结果，术前需再次检测，结果正常方能手术治疗。

临床情景实例 2

患者，女性，45 岁。因"发现右乳头无痛性血性溢液 3 个月"就诊。体格检查：右乳乳晕区似可扪及类圆形包块，质软，活动度可，用力挤压肿物可自右侧乳头排出血性分泌物，无压痛，右腋窝及锁骨上均未扪及肿大淋巴结。请予以诊断及处理。

临床思维分析：诊断考虑右侧乳管内乳头状瘤，予以手术切除，采取乳晕处的弧形切口。

临床情景实例 3

患者，女性，26 岁。因"发现右腋前肿物 3 个月"就诊。3 个月前洗澡时无意间发现右腋前近乳腺处肿物，月经期感胀痛。体格检查：右腋前近乳腺处可扪及肿物，质软，边界尚清，活动度尚可，无明显压痛，右侧腋窝及锁骨上均未扪及肿大淋巴结。请予初步诊断及相关处理。

临床思维分析：诊断考虑副乳。月经期有明显症状，影响外形美观，可考虑手术治疗；手术应避开月经期；注意切口的选择和切除的范围，切除副乳乳腺、多余的脂肪组织及皮肤，再辅助加压包扎。

临床情景实例 4

患者，女性，30 岁。因"左乳肿物 5 年"就诊。5 年前发现左乳肿物，当时未予特殊处理，肿物无明显变化。体格检查：左乳外下象限局部皮肤发红，范围约 2cm×2cm，皮温稍高，稍压痛，中央区皮肤有水疱；深层局部可扪及一约 3cm×3cm 大小肿块，质硬，活动度好，与皮肤无粘连，边界尚清；左侧腋窝及锁骨上均未扪及肿大淋巴结。请予初步诊断及相关处理。

临床思维分析：诊断考虑乳腺纤维瘤可能性大，有手术指征，但目前肿块周围存在局部皮肤感染，不适宜手术。

临床情景实例 5

患者，女性，55 岁。因"发现右乳肿块半年"就诊。既往有系统性红斑狼疮病史。体格检查：右乳内上象限可扪及约 5cm×5cm 大小肿物，呈类圆形，用力挤压肿块可呈分叶状，质软，边界清楚，与皮肤无粘连，活动度可，右侧腋窝及锁骨上均未扪及肿大淋巴结。请予初步诊断及处理。

临床思维分析：诊断考虑右乳脂肪瘤，可考虑手术切除。但患者有系统性红斑狼疮病史，需使用激素治疗，同时患者可能有凝血机制及血小板异常等问题，因此，须了解患者的用药史并检查凝血功能等，再考虑手术。

临床情景实例 6

患者，女性，45 岁。因"左乳肿物 10 余年"就诊。患者 10 余年前无明显诱因发现左乳肿块，稍感胀痛，经期疼痛感有明显加重，经期后疼痛可明显缓解。肿物大小近年来无明显变化。体格检查：左乳外象限可扪及多个大小不等肿物，呈结节状及片状，边界欠清，质地韧，活动度尚可，无明显压痛，左侧腋窝及锁骨上均未扪及肿大淋巴结。请予初步诊断及处理。

临床思维分析：诊断考虑乳腺囊性增生症。首选药物治疗，暂不考虑手术。

临床情景实例 7

患者，女性，26岁。因"发现右乳肿物1年"入院。体格检查：右乳外上象限可扪及一约2cm×2cm大小肿物，质稍硬，活动度可，与皮肤无粘连，边界尚清，右侧腋窝及锁骨上均未扪及肿大淋巴结。患者诉近几日有阴道流血，既往有月经紊乱。请予初步诊断及相关处理。

临床思维分析：诊断考虑乳腺纤维腺瘤，可行手术治疗，但患者有阴道流血，且月经既往不规律，不排除患者正处于经期，因此需观察阴道流血情况或进一步行其他检查确定阴道流血的原因后再考虑择期手术。

临床情景实例 8

患者，女性，35岁。因"发现双乳多发肿物7个月"就诊。既往体健。体格检查：右乳外上、外下象限各扪及大小约3cm×3cm肿物，质韧，活动度可，与皮肤无粘连，边界尚清，右侧腋窝及锁骨上均未扪及肿大淋巴结；左乳内下象限可扪及一大小约2cm×3cm肿物，质硬，表面不光滑，活动度差，边界清，与皮肤粘连。拟行左乳肿物切除，现已消毒铺巾（标记并显露右乳乳腺肿物），请予以实施。

临床思维分析：核对患者手术方式及左右侧乳肿物切除信息（手术标记、消毒是否正确），乳腺肿物切除处理，注意掌握无瘤原则。

临床情景实例 9

（1）患者，女性，45岁。因"发现左乳肿物3个月"就诊。体格检查：左乳外上象限可扪及大小约3cm×2cm肿物，质地稍硬，形状不规则，边界欠清，与皮肤稍粘连，活动度差，无明显压痛，左侧腋窝可扪及一肿大淋巴结，左锁骨上未扪及肿大淋巴结。请予相关诊断及处理。

（2）病理检查回报考虑乳腺癌，下一步如何处理？

临床思维分析：诊断考虑左乳肿物性质待查，乳腺癌可能；行乳腺肿物切除术并送病理检查。结果考虑恶性，应扩大手术范围行乳腺癌根治术。

临床情景实例 10

（1）患者，女性，46岁。发现左乳肿物2年，定期复查。患者于当地医院行超声检查，诊断为乳腺4A类结节，为求进一步诊治就诊。体格检查：左乳外上象限触及大小约2cm×2cm质硬肿物，活动度欠佳，左侧腋窝未触及异常。请给予相关处理。

（2）病理回报为恶性潜能未定的肿瘤，请给予相应处理。

临床思维分析：诊断为左乳肿物，按照省级医院处理原则行门诊穿刺病理学检查；因穿刺病理性质未定，可考虑手术切除做快速病理。

（丁相福）

第三十九章

胸腔闭式引流术及胸腔闭式引流管拔除

Closed Thoracic Drainage and Chest Tube Removal

第一节　胸腔闭式引流术

一、适应证

1. 中量以上气胸及血气胸、开放性气胸、张力性气胸。
2. 气胸经胸膜腔穿刺术抽气肺不能复张者。
3. 气胸合并胸腔内感染，怀疑早期脓胸者。
4. 中量以上血胸、乳糜胸。
5. 中量以上胸腔积液或持续胸腔积液需彻底引流，以便诊断和治疗。
6. 急性或亚急性脓胸，胸腔内仍有脓液未能排出者。
7. 伴支气管胸膜瘘或食管胸膜瘘的脓胸或脓气胸。
8. 开胸手术或胸腔镜手术后。
9. 在机械通气治疗中出现气胸，但仍需进行机械辅助呼吸者。
10. 原发性或转移性胸膜恶性肿瘤致顽固性胸腔积液，需行胸腔内化疗或胸膜固定术者。

二、禁忌证

1. 凝血功能障碍或重症血小板减少有出血倾向者，或正在接受抗凝治疗者。
2. 肝源性胸腔积液，持续引流将导致大量蛋白质和电解质丢失者。
3. 结核性脓胸。

三、标准操作规程

见表 39-1。

表 39-1　胸腔闭式引流术标准操作规程

准备	医师准备：穿工作服，戴帽子、口罩，洗手
	核对患者信息，包括姓名、性别、床号、住院号等
	阅片[1]，行胸部体格检查[2]，评估患者有无胸腔闭式引流适应证
	向患者说明胸腔引流目的、操作过程的配合事项，嘱其在穿刺过程中切勿咳嗽和深呼吸
	签署知情同意书

准备	拉屏风，保护患者隐私
	患者准备：取合适体位；监测呼吸、心率、血压
	用物准备：常规消毒治疗盘、胸腔闭式引流包（尖刀片、刀柄、中弯血管钳 2 把、持针器 1 把、大号三角针 1 个、4# 线、线剪 1 把、孔巾 1 块、纱布若干、棉球若干）；其他用物包括引流瓶 1 个、引流管[3] 1 根、5ml 和 10ml 注射器各 1 副、2% 利多卡因、络合碘、无菌手套、生理盐水、胶布、听诊器
操作过程	确定引流部位[4]并标记
	洗手，检查胸腔闭式引流包有效期，手打开包的外层 3/4
	正确戴无菌手套
	打开胸腔穿刺包的外层 1/4 及内包装
	检查消毒指示卡是否变色并清点器械
	助手开启引流管交给术者
	剪好引流管侧孔，一把止血钳沿长轴夹闭前端，另一把夹闭远端
	消毒：以切口为中心，由内向外，消毒 3 次，直径大于 15cm，范围逐渐缩小，最后一次大于孔巾孔直径
	铺孔巾
	助手准备引流瓶：开启引流瓶包装，扭开瓶盖，倒入 500ml 生理盐水；长管的下端插至水面下 3～4cm，短管远离水面，使瓶内空气与大气相通
	2 人核对麻醉药，术者抽取后，再次核对
	沿切口方向行局部麻醉
	边进针边回抽及推注麻醉药，肋骨上缘逐层麻醉至胸膜[5]
	再用注射器沿下肋上缘穿刺进入胸腔后抽出气体或积液，确认诊断无误
	测试麻醉效果
	左手固定穿刺部位皮肤，右手持尖刀片，切开长约 2cm 皮肤
	两把止血钳从肋骨上缘交替钝性分离至胸膜
	刺破胸膜，有突破感时及时终止用力，以防刺入过深伤及胸腔内脏器
	止血钳扩大切口，切口有气体逸出或液体流出
	示指进入胸腔内探查[6]
	止血钳将引流管送入胸腔，侧孔留在胸腔内 3cm 左右
	退止血钳，助手协助连接引流瓶，观察水柱波动
	检查各接口是否牢固，避免漏气
	固定：三角针、4# 线或 7# 线缝合固定，避免缝住引流管
	缓慢松开夹持引流管的中弯钳，观察引流物的性状及引流量[7]
	皮肤切口消毒，修剪 Y 形纱布覆盖切口，胶布固定
	置管后观察患者情况
	整理用品，垃圾分类处理
	书写手术记录
	术后监测生命体征，定期复查胸部 X 线片，适当呼吸功能锻炼
	观察引流瓶水柱波动情况，保持引流管通畅[8]

疑点导航：

1. 胸部 X 线片判读

（1）首先，快速核对信息，如姓名、性别、年龄、住院号、拍片时间等。注意名字多一点、少一点的区别，如周天 / 夫、李大 / 李太；中文名或拼音名有无后鼻音，如李宁,li ning/（lin/nin）；男 /M，女 /F；注意女性隐藏信息，如乳房影、避孕环、会阴软组织外生殖器影等；注意左右侧准确等。

（2）其次，注意从上往下、从左到右对称观察各肋骨骨皮质是否连续，有无骨折线或断端错位等。判断腋后段、腋区还是腋前段骨折。特别注意无移位骨折、腋区范围的骨折或肋软骨处的骨折，X 线片不易显示，早期易漏诊；判断是单根单处还是多根多处肋骨骨折。

（3）再次，看肺野有无气胸线（肺野外带无肺纹理），有无胸腔积血 / 胸腔积液（肋膈角变钝或消失，或有弧形液体线），有无血气胸 / 液气胸（肺尖或肺野外带无肺纹理，水平液体线）。

（4）最后，看气管有无移位、纵隔或心包影有无增大受压等。

2. 视诊　判断闭合性还是开放性气胸 / 胸腔积液。胸部外伤患者，先体格检查有无伤口，发现伤口则做棉絮试验（禁忌用钳子或镊子探查伤口），判断裂口有无气体逸出。若为开放性气胸则先消毒伤口，后用凡士林纱布及无菌敷料，在患者呼气末封盖吸吮伤口并加压包扎，转开放性气胸为闭合性气胸。伤口较大，或胸壁缺损较多，或怀疑有肋间血管出血时，可用葫芦形纱布填塞压迫，先用一块双层凡士林纱布经伤口填塞胸腔内，再在其中心部位填塞干纱布，外加敷料，用胶布粘贴加压固定，再结合叩诊和听诊。

3. 气胸通常选择 6~10Fr 引流管，胸腔积液选择 20~24Fr 引流管，脓胸选择 28~32Fr 引流管。6~10Fr 引流常选择锁骨中线第 2 肋间，消毒铺巾后，麻醉手术区，穿刺针穿刺，确定进入胸膜腔后，置入导丝，扩皮器扩张穿刺孔，置入引流管，缝线固定引流管，接胸腔闭式引流瓶。

4. 详细了解病史并行胸部体格检查后，结合胸部 X 线片、胸部 CT、超声等影像学资料定位。引流气体选择前胸壁锁骨中线第 2 肋间，引流液体选择腋中后线第 7 肋间。量较大的局限性或包裹性积液的引流根据胸部 X 线片、胸部 CT、超声等影像学资料定位。

5. 肋间神经血管走行于肋骨下缘，于肋骨上缘穿刺避免损伤肋骨神经血管。

6. 在置管前手指探查胸腔是一个非常重要的步骤。手指探查可以确认通道已经进入胸腔，适当剥离拟放置引流管部位的胸腔粘连，同时确认局部是否有重要的脏器，特别是心脏和肺脏，防止置管直接损伤。

7. 引流液体首次勿超过 1 000ml，防止发生纵隔的快速摆动移位或复张性肺水肿。待病情稳定后再逐步开放止血钳。

8. 避免引流管打折、扭曲，避免抬高引流瓶超过置管平面，尽量不要夹闭。定期挤压引流管以保持通畅。全肺切除术后留置的引流管保持夹闭，定期开放观察引流液情况，以保持术后两侧胸腔的压力平衡。

四、常见并发症及处理

1. **胸膜反应**

（1）停止操作，平卧，皮下注射 0.1% 肾上腺素 0.3~0.5ml。

（2）建立静脉通道，予以心电监护，吸氧（采用常规湿化，氧流量调节为 2~4L/min）。

（3）与患者家属交代病情，处理完后常规复查患者血压、脉搏。

2．复张性肺水肿

（1）停止操作，半卧，立即予以吸氧（采用 30% ~ 40% 乙醇湿化），心电监护，建立静脉通道。

（2）限制入量，利尿（呋塞米 10 ~ 20mg，静脉注射），地塞米松 5mg 静脉注射。

（3）与患者家属交代病情，处理完后常规复查患者血压、脉搏。

（4）交替关闭、开放引流管，控制放液量可预防肺水肿及纵隔摆动。

3．腹腔脏器损伤　胸腔粘连者经超声或 CT 引导下定位后置管；尽量避免在肩胛下角线第 9 肋间和腋后线第 8 肋以下操作。

4．血胸

（1）停止操作，半卧、抬高双下肢，立即予以吸氧（采用 30% ~ 40% 乙醇湿化，氧流量调节为 2 ~ 4L/min），心电监护，建立静脉通道。

（2）需要输血、输液，甚至开胸探查止血。

（3）与患者家属交代病情，处理完后常规复查患者血压、脉搏。

5．引流不畅或皮下气肿、积液　需调整胸管位置或胸带加压包扎，若无效可重新置管。

6．其他并发症　包括心律失常、咳嗽、胸痛、局部皮肤红肿感染等，对症处理即可。

第二节　胸腔闭式引流管拔除

一、适应证

1．一般满足以下 1 ~ 3 条即可拔除。

（1）气体引流：引流管通畅，无漏气（嘱患者咳嗽，有液面波动，但无气体逸出）。

（2）液体引流：每日液体引流量 < 200ml，颜色清亮。

（3）胸部 X 线片：胸腔积气或积液已完全排出，肺膨胀良好，无明显积气与积液。

2．特殊情况的胸腔闭式引流管拔除还需满足以下条件。

（1）脓胸，胸腔内感染已控制。

（2）食管胸膜瘘、支气管胸膜瘘引起脓胸，须经造影检查证实瘘口已闭合，且症状及体征消失。

（3）机械通气患者气胸，已停止机械通气，且气胸完全吸收。

二、禁忌证

1．引流不完全，胸腔积气或积液未完全排出，肺复张不全。

2．每日引流量较大，或颜色较深（乳糜、脓血色、感染等）。

3．漏气，咳嗽时仍有大量气泡逸出。

4．胸腔内感染未控制。

5．造影检查支气管胸膜瘘未愈合，或症状体征未消失。

6．造影检查食管胸膜瘘未愈合，或检查已愈合但尚未恢复进食。

7．胸腔闭式引流的机械通气患者。

三、标准操作规程

见表 39-2。

表 39-2　胸腔闭式引流管拔除标准操作规程

准备	医师准备：穿工作服，戴口罩、帽子，洗手
	核对床号、姓名
	告知患者操作目的及拔管后注意事项
	摆好体位[1]，询问患者伤口感觉，查看伤口，了解引流瓶引流的情况
	再次洗手
	评估环境，注意保暖，保护隐私
	准备物品：换药包一个（其中有治疗碗或盘 2 个，有齿镊、无齿镊各 1 把，或血管钳 2 把），剪刀 1 把，凡士林纱布，络合碘，棉球若干，敷料若干，胶布等
操作过程	暴露患者操作部位（注意保护女性患者的隐私）
	检查换药包是否在有效期内
	打开换药包，将此次操作需要的络合碘棉球及敷料、剪刀放入换药包中
	以持物钳整理换药包内物品
	用手沿切口方向揭开外层敷料
	洗手
	用镊子或血管钳沿切口方向揭开内层敷料（若敷料黏结于创面，可用生理盐水渗透）
	观察伤口情况，有无红肿及渗出，愈合情况
	一只镊子或血管钳直接用于接触伤口，另一镊子或血管钳专用于传递换药碗中物品
	用络合碘棉球由内至外消毒切口及周围皮肤 5～6cm，范围应该超过敷料覆盖范围，需要消毒闭式引流管下段至少 5cm
	共消毒 2 次，范围依次缩小，不留空白
	剪断固定引流管的缝线[2]
	轻轻转动引流管[3]，嘱患者深吸气屏气时，迅速拔出胸腔闭式引流管
	迅速用凡士林纱布加压覆盖伤口[4]，嘱患者正常呼吸
	检查引流管末端是否完整
	覆盖敷料，擦干敷料周围消毒液
	胶布固定
	拔管后观察患者反应情况[5]
	整理患者衣物、床单等
	整理用物，垃圾分类处理

疑点导航：

1. 仰卧位或半卧位、立位等均可。

2. 于缝线固定引流管处剪断，切口固定节要保留，待切口愈合后再次拆线。

3. 上下轻轻抽动引流管，确认未被缝线缝住，并保持胸管开放引流状态（全肺切除术后患者除外）。

4. 亦可操作者用凡士林纱布加压封闭切口，助手协助用不透气的无菌贴膜封闭伤口。

5. 拔管后的观察　有无突发气促、胸闷；有无面色苍白、呼吸音减弱；拔管贴膜处有无液体流出、气体逸出；气胸患者拔管后常规检查立位呼气相胸部 X 线片。

四、常见并发症及处理

1. 气胸复发

（1）平卧，体格检查：生命体征＋肺部重点体格检查（视：患者有无发绀，胸廓哪一侧饱满，呼吸是否减弱；触：气管是否居中；叩：对比叩诊哪一侧为鼓音；听：哪一侧呼吸音减弱）。

（2）立即予以吸氧，心电监护。

（3）行床旁胸部 X 线检查，少量气胸观察即可，气胸量大时需再次置管引流。

（4）与患者家属交代病情，处理完后常规复查患者血压、脉搏。

2. 出血

（1）半卧、抬高双下肢，立即予以吸氧（采用 30%~40% 乙醇湿化，氧流量调节为 2~4L/min），心电监护，建立静脉通道。

（2）先予以压迫止血、胸带加压包扎；若仍无效，复查胸部 X 线片见肋膈角变钝或消失，胸腔积血，患者出现低血压、出血性休克，则需要输血、输液，甚至胸腔镜或开胸探查止血。

（3）与患者家属交代病情，处理完后常规复查患者血压、脉搏。

3. 引流口渗液　予加压包扎即可。

4. 引流管折断留置胸腔内　折断于距切口较近者可自体外拔出残留胸管，入胸腔者须再次胸腔镜或开胸探查取出胸管。

5. 其他并发症　包括伤口感染、愈合不佳及窦道形成等，予清创等对症处理。

五、临床情景实例与临床思维分析

临床情景实例 1

患者，女性，80 岁。因"咳嗽咳痰 10 年、气促 5 年，再发加重 3 日"入院。体格检查：神志清楚，双肺未及湿啰音，右侧叩诊呈鼓音，呼吸音低，胸部正侧位片示右侧大量气胸。请予以相应处理。

临床思维分析：患者突发呼吸困难，诊断右侧大量气胸明确，治疗上予右侧胸腔闭式引流术。

临床情景实例 2

（1）患者，男性，26 岁。因"胸部外伤呼吸极度困难，发绀 1 小时"入院。体格检查：血压 75/50mmHg，气管向右移位，左胸廓饱满，叩诊鼓音，听诊呼吸音消失，颈胸部有广泛皮下气肿等。请分析患者出现呼吸困难、发绀最可能的原因，并予以现场急救。

（2）患者诊断左侧张力性气胸，在急诊科紧急处理后，请继续处理。

临床思维分析：张力性气胸是可迅速致死的胸外科危急重症，首先应该考虑迅速胸腔减压。在紧急情况下可用粗针头在伤侧锁骨中线第 2 肋间隙刺入胸腔，有高压气体喷出，即能起到排气减压的效果，暂时缓解症状。在患者转送过程中，于插入针的接头处，缚扎一橡胶手指套，将指套顶端剪一 1cm 开口，可起活瓣作用，即在呼气时能张开裂口排气，吸气时闭合，防止空气进入；或用一长橡胶管或塑料管一端连接插入的针接头，另一端放在无菌水封瓶水面下，以保持持续排气。张力性气胸紧急处理后，应及时行左侧胸腔闭式引流术，术后应密切观察患者生命体征，如胸膜腔插管后，漏气仍然严重，患者呼吸困难未见好转，往往提示肺、支气管的裂伤较大或者断裂，应及早剖胸探查，修补裂口。术后应密切关注引流液量、颜色及性状，如出现大量血性液体流出且损伤性休克症状不缓解，应考虑合并进行性血胸，应根据患者病情行相关辅助检查，以正确评估病情，或者行剖胸探查术。

临床情景实例 3

（1）患者，男性，52 岁。因"外伤后左侧胸痛，呼吸急促半小时"入院。体格检查：呼吸 24 次 / min，血压 90/60mmHg，急性痛苦貌，左侧胸壁瘀斑、肿胀，未见开放性伤口，已拍 X 线片（图 39-1）。请作出初步诊断并进行适当处理。

（2）左侧胸壁出现反常呼吸运动，进行性呼吸困难。体格检查：左侧胸廓饱满，左侧呼吸运动减弱，叩诊鼓音，左肺呼吸音消失。请继续处理。

（3）胸腔闭式引流后，患者咳嗽无力、呼吸困难无改善。请进一步处理。

临床思维分析：①仔细核对胸部 X 线片与患者本人信息是否正确，快速完成重点部位体格检查；诊断考虑闭合性多根多处肋骨骨折合并左侧少量气胸，予以吸氧、心电监护、胸部外固定、补液等对症处理；②结合症状体征，考虑出现左侧大量气胸，须急行左侧胸腔闭式引流处理；③胸腔闭式引流后患者呼吸困难无改善，须行气管插管正压通气。

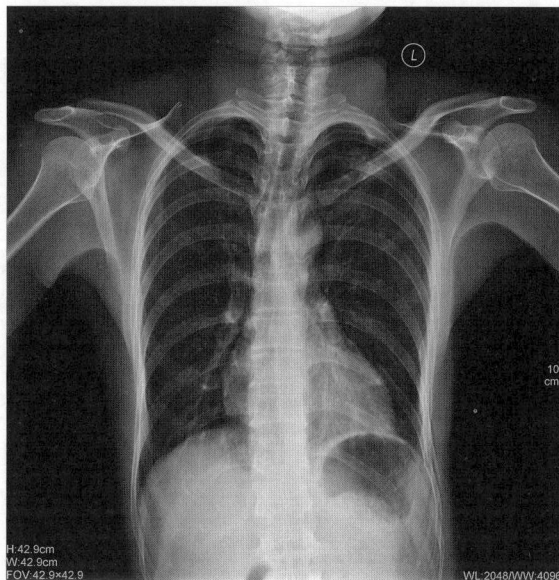

图 39-1　52 岁男性患者胸部正位 X 线片

临床情景实例 4

（1）患者，男性，53 岁。因"外伤后左侧胸痛，进行性呼吸困难半小时"入院。体格检查：口唇发绀，气管右偏，左侧胸廓饱满，左侧呼吸运动减弱，叩诊鼓音，左肺呼吸音消失。已行胸部 X 线检查（图 39-2）。请作出初步诊断并进行适当处理。

（2）患者左侧大量气胸，行左侧胸腔闭式引流术，引流 3 日后引流管通畅，复查胸部 X 线片肺复张良好，请进行适当处理。

临床思维分析：①结合症状体征和胸部 X 线片，患者诊断为左侧大量气胸，应行左侧胸腔闭式引流术；②引流 3 日后，引流管通畅，复查胸部 X 线片肺复张良好，可行胸腔闭式引流管拔除。

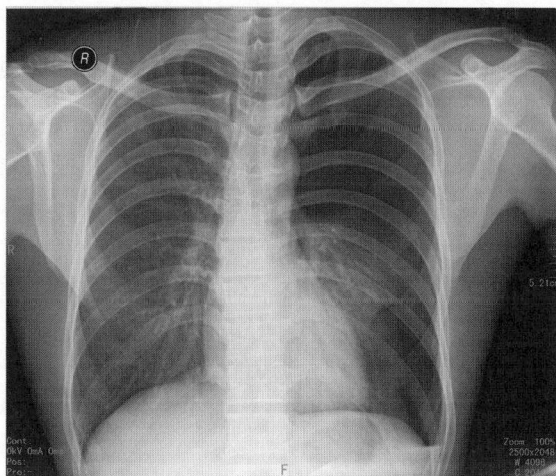

图 39-2　53 岁男性患者胸部正位 X 线片

临床情景实例 5

（1）患者，女性，33 岁。因"胸闷气促、呼吸困难 6 小时"入院，请阅片后进行相关处理（图 39-3）。

（2）行胸腔闭式引流术后 3 日，咳嗽引流管有液面波动，引流瓶未见气体逸出，复查胸部 X 线片肺复张良好。无咳嗽、胸闷、气促等症状。请行相关处理。

（3）拔管后 1 小时，患者诉胸闷、气促、呼吸困难，请行相关处理。

临床思维分析：①正确判读患者信息；诊断为右侧自发性气胸（中量），应行右侧胸腔闭式引流术。②患者因自发性气胸行胸腔闭式引流术后 3 日，咳嗽引流管有液面波动，引流瓶未见气体逸出，复查胸部 X 线片肺复张良好。无咳嗽、胸闷、气促等不适，已经具备拔管指征，可以拔

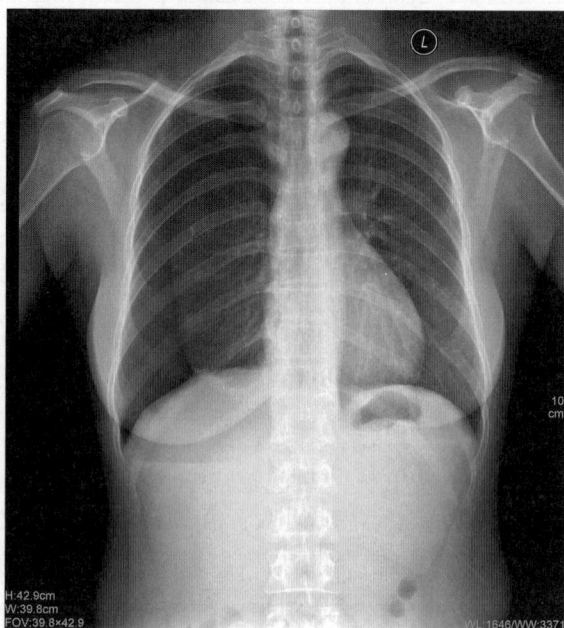

图 39-3　33 岁女性患者胸部正位 X 线片

管。③拔管后 1 小时，患者诉胸闷、气促、呼吸困难，考虑拔管后气胸复发。立即进行重点部位体格检查，包括口唇是否发绀、头颈胸部是否有皮下捻发感、颈静脉是否怒张、气管是否移位、患侧肋间隙是否饱满、患侧呼吸音是否消失，排除张力性气胸。患侧胸壁叩诊鼓音、听诊呼吸音明显减弱或消失，可以初步判断拔管后气胸复发，胸腔穿刺获得气体可进一步证实诊断，胸部 X 线检查见患侧肺萎缩可以明确诊断，行急诊胸腔闭式引流术。

临床情景实例 6

患者，女性，65 岁。因食管异物致食管胸膜瘘行胸腔闭式引流术后 2 个月，一直行空肠造瘘肠内营养治疗，已经连续 3 日引流管引出约 50ml 清亮液，复查胸部 X 线片示肺复张良好。造影检查食管胸膜瘘已愈合，进食 2 日，未出现胸痛、咳嗽、胸闷、气促、引流液增加等情况。请对其换药并行相关处理。

临床思维分析：造影检查食管胸膜瘘已愈合，无咳嗽、胸闷、气促等不适，进食后确定胸膜瘘已愈合，具备拔除胸腔引流管的指征，可以拔管。

（李志军）

第四十章

耻骨上膀胱穿刺造瘘术

Suprapubic Cystostomy

一、适应证

（一）暂时性耻骨上膀胱穿刺造瘘术适应证

1. 尿道损伤、尿道结石、尿道狭窄、前列腺增生症等疾病导致急性尿潴留，且行导尿术失败者。

2. 阴茎、尿道损伤，尿道整形，尿道吻合手术以及膀胱手术后患者，为避免尿液刺激，确保尿路愈合，需行此项手术。

3. 急性下尿路感染，如化脓性前列腺炎、尿道炎、尿道周围脓肿等，不能排尿，又不适合留置导尿的患者。

4. 配合经尿道前列腺电切术，缩短手术时间，避免经尿道电切（TUR）综合征发生。

（二）永久性耻骨上膀胱穿刺造瘘术适应证

1. 神经源性膀胱、脊髓损伤、糖尿病性末梢神经炎等疾病导致慢性膀胱排空障碍，且不适合长期留置导尿者或留置导尿管后反复出现睾丸炎或附睾炎者。

2. 下尿路梗阻伴尿潴留，保守治疗无效且不能耐受手术者。

3. 尿道肿瘤行全尿道切除术后。

二、禁忌证

1. 膀胱空虚，术前无法使之充盈。
2. 有下腹部及盆腔手术史致局部组织器官粘连严重者。
3. 盆腔巨大肿瘤致膀胱受压无法完成穿刺操作者。
4. 凝血功能障碍或重症血小板减少者。
5. 下腹部皮肤软组织有严重感染者。
6. 膀胱挛缩。

三、标准操作规程

见表 40-1。

表 40-1　耻骨上膀胱穿刺造瘘术标准操作规程

准备	医师准备：穿工作服，戴口罩、帽子，洗手
	核对床号、姓名
	了解麻醉药物过敏史，交代操作目的及风险
	知情同意并签字
	测血压、脉搏等生命体征，备皮
	评估周围环境如手术室内条件、室内温度，关闭门窗或屏风遮挡等，注意保暖
	物品准备：膀胱穿刺造瘘包（内含膀胱穿刺套件），相应型号导尿管，引流袋，尖刀片，5ml、10ml、50ml 注射器，2% 利多卡因注射液，棉球若干，纱布若干，胶布，络合碘，无菌手套等
操作过程	体位：仰卧位
	穿刺点选择[1]：耻骨上叩诊，确认膀胱充盈；常规选取腹部正中线，耻骨联合上方 1~2 横指处，标记穿刺点
	洗手，取膀胱穿刺包，检查包的有效期，打开器械包的外层 3/4
	持物钳打开器械包的外层 1/4 及内层
	戴无菌手套
	检查灭菌指示卡，清点物品
	检查穿刺套针是否完好、导尿管通畅性及气囊有无破损
	导尿管连接引流袋
	无菌液状石蜡润滑导尿管前端（至气囊后 20~22cm）
	消毒顺序：以穿刺点为圆心，由内向外
	消毒范围：穿刺点周围直径 15cm
	消毒 3 次，消毒不留空隙，每次范围小于前一次，末次范围大于孔巾直径
	铺孔巾并固定孔巾
	核对麻醉药，正确开启
	于穿刺点行皮丘注射及切口线麻醉
	沿穿刺点垂直进针，边进针边回抽及推注麻醉药
	若抽到尿液则停止注药[2]
	拔出注射器针，观察穿刺深度
	测试麻醉效果
	选择尖刀片，于穿刺点做 0.5~1cm 的皮肤切口，切开皮肤、皮下组织及腹白线
	根据比量的深度，穿刺套针沿切口垂直进针[3]，右（左）手穿刺，左（右）手保护
	有突破感后停止进针
	拔出针芯见尿液溢出，同时将套管针外鞘向膀胱内插入 2~3cm
	沿套管外鞘插入相应管径的气囊尿管
	见尿管内尿液流出后再插入 4~6cm[4]
	导尿管气囊内注入 10ml 生理盐水
	拔出套管，适当外牵尿管使气囊贴于膀胱壁[5]
	缝合皮肤切口并固定造瘘管（尿管）

操作过程	消毒切口，剪口纱布覆盖并胶布固定
	无菌试管取适量中段尿送尿常规、尿培养＋药敏试验
	引流袋下端封闭，并将引流袋固定于膀胱以下位置
	恢复患者衣物、被褥
	操作过程中注意询问患者感受，观察患者反应及生命体征
	一次放尿量不超过 200ml[6]
	术后嘱患者卧位休息半小时，观察生命体征变化，尿管是否引流通畅，有无出血及血性尿液等

疑点导航：

1. 穿刺前需辨认膀胱是否充盈，对于通过触诊、叩诊辨认不清者，需行超声检查确认膀胱充盈状态。既往有耻骨上膀胱穿刺造瘘术史的患者，穿刺点应低于原穿刺位置，以免刺入腹腔及肠管。

2. 过度肥胖患者行耻骨上膀胱穿刺造瘘术，局部麻醉时注射器回抽未见尿液抽出时，可换用腰椎穿刺针或心内注射针穿刺膀胱，抽得尿液以确认正确穿刺部位。

3. 穿刺针应垂直皮肤进针，若穿刺角度不当，向上易损伤腹腔脏器，向下可能刺入耻骨后血管丛或前列腺组织造成出血。

4. 膀胱极度充盈时，穿刺针或导管进入膀胱后，应有尿液迅速流出。若无尿外溢，首先应考虑是否真正进入膀胱，可适当调整穿刺针或导管的位置；若仍无尿，应考虑针孔或导管被异物（血凝块和小结石）堵塞，可用无菌生理盐水冲洗；外伤性膀胱损伤或出血性膀胱炎，膀胱内充满凝血块严重妨碍尿液引流时，应放弃穿刺而改耻骨上膀胱切开造口术。

5. 可减少膀胱尿液外渗，并减少膀胱壁渗血，同时可避免导尿管头端刺激膀胱三角区，引起膀胱刺激征。

6. 对膀胱过度充盈者，放尿宜缓慢，一次引流尿液不要大于200ml。可引流200ml后，夹闭20～30分钟，再引流200ml，再夹闭，直到引流完成；以防因腹压突然下降，大量血液进入腹腔血管，而引起血压下降，产生虚脱；或因膀胱骤然减压而引起膀胱黏膜充血，发生膀胱内出血及血尿。放尿后患者出现头晕、气促、心悸、面色苍白、血压下降等不适，应立即停止放尿，平卧，吸氧，给予输液抗休克治疗。

四、常见并发症及处理

1. **穿刺误伤腹腔脏器**　穿刺误入腹腔伤及肠管是最严重的并发症，一经证实立即手术探查，并行开放性耻骨上膀胱穿刺造瘘术。

2. **置管失败**　事先要选择与穿刺套管针相应管径的导尿管，并将其表面充分润滑。若调整穿刺针位置及深度后仍失败，则行开放性耻骨上膀胱穿刺造瘘术。

3. **膀胱出血和伤口渗血**

（1）首先通过观察尿液颜色变化及切口出血判断出血部位，膀胱内出血以引流血尿为主要表现，穿刺通道出血以切口渗血和／或血尿为主要表现。

（2）穿刺通道出血时，通过牵拉气囊尿管、加压包扎等措施压迫止血和缝合切口，多可缓解。

（3）血尿明显且压迫止血无效时，考虑膀胱内出血，予以持续冲洗膀胱，注意观察尿液改变。

（4）严重的血尿持续存在时，适当应用止血药物，必要时输血，甚至手术探查止血。

4．尿外渗　避免反复穿刺，保证造瘘管道通畅。5~7 日待瘘管形成后可更换合适型号造瘘管（导尿管）。

5．造瘘管脱落　一般发生在皮肤切口固定缝线已拆除，而造瘘管气囊破裂时，若窦道已形成（1 周以上），可马上重置造瘘管并妥善固定。

6．造瘘管引流不畅或堵塞

（1）首先调整造瘘管位置。

（2）如仍引流不畅，考虑造瘘管腔内堵塞，予以冲洗去除梗阻。

（3）必要时持续低压膀胱冲洗或更换造瘘管。

7．膀胱痉挛和膀胱刺激征

（1）调整造瘘管位置及气囊大小，造瘘管在膀胱内保留 4~5cm 较合适，气囊内注入约 10ml 生理盐水较合适。

（2）使用解痉镇痛药物治疗，如口服选择性 M 受体阻滞剂酒石酸托特罗定、琥珀酸索利那新等，肌内注射山莨菪碱（654-2），双氯酚酸钠栓剂塞入肛门，或膀胱内注入普鲁卡因等。

（3）予以低压冲洗膀胱，保持造瘘管引流通畅。

8．膀胱萎缩　指导患者或家属要定时放尿，训练膀胱舒缩功能，白天定时开放造瘘管，每 2~4 小时放尿 1 次，以膀胱不觉胀为准。晚上则不必夹闭，以免尿液溢出或影响睡眠。

五、临床情景实例与临床思维分析

临床情景实例 1

患者，男性，75 岁。因"尿频、尿急、排尿困难 3 年，自拔尿管后尿道口滴血 8 小时"入院。患者曾有多次尿潴留后留置尿管病史，每次自觉不适后均强行扯出。入院查超声：前列腺大小约 5.0cm×5.5cm×6.0cm，残余尿量 400ml。急诊导尿未成功，患者下腹胀痛难忍。请行相关处理。

临床思维分析：患者自行拔除尿管，结合病史，考虑存在尿道损伤、前列腺增生症。导尿失败，宜行耻骨上膀胱穿刺造瘘处理。

临床情景实例 2

患儿，男性，10 岁。因尿道下裂行尿道整形术后 2 日，3 小时前尿管球囊破裂而滑出，感下腹胀痛，无法排尿。请行相关处理。

临床思维分析：尿道整形术后患者，留置导尿管会影响局部愈合，应行耻骨上膀胱穿刺造瘘处理。

临床情景实例 3

患者，男性，35 岁。因"骑跨伤致尿道流血、尿潴留 11 小时"就诊，诊断为尿道球部损伤，超声提示膀胱内尿量＞1 000ml。入院后行导尿术失败，改行耻骨上膀胱穿刺造瘘术。穿刺后排空尿液过程中患者出现头晕、面色苍白、出汗、心悸、血压下降、脉细。请做相应处理。

临床思维分析：对于膀胱过度充盈或老年尿潴留患者，行耻骨上膀胱穿刺造瘘术时，因膀胱排空迅速，患者可能出现休克症状，应及时处理。包括：①夹闭膀胱造瘘管，终止操作；②监测患者生命体征变化；③建立静脉通道，必要时给予镇静、补充血容量及升压药物；④排除其他脏器损伤造成的失血性休克。

临床情景实例 4

（1）患者，男性，89 岁。因"尿频、尿急、排尿困难 20 年，加重 3 日"入院。既往有冠心病、心肌梗死、脑出血及帕金森病史 2 年，生活不能自理。超声示前列腺增生，膀胱残余尿量 500ml。请行相应处理。

（2）患者留置造瘘管后出现鲜红色血块，尿液引流不畅，请行相应处理。

临床思维分析：①高龄患者，基础疾病较多，手术风险极大，前列腺增生症不适合手术治疗，可行耻骨上膀胱穿刺造瘘术。②患者穿刺后出现血尿，考虑为膀胱内出血，血凝块可堵塞尿管致引流不畅；可先调整造瘘管位置及造瘘管气囊大小，予持续冲洗膀胱，冲尽膀胱内血凝块，再牵拉导尿管气囊压迫创口止血，必要时给予止血药物治疗。

临床情景实例 5

患者，男性，75 岁。因前列腺增生、尿潴留，留置导尿失败，遂行耻骨上膀胱穿刺造瘘术，留置膀胱造瘘管引流尿液 2 日。患者出现间歇性耻骨上疼痛、阴茎头及尿道放射痛、尿液从造瘘管旁漏出。请予以处理。

临床思维分析：留置膀胱造瘘管后可能因血块、造瘘管刺激膀胱三角区及膀胱底部，造成膀胱痉挛或三角区激惹。处理方法：①观察尿液颜色及引流是否通畅，排除出血及血凝块堵塞造瘘管；②调整造瘘管位置，保持膀胱引流通畅，观察患者症状改善情况；③必要时给予解痉剂或低压冲洗膀胱。

临床情景实例 6

患者，男性，45 岁。因"车祸致脊髓损伤 8 小时，排尿功能丧失"入院。入院后予留置导尿管。1 周后拔除尿管，膀胱排尿功能仍未恢复，患者出现发热，最高体温 39℃。体格检查：体温 38.8℃，右侧阴囊红肿，睾丸附睾肿大，质韧，压痛。双下肢感觉、运动功能未恢复。血常规：白细胞计数升高，凝血功能正常。阴囊超声：右侧睾丸附睾炎。请依据病情予以相关处理。

临床思维分析：患者为外伤致脊髓损伤、神经源性排尿功能障碍，目前出现右侧睾丸附睾炎，不适合长期留置导尿管，需行永久性耻骨上膀胱穿刺造瘘术并拔除尿管，同时留取尿液标本送尿培养 + 药敏试验、血培养 + 药敏试验，指导抗生素使用，加强抗感染治疗。

临床情景实例 7

患者，男性，35 岁。因"尿频、尿急、会阴胀痛、排尿困难 3 日"入院。患者目前发热，最高体温 39℃。直肠指诊前列腺表面光滑、肿胀、压痛，局部温度升高。双侧睾丸、附睾未见明显异常。血常规、尿常规示白细胞计数升高，凝血功能无异常。超声示膀胱残余尿量 300ml。请作出初步诊断及处理，并进行相应操作。

临床思维分析：结合病史及检查结果，患者考虑诊断为化脓性前列腺炎、尿道炎、急性尿潴留。目前留置导尿管可刺激尿路，加重疼痛及尿路感染，甚至可能诱发睾丸附睾炎，需行暂时性耻骨上膀胱穿刺造瘘引流尿液。同时留取尿液标本送尿培养＋药敏试验、血培养＋药敏试验，指导抗生素使用，积极抗感染治疗。

临床情景实例 8

患者，男性，75 岁。因"尿频、尿急、进行性排尿困难 5 年余，加重 2 日"入院。既往有糖尿病病史多年。体格检查：双下肢感觉减退、会阴皮肤感觉减退、肛门括约肌松弛、反射消失。超声：前列腺大小约 4cm×5cm×6cm，膀胱内残余尿量 300ml。尿流动力学检测：逼尿肌活动低下，膀胱出口梗阻。请作出初步诊断并进行处理。

临床思维分析：结合病史及体格检查，考虑诊断为前列腺增生症并急性尿潴留；糖尿病，糖尿病末梢神经炎；神经源性膀胱功能障碍。处理：行耻骨上膀胱穿刺造瘘术；控制血糖。

临床情景实例 9

患者，男性，40 岁。因"双侧腰痛 10 余年，加重伴发热 2 日"入院。既往有尿崩症病史 30 余年，近 3 年尿量 13 000ml/d，药物治疗效果不佳。静脉尿路造影：双输尿管全程扩张，双肾重度积水。超声：前列腺大小约 2cm×3cm×4cm，膀胱内残余尿量 1 000ml。留置尿管 1 周后拔除，复查超声残余尿仍 900ml。尿流动力学检查：逼尿肌 - 尿道外括约肌协同功能障碍。请进行处理。

临床思维分析：患者存在尿崩症，持续分泌大量尿液致膀胱慢性排空障碍，逼尿肌受损，出现慢性尿潴留、反流性双肾重度积水、肾功能损害。该患者不适合长期留置导尿管，可行耻骨上膀胱穿刺造瘘术。

（徐　磊　王　毅）

第四十一章

石膏绷带固定术

Plaster Fixation

一、适应证

1. 骨折及关节脱位的固定，包括临时固定及长期治疗所需要的固定。

2. 肢体的肌腱、血管、神经损伤修复术后，维持肢体的位置以减轻被修复组织的张力，保护其再受损伤，以利于组织的修复。

3. 肢体矫形术后，为固定肢体以对抗软组织挛缩，防止复位丢失以致畸形再发。

4. 化脓性关节炎或关节结核等，固定肢体以减轻疼痛，促进修复，防止畸形及症状加重。

5. 骨髓炎及骨结核等治疗期间，保护肢体，减轻疼痛，避免病理性骨折发生。

6. 运动损伤，包括韧带、肌腱损伤，固定可减轻其疼痛，促进修复，减少后遗症的发生。

7. 畸形的预防，如运动神经麻痹后神经功能未恢复前，预防肌肉挛缩引起的畸形，将关节固定于功能位。

8. 某些骨折切开复位内固定术后，为防止内固定强度不足或术后移位，作为辅助性外固定。

二、禁忌证

1. 开放性损伤，包括软组织缺损及开放性骨折。

2. 肢体严重肿胀，张力水疱形成，血液循环障碍者。

3. 局部皮肤病患者酌情应用。

4. 儿童、年老、体弱、神志不清及精神异常，不能正确描述固定后感觉及异常者慎重使用。

三、标准操作规程

见表 41-1。

表 41-1　石膏绷带固定标准操作规程

准备	医师准备：穿工作服，戴口罩、帽子，洗手，自我介绍
	信息核对、告知及知情同意：核对患者身份信息、病情信息、关键既往史信息，确认拟行操作，告知必要性及风险，取得并签署知情同意
	患者准备：患者置于舒适清洁明亮的操作环境，并测量血压、脉搏等生命体征，协助患者体位摆放（显露清楚、维持复位、便于操作）
	物品准备：石膏、绷带、棉纸或棉垫、剪刀、温水、手套、石膏桌、记号笔等

操作过程	选用合适规格的石膏[1]
	测量所需石膏长度[2]
	制作石膏板[3]
	衬垫保护皮肤，特别是骨突、血管、神经、石膏两端
	石膏重复对折或卷成柱状放在温水内[4]，待气泡出尽，手握两端，轻轻挤去水分[5]
	石膏板摊开、抹平
	患肢位于正确的固定位置[6]
	石膏置于肢体的合适的位置铺平[7]，助手维持位置
	绷带缠绕[8]
	塑形[9]
	待石膏出现弹响，标记时间
	询问石膏舒适度（有无卡压）
	复原患者衣物，将患肢残余的石膏灰浆用温水擦干净
	整理用物，垃圾分类处理
	洗手并记录
	术后医嘱[10]

疑点导航：

1. 根据需固定部位的肢体粗细，有针对性地选择合适大小的石膏进行固定。

2. 此处所述的石膏长度，指叠层制作、固定后的石膏托或石膏夹板的长度，而非石膏绷带的客观长度，至于更为复杂的石膏管型或者石膏背心等，所需石膏绷带的量需要根据工作经验及实际需要决定。该长度需要根据石膏固定范围决定，石膏固定的长度范围一般需要固定骨折部位的远端及近端各一个关节，如前臂骨折需要固定肘关节及腕关节；小腿部位骨折需要固定膝关节及踝关节。但根据具体骨折类型及治疗需要，实际操作中该固定范围也有所变通：如一般的 Colles 骨折，石膏固定范围须远端至掌指关节，近端不需要超过肘关节；而尺桡骨中断的双骨折，或 Monteggia 骨折、Galeazzi 骨折，需要控制前臂旋转，则固定范围远端须超越腕关节、近端须超越肘关节。由于患侧骨折端常有短缩，且测量过程中可能导致患肢疼痛，故选用健侧作为测量参照。一般比量长度大于实际长度 10%。

3. 根据测量长度，在平整的桌面上反复叠加石膏绷带至 12~16 层，上肢 12 层，下肢 14~16 层。经关节处或肢体粗细变化处，应对石膏进行相应的裁剪和改良，以便石膏更好地贴服肢体，起到更好的固定作用。

4. 石膏的硬化速度取决于水温高低，水温越高，石膏硬化越快，越不利于塑形，一般控制在 3~5 分钟比较适当，故夏天和冬天须对水温做适宜调整。

5. 对掌挤压石膏卷两端是为了减少石膏流失，确保石膏夹板强度。

6. 固定关节的位置根据复位需要而确定，无特殊复位要求等，一般情况要固定在功能位。如肘关节固定在屈曲 90°位，前臂旋转中立位，但肱骨髁上骨折时，为了维持复位，有时需要固定肘关节在大于 90°的屈曲位；无移位的桡骨远端骨折或裂纹骨折，需固定在腕关节功能位，而背侧桡侧移位的桡骨远端骨折（Colles 骨折）需要固定腕关节于掌屈尺偏位，反之掌侧移位的桡骨远端骨折（Smith 骨折）则需要固定在背伸位。

7. 一般石膏放置位置为肢体腹侧、背侧，整个放置、维持位置过程中应平抹、平按、平放，不能以指尖按压石膏，防止局部向内形成突起，石膏硬化造成皮肤或血管神经压迫损伤，也可达到美观的效果。

8. 绷带由远端向近端缠绕，为操作方便可以先快速缠绕初步稳定。每层绷带覆盖上一层的 1/3 或 1/2，绷带缠绕过程中不能翻转，松紧度合适，过关节处"8"字缠绕，以加强牢固度。注意"8"字缠绕需在拉力侧，如掌屈位时的掌侧、背伸位时的背侧。

9. 待固定可靠后，石膏尚未硬化之前，以操作者的双手掌、鱼际、掌根等圆滑部位对石膏进行塑形，使石膏和肢体尽可能贴服肢体轮廓，同时调整肢体关节的屈伸角度使之匹配治疗要求。

10. 必须交代患者注意患肢血运感觉，如患肢肿痛、青紫、麻木严重，立即去除石膏并速来院就诊；嘱其抬高患肢消肿，加强功能锻炼。

四、常见并发症及处理

1. **皮肤压疮** 首先是预防，其次是早期发现、及时解除压迫。造成压疮的主要原因是骨突处未加衬垫，包扎过紧，石膏接触皮肤的部分不平坦，特别是操作时在石膏固化前手指挤压造成局部凹陷，接触皮肤的一面则局部突出压迫皮肤，时间长久则出现压疮。处理：操作时，塑形及抹平石膏应用手掌，避免手指挤压，发现挤压应及时矫正，恢复石膏夹板或管型表面顺滑。

2. **神经麻痹** 主要发生在表浅神经，如腓总神经、尺神经等，原因是操作者不熟悉表浅神经的解剖，保护不足，局部压迫时间过长，导致相应神经麻痹。处理：早期发现并及时解除压迫可能恢复，时间过长则难以恢复，重在预防；短腿石膏近端应远离腓骨小头 3~4 横指，长腿石膏腓骨小头处加充足衬垫，局部塑形不可过紧。

3. **骨筋膜隔室综合征** 闭合骨折早期肢体肿胀，局部血肿或软组织反应会使肿胀加重，石膏固定过紧会进一步限制隔室容积的扩大，造成隔室内压力增高，影响血液回流，最终发生骨筋膜隔室综合征。处理：前期发现，应及时、彻底松解石膏，解除肢体的外部挤压因素。骨筋膜隔室综合征患者往往表现为剧烈疼痛，镇痛药难以控制，被动活动疼痛加剧，其后果严重，应高度警惕，及时切开减压。该情况重在预防，骨折早期固定不可过紧，要密切观察。

4. **关节僵硬，粘连** 固定时间过久会发生关节僵硬，粘连，特别是非功能位固定会造成肢体功能障碍。处理：应及时拆除石膏，尽早进行关节功能练习，恢复关节活动度；必要时辅助理疗，或应用非甾体抗炎药。

5. **失用性肌肉萎缩、骨质疏松** 石膏固定会造成失用性肌肉萎缩、骨质疏松。处理：固定期间应做长肌肉收缩练习，拆除石膏后加强肌肉力量训练及负重练习。

五、临床情景实例与临床思维分析

临床情景实例 1

（1）患者，男性，62 岁。因"下雪路滑摔伤致右侧腕关节疼痛、肿胀、活动受限 2 小时"来急诊。体格检查：右侧腕关节呈"银叉"样畸形，行右侧腕关节 X 线检查（图 41-1、图 41-2）。请对该患者右侧腕关节复位并行石膏外固定，指导患者功能锻炼。

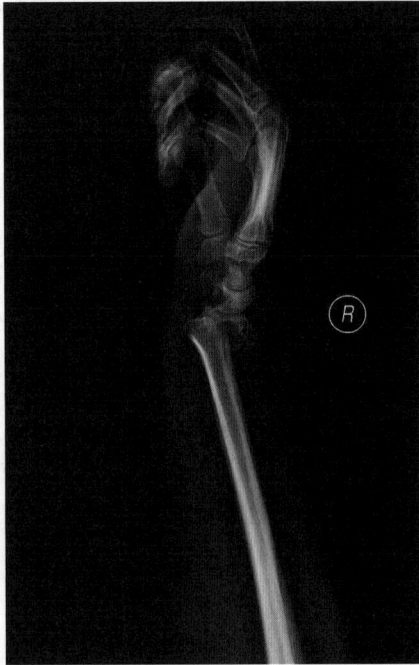

图 41-1 62 岁男性患者右侧腕关节侧位 　　　图 41-2 62 岁男性患者右侧腕关节正位 X 线片
　　　X 线片

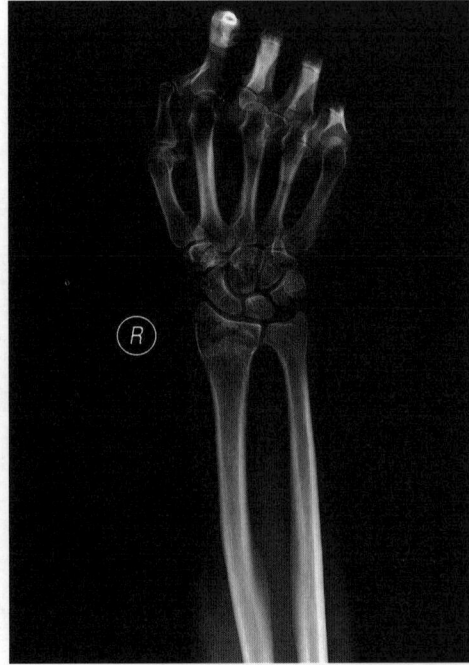

（2）患者石膏固定术后复查 X 线片满意，未再复诊，亦未进行功能锻炼。3 周后患者再次就诊，诉患肢不能握拳，手部肿痛。体格检查：手背及手指明显肿胀，掌指关节及指间关节活动障碍，屈曲受限并疼痛，末梢感觉血运正常。请分析患者出现该症状的原因并提出治疗方案。

临床思维分析：①患者为右侧 Colles 骨折，需完成右侧腕关节手法复位，然后于轻度屈曲尺偏位石膏固定。待患者固定 2 周，水肿消退后，再行右侧腕关节中立位更换石膏托或前臂管型石膏固定。②患者未按要求规范复诊及更换石膏，亦未系统规范功能锻炼，石膏固定 3 周后出现不能握拳、掌指关节及指间关节活动障碍、屈曲受限并疼痛，其原因主要为术后功能锻炼不及时，导致关节僵硬、粘连；需要在医师指导下积极进行功能康复锻炼，被动和主动地屈伸指间关节，掌指关节，握拳屈肘，活动锻炼肩关节等。

临床情景实例 2

（1）患者，男性，18 岁。因"车祸致多发性外伤"来急诊。患者伤后神志清楚，经急诊完善检查提示患者存在脾破裂、肠道破裂，普外科拟行急诊手术治疗。目前患者尚存在左小腿疼痛、肿胀、畸形，体格检查左小腿皮肤无破损及张力性水疱，可见畸形并可触及反常活动，末梢感觉血运及足趾活动正常。行左胫腓骨 X 线检查（图 41-3、图 41-4），经轻微牵引复位左小腿畸形已初步纠正。请给予合适的临时处理，先行普外科急诊手术，待肢体肿胀消退后，择期再行左小腿进一步治疗。

（2）患者石膏固定术后第 2 日，诉左小腿、左足趾疼痛肿胀不适，趾尖刺痛，疼痛程度剧烈，口服镇痛药缓解不明显。体格检查：左小腿、左足肿胀严重，足趾皮温低，感觉减退，被动活动时左足各足趾相应肌肉牵拉痛明显。请予以处理。

临床思维分析：①患者为胫腓骨中断双骨折，骨折不稳定，移位明显，需行复位内固定或外固定架、石膏管型等加强固定治疗。患者目前因病情急需行普外科急诊手术，而左小腿肢体肿胀，且存在

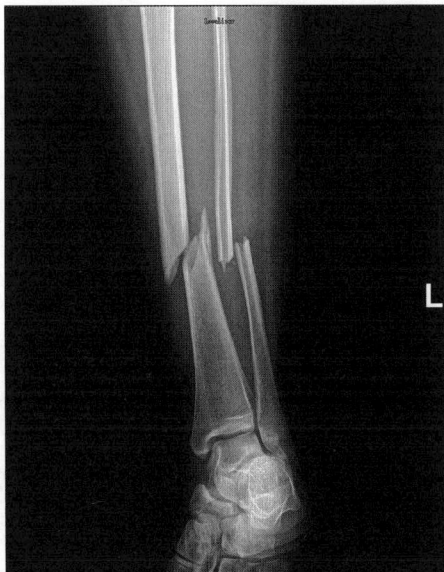

图 41-3　18 岁男性患者左胫腓骨正位 X 线片　　图 41-4　18 岁男性患者左胫腓骨侧位 X 线片

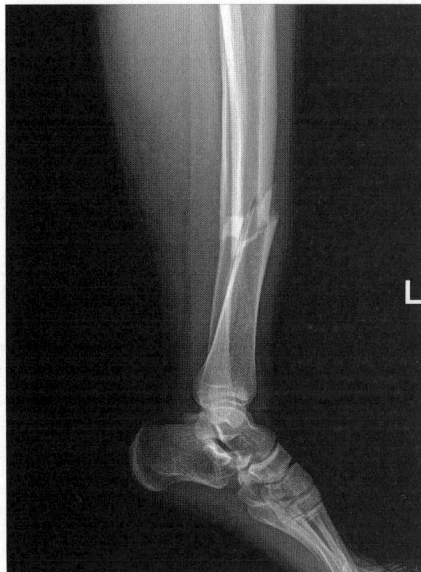

肠道破裂等污染性手术的情况，不宜同时行骨折切开复位内固定治疗。为临时稳定并保护左小腿避免二次损伤，便于搬运及护理，须对其施行简单快速的临时外固定，常见、廉价而高效的方式为左下肢长腿石膏托外固定。该石膏托应选宽型号的石膏绷带制作，腓骨小腿及足跟内外踝应额外加棉垫等保护，石膏托应放置于下肢后侧，固定范围应超膝关节及踝关节，相应关节处于功能位。②患者石膏固定术后第 2 日，出现左小腿左足疼痛肿胀不适，趾尖刺痛，疼痛程度剧烈，口服镇痛药缓解不明显等情况。体格检查示肢体肿胀严重，足趾感觉及血运障碍，肌肉被动牵拉试验阳性，考虑小腿局部肿胀加剧、石膏过紧等导致骨筋膜隔室综合征，应立即松解石膏，积极急诊行筋膜切开减压术。少数情况，如原始损伤不严重，同时尚未或即将形成早期骨筋膜隔室综合征者，及时发现，立即松解包扎，抬高肢体消肿或应用改善肢体血液循环的药物，可避免进一步发展成为骨筋膜隔室综合征。

临床情景实例 3

患儿，男性，10 岁。因"右膝关节疼痛，肿胀、活动受限 10 日"入院。入院体格检查：神志清楚，心、肺、腹体格检查未见异常，右大腿远端肿胀，未扪及明显肿块，局部静脉无怒张，无充血发红，皮温不高，远端内侧压痛，膝关节活动范围正常，活动时有轻度疼痛，末梢感觉血运正常。已行 X 线检查（图 41-5），请对患儿右下肢做适当固定，预防病理性骨折。

临床思维分析：患儿诊断考虑右股骨远端病变，需进一步详细检查及诊治。现有影像检查提示骨质有破坏，骨肿瘤及骨感染性疾病均有可能，为预防病理性骨折，固定肢体减轻疼痛，促进修复，防止畸形及症状加重，故对患肢进行长腿石膏后托固定。

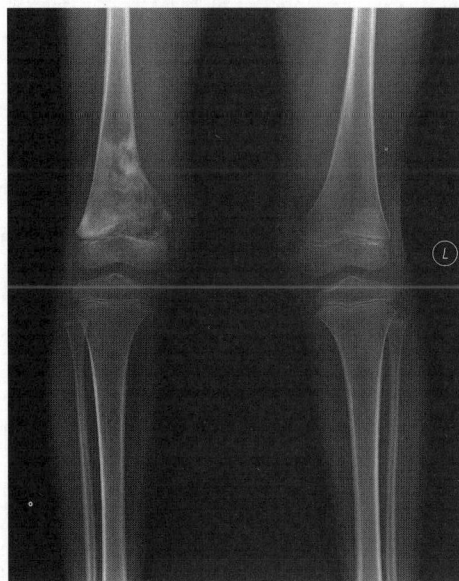

图 41-5　10 岁患儿双侧膝关节正位 X 线片

临床情景实例 4

患者，男性，48 岁。因"右膝关节上部行走后疼痛、活动受限 1 个月"就诊，门诊行 X 线检查（图 41-6），以"右股骨远端占位病变"为诊断收入院。入院后进一步完善 CT 及 MRI 检查（图 41-7、图 41-8），病理活检提示骨巨细胞瘤，完善术前相关检查后，临床分型为 $G_0T_0M_0$。今日在全身麻醉下行右股骨远端肿瘤刮除植骨术。术中发现右股骨远端骨皮质菲薄，骨强度明显下降。现手术已结束，麻醉尚未清醒前，请对右下肢进行适宜处理。

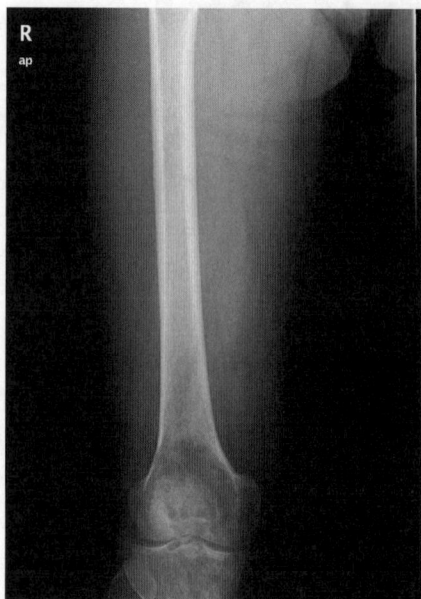 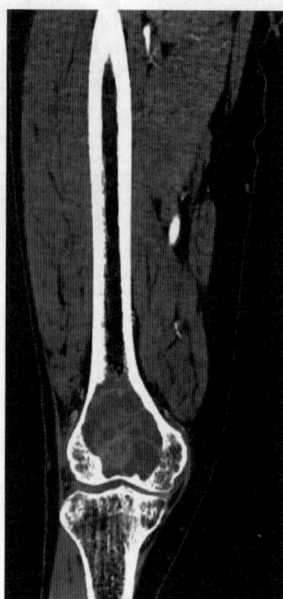 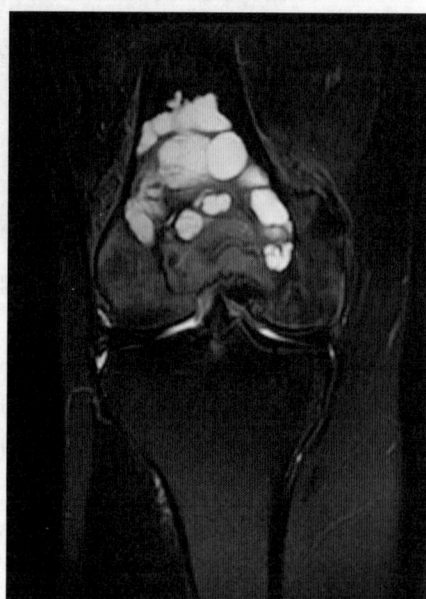

图 41-6　48 岁男性患者右侧膝关节正位　　图 41-7　48 岁男性患者右侧　　图 41-8　48 岁男性患者右侧股骨远端
　　　　　X 线片　　　　　　　　　　　　　　　股骨远端三维 CT 片　　　　　　　　MRI 片

临床思维分析：该患者 X 线、CT 及 MRI 均是典型的骨巨细胞瘤表现，术前已病理活检证实，对于 $G_0T_0M_0$ 的骨巨细胞瘤患者，应采取手术治疗：肿瘤刮除加灭活处理，再植入自体或异体骨或骨水泥。本例患者由于术中发现右股骨远端骨皮质菲薄，骨强度明显下降，且未行内固定治疗，故术后在麻醉尚未清醒前，需进一步完善石膏外固定，避免患者苏醒过程躁动或术后恢复期各种外力造成病理性骨折，日后待植骨愈合骨强度增强后再去除外固定。为便于术后早期换药、拆线等操作，多采取石膏托固定，该病例需全右下肢长腿石膏托固定，膝、踝关节固定于功能位。术后切口换药、拆线等操作，可在保护下肢的前提下，拆开固定石膏托的绷带或部分绷带，换药或插线完成后，包扎好切口，继续绷带确切固定石膏托。

临床情景实例 5

患者，男性，30 岁。因"左腕背部刀砍伤后疼痛、流血、活动障碍 1 小时"就诊。入院后急诊行左侧腕关节清创缝合术，术中探查左手 2~5 指伸肌腱、左桡侧腕长伸肌腱在腕部被切割断裂，术中给予上述各肌腱行一期肌腱缝合术。现缝合包扎已结束，请对左腕关节进行适宜的处理。

临床思维分析：患者为左腕部背侧桡侧部分肌腱断裂，属于锐器切割伤，肌腱已一期缝合。对于手部肌腱缝合术后患者，一般需固定 3~4 周待肌腱初始愈合，常用固定方法为石膏外固定。该例患者需行左腕部石膏托外固定，石膏托应放置在掌侧，远端固定手指全长，近端固定至前臂近端。固定及塑形过程需保持左腕关节轻度背伸桡侧偏位，2~5 手指伸直位以放松吻合后的肌腱，从而利于愈合。

临床情景实例 6

患者，男性，45 岁。因"运动伤致右侧跟腱断裂 1 日"入院。入院行右侧跟腱断裂修复术，术中发现右侧跟腱撕裂严重，断端松散，缝合修复后强度较差。现手术已结束，切口包扎完毕，请对该患者进行适宜的处理。

临床思维分析：患者为右侧跟腱断裂修复术后，缝合不可靠，需额外辅助外固定，此情况石膏固定范围及时间参照保守治疗，故行右踝关节跖屈位长腿石膏外固定（石膏超过膝关节，固定时膝关节屈曲 15°~30°，可采取前后托形式，类似于石膏夹板，既增加了固定强度，亦方便术后切口拆线换药）。患者长腿石膏固定 3 周后改短腿石膏（石膏不超过膝关节，踝关节跖屈位），短腿石膏固定 3 周后可穿定制高跟鞋进行功能锻炼。

（巴　根）

第四十二章

小夹板固定术

Small Splint Fixation

一、适应证

1. 肱骨、尺桡骨、胫腓骨、桡骨远端、踝关节等小夹板可提供足够固定强度的闭合性不全骨折、稳定性骨折。

2. 作为股骨、胫骨不稳定性骨折的辅助固定手段，需与持续骨牵引等相联合应用。

3. 石膏或内固定拆除后，骨折尚不坚固，接续为小夹板辅助固定，以利于功能锻炼并提供短时间保护。

二、禁忌证

1. 软组织损伤严重者。

2. 开放性骨折者。

3. 伤肢严重肿胀者。

4. 意识障碍或肢体感觉异常。

5. 过度肥胖或者骨折严重不稳。

三、标准操作规程

见表 42-1。

表 42-1　小夹板固定术标准操作规程

准备	术者准备：穿工作服，戴帽子、口罩，洗手，核对信息，了解病史，告知并取得知情同意
	器材准备：根据患者肢体大小、治疗需要选择合适的夹板[1]，毡垫，外用纱套，各种纸垫或棉垫，捆扎用的布带或绷带，记号笔，胶布等
	患者准备：置于宽敞清洁明亮的环境，选择合适的体位
操作过程	皮肤清理，确认无皮肤破损、肢体无严重肿胀或软组织毁损
	伤肢摆放在合适的位置便于操作
	骨折需要手法复位者先行手法复位，助手牵引维持复位
	固定部位加衬套[2]
	骨突及夹板着力部位加衬垫用胶布固定防止移位
	选择大小、外形合适的夹板放在肢体前、后、内、外侧，顺序为先后方，再前方，再内、外侧
	一般不超过关节，宽度之和大约为肢体周径的 4/5
	助手维持夹板位置，术者用布带包扎固定

操作过程	先固定捆扎固定骨折端的一条（即中段），然后再向两端等距离捆扎
	松紧程度以布带上下移动各 1cm 为准 [3]
	检查肢体末端血液循环及感觉情况
	复原患者衣物，整理用物，垃圾分类处理
	标记时间
	洗手并记录
	术后医嘱 [4]

疑点导航：

1. 由于患侧骨折端常有短缩，且测量过程中可能导致患肢疼痛，故选用健侧作为测量参照。治疗骨干骨折的小夹板长度不超过邻近关节，仅少数邻近关节部位的骨折（如桡骨远端骨折、踝关节骨折）需使用超过该关节长度的夹板。

2. 可以使用新型的衬套，也可使用棉垫。棉垫由远端向近端缠绕作为衬垫，第 1 周应斜形缠绕，第 2 周做环形缠绕时，将第 1 周斜出圈外的绷带角折回圈内压住，然后再重复缠绕至固定近端，每层重叠 1/3 或 1/2。棉垫不可过紧，以免影响血运。骨突及夹板着力部位多缠绕数圈即为加强保护，亦可额外加垫辅用胶布固定以维持位置。

3. 在伤肢固定后 1～3 日内要特别注意观察伤肢末梢血循环及感觉情况，并随时酌情调整扎布带的松紧度，均上下移动各 1cm 为准。待肿胀消退后亦应定期（一般每周 1～2 次）检查布带松紧度，随时调整以免过于松弛达不到固定效果。

4. 必须交代患者密切观察患肢血运感觉，如感患肢肿痛、青紫、麻木严重，应立即向医师汇报，及时处理；每 1～2 周拍 X 线片确认骨折复位维持情况，如有需要随时调整夹板或更改治疗方案；抬高患肢，并加强功能锻炼。

四、常见并发症及处理

1. **皮肤压疮**　首先是预防；其次是早期发现，及时解除压迫。皮肤压疮的主要原因是骨突处未加衬垫，包扎过紧，夹板接触皮肤的部分不平坦，应在骨突部位容易形成压疮处加衬垫。

2. **神经麻痹**　主要发生在表浅神经，如腓总神经、尺神经等；原因是操作者不熟悉这些表浅神经的解剖，保护不足，局部压迫时间过长，导致相应神经麻痹。处理：早期发现并及时解除压迫可能恢复，时间过长则难以恢复，重在预防。

3. **骨筋膜隔室综合征**　闭合骨折早期肢体肿胀，局部血肿或软组织反应会使肿胀加重，夹板固定过紧会进一步限制隔室容积的扩大，造成隔室内压力增高，影响血液回流，最终发生骨筋膜隔室综合征。处理：早期发现，应及时、彻底松解夹板，解除肢体的外部挤压因素。患者往往表现为剧烈疼痛，镇痛药难以控制，被动活动疼痛加剧，其后果严重，应高度警惕，及时切开减压。本病重在预防，骨折早期固定不可过紧，要密切观察。

五、临床情景实例与临床思维分析

临床情景实例 1

（1）患者，女性，45岁。因"摔伤致右腕关节疼痛、肿胀、活动受限2小时"入院。体格检查：右侧腕关节局部略肿胀，未见明确畸形，压痛明显，纵向叩击痛阳性，活动受限。行右腕关节正侧位X线检查（图42-1、图42-2），患者因自觉石膏沉重而拒绝，亦拒绝费用较高的高分子材料或支具固定，希望采取廉价而轻便的固定方式。请给予处理。

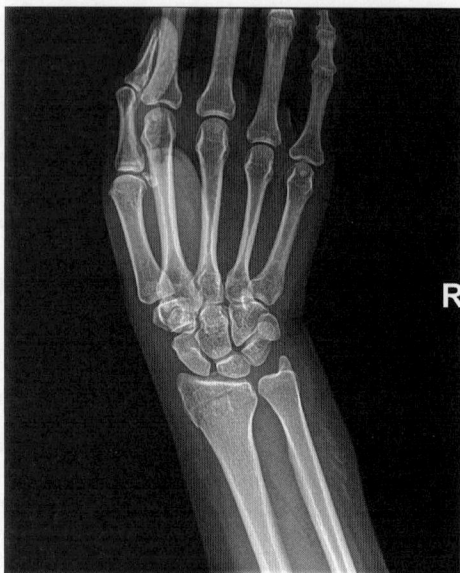

图42-1　45岁女性患者右腕关节正位X线片　　图42-2　45岁女性患者右腕关节侧位X线片

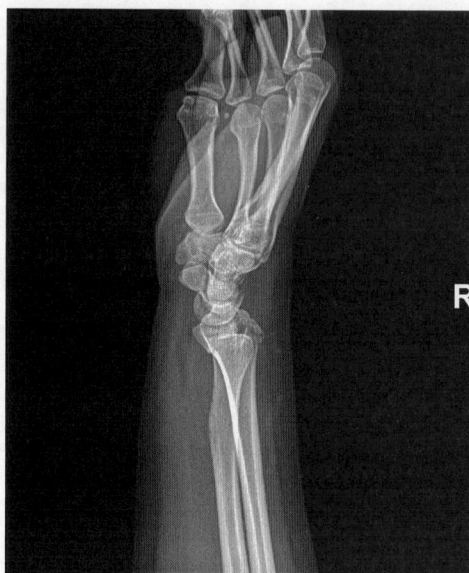

（2）经过处理，固定1日后，患者自诉右腕肿胀严重，桡骨茎突及尺骨茎突处皮肤刺痛，右手各手指无刺痛，感觉及自主活动可。体格检查：右腕部小夹板位置正常，各固定带上下不可动，右手各指感觉运动血运正常。请分析病情并作出相应处理。

临床思维分析：①根据患者病史体格检查，结合X线检查结果，患者诊断为右侧桡骨远端骨折，骨折稳定，移位不明显，结合患者意愿，可考虑行右腕部功能位小夹板外固定。②根据患者病情，考虑为肢体肿胀加剧，造成固定条带过紧所致，应给予及时松解，调整固定条带张力，但考虑患者同时存在桡骨茎突及尺骨茎突局部皮肤刺痛，应在松解固定条带的同时给予检查，如为衬垫不足应给予强化，如有皮肤破溃，应及时考虑更改为其他固定方式。患者手指感觉运动及末梢血运正常，暂不考虑骨筋膜隔室综合征。

临床情景实例 2

（1）患儿，男性，10岁。因"摔伤致左前臂疼痛、肿胀、活动受限1小时"就诊。体格检查：左前臂桡侧略肿胀，轻度成角畸形，压痛明显，纵向叩击痛阳性，左腕关节活动可。左腕关节正侧位X线检查见图42-3、图42-4。已给予手法复位，请进一步完成小夹板外固定。

（2）经过小夹板固定2日后，患者自诉左腕部局部皮肤刺痛严重，可见淡血性渗出浸润棉垫，左

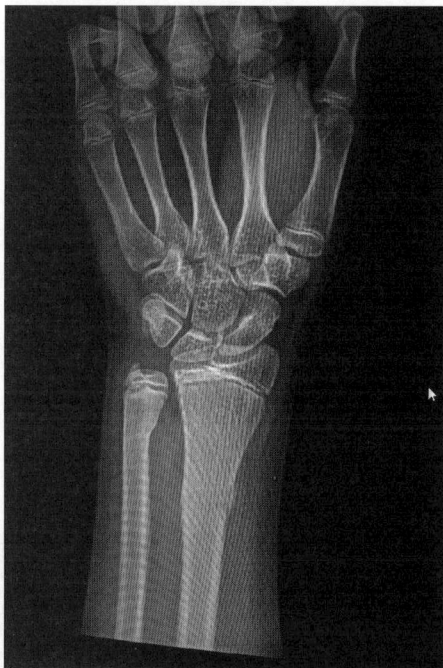

图 42-3　10 岁男童左腕关节正位 X 线片

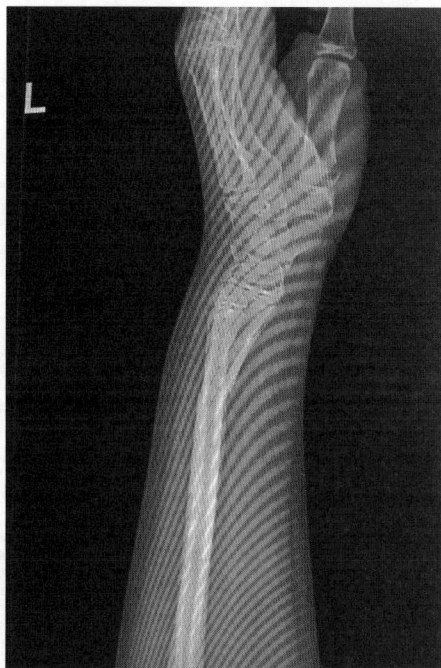

图 42-4　10 岁男童左腕关节侧位 X 线片

手各指感觉运动血运正常。请分析病情并作出相应处理。

临床思维分析：①根据患儿病史及体格检查，结合 X 线检查，患者诊断为左侧桡骨远端青枝骨折，骨折稳定，轻度成角移位已手法复位纠正，考虑到骨折类型及儿童骨折愈合速度快，可考虑行左前臂小夹板外固定，以利于早期功能锻炼。②根据患者病情，考虑为夹板局部压迫或摩擦造成皮肤破损或溃疡的可能，应及时打开夹板进行检查，如皮损较轻微，则给予消毒包扎后增加棉垫防护继续固定；如皮损严重或已形成溃疡，则需及时更改为其他固定方式。

临床情景实例 3

（1）患者，男性，32 岁。因"车祸外伤致右小腿疼痛、肿胀、畸形、活动受限 3 小时"入院。入院后行右侧胫腓骨 X 线检查（图 42-5）。请作出诊断并对患者进行小夹板固定。

（2）患者行小夹板固定 3 日后，右足背麻木、感觉障碍，踝关节背伸功能丧失，右小腿足背动脉搏动正常，小腿局部张力不大。请分析患者此症状原因，并作出适当处理。

临床思维分析：①患者右侧腓骨骨折，对位、对线良好，对固定强度要求不高，可行小夹板固定术，以利于早期功能锻炼。②术后 3 日患者出现右足感觉运动障碍，但足背动脉搏动正常，且小腿局部张力不大，可除外骨筋膜隔室综合征；进一步结合感觉及运动障碍特征，表现为单一神经损伤表现（腓总神经），

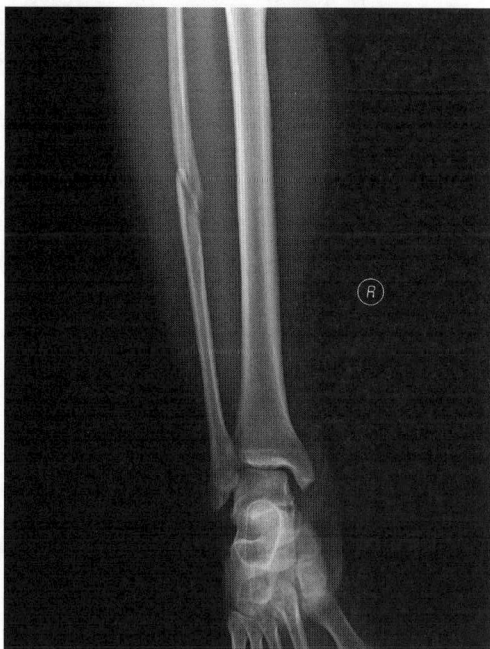

图 42-5　32 岁男性患者右侧胫腓骨正位 X 线片

考虑小夹板固定引起腓骨头卡压不适，腓总神经损伤；应重新调整小夹板，防止腓骨颈局部卡压，适当神经营养治疗，密切观察神经功能恢复情况。

临床情景实例 4

（1）患者，男性，26 岁。因"车祸外伤致左小腿疼痛、肿胀、活动受限 1 小时"入院。入院后行左侧胫腓骨 X 线检查（图 42-6、图 42-7），经牵引复位后骨折对位、对线恢复。请作出诊断并完成小夹板固定术。

（2）患者行小夹板固定术 1 日后左小腿疼痛难耐，体格检查示小夹板位置良好，固定条带不可移动，足背及小腿可见张力性水疱，左侧足背动脉搏动未扪及，牵拉左足各足趾患者剧痛。请分析病情并给予适宜处理。

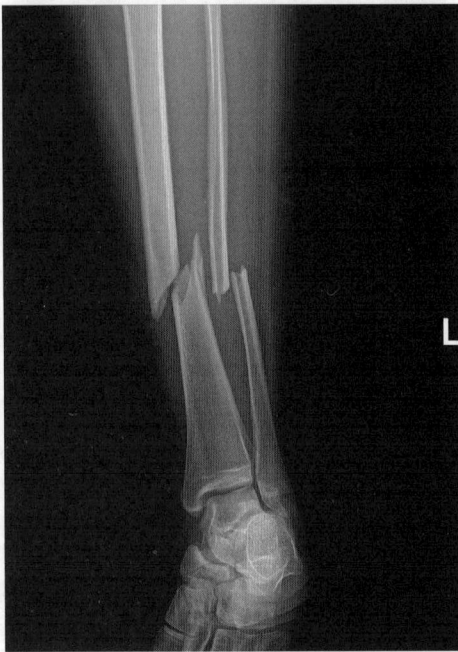

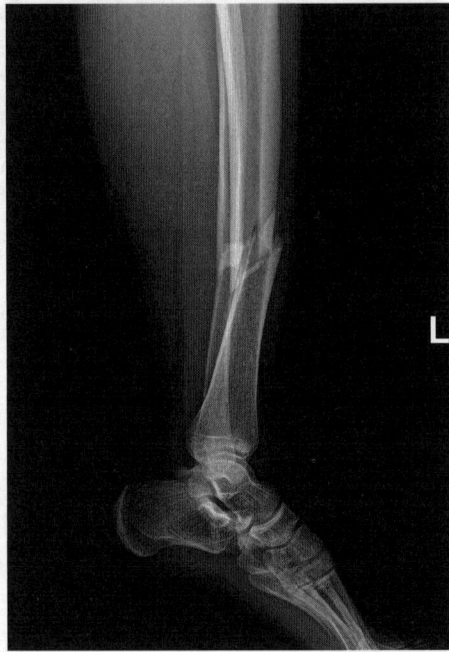

图 42-6　26 岁男性患者左侧胫腓骨正位 X 线片　　图 42-7　26 岁男性患者左侧胫腓骨侧位 X 线片

临床思维分析：①患者为左侧胫腓骨骨折，骨折粉碎不严重，且为横行骨折，如手法复位可达到满意复位标准，小夹板固定术为可选外固定方案，避免切开手术破坏骨膜血运，影响骨折愈合。②患者 1 日后出现小腿剧烈疼痛，体格检查可见夹板固定条带因肢体肿胀而过紧，足背动脉搏动已不可扪及，足趾被动牵拉试验阳性，考虑诊断为左小腿骨筋膜隔室综合征，需松开外固定，急诊行小腿骨筋膜隔室切开减压术。

临床情景实例 5

患者，男性，40 岁。因"车祸外伤致左小腿疼痛、肿胀、活动受限 3 小时"入院。入院时体格检查：左小腿肿胀明显，皮肤挫伤瘀斑，可见多处张力性水疱形成，末梢感觉血运正常。已行 X 线检查（图 42-8）。请对患肢进行制动。

临床思维分析：患肢肿胀明显，皮损严重，并伴张力性水疱形成，患肢软组织情况较差，不适

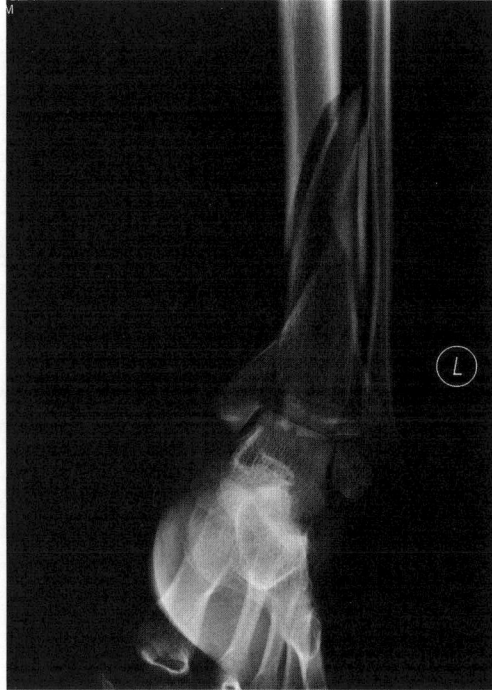

图 42-8　40 岁男性患者左侧胫腓骨正位 X 线片

合行小夹板及石膏等外固定，可考虑行患侧跟骨结节骨牵引术。

临床情景实例 6

患者，男性，22 岁。因"高处坠落伤致右上臂疼痛、肿胀、活动受限 6 小时"就诊，就诊时已于外院行简单临时石膏固定。入院时体格检查：右上肢石膏托固定中，肢体明显肿胀，右虎口区感觉减退，右腕关节及拇指不能背伸。X 线检查如图 42-9。请为患者选择适宜的固定方式。

临床思维分析：结合病史、体格检查及影像检查，患者目前诊断为右肱骨粉碎性骨折石膏固定术后，右桡神经损伤。考虑患者骨折不稳定，外固定难以维持良好复位，且存在骨折造成的桡神经损伤情况，该患者适合行右肱骨骨折切开抚慰内固定术、右桡神经探查松解术，不适合石膏、小夹板或各类牵引等外固定方式。

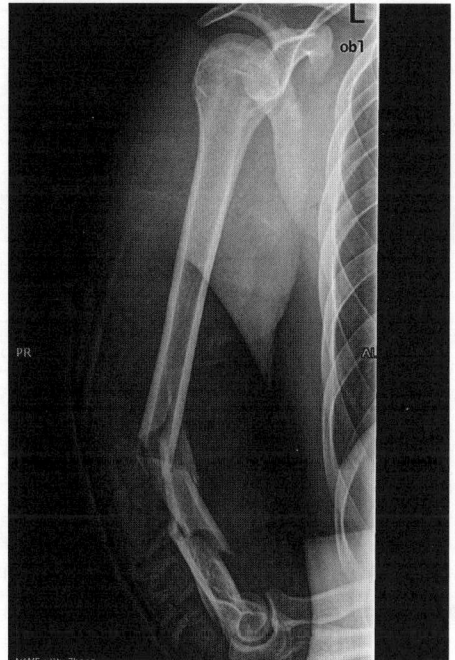

图 42-9　22 岁男性患者右肱骨正位 X 线片

（巴　根）

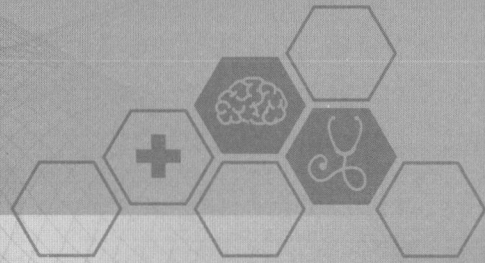

第四十三章

骨牵引
Skeletal Traction

一、适应证

1. 成人长骨不稳定性骨折（如斜行、螺旋形及粉碎性骨折）。
2. 肌肉强壮或容易移位部位的骨折（如股骨、胫骨、骨盆、颈椎）。
3. 骨折部位皮肤损伤或部分软组织缺损时。
4. 开放性骨折感染或战伤骨折。
5. 患者有严重复合损伤，需密切观察而肢体不宜进行其他固定。

二、禁忌证

1. **绝对禁忌证**　局部皮肤缺损感染；软组织感染；局部有肿瘤样病变、骨髓炎。
2. **相对禁忌证**　张力水疱形成；严重骨质疏松；骨缺损或关节漂浮；牵引可造成血管神经损伤加重。

三、标准操作规程

见表 43-1。

表 43-1　胫骨结节骨牵引标准操作规程

准备	医师准备：穿工作服，戴口罩、帽子，洗手
	核对床号、姓名，核对并确认患肢情况，查看患者 X 线片和 CT 片
	知情同意并签字[1]，操作前需告知患者此次操作的目的[2]，签署知情同意书
	用物准备：1 个换药包（其中有 2 个治疗碗或盘，有齿、无齿镊各 1 把或 2 把血管钳），尖刀片、无菌刀柄，5ml 注射器，利多卡因，1 把剪刀，络合碘，棉球若干，敷料若干，胶布；布朗氏架，牵引弓，牵引绳，牵引砝码，无菌克氏针（4.0mm）或骨圆针[3]；2 个抗生素药瓶，电钻或手摇钻（无菌）
	测量生命体征，询问麻醉药过敏史，检查凝血功能，嘱患者排空大小便
操作过程	体位：患者仰卧，双下肢伸直，将患肢置于牵引支架（布朗氏架）上
	定位[4]：以胫骨结节顶点远端 2cm 及后侧 2cm 连线的交点为进针点，其内侧对应点作为出针点，做好标记
	取器械包，检查有效期，持物钳打开器械包的外层 3/4
	洗手，戴无菌手套，打开器械包的外层 1/4 及内层
	检查灭菌指示卡，清点物品
	倒入需使用的棉球、敷料、络合碘等，上尖刀片
	助手握住踝部牵引并固定患肢

操作过程	用络合碘棉球由内向外分别消毒进针点及出针点周围皮肤 15cm
	铺无菌孔巾，核对麻醉药，正确开启
	两侧穿刺点逐层浸润麻醉到达骨膜时行多点麻醉，并测试麻醉效果
	选择合适的牵引针，检查牵引针的完整性及针尖情况，并将其安装在手摇钻/电钻上并检测
	一手绷紧局部皮肤，尖刀片在外侧 5 标记点顺皮纹方向戳 1 个小口，长约 5mm，插入骨牵引针到骨膜，并垂直骨干纵轴，与邻近关节平行，用骨锤敲击或骨钻穿透骨质（骨皮质部分严禁锤击，防止皮质劈裂）。在对侧出针点皮肤戳口，便于牵引针穿出
	操作中询问患者感受，避免损伤神经等
	调整两侧牵引针长度至对称，缠绕克氏针皮肤两侧外露处
	连接牵引弓，牵引针两端用抗生素药瓶或特制尾帽保护
	乙醇纱条覆盖
	连接牵引绳、牵引砝码，牵引砝码的重量为体重的 $1/11 \sim 1/7$ 6
	再次调整牵引方向与肢体力线一致
	适当抬高床尾 20cm 对抗牵引，再次洗手记录操作
	术后测量患者生命体征，向患者交代注意事项，检查并嘱患者注意伤肢远端的运动、感觉及血运情况，预防感染，定期消毒针道周围皮肤。术后两周内要定期测量伤肢的长度和拍 X 线片，以便随时根据检查结果及时调整牵引重量
	结束操作后注意将患者衣物及被褥恢复原样

疑点导航：

1. 牵引治疗的原理是应用持续的作用力和反作用力来缓解软组织的紧张与回缩，使骨折、脱位得以整复，预防和矫正软组织的挛缩畸形或为某些疾病的手术治疗做术前准备和术后制动。

2. 股骨髁上骨牵引、胫骨结节骨牵引、跟骨骨牵引主要用于长骨骨折、骨盆髋臼骨折、髋关节骨折脱位等外伤情况下围手术期术前的临时固定。股骨髁上骨牵引主要用于骨盆、髋部骨折脱位、股骨近端骨折尤其是合并膝关节韧带损伤的患者。颅骨牵引主要用于颈椎骨折脱位。上肢肱骨骨折的鹰嘴骨牵引及距骨、胫骨远端等其他特殊部位的骨牵引使用相对较少，只在少数特殊情况下使用。

3. 骨牵引针临床上通常选择直径 $3.0 \sim 4.0mm$ 的克氏针，如果选择直径较小的骨牵引针，则植入相对更困难，而且需要选择配套的张力牵引弓（目前由于各地区医院条件不同，较难配备）。

4. 定位

（1）胫骨结节骨牵引：胫骨结节顶端下、后各 2cm 连线的交点为进针点；由外向内进针，防止伤及腓总神经。

（2）股骨髁上骨牵引：自髌骨上缘作一条与股骨垂直的横线（老年人骨质疏松，进针位置要距髌骨上缘略高），再沿腓骨头前缘及股骨内髁隆起最高点，各作一条与髌骨横线相交的垂直线，交点即为进针和出针点。

（3）跟骨骨牵引：内踝尖与足跟后下缘连线的中点为进针点。

（4）尺骨鹰嘴骨牵引：尺骨鹰嘴点下 3cm，作一条与尺骨背侧缘垂直的直线，在尺骨背侧缘的两侧各 2cm 处，作一条与尺骨背侧缘平行的直线，相交两点即为进针和出针点。

（5）颅骨骨牵引：在两侧乳突之间作一条冠状线，再沿鼻尖到枕外隆突作一条矢状线，将颅骨牵引弓的交叉部支点对准两线的交点，两端钩尖放在横线上并充分撑开牵引弓，钩尖所在横线上的落点作为切口标记，一般为两侧眉弓外缘的矢状线与两侧乳突冠状线的交点。

5．进针方向

（1）胫骨结节骨牵引：由外向内进针，防止损伤腓总神经。

（2）股骨髁上骨牵引：由内向外进针，防止损伤股动脉。

（3）跟骨骨牵引：由内向外进针，防止损伤血管及神经。

（4）尺骨鹰嘴骨牵引：由内向外进针，防止损伤尺神经。

6．牵引重量

（1）胫骨结节骨牵引：体重的 1/11 ~ 1/7，维持量 3 ~ 5kg。

（2）股骨髁上骨牵引：体重的 1/10 ~ 1/7，维持量 3kg。

（3）跟骨骨牵引：4 ~ 6kg。

（4）尺骨鹰嘴骨牵引：2 ~ 4kg。

（5）颅骨牵引：体重的 1/12，寰椎和枢椎用 4kg，以后每下降一个椎体增加 1kg，复位后维持量 3 ~ 4kg。

四、常见并发症及处理

1．**神经、血管损伤** 骨牵引安装时可发生神经、血管损伤，如股内侧血管神经束、胫后血管神经束、腓总神经等。应以预防为主，熟悉牵引部位的局部解剖结构，选择合适的进针点及方向。

2．**软组织感染，骨髓炎** 加强针道护理，定期用 75% 乙醇消毒针道周围皮肤。发生感染者可静脉应用抗生素，针道周围可及时清洗换药。穿针处感染应保持引流通畅，局部干燥，感染严重时则需要去除牵引针更换位置再牵引。

3．**深静脉血栓和肺栓塞** 长期制动可发生；可加强护理，鼓励肢体肌肉做等长收缩活动，可注射或口服预防血栓形成的药物。

4．**颅脑损伤、硬膜外血肿** 需取出颅骨牵引弓，复查头颅 CT，根据具体情况做相应处理。

5．**晚期并发症** 包括坠积性肺炎、压疮、关节僵硬、肌肉萎缩等。

五、临床情景实例与临床思维分析

临床情景实例 1

患者，女性，28 岁。因"车祸致右大腿疼痛，肿胀，活动受限 2 小时"入院。体格检查：脉搏 81 次 /min，呼吸 16 次 /min，血压 110/70mmHg；神志清楚，颈软；心、肺、腹阴性；右下肢外旋、短缩畸形；右大腿明显肿胀，可扪及反常活动、骨擦感；双下肢足背动脉搏动可扪及，感觉及血运正常。入院后已行 X 线检查（图 43-1）。请对

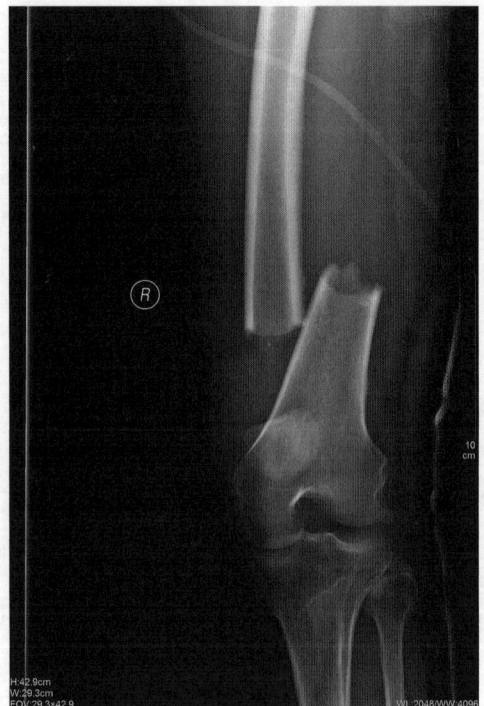

图 43-1　28 岁女性患者右股骨正位片

该患者作出诊断及进一步处理。

临床思维分析：①结合患者病史、体格检查和X线检查，诊断为右股骨干骨折；②为进一步处理，现可行股骨髁上骨牵引或胫骨结节骨牵引治疗，但考虑后期行股骨干手术，故不适于行股骨髁上骨牵引，考虑行胫骨结节骨牵引治疗（无膝关节韧带损伤）。

临床情景实例2

患者，男性，38岁。因"车祸致左大腿疼痛，活动受限伴活动性流血2小时"入院。既往体健。体格检查：脉搏112次/min，呼吸20次/min，血压85/55mmHg；神志清楚，颈软；心、肺、腹阴性；左下肢外旋、短缩畸形，左大腿肿胀、畸形；左大腿中段皮肤可见一个长约5cm的不规则伤口，伤口内可见大量异物，骨折断端外露，少量活动性出血；双侧足背动脉搏动可扪及，右下肢及左小腿皮肤深浅感觉正常。入院后对该患者进行积极抢救，

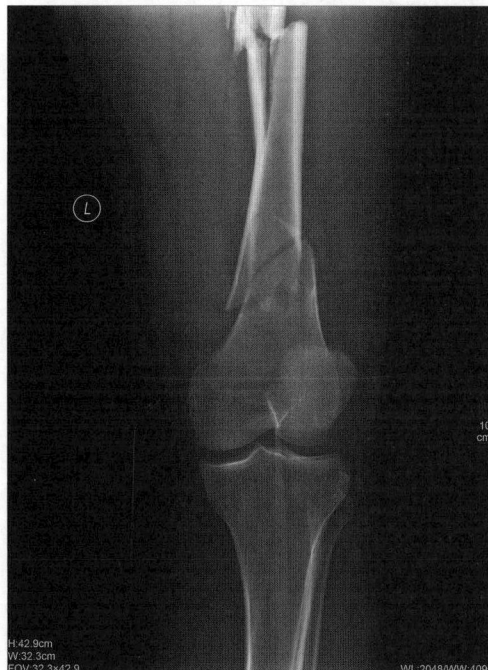

图43-2　38岁男性患者左股骨正位片

抗休克治疗，现血压平稳，已行X线检查（图43-2），伤口已清创。请对该患者下肢骨折进行进一步处理。

临床思维分析：①结合患者病史、体格检查和X线检查，诊断为左股骨干开放性骨折；②患者开放性骨折伤口内可见大量异物，为重度污染，不适合一期内固定；③为进一步处理骨折，现可行股骨髁上骨牵引或胫骨结节骨牵引治疗，但考虑患者大腿处皮肤有伤口，故不适于行股骨髁上骨牵引，考虑行胫骨结节骨牵引治疗（无膝关节韧带损伤）。

临床情景实例3

患者，女性，54岁。因"重物砸伤致颈痛，活动受限6小时"入院。患者自述6小时前不慎被重物砸伤，立即感颈部疼痛，活动受限，活动后颈部疼痛明显加剧，平卧休息可稍缓解，未经特殊处理。既往体健。体格检查：生命体征平稳；心、肺、腹未见明显异常；颈部向右侧偏斜，后颈部明显压痛，颈椎活动明显受限；四肢肌力5级，肌张力正常，四肢深浅感觉正常。入院后已行颈椎CT检查（图43-3）。请对该患者作出诊断并进一步处理。

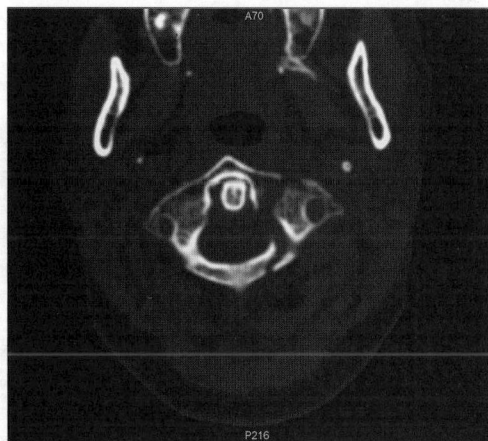

图43-3　54岁女性患者颈椎轴位CT

临床思维分析：①结合患者病史、体格检查和CT检查，患者诊断为寰椎骨折并寰枢关节半脱位；②为防止不稳定性骨折脱位引起神经损伤及为后期内固定手术做准备，需行颅骨牵引。

临床情景实例 4

患者，男性，28 岁。因"车祸致右小腿疼痛，活动受限伴活动性流血 1 小时"入院。患者 1 小时前不慎被车撞伤右小腿，致右小腿疼痛、活动受限，伴活动性流血，由 120 送至笔者所在医院。既往体健。体格检查：脉搏 92 次 /min，呼吸 18 次 /min，血压 105/65mmHg；神志清楚，颈软；心、肺、腹阴性；右小腿肿胀、畸形，右小腿下段可见一处大小约 2cm×4cm 的皮肤软组织缺损，伤口内可见大量异物，骨折断端外露，少量活动性出血；双侧足背动脉搏动可扪及；双大腿及左小腿深浅感觉正常。入院后已行 X 线检查（图 43-4），伤口已清创。请对该患者下肢骨折进行进一步处理。

临床思维分析：①结合患者病史、体格检查和 X 线检查，诊断为右胫腓骨开放性骨折；②患者骨折部位软组织缺损，伤口清创后，为进一步处理骨折，可行跟骨骨牵引治疗。

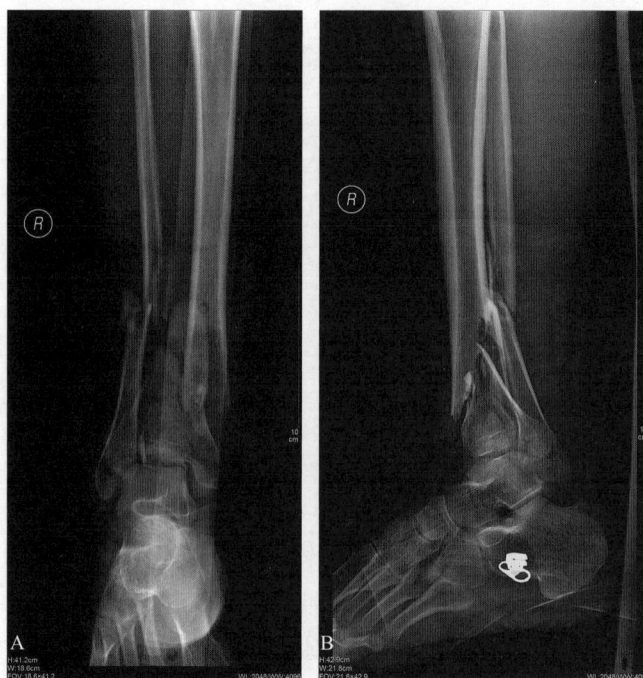

图 43-4　28 岁男性患者右胫腓骨 X 线片
A. 正位；B. 侧位。

临床情景实例 5

患者，女性，68 岁。因"摔伤致右大腿疼痛，肿胀，畸形 2 日"入院。既往有肺癌骨转移致右股骨近端病变史。急查胸部 CT（图 43-5）及骨盆 X 线片（图 43-6）。请对该患者进行进一步处理。

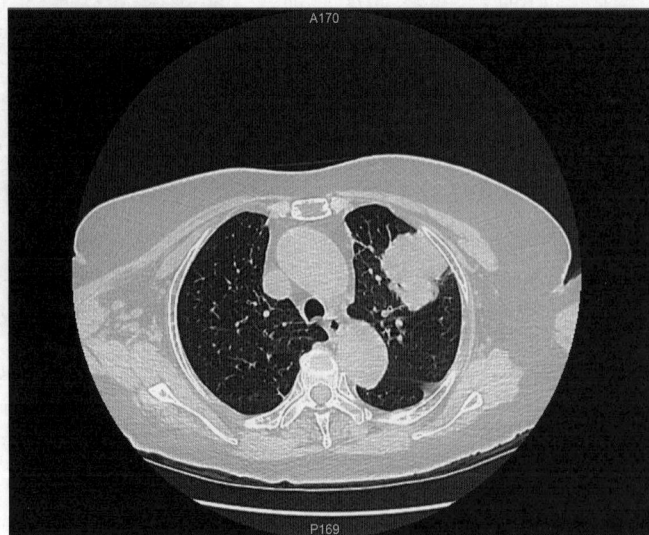

图 43-5　68 岁女性患者胸部轴位 CT

临床思维分析：①结合患者病史、体格检查和辅助检查，诊断为右股骨干骨折；②对骨折的进一步处理，可考虑股骨髁上骨牵引或胫骨结节骨牵引治疗，因患者合并右股骨转移性病变，故不适于行股骨髁上骨牵引，考虑行胫骨结节骨牵引治疗。

临床情景实例 6

患者，男性，49 岁。因"高处摔伤致左大腿肿胀、疼痛、畸形 3 小时"入院。体格检查：脉搏 98 次/min，呼吸 18 次/min，血压 100/70mmHg；神志清楚，急性痛苦面容；心、肺、腹阴性；骨盆挤压征阳性；左下肢大腿肿胀外旋畸形，可扪及反常活动、骨擦感；左膝关节肿胀，内外翻试验阳性，末梢感觉、血运正常。已行 X 线检查（图 43-7）。请为该患者作出对应治疗。

临床思维分析：①结合患者病史、体格检查和 X 线检查，诊断为左耻骨上支、左股骨干骨折、左膝韧带损伤；②对骨折的进一步处理可考虑股骨髁上骨牵引或胫骨结节骨牵引治疗，因患者合并左膝关节韧带损伤，故不适于行胫骨结节骨牵引，考虑行股骨髁上骨牵引治疗。

临床情景实例 7

（1）患者，男性，42 岁。因"车祸致右下肢疼痛、肿胀、畸形、活动障碍 2 小时"入院。体格检查：脉搏 126 次/min，呼吸 24 次/min，血压 80/50mmHg；神志淡漠，急性痛苦面容；四肢冰凉；心、肺、腹阴性；骨盆挤压征阳性；右大腿肿胀并外旋畸形，可扪及反常活动、骨擦感，右小腿中段肿胀、畸形，伴压痛，右足背动脉及胫后动脉搏较正常减弱；左下肢大腿无肿胀、畸形及压痛，感觉、血运正常。入院后经积极抗休克，抢救治疗，生命体征已经恢复平稳，已行 X 线检查（图 43-8～图 43-10）。作为骨科医师，请对患者的骨折做相应处理。

（2）患者经对应处理治疗后，伤后 10 小时发现右下肢足背动脉搏动无法扪及，胫后动脉搏动较前搏动减弱，末梢血运较差，皮温冰凉，请作出对应处理。

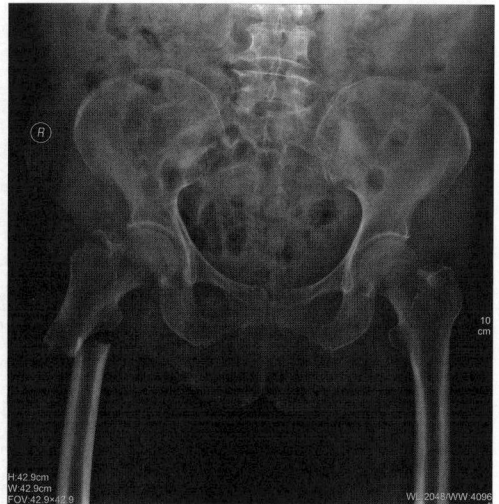

图 43-6　68 岁女性患者骨盆 X 线片

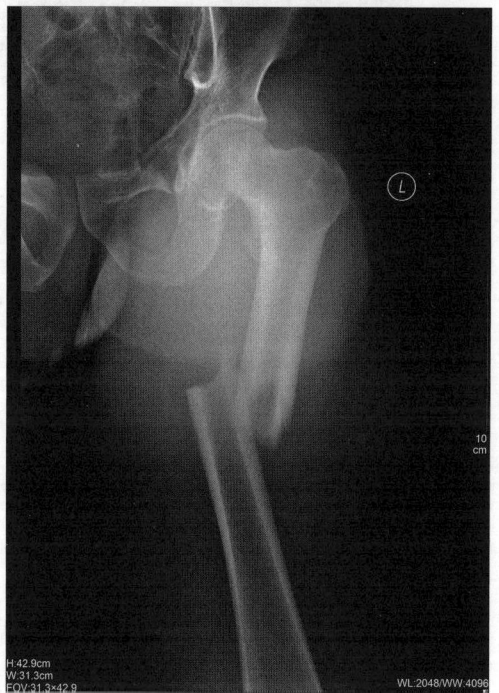

图 43-7　49 岁男性患者左股骨正位片

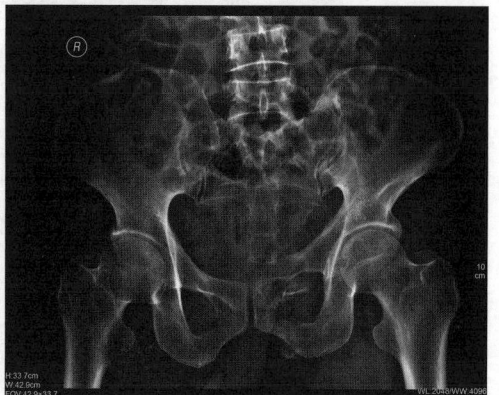

图 43-8　42 岁男性患者骨盆 X 线片

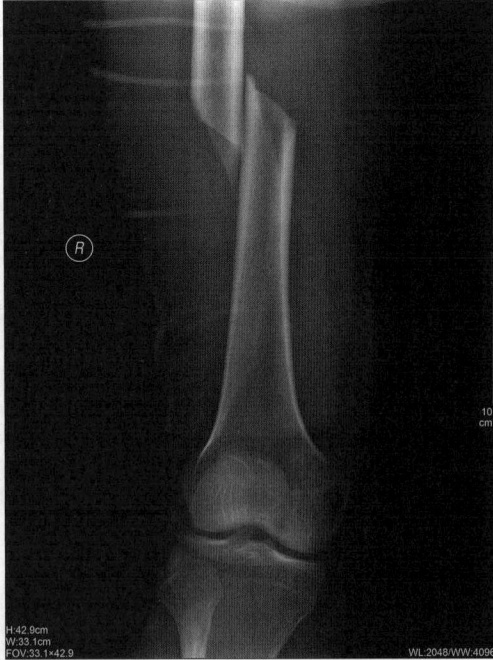

图 43-9 42 岁男性患者右股骨正位 X 线片

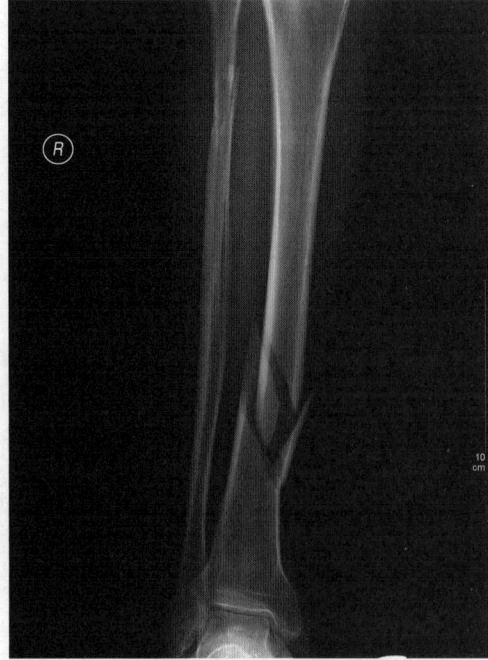

图 43-10 42 岁男性患者右胫腓骨正位 X 线片

临床思维分析：①结合患者病史、体格检查和 X 线检查，诊断为骨盆骨折、右股骨干骨折、右胫腓骨骨折；②患者为右下肢多发骨折，可行右侧跟骨结节骨牵引治疗；③患者于牵引后 10 小时出现血管损伤加重表现，故需将骨牵针引取出，并完善计算机体层血管成像（CTA）明确血管损伤情况再做进一步处理。

临床情景实例 8

（1）患者，女性，19 岁。因"车祸外伤致颈部疼痛，以及四肢感觉、运动障碍 5 小时"入院。体格检查：神志清楚；头颅无明显畸形及压痛；胸式呼吸明显减弱，腹式呼吸明显，双肺呼吸音低，叩诊清音；颈椎活动受限；双肩关节以下（包括躯干）痛触觉消失；四肢肌力 0 级，肌张力明显降低。入院后已查颈椎 CT（图 43-11）。请对该患者进行初步处理。

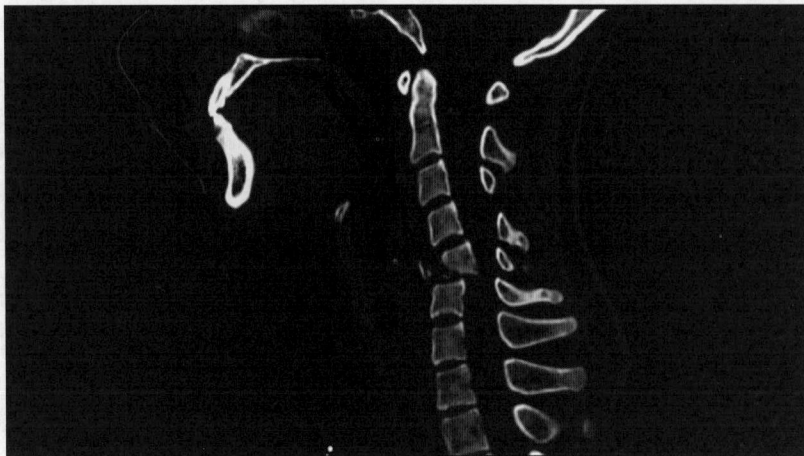

图 43-11 19 岁女性患者颈椎矢状位 CT

（2）行颅骨牵引术，钻孔时有颅骨内板突破感。6小时后，患者出现剧烈头部疼痛、喷射样呕吐，后出现意识障碍。请对该患者进行进一步处理。

临床思维分析：①结合患者病史、体格检查和X线检查，诊断第5颈椎爆裂性骨折并骨性椎管狭窄、高位颈脊髓损伤；②为防止不稳定性骨折脱位引起二次神经损伤，并为后期内固定手术做准备，需行颅骨牵引术；③患者高位颈脊髓损伤，目前胸式呼吸明显减弱，考虑呼吸肌受累，为更好地进行气道管理，需行气管插管，呼吸机辅助呼吸；④患者行颅骨牵引后6小时出现颅内高压临床表现，结合行颅骨牵引钻孔时有颅骨内板突破感，考虑可能存在颅脑损伤可能，故需取出颅骨牵引弓，复查头部CT，根据颅脑损伤程度再做进一步处理。

（黄新云）

第四十四章

皮肤牵引

Skin Traction

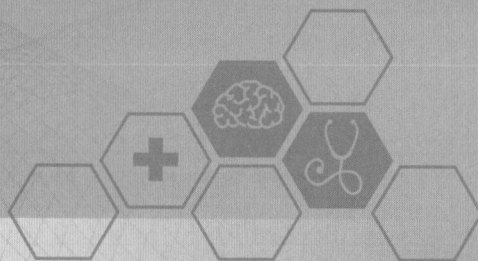

一、适应证

1. 小儿股骨骨折。
2. 年老体弱者的股骨骨折。
3. 关节挛缩或畸形的预防和矫正。
4. 预防病理性骨折。
5. 儿童寰枢关节半脱位的复位治疗。
6. 腰腿痛及颈肩痛的治疗。
7. 手术前后辅助治疗如股骨颈骨折、髋关节脱位。

二、禁忌证

局部皮肤损伤、感染；软组织感染；对牵引物过敏；局部明显皮肤病。

三、标准操作规程

见表 44-1。

表 44-1　下肢皮肤牵引标准操作规程

准备	医师的准备：穿工作服，戴口罩、帽子，洗手
	核对床号、姓名，向患者交代皮肤牵引目的[1]，取得患者配合
	环境评估，注意保暖
	用物准备：胶布，专用的皮肤牵引套，布朗氏架（带定滑轮），衬垫（长的浴巾或毛巾），棉垫，2kg、1kg 砝码各两个
操作过程	充分暴露患肢
	操作者 A：操作者站于患者左侧
	右手从外侧置于腘窝，左手从内侧置于踝关节后方
	适当牵引内旋肢体，与健侧对照
	维持内旋牵引并抬起患肢
	助手 B：浴巾或长毛巾包布等垫衬保护[2]
	牵引套包绕至大腿上 1/3，位置合适，与肢体冠状面平行，大小适宜
	将布朗氏架从患者的对侧置于左下肢，位置合适（膝关节位于布朗氏架的斜坡拐角处，形成屈膝位）

续表

操作过程	将牵引带从远端向近端固定，固定过程中确保牵引带不发生旋转移位，将下肢调整为外展休息位（外展15°~30°，外旋15°）
	将牵引带远端的带木撑的挂钩连接适宜的牵引绳
	调整牵引绳至合适长度并置于定滑轮内[3]
	选择合适重量的砝码进行悬挂[4]
	嘱患者进行踝泵关节功能锻炼，预防下肢静脉血栓形成，长期卧床预防感染及压疮形成[5]
	协助患者整理衣物及床单，垃圾分类处理，洗手，记录
	操作途中注意询问患者的感受，动作迅速轻柔，不粗暴

疑点导航:

1. 牵引治疗的原理是应用持续的作用力和反作用力来缓解软组织的紧张与回缩，使骨折、脱位得以整复，预防和矫正软组织的挛缩畸形或为某些疾病的手术治疗做术前准备和术后制动。

2. 在骨突部、重要神经部位额外的棉垫保护，胶布固定。浴巾或长毛巾环绕包裹肢体，衬垫应超过牵引套，脚趾末端需露出便于观察血运。

3. 牵引砝码的牵引绳不能与床有任何接触，以免造成牵引重量的损失。

4. 待牵引到位后维持重量约2.5kg，可根据具体情况调整，皮肤牵引的重量较骨牵引而言相对有限，重量一般不超过5kg。

5. 牵引过程中牵引绳可能松动滑脱，需要随时调整，牵引位置合适、松紧适宜，肢体无麻木、卡压，末梢血运良好。固定期间需要特别注意皮肤情况，尤其是年龄较大患者和合并其他疾病患者。

四、常见并发症及处理

1. 皮肤牵引可因包扎过紧或牵引重量过重出现皮肤水疱、压疮，严重者坏死。骨部突出部位保护不足造成皮肤压疮、表浅神经麻痹（如腓总神经麻痹）。应定期检查牵引带的松紧度、远端肢体血流情况。

2. 长期制动可发生深静脉血栓、肺栓塞等，可加强护理，鼓励肢体肌肉做等长收缩活动，可注射或口服预防血栓形成的药物。

3. 晚期并发症包括坠积性肺炎、压疮、关节僵硬、肌肉萎缩等。

五、临床情景实例与临床思维分析

临床情景实例 1

患儿，男性，2岁。因"外伤致左大腿中段疼痛、肿胀、活动受限2小时"入院。既往体健，按计划预防接种。体格检查：左大腿中段肿胀，畸形，可扪及反常活动，患肢因疼痛拒绝活动，患肢末梢感觉、血运正常。已行X线检查提示左股骨中段骨折。请对该患儿作出诊断并进行适当处理。

临床思维分析：①结合患者病史、体格检查及X线检查，诊断为左股骨干骨折；②3岁以下儿童股骨干骨折可采用垂直悬吊皮肤牵引治疗，故行垂直悬吊皮肤牵引处理。

临床情景实例 2

患者，女性，82岁。因"摔伤致左髋部疼痛、肿胀、活动受限 5 小时"入院。既往有"高血压病"病史 10 年，有"糖尿病"病史 5 年，未规律降压、降糖治疗，血压、血糖控制不佳。体格检查：左下肢外旋畸形，左髋部压痛，纵向叩击痛阳性，左髋部因疼痛拒绝活动，患肢末梢感觉、血运正常。已行 X 线检查（图 44-1）。请对该患者作出诊断并进行适当处理。

临床思维分析：①结合患者病史和 X 线检查，诊断为左股骨颈骨折；②患者高龄，目前血压、血糖控制不佳，暂无内固定手术条件，皮肤牵引可以作为术前的辅助治疗或终极治疗方式（不能耐受手术者），故行皮肤牵引处理。

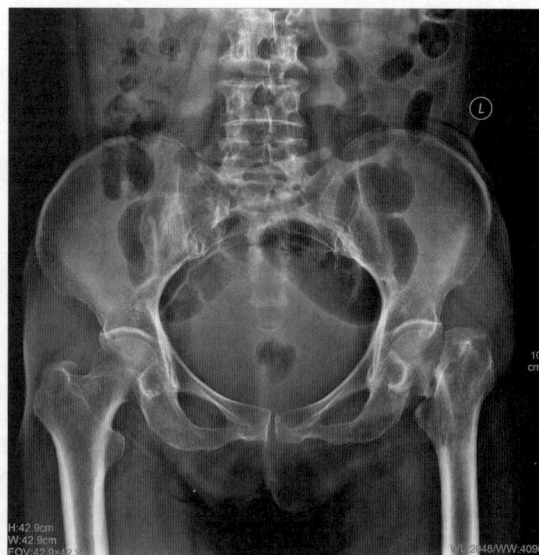

图 44-1　82 岁女性患者骨盆 X 线片

临床情景实例 3

患者，女性，59岁。因"右大腿远端疼痛 3 个月"入院。患者 3 个月前突然开始出现右大腿远端疼痛，按压、下蹲及负重时明显。既往体健。体格检查：右大腿远端、右膝关节局部皮肤外形无明显异常，右股骨远端外侧局部压痛明显，局部皮温不高，右髋、右膝关节活动可，右足背动脉搏动可及，末梢血运可。入院后右膝 MRI（图 44-2）提示右股骨远端骨质破坏及周围软组侵犯，考虑恶性肿瘤，右腘窝淋巴结转移可能性大。为防止继发骨折，请对该患者右下肢进行进一步处理。

临床思维分析：①结合患者病史、体格检查和 MRI 检查，诊断为右股骨远端恶性骨肿瘤；②为防止病理性骨折，可行皮肤牵引处理。

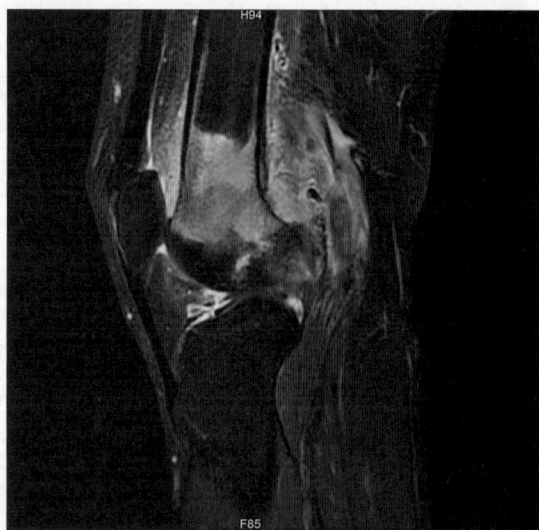

图 44-2　59 岁女性患者右膝关节矢状位 MRI

临床情景实例 4

患儿，女性，7岁。因"摔伤致颈部疼痛、活动受限 1 日"入院。家属代诉患儿 2 日前摔伤后出现颈部疼痛及活动受限，经卧床休息后症状无明显好转。既往体健，按计划预防接种。体格检查：颈部左侧偏斜，后颈部压痛，颈椎活动明显受限；四肢肌力、肌张力正常；肢体及躯干皮肤深浅感觉正常。门诊已完善颈椎 CT（图 44-3）。请对该患儿进行进一步处理。

临床思维分析：①结合患儿病史、体格检查和 CT 检查，诊断为寰枢关节半脱位；②对小儿寰枢关节半脱位，可通过持续枕颌带牵引复位治疗，故行枕颌带牵引处理。

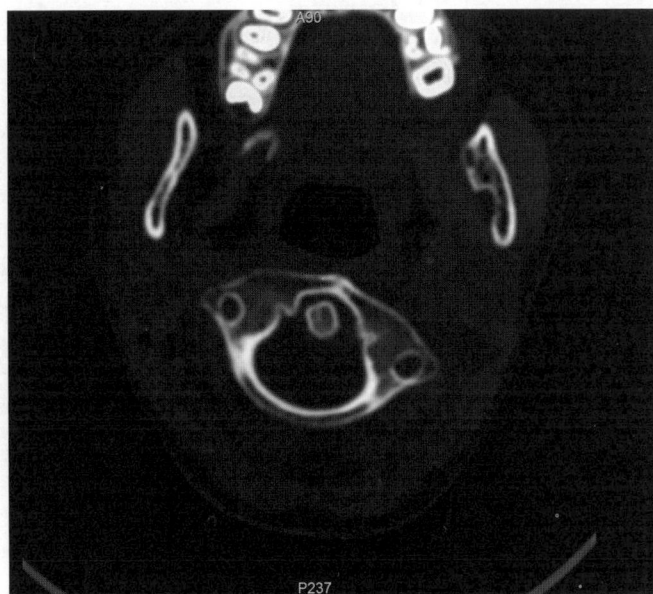

图 44-3　7 岁女性患儿颈椎轴位 CT

临床情景实例 5

患者，女性，68 岁。因"车祸致左髋部疼痛、肿胀、活动受限 2 小时"入院。既往体健。体格检查：脉搏 98 次 /min，呼吸 20 次 /min，血压 135/85mmHg；神志清楚，颈软；心、肺、腹阴性；左髋部腹股沟中点深压痛，左髋部因疼痛活动受限；双下肢感觉、血运正常。请根据 X 线资料（图 44-4、图 44-5），对该患者进行进一步处理。

临床思维分析：①结合患者病史、体格检查，考虑诊断左侧股骨颈骨折可能性大。②操作前应认真核对 X 线片；该患者为女性，但是给出的图 44-4 的 X 线片左上角 M 标注提示为男性，且男性患者会阴部软组织影与女性存在差异，应根据正确 X 线片（图 44-5）后再皮肤牵引。③获取正确的 X 线明确诊断后，皮肤牵引可以作为术前的辅助治疗，故行皮肤牵引处理。

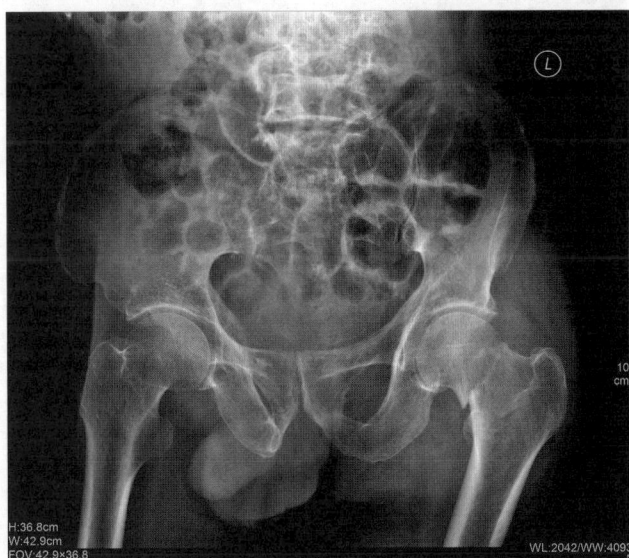

图 44-4　患者骨盆 X 线片 1

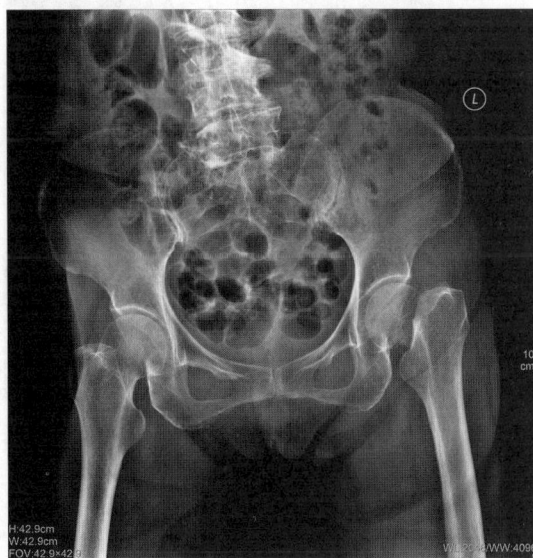

图 44-5　患者骨盆 X 线片 2

临床情景实例 6

患者，男性，78 岁。因"摔伤致右髋部疼痛，活动受限伴右小腿烫伤 3 小时"入院。既往有"高血压病"病史。体格检查：脉搏 101 次/min，呼吸 22 次/min，血压 150/50mmHg；神志清楚，颈软；心、肺、腹阴性；右髋部腹股沟中点深压痛，右髋部因疼痛活动受限；右小腿可见 8cm×8cm 左右大小的皮肤烫伤伴水疱形成；双下肢感觉、血运正常。请根据 X 线资料（图 44-6），对该患者作出诊断并进一步处理。

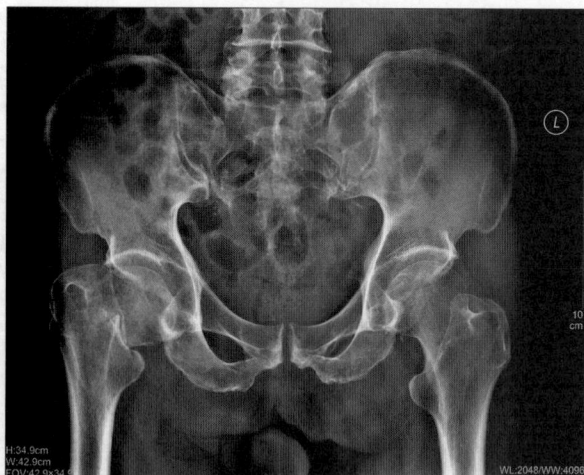

临床思维分析：①结合患者病史、体格检查和 X 线检查，诊断为右侧股骨颈骨折、右小腿皮肤烫伤；②股骨颈骨折可考虑行皮肤牵引

图 44-6　78 岁男性患者骨盆 X 线片

治疗，但患者合并右小腿皮肤烫伤，皮肤水疱形成，故不适于行皮肤牵引，应行股骨髁上骨牵引治疗。

临床情景实例 7

患者，男性，58 岁。因"车祸致左髋关节疼痛、畸形、活动受限 3 小时"入院。车祸时患者在副驾驶位，车撞于护栏，其左膝关节顶于车体。体格检查：神志清楚；心、肺、腹阴性；左下肢屈曲、内旋、短缩畸形，左髋部因疼痛活动受限；膝关节未见明显畸形，末梢运动、感觉、血运可。行 X 线检查（图 44-7）后，在麻醉下闭合复位成功，稳定，已复查 X 线片（图 44-8）。膝关节检查稳定。请对该患者进行进一步专科处理。

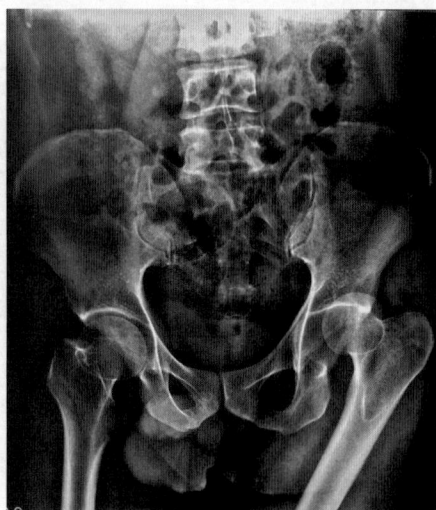

临床思维分析：①结合患者、体格检查及 X 线检查，诊断为左髋关节后脱位，已行手法复位；②患者为中老年男性，髋关节后脱位复位后专科治疗可行皮肤牵引治疗，维持关节稳定 3~6 周。

图 44-7　58 岁男性患者复位前骨盆 X 线片　　图 44-8　58 岁男性患者复位后骨盆 X 线片

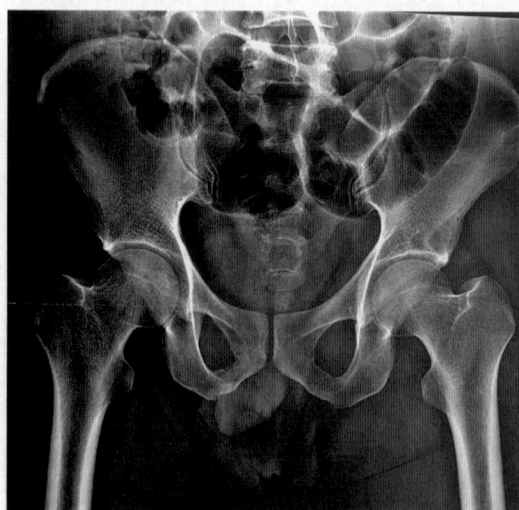

（黄新云）

第四十五章

脊柱损伤搬运

Handling of Spinal Injury

一、适应证

创伤或考虑存在脊柱损伤的患者，存在以下情况：

1. 脊柱区疼痛或触痛，活动受限。
2. 出现神经损伤症状或体征。
3. 脊柱畸形。

二、标准操作规程

见表 45-1。

表 45-1　脊柱损伤（俯卧位）的搬运标准操作规程

准备	操作者[1]对抢救环境进行安全性评估[2]
	简要询问受伤情况，了解患者意识状况，解释操作目的，缓解患者紧张情绪，得到患者配合
	迅速测量患者生命体征，嘱患者保持原体位[3]，充分暴露进行检查，迅速建立静脉通道
	物品准备：担架（硬板）、颈托、头部固定器、躯干和下肢约束带、听诊器、血压计等
操作过程	B 救护者行头背锁[4]固定并报告固定完毕
	A 救护者行头肩锁[5]固定（拟翻向 B、C 救护者侧，则该侧手持肩）并报告
	B 救护者解锁放手，并检查背部，将患者双上肢放置于身体两侧，一手固定患者对侧肩部，一手固定对侧髋部，准备翻身
	C 救护者检查四肢伤情，将双下肢叠放一起，一手固定患者对侧手腕，一手固定对侧下肢膝部，准备翻身
	A 救护者口令指挥，B、C 救护者同时用力将患者翻向自己，使患者呈侧卧位
	A、C 救护者扶持固定患者，B 救护者行胸背锁[6]固定并报告
	A 救护者松头肩锁，倒手再行头肩锁固定并报告
	A 救护者口令指挥，B、C 救护者稍向后退，同步向自己翻转患者，使患者成仰卧位
	B 救护者行头胸锁[7]固定并报告
	A 救护者松头肩锁，行头锁[8]固定并报告
	B 救护者用远离头端手的中指摸到患者喉结，滑到患者胸骨中线处立起
	A 救护者牵引并轻转头部将患者鼻尖对准中指
	B 救护者用手指测量患者颈长[9]（选择大小合适的颈托），调整并固定颈托[10]（A 救护者同时持续牵引头颈部），松紧度适宜
	B 救护者进行头、颈、胸、腹检查，C 救护者行下肢检查

续表

操作过程	B 救护者行头胸锁固定并报告
	A 救护者松头锁，改换头肩锁固定并报告
	B 救护者松头胸锁，双手分别固定对侧肩、髋部
	C 救护者固定患者对侧手腕、膝部
	A 救护者口令指挥，B、C 救护者同时将患者翻向自己，使患者呈侧卧位
	D 救护者协助将硬板担架对准患者放置在其背侧
	A 救护者口令指挥，B、C 救护者同时向前将患者翻转回仰卧位到硬板担架上
	B 救护者行头胸锁固定并报告，C 救护者将患者双腿放在硬板担架上
	A 救护者松头肩锁，行双肩锁[11]固定并报告
	B 救护者松头胸锁，B、C 救护者双臂叠放（D 救护者扶持硬板担架），A 救护者口令指挥将患者平推至硬板担架中央
	A 救护者口令指挥，上下调整患者位置[12]
	B 救护者再次检查患者体位：确保患者固定于硬板担架中心线上，脊柱伸直，严禁弯曲、扭转
	B 救护者行头胸锁固定并报告
	A 救护者改行头锁牵引固定并报告
	B、C、D 救护者使用躯干、下肢约束带固定躯干和双下肢[13]，松紧合适
	B 救护者行头胸锁固定并报告
	A、D 救护者安放两侧头部固定器
	A 救护者上紧头部固定器上额约束带，B 救护者松头锁
	D 救护者上头部固定器下颏约束带，B 救护者松胸锁
	B、C 救护者行手部约束[14]
	A、D 救护者蹲跪于患者头侧两边，B、C 救护者蹲跪于患者下肢两边，挺直腰背，A 救护者口令指挥，四人同时抬起硬板担架，所有人双手处于同一高度
	转运途中[15]注意询问患者感受，患者头端在后方，便于观察，转运后观察患者反应及生命体征，交代下一步处理措施

疑点导航:

1. 脊柱损伤的搬运通常需要 A、B、C、D 四名救护者合作进行操作。A、B、C、D 四人分工：A 救护者为指挥员，发号施令，位于患者头顶部；B、C、D 救护者为助手，分别位于患者一侧的肩部、腿部及对侧腰部，硬板担架置于 D 救护者侧备用。

2. 各项抢救措施的重要性排序为环境安全、维持生命体征平稳、开放性创伤及严重骨折处理（创口止血、骨折固定）、搬运。患者所在的环境有危险，如可能发生爆炸、燃烧、泥石流、洪水、坍塌、交通事故的二次伤害等情况，应迅速将患者转运至安全处。

3. 本操作流程以俯卧位患者为例，通过操作翻转患者为仰卧位，再进行搬运。

4. "锁"的含义是指急救人员在搬运患者过程中用于固定患者受伤部位的肢体动作。各种"锁法"固定时，急救人员肘部必须有支点，不得悬臂（除双肩锁外），操作过程中，下一个锁未锁定前，上一个锁不准开锁。

头背锁是患者俯卧位时固定头颈部的方法。救护者双膝跪于患者一侧，一手肘关节弯曲，前臂贴于患者中上胸椎棘突部位，手掌固定于其头枕部，另一手肘关节支点固定于地面，其余手掌固定于患者头额顶部。

5. 头肩锁是翻转患者时固定头颈部的方法。救护者跪于患者头部上方，一侧肘关节固定于翻转侧救护者大腿上，手掌托于同侧患者肩后，拇指固定于其肩前，另一手四指自然分开，固定于患者另一侧的头颞部，拇指固定于其前额。

6. 胸背锁是患者侧位或坐位时固定头颈部的方法。救护者前臂垂直贴于患者背侧，以肘关节支点固定患者，手掌分开固定于患者枕骨部，另一手肘关节支点贴于患者前胸，前臂垂直，手腕屈曲，拇指及其余四指分开，固定于患者颧骨部。

7. 仰卧位患者从此处操作步骤以下进行脊柱搬运操作。

头胸锁是患者仰卧位时固定头颈部的方法。救护者双膝跪于患者一侧，一手肘关节弯曲，肘关节支点固定于胸骨，拇指和其余四指自然分开，固定于患者颧骨部，另一手肘关节支点固定于地面，拇指和其余四指自然分开，固定于患者额部。

8. 头锁是患者仰卧位上下移动躯体时头颈部固定的方法，也可用于头颈部牵引。救护者双膝跪于患者头部上方，肘关节固定于救护者双侧大腿，四指自然分开，分别挤住患者头颞部两侧，双手拇指固定于患者前额部。

9. 颈长测量方法为拇指垂直掌心，与示指形成平面，拇指抵住患者下颌处，测量其切线与肩缝最高处的指间距。

10. 颈托固定方法为救护者一人头锁固定，另一人放置、调整颈托，环颈固定。

不同类型的颈托放置方法不同：

1）一片式颈托，多为硬质颈托。参照颈长测量结果，选择合适的颈托，一人头锁固定，一人从枕后放置，从颈前环绕后固定。

2）两片式颈托，多为软颈托。放置时要区分前片和后片，一人行双肩锁固定，稍稍抬起，一人置入软颈托后片，放平后再放置前片，魔术贴固定。

11. 双肩锁是患者仰卧位左右平移时固定头颈部的方法。救护者跪于患者头部上方，双手掌打开，掌心向上托于患者肩后，双手拇指向上固定于患者肩部前方，双侧前臂夹住患者头部（双臂置于耳上）。

12. 患者位置上下调整方法　A救护者双肩锁固定患者头颈部，B、D救护者双膝跪于患者肩部两侧，一手手掌托于患者腋下，向上提拉患者，另一手握住担架上方，在向上提拉患者的同时另一手向下推移担架。

13. 躯干和下肢约束带固定方法

躯干约束带固定方法：B、D救护者将方扣约束带锁钩挂住患者肩部锁眼，拉向对侧斜下方，使约束带方扣位于对侧腋前线位置；B、D救护者再将插扣约束带锁钩挂住患者腰部锁眼，并将插扣插入对侧方扣，拉紧插扣约束带，固定躯干。

下肢约束带固定方法：C救护者将两根方扣约束带锁钩挂住患者膝部两侧锁眼，拉向斜下方，使方扣位于对侧小腿外侧方；再将两根插扣约束带锁钩挂住患者脚踝处锁眼，将插扣插入对侧方扣，拉紧插扣约束带固定下肢。

14. 手部约束方法　平卧时，用绷带或三角巾将患者的腕部交叉束缚在患者的身体上方。

15. 转运途中需注意事项

（1）脊柱损伤搬运始终保持脊柱伸直位，转运中无轴向扭曲，严禁弯曲，担架上下楼梯，应尽可能保持担架水平位。

（2）有条件时，对重症患者应使用心电监护仪及血氧饱和度仪监测。

（3）转运过程中需注意观察患者生命体征和病情变化　观察患者面部、口唇及肢端颜色；观察患者胸部起伏，必要时停止转运并检查；观测双侧瞳孔大小及对称情况；观测毛细血管搏动、充盈等；观察患者受伤部位局部有无渗血、包扎绷带是否松弛脱落，发现问题及时处理。

（4）发现病情异常（心搏、呼吸骤停等），应立即就地展开抢救，如开通呼吸道（如气管插管等），心肺复苏术，进一步止血、包扎、固定等，待病情稳定后，继续转运。

（5）每隔半小时需对伤情评估一次，重症患者每隔 15 分钟评估一次。

（6）对于躁动的患者，手部要给予约束，用绷带、三角巾或布带等交叉捆绑并固定在胸前。

三、常见并发症及处理

1. **窒息**　根据具体情况采用相应对策。

（1）清理口腔异物，插入口咽管，必要时实施气管插管、简易呼吸器辅助通气或使用呼吸机。

（2）改变患者体位，使患者为稳定侧卧位。

（3）对于现场处理效果不明显的患者，应争分夺秒送往具备抢救条件的医院，不要在现场和途中停留。

2. **患者坠地**

（1）立即检查患者，查明首先触地的部位，仔细检查局部有无肿胀、异常活动、骨擦感等，如有异常，需进行相应处理。

（2）检查患者原有的伤处，并酌情采取重新包扎、固定等措施。

（3）检查担架和躯干四肢约束带完整性，再次搬运、妥善固定患者，当患者为高体重时，应合理安排足够的人手；对异常躁动患者，应将其牢固固定在担架上，必要时使用镇静剂（呼吸衰竭者禁用）。

3. **伤情恶化**　转运途中必须仔细观察患者生命体征变化情况，发现异常及时给予相应处理。

四、临床情景实例与临床思维分析

临床情景实例 1

患者，男性，46 岁。因"高处摔落致腰背部疼痛半小时"就诊。患者半小时前在工地施工时架板断裂，不慎从 3m 高处坠落，致腰背部疼痛，双下肢活动差。体格检查：神志清楚；仰卧地面，脊柱胸腰段明显后凸，局部压痛；患者腹股沟平面以下触痛觉和觉消失；肌力 2~3 级；其余头部、胸部、腹部和上肢体格检查无异常。作为现场急救人员，请初步评估患者伤情并搬运、转运患者。

临床思维分析：患者腹股沟平面以下触觉和痛觉消失，初步判断患者为 T_{12} 平面脊柱骨折合并脊髓损伤，对该患者按照脊柱损伤原则进行搬运，转运中严禁脊柱轴向扭曲。

临床情景实例 2

患者，男性，63 岁。因"车祸后腰背部疼痛半小时"就诊。患者半小时前行走时被电瓶车撞及腰部，摔倒在地，感腰部疼痛，活动后加剧。患者 3 个月前曾因腰椎骨折行切开内固定术。体格检查：神志清楚；脊柱腰段压痛明显，活动受限；上肢活动无异常，右上肢可见淤青，前臂可见局部擦伤；其余头部、胸部、腹部和肢体格检查阴性。作为现场急救人员，请初步评估患者伤情并搬运、转运患者。

临床思维分析：创伤患者，存在脊柱区疼痛或触痛，且曾有腰椎骨折内固定术病史。经初步判断，不排除腰椎新发骨折或原骨折内固定部位暴力打击后松动移位，对该患者按照脊柱损伤原则进行搬运，转运中严禁脊柱轴向扭曲。患者右前臂可见擦伤，搬运前要予以包扎。

临床情景实例 3

患者，男性，33 岁。因"外伤后背部疼痛 3 小时"就诊。患者 3 小时前因高处滚落的钢管砸及腰部，当即趴倒在地，腰部疼痛，下肢无法活动。现场工作人员已移开钢管，清理现场。体格检查：患者俯卧，后背部可见瘀痕，脊柱腰段压痛明显，活动受限。作为现场急救人员，请初步评估患者伤情并搬运、转运患者。

临床思维分析：场景在工地，首先要评估现场安全；后背部重物砸伤，评估患者时要考虑有无后背部重击后相应的脏器损伤，如呼吸困难、血尿、肋骨骨折、骨盆骨折等；患者俯卧位需要先翻转患者为仰卧位，再按仰卧位的搬运要求移至硬板担架上。

临床情景实例 4

患者，男性，22 岁。因"车祸后意识障碍半小时"就诊。患者半小时前骑摩托车时在公路上摔倒，无意识。体格检查：患者左侧卧位，佩戴头盔，有呼吸和颈动脉搏动，不能唤醒；左侧衣物破损，左下肢可见淤青，无畸形。作为现场急救人员，请初步评估患者伤情并搬运、转运患者。

临床思维分析：场景在公路上，首先要保障现场安全；患者意识不清，受伤机制不详，不能排除颈椎及脊柱损伤，应给予硬质担架转运；在搬运前需要摘除患者头盔，注意胸背锁的应用；昏迷患者，要避免气道阻塞的情况，转运中，患者处于仰卧位，应先置入口咽通气道，途中随时评估气道和生命体征情况。

临床情景实例 5

患者，女性，52 岁。因"胸背部疼痛半小时"就诊。患者半小时前在乘坐升降电梯时，突然电梯快速下坠从 30 楼至 9 楼，随后紧急制动，停止后患者感脊柱胸腰段疼痛，躺在地面，不能活动。体格检查：神志清楚，能应答；呼吸平稳；四肢感觉减退，肌力 2～3 级。作为现场急救人员，请给予早期评估处置并搬运转运患者。

临床思维分析：该患者存在脊柱纵向暴力损伤，脊髓损伤可能，应采用硬板担架搬运。电梯间狭小且存在安全隐患，因此需首先将患者移至电梯外。移动患者要注意不能造成脊柱扭曲二次损伤，因此需要沿患者身体轴向纵向移动。

临床情景实例 6

患者，男，26 岁。因"车祸后右大腿离断半小时"需要紧急救助。患者半小时前高速公路上发生车祸导致右大腿下 1/3 完全截断。体格检查：脉搏 120 次/min，呼吸 27 次/min，血压 80/60mmHg；意识模糊；右下肢断端有活动性出血，胸腰段后突畸形，离断的残肢不成形，损伤严重。你随救护车出诊，请在现场对患者进行初步处理并将其搬运上救护车。

临床思维分析：患者为多发伤，按照抢救程序进行处理，应该先转移至高速公路的安全地带，再评估生命体征；后行开放性伤口止血包扎，肢体残端包扎；再按照脊柱损伤原则进行搬运，送至就近医院，途中需动态监测生命体征；由于离断的残肢不成形，损伤严重，无再植价值，所以不需处理后携带。

临床情景实例 7

患者，男性，45 岁。因"地震后被楼板砸伤 20 小时，腰部以下不能活动"就诊。体格检查：脉搏 130 次/min，呼吸 19 次/min，血压 88/58mmHg；神志清楚，能应答；左侧俯卧位，左小腿被卡压，小腿远端血供差，足背动脉无搏动。作为现场急救人员，请给予早期评估处置并搬运转运患者，现场救援队人员可以协助解救伤员。

临床思维分析：在搬运设备选择上，患者腰部以下活动受限，应考虑硬板担架搬运。在早期处置流程上，患者长时间挤压，左下肢存在挤压综合征的可能，且患者呈休克状态，因此应按以下顺序处理：①建立静脉通路，生理盐水快速扩容补液（不能含钾）；②于大腿根部扎止血带，以防解压后毒素吸收，同时防治肢体再灌注后，因为分布原因，休克加重；③让救援队解压左侧大腿；④检查伤处，支具固定；⑤搬运至硬板担架；⑥转运患者。

临床情景实例 8

（1）患者，男性，50 岁。因"车祸后颈部疼痛伴双上肢活动受限 1 小时"就诊。患者 1 小时前发生车祸，患者坐副驾驶位，未系安全带，额部撞击前挡玻璃后出现颈部疼痛，双手麻木疼痛，双上肢部分活动受限。体格检查：患者已被解救，仰卧于地面，额部有皮肤软组织擦伤痕；双手痛觉过敏；双上肢肩、肘关节活动可；双侧腕伸肌和双手内在肌力 2 级，双下肢肌力 5 级。请初步评估患者伤情并搬运、转运患者。

（2）患者在运送医院过程中，出现呕吐并窒息，请进行相关处理。

临床思维分析：①患者为颈部过伸性损伤机制，四肢神经损伤的临床表现符合颈髓中央管损伤特点（上肢重于下肢，上肢肢体远端重于近端），初步诊断颈椎过伸性损伤（无骨折脱位型颈脊髓损伤）可能性大。按照脊柱损伤原则进行搬运，搬运该患者时需进行颈托、头部固定器固定，转运途中密切观察患者神志、呼吸情况和血氧饱和度变化情况等。②在转运途中，患者出现呕吐物窒息，需立即清理口腔异物，保持呼吸道通畅，插入口咽管，使患者为稳定侧卧位，必要时行气管插管、简易呼吸器辅助通气，并立即转运。

临床情景实例 9

（1）患者，男性，50 岁。因"高处坠落致枕颈部疼痛、呼吸困难、四肢活动受限半小时"就诊。体格检查：脉搏 113 次/min，呼吸 28 次/min，血压 104/67mmHg，SpO_2 87%；神志清楚；胸式呼吸消失，腹式呼吸明显；双肺呼吸音低，叩诊轻音；腹软；颈椎活动受限，枕颈部压痛，双肩关节以下（包括躯干）痛触觉消失；四肢肌力 0 级。请对该患者进行处理并搬运患者。

（2）在转运途中患者神志改变，呈嗜睡状。体格检查：脉搏 130 次 /min，呼吸 29 次 /min，血压 76/50mmHg；唇黏膜苍白；腹部较前膨隆，腹肌稍紧张；诊断性腹腔穿刺可见不凝血液，请进行相关处理。

临床思维分析：①患者呼吸困难，C_5 平面（双肩关节）以下感觉运动消失，初步诊断为高位颈脊髓损伤并完全四肢瘫。需要简易呼吸器辅助通气，必要时行气管插管，按脊柱损伤原则进行搬运。搬运该患者时需进行颈托、头部固定器固定。转运途中必须观察患者生命体征变化情况。②在转运途中患者病情变化，考虑患者合并腹部闭合性脏器损伤导致失血性休克，需要立即扩容，按休克处理，争分夺秒就近送往具备抢救条件的医院，并密切监测患者生命体征变化情况。

临床情景实例 10

（1）患者，男性，28 岁。因"高处坠落后枕部腰部疼痛 1 小时"就诊。患者 1 小时前从约 7m 高处坠落致枕部、腰背部疼痛，右小腿疼痛、出血、畸形。体格检查：后枕部有头皮血肿；腰背部肿胀、压痛；右小腿中下段肿胀、畸形；局部皮肤软组织破损，活动性出血；部分骨折端外露，右足足背动脉搏动满意；其余体格检查未见明显异常。请初步评估患者伤情并转运患者。

（2）在搬运过程中，患者头痛剧烈，躁动不安，从担架上摔到地上，左肘部着地，肘部可见肿胀、皮肤软组织擦伤，请进行相关处理。

（3）在急救车上转运途中，患者突然出现意识障碍，心搏、呼吸骤停，请进行相关处理。

临床思维分析：①患者为多发复合伤，结合体格检查初步诊断为右小腿开放性骨折、腰椎骨折可能。搬运前需对右小腿创口包扎，行小夹板固定，按脊柱损伤原则进行搬运。转运中注意右小腿伤口有无渗血、右足末梢血运情况等。②在搬运过程中患者头痛剧烈，从担架上摔到地上，考虑患者合并颅脑外伤致颅内高压可能性大。应立即就地检查，观测双侧瞳孔大小及对称情况，必要时可降颅内压处理；检查右肘部，如怀疑骨折，可予以小夹板固定或三角巾悬挂包扎；检查右小腿小夹板、敷料有无松动，明确是否需要重新包扎、固定，再按脊柱损伤原则进行搬运，在硬板担架上牢固固定，立即转运。③在急救车上立即行心肺复苏术，不停车，就近转运。

（周志浩）

第四十六章

盆腔检查

Pelvic Examination

一、适应证

1. 疑有女性生殖器疾病或需要排除女性生殖器疾病。
2. 常规妇科体格检查。

二、禁忌证

无绝对禁忌证。

三、标准操作规程

见表 46-1。

表 46-1　盆腔检查标准操作规程

准备	医师准备：穿工作服，戴口罩、帽子，洗手；男性医师要求有女性医务人员陪同
	核对床号、姓名，嘱患者排尿[1]
	拉起屏风，保护患者隐私
	用物准备：一次性垫单、手套、润滑剂、生理盐水、阴道窥器、络合碘、大棉签、小棉签、试管、毛刷、细胞保存液等
操作过程	协助患者取膀胱截石位[2]，垫好臀下巾，开灯并对好光源
	正确戴手套
	观察外阴发育、阴毛的分布和多少，有无畸形、皮炎、溃疡、赘生物或肿块，观察外阴皮肤黏膜的颜色及质地、有无增厚、变薄或萎缩、有无手术瘢痕
	分开小阴唇，暴露阴道前庭，观察尿道口及阴道口及小阴唇有无黏膜色泽异常及赘生物，查看处女膜情况，判断婚产式
	嘱患者屏气，观察阴道前后壁有无膨出、子宫有无脱垂；观察患者咳嗽或屏气时有无尿液流出[3]，了解有无压力性尿失禁
	了解有无前庭大腺囊肿；如有肿大，描述其大小、质地、有无触痛，挤压观察腺体开口是否有异常分泌物溢出
	正确选择阴道窥器，润滑剂或生理盐水润滑[4]
	正确放置阴道窥器
	检查阴道通畅度和深度，黏膜情况，有无先天畸形，有无溃疡、赘生物或囊肿，注意分泌物的量、性质、色泽、有无异味
	小棉签取阴道侧壁上 1/3 的分泌物，置入试管内，完善滴虫、假丝酵母菌、淋病奈瑟菌及线索细胞等检查[5]

续表

操作过程	检查宫颈大小、颜色、外口形状及有无出血、肥大、糜烂样改变、腺囊肿、息肉及赘生物，宫颈管内有无出血或分泌物
	毛刷深入宫颈管旋转数圈，采集宫颈外口鳞 - 柱交界处脱落细胞，置入细胞保存液中，行宫颈细胞学检查和人乳头瘤病毒检测[6]
	注意转动窥器，查看阴道四壁的情况
	正确取出阴道窥器
	更换手套
	一手示指、中指涂润滑剂后缓慢插入阴道
	一手在腹部随患者呼吸配合检查，手法正确
	检查阴道通畅度和深度，有无畸形，有无肿块及阴道穹窿情况
	检查宫颈大小、硬度，有无接触性出血、举痛或摇摆痛
	阴道内手指放在宫颈后方向上向前方抬举宫颈，另一手以四指指腹自腹部平脐处向下向后随患者呼吸按压腹壁，并逐渐向耻骨联合部移动，通过内外手指的配合，扪清子宫的位置、大小、形状、硬度、活动度、表面情况及有无压痛
	阴道内手指由宫颈后方移至一侧穹窿部，尽可能向上向盆腔深部扪触；同时另一手从同侧下腹壁髂嵴水平开始，由上向下按压腹壁，与阴道内手指相互对合，触摸该侧附件区有无增厚、肿块或压痛。若触到肿块，应查清其位置、大小、形状、质地或硬度、活动度、边界和表面情况、与子宫的关系及有无压痛等
	观察并询问患者有无不适
	退出手指，观察指套上有无血迹
	更换手套，一手示指放入阴道，中指插入直肠以替代双合诊时阴道内的两指，其余检查步骤与双合诊检查时相同，可扪清后倾或后屈子宫大小，发现子宫后壁、宫颈旁、直肠子宫陷凹、宫骶韧带和盆腔后壁病变及与子宫、直肠的关系[7]
	未婚或阴道闭锁、阴道狭窄等特殊情况不能进行阴道检查者行直肠 - 腹部检查[8]
	脱手套，洗手，关灯
	撤臀下巾，协助患者复位，复原衣物、被褥
	告知并记录检查结果

疑点导航：

1. 除尿失禁患者外，检查前应排空膀胱。

2. 怀疑生殖道瘘的患者可胸膝卧位。

3. 考虑压力性尿失禁的患者要进行压力试验。压力性尿失禁初筛试验：患者取截石位，咳嗽后观察有无漏尿；如果仰卧时没有漏尿，患者要两脚分开与肩同宽站立，咳嗽后观察有无漏尿。指压试验：又称膀胱颈抬高试验。患者取截石位，在膀胱充盈时，增加腹压，有尿液流出，此时将示指和中指插入阴道内，于膀胱颈两侧将尿道向上抬举，如尿流中止即为阳性。棉签试验：常规消毒后于尿道插入一个棉签。正常人在有应力和无应力状态下棉签活动的角度不应＞30°，若＞30°则表明膀胱、尿道支持组织薄弱。

4. 若拟行宫颈细胞学检查或取阴道分泌物作涂片检查，不用润滑剂，改用生理盐水润滑，以免影响涂片质量。

5. 阴道分泌物异常、拟行宫腔手术操作或子宫切除患者，需行分泌物检查。

6. 怀疑宫颈癌或癌前病变、拟行常规宫颈癌筛查患者，需行宫颈细胞学检查和人乳头瘤病毒检测。

7. 如怀疑生殖器官肿瘤、结核、子宫内膜异位症或盆腔炎症，需行三合诊检查。

8. 直肠-腹部检查时，检查者一手示指蘸取润滑剂后轻轻按摩肛门周围，嘱患者像解大便样屏气的同时轻轻进入直肠，配合患者呼吸，以直肠内的示指与腹壁上的手配合检查，了解子宫及双附件的情况。

四、常见并发症及处理

1. 处女膜损伤
（1）对于无性生活的女性禁作双合诊、三合诊及阴道窥器检查。
（2）如病情所致确需进行如上检查时，须经患者及其家属同意，签署知情同意书后进行。
2. 感染　对于有阴道流血的患者，如确需盆腔检查，应外阴消毒后进行。
3. 疼痛不适
（1）双合诊时阴道内双指可单用示指替代进行检查。
（2）三合诊时嘱患者用力向下屏气使肛门括约肌放松。
（3）注意观察患者，与患者交谈使其张口呼吸放松腹肌。

五、临床情景实例与临床思维分析

临床情景实例 1

患者，女性，45岁。因"继发性进行性痛经伴经量增多6年"就诊。患者有习惯性便秘病史。外院超声示：子宫不均匀增大，肌层内回声点增粗。右附件区可探及一壁厚囊肿55mm×40mm，囊内有细小絮状回声。请为患者进行盆腔检查。

临床思维分析：①考虑盆腔子宫内膜异位症患者，在进行妇科检查时要行三合诊检查，以更好地了解子宫后壁、盆底及骶韧带的情况；②三合诊前一定嘱患者排空大便，排便困难者可考虑导泻。

临床情景实例 2

（1）患者，女性，38岁。因"右侧外阴肿胀、疼痛1周，疼痛加重伴外阴肿胀迅速增大2日"入院。请为患者完成盆腔检查，并记录检查结果。
（2）拟放置阴道窥器时患者诉疼痛难忍。请予以处理。

临床思维分析：①主要考虑患者外阴前庭大腺炎症可能性大，需重点关注外阴情况；②因外阴疼痛明显，患者可能抗拒窥器检查或双合诊检查，此时应停止检查，待病情好转、疼痛减轻再行完整的盆腔检查。

临床情景实例 3

（1）患者，女性，48岁。诊断为子宫内膜多发息肉拟行宫腔镜下息肉切除术。请为患者完成盆腔检查及完善分泌物检查，并记录检查结果。

（2）患者无外阴瘙痒及分泌物增多等不适，请阅读分泌物检查结果（表 46-2）并决定下一步治疗。

表 46-2　48 岁女性患者分泌物检查结果

项目	结果	项目	结果
pH	4.6	红细胞	阴性
清洁度	Ⅲ度	酵母样真菌	阴性
白细胞	+	阴道毛滴虫	阴性
上皮细胞	+++	线索细胞	阳性

临床思维分析：①患者行宫腔镜下息肉切除术，盆腔检查过程中需同时完善阴道分泌物检查；②细菌性阴道病可能导致子宫内膜炎、盆腔炎性疾病，准备进行宫腔手术操作的患者即使无症状也需要进行治疗。

临床情景实例 4

患者，女性，28 岁。因"异常阴道流血 2 个月，流血量增多 3 日"就诊。盆腔 MRI 检查：子宫颈体积增大呈椭圆形，宫颈信号异常，T_2WI 显示宫颈三层结构不清楚，局部软组织肿块隆起，浆膜面不光滑。子宫大小、形态未见异常，宫腔形态可，双附件区未见异常。否认性生活史。请为患者完成盆腔检查，并记录检查结果。

临床思维分析：患者无性生活史，未婚女青年原则上不能做窥器视诊和阴道检查；但是患者影像学检查提示宫颈病变，此时应该与家属沟通，征得患者及家属同意，签署知情同意书后进行窥器视诊和阴道检查。

临床情景实例 5

（1）患者，女性，33 岁。因"停经 50 日，下腹胀痛 4 日"就诊。尿人绒毛膜促性腺激素（hCG）阳性。超声示：宫内未见孕囊，左附件区可探及一不均质回声，大小 28mm×33mm。请为患者进行盆腔检查。

（2）检查后患者出现剧烈腹痛并出现血压进行性下降，可能的问题是什么？

临床思维分析：①患者超声检查仅有附件区包块，无盆腔积液，不主张行后穹窿穿刺，故操作项目首先考虑妇科检查。进行盆腔检查时要着重描述后穹窿是否饱满及宫颈有无举痛、摇摆痛。动作轻柔。②盆腔检查后附件区包块可能因外力压迫破裂出血，血性腹膜炎导致腹痛，盆腔内出血增多伴随血压进行性下降，此时可考虑急诊超声检查，必要时行后穹窿穿刺。

临床情景实例 6

患者，女性，48 岁。因"多发子宫肌瘤行子宫全切术 3 个月"术后复查，请给患者进行盆腔检查，并记录结果。

临床思维分析：①子宫全切术后的患者子宫缺如、盆腔空虚，为提高检查准确性，盆腔检查可加行三合诊。②结果记录：按照外阴、阴道、阴道残端、盆腔、直肠的解剖顺序，特别要记录阴道残端愈合情况，有无息肉形成等。

临床情景实例 7

（1）患者，女性，24 岁。因"产后 42 日"复诊。患者 42 日前在外院行会阴侧切及产钳助产分娩一活婴，现恶露尚未完全干净。请为患者进行盆腔检查。

（2）扪诊子宫增大约孕 50 日大小，请与家属沟通。

临床思维分析：①患者有少量阴道流血，检查前外阴需消毒避免感染。②外阴检查时要重点关注会阴侧切伤口愈合情况，阴道检查时注意侧切处阴道壁愈合情况，宫颈是否恢复正常状态。③产后 42 日除乳腺外，生殖器均应恢复至非孕期状态，现子宫较正常大，诊断考虑子宫复旧不良、胎盘残留可能。需要进一步完善超声检查及监测血 hCG。

临床情景实例 8

（1）患者，女性，35 岁。因"体外受精胚胎移植术后 40 日，阴道流血伴下腹胀痛 1 日"就诊。超声证实宫内孕囊，见心管搏动。请为患者进行盆腔检查。

（2）检查发现宫颈口已开，少许组织堵塞于宫口，请予以处理。

临床思维分析：①患者体外受精胚胎移植术后有阴道流血及下腹胀痛，诊断考虑流产。要完成外阴、阴道和宫颈的检查，排除宫颈病变导致的流血，并确定流产类型。盆腔检查手法一定要轻柔缓慢，如超声检查明确提示宫内活胚，可向患者交代解释后暂不行双合诊以免刺激子宫。②宫颈口已开，少许组织堵塞于宫口，目前诊断难免流产。需向患者家属交代病情，流产在所难免，建议选择清宫术。

（刘　珏）

第四十七章

产科检查

Obstetric Examination

一、适应证

妊娠中、晚期孕妇。

二、禁忌证

无绝对禁忌证，对于已经有宫缩者，四步触诊应在宫缩间歇期检查。

三、标准操作规程

见表 47-1。

表 47-1   产科检查诊治标准操作规程

准备	医师的准备：穿工作服，戴口罩、帽子，洗手；男性医师要求有女性医务人员陪同	
	核对床号、姓名，嘱患者排尿	
	拉好屏风，保护患者隐私	
	用物准备：手套、一次性垫单、络合碘、生理盐水、软皮尺、阴道窥器、骨盆外测量器、骨盆出口测量器、汤姆斯骨盆出口测量仪、胎心听诊器	
操作过程	**腹部检查**	协助孕妇仰卧在检查床上，头部稍垫高 [1]
		暴露腹部，双腿略屈曲稍分开
		站在孕妇右侧，面向孕妇头端
		观察腹型及大小，有无妊娠纹、手术瘢痕及水肿等
		宫高：用手触及宫底高度，软尺测量耻骨联合上缘中点至宫底的距离
		用软尺经脐绕腹部测量腹围
		两手置于子宫底部，了解宫底高度，两手指相对轻推，判断宫底胎儿部，区分胎头及胎臀 [2]
		两手分别置于腹部两侧，一手相对固定，另手轻按检查，触到平坦饱满部分为胎背、可变形的高低不平部分为胎儿肢体，并确定胎背向前、向侧方或向后
		检查者右手拇指与其余四指分开，置于耻骨联合上方握住胎先露部，进一步查清先露是胎头还是胎臀，左右推动以确定是否衔接
		面向孕妇足端，检查者左右两手分别置于胎先露部两侧，沿骨盆入口向下深按，进一步核实胎先露诊断是否正确并确定胎先露部入盆程度
		触诊确定胎方位后，使用胎心听诊器在胎背上方的孕妇腹壁上听诊胎心 1 分钟 [3]

续表

操作过程	骨盆测量	测量前先了解和观察孕妇骨盆有无畸形及外伤骨折史
		嘱孕妇取伸腿仰卧位，臀下垫中单，脱去一侧裤腿
		正确戴手套
		检查者将一只手的示指、中指伸入阴道，用中指尖触到骶岬上缘中点，示指上缘紧贴耻骨联合下缘，用另一只手示指正确标记此接触点，中指尖至此点的距离为对角径，即耻骨联合下缘至骶岬上缘中点的距离
		一手的示指、中指放入阴道内，分别触及两侧坐骨棘，估计两侧坐骨棘间距离
		阴道内示指置于骶棘韧带上移动，若能容纳 3 指为正常
		检查者戴手套的右手示指伸入孕妇肛门向骶骨方向，拇指置于孕妇体外骶尾部，两指共同找到骶骨尖端，将汤姆斯骨盆出口测量仪一端放在坐骨结节间径中点，另一端放在骶骨尖端处，测量出口后矢状径
		脱手套，骨盆外测量器调零
		测量两髂前上棘外缘的距离
		测量两髂嵴外缘最宽的距离
		嘱孕妇左侧卧位，右腿伸直，左腿屈曲，测量 L_5 棘突下至耻骨联合上缘中点的距离 [4]
		协助孕妇平卧，两腿向腹部弯曲，双手抱双膝，检查者戴手套，面向孕妇站于孕妇两腿之间，测量两坐骨结节内缘间的距离
		嘱孕妇两腿弯曲，向两侧分开，用两手拇指指尖斜着对拢，置于耻骨联合下缘，左右两拇指平放在耻骨降支上目测两拇指间角度
	阴道检查	消毒外阴
		正确戴手套
		左手将小阴唇分开暴露阴道口，右手持阴道窥器，缓慢置入阴道内
		检查宫颈及阴道情况 [5]
		可疑胎膜早破者可行阴道 pH 测定及涂片检查
		胎膜已破者了解羊水性状
		退出阴道窥器
		右手戴手套，示指和中指同时进入阴道
		了解骶尾关节活动度，骶骨弯曲度
		根据坐骨棘位置，确定胎先露高低
		了解宫颈位置、软硬度、宫颈管消退程度、宫口开大情况
	撤臀下巾，脱手套	
	协助患者复位，复原衣物、被褥，关灯	
	告知并记录检查结果	

疑点导航：

1. 如长时间平卧位出现仰卧位低血压综合征，则及时更改为侧卧位。

2. 注意手法轻柔，以免刺激宫缩。

3. 若行胎心监护则连续记录 20 分钟以上。

4. L$_5$棘突下定位是在两侧髂嵴后连线中点下 1.5cm，相当于米氏菱形窝上角。

5. 对妊娠期间不明原因出血或可疑外阴阴道赘生物，借助阴道窥器了解宫颈及阴道情况。

四、临床情景实例与临床思维分析

临床情景实例 1

患者，女性，25 岁。孕期过程顺利，现孕 34 周，无特殊不适，预约常规门诊产科检查。体重、血压均已测量。请在模型上给孕妇行产科检查，并记录检查结果。

临床思维分析：孕妇常规产科检查，行腹部检查即可。结果按照宫高、腹围、胎方位、胎心率顺序记录。

临床情景实例 2

患者，女性，23 岁。因"孕 40 周下腹不规律胀痛 3 小时"入院。体重、血压均已测量。请给孕妇行产科检查，进行经阴道分娩前评估。

临床思维分析：孕妇分娩前需进行胎儿、产道（包括骨产道和软产道）等评估。

临床情景实例 3

（1）患者，女性，26 岁。孕 36 周前来产科检查。请给患者进行产科检查。

（2）患者宫底高度在脐与剑突之间，需考虑哪些情况？

临床思维分析：子宫大小小于孕 36 周，考虑胎儿宫内生长受限、羊水过少或孕周计算错误。

临床情景实例 4

（1）患者，女性，26 岁。孕 32 周前来产科检查。请为患者进行产科检查。

（2）患者宫底高度在剑突下两横指，需考虑哪些情况？

临床思维分析：子宫大小大于孕 32 周，考虑巨大儿、羊水过多、双胎妊娠或孕周计算错误。

临床情景实例 5

（1）患者，女性，33 岁，孕 37 周。因"自觉胎动消失 2 日"入院。请为患者进行产科检查。

（2）听诊时未能听及胎心，如何处理？

临床思维分析：可进一步行胎心多普勒听诊，如仍未能听及，及时超声检查确诊有无胎心，如无胎心则尽早引产。

临床情景实例 6

（1）患者，女性，26 岁。孕 37 周预约在门诊产科检查。请给予产科检查。

（2）胎方位为左骶前位，检查过程中产妇突然出现多量阴道排液，如何处理？

临床思维分析：常规产科检查，行腹部检查即可；臀位产妇破膜后应立即听胎心、卧床、抬高臀部，进行阴道检查排除脐带脱垂，平车送入病房。

临床情景实例 7

（1）患者，女性，28 岁。孕 2 产 0，宫内孕 33 周，活胎。因"右下腹疼痛 2 小时"就诊。作为接诊医师，请为产妇行腹部检查。

（2）产妇产科检查正常，右下腹髂嵴上方约 2 横指处有压痛，反跳痛（－）。腹肌紧张不明显。尿常规（－）。患者诊断考虑什么？下一步如何处理？

临床思维分析：妊娠合并急性阑尾炎？孕 2 产 0，宫内孕 33 周，活胎。处理：完善血常规、超声检查；抗感染治疗的同时行阑尾切除手术；抑制宫缩保胎治疗。

临床情景实例 8

患者，女性，30 岁。因"停经 37 周，无痛性多量阴道流血 3 小时"入院。超声检查：完全性前置胎盘。请为患者行产科检查，并决定进一步处理。

临床思维分析：通过超声诊断前置胎盘明确，无须再行骨盆检查及阴道检查，孕 37 周完全性前置胎盘，处理建议剖宫产终止妊娠。

临床情景实例 9

患者，女性，26 岁。初产妇，停经 39 周规律性下腹痛 6 小时，外院检查发现已临产，胎头未衔接。急诊转入院。产妇身高 144cm，体重 50kg。请为患者进行产科检查，并决定进一步处理。

临床思维分析：该初产妇身材矮小，临产后胎头未衔接，警惕狭窄骨盆。应行腹部检查、骨盆测量和阴道检查，及时检查评估，根据头盆相称程度确定是否可经阴道试产。

临床情景实例 10

患者，女性，38 岁。高龄初产妇。因"停经 40 周待产"入院。既往因宫颈上皮内瘤变行宫颈锥切术。请为患者进行产科检查，并决定下一步处理。

临床思维分析：该初产妇既往有宫颈手术史，容易导致宫颈粘连或瘢痕。应行腹部检查、骨盆测量和阴道检查，并注意评估宫颈情况，轻度宫颈膜状粘连可尝试粘连分离、机械性扩张或宫颈反放射状切开后经阴道试产，严重者应行剖宫产。

（刘　珏）

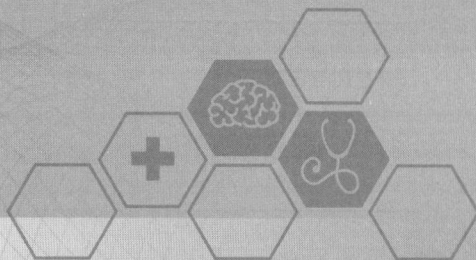

第四十八章

胎心监护使用及判读
Manipulation and Interpretation of Fetal Heart Rate Monitoring

一、适应证

1. 低危孕妇孕 32 ~ 34 周的备查项目，孕 37 周后的必查项目，高危妊娠孕妇酌情提前检查时间，增加检查频次。

2. 临产后产程中的胎心和宫缩的监护。

二、禁忌证

无绝对禁忌证。

三、标准操作规程

见表 48-1。

表 48-1　胎心监护标准操作规程

准备	医师准备：穿工作服，戴口罩、帽子，洗手
	核对床号、姓名，向孕妇交代检查目的
	拉好屏风，保护孕妇隐私
	嘱孕妇排尿，进食后进行检查
	用物准备：一次性垫单、胎心监护仪、耦合剂、卫生纸
操作过程	协助孕妇仰卧或半坐卧在检查床上，腰背部位置预先放置两条监护仪探头固定带，头部稍垫高 [1]
	接通电源打开监护仪开关，检查监护仪性能
	暴露腹部，双腿略屈曲稍分开
	站在孕妇右侧，面向孕妇头端
	两手置于子宫底部，了解宫底高度，两手指相对轻推，判断宫底胎儿部，区分胎头及胎臀 [2]
	两手分别置于腹部两侧，轻轻深按进行检查，平坦部分为胎背、可变形的高低不平部分为胎儿肢体，并确定胎背向前、向侧方或向后
	检查者右手拇指与其余四指分开，置于耻骨联合上方握住胎先露部，进一步查清是胎头或胎臀，左右推动以确定是否衔接
	面向孕妇足端，检查者左右两手分别置于胎先露部两侧，沿骨盆入口向下深按，进一步核实胎先露诊断是否正确，并确定胎先露部入盆程度
	触诊确定胎方位后，在胎背上方的孕妇腹壁上涂耦合剂，放置好胎心探头，清晰听及胎心音 [3]，固定胎心探头

操作过程	将宫缩探头置于子宫底部，固定[4]
	将胎动按钮交给孕妇，感胎动时按胎动按钮一次
	打开描记开关，观察胎心显示，以及胎心、宫缩曲线描记情况
	孕妇半坐卧位、仰卧位、左侧卧位、右侧卧位；共监护20分钟，根据胎心、胎动及监护情况决定是否延长监护时间
	告知孕妇监测结果
	擦去腹部及探头耦合剂
	撤臀下巾，协助孕妇复位，复原衣物、被褥
	再次洗手
	记录产妇姓名、年龄、胎心监护时间

疑点导航:

1. 如孕妇长时间平卧位出现仰卧位低血压综合征，则及时更改为侧卧位。

2. 注意手法轻柔，以免刺激宫缩。

3. 注意与腹主动脉音、子宫杂音、脐带杂音相鉴别。

4. 双胎或多胎的胎心监护可同时使用不同胎心探头记录不同胎心，亦可使用同一胎心探头先后记录不同胎心。

四、临床情景实例与临床思维分析

临床情景实例 1

（1）患者，女性，25岁。因"孕39周，自觉胎动减少2日"入院。请为患者进行胎心监护检查。

（2）胎心监护结果见图48-1，请进一步处理。

临床思维分析：①妊娠足月时，正常胎动 > 10 次 /2h。胎动过频是胎动消失的前驱症状，胎动减少是胎儿窘迫的一个重要指标，胎动消失后，胎心在 24 小时内也会消失。因此监测胎动可预知胎儿的安危。胎动异常的产妇一定要行胎心监护。②胎心监护结果提示胎心基线在 170 次 /min 左右，中等变异。处理原则为左侧卧位，吸氧，积极寻找原因并给予纠正；复查胎心监护及胎儿生物物理评分，如结果正常可继续待产，如胎心监护出现胎心基线率异常伴基线波动异常、缩宫素激惹试验（OCT）频发晚期减速或重度变异减速、胎儿生物物理评分 < 4 分，均应行剖宫产终止妊娠。

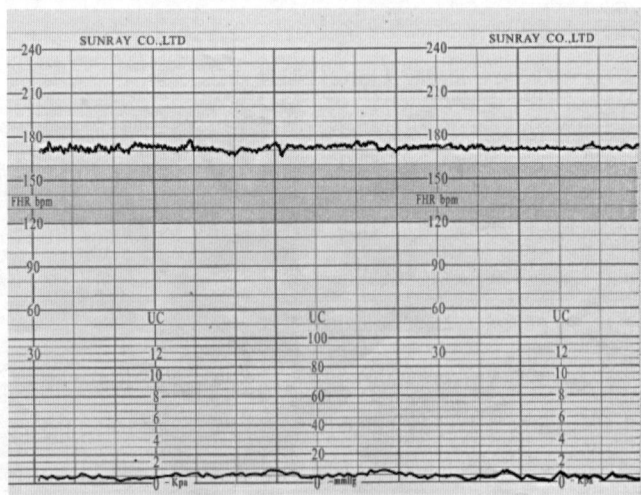

图 48-1　25 岁女性患者胎心监护图

临床情景实例 2

（1）患者，女性，26 岁，孕 2 产 0。因"停经 37 周，下腹痛 10 小时，阴道排液 1 小时"入院。入院后查：宫口开大 2cm，羊水胎粪样，胎先露，–2。请立即为患者进行胎心监护。

（2）胎心监护结果如图 48-2，请进一步处理。

临床思维分析：①产妇已正式临产，胎心监护记录胎心率变化，了解胎盘于宫缩时一过性缺氧的负荷变化，测定胎儿的储备能力。②宫口尚未开全，短时间内无法经阴道分娩，

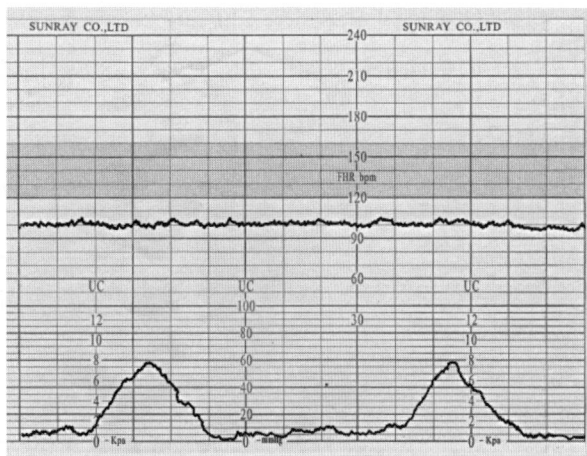

图 48-2　26 岁女性患者胎心监护图

胎心率持续低于 110 次 /min，羊水Ⅲ度污染，应立即剖宫产；同时向患者家属交代病情，新生儿预后可能差，做好新生儿复苏准备。

临床情景实例 3

（1）患者，女性，23 岁。因"停经 38 周，阴道见红 1 小时"就诊。体格检查：腹膨隆，未扪及宫缩，胎心 140 次 /min。请为产妇进行胎心监护检查。

（2）胎心监护结果见图 48-3、图 48-4，请进一步处理。

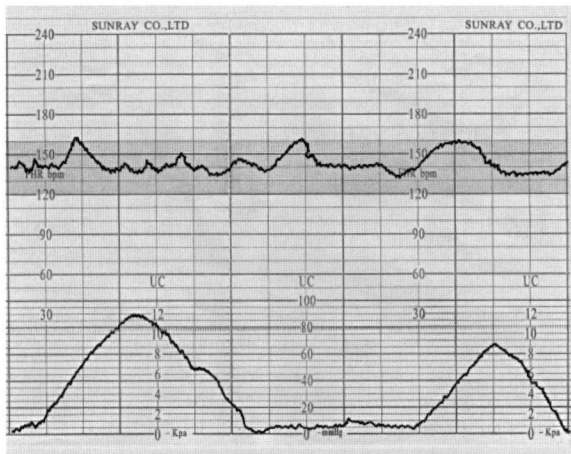

图 48-3　23 岁女性患者胎心监护图 1

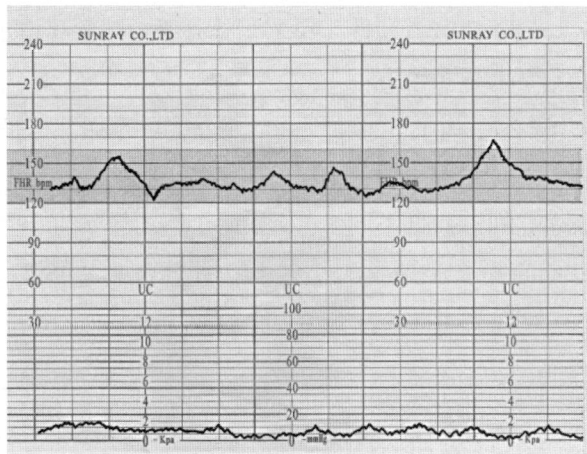

图 48-4　23 岁女性患者胎心监护图 2

临床思维分析：①胎心监护结束时一定要在图纸上标注患者姓名、年龄、记录时间等信息。②核对患者病史、体格检查和胎心监护信息，图 48-3 可见明显宫缩波形，提示信息不正确。③根据图 48-4 判断产妇胎心情况，无应激试验（NST）有反应型，继续监测，不需要特殊处理。

临床情景实例 4

（1）患者，女性，26 岁。孕 36 周前来常规产科检查，自诉无阴道流血及腹痛，胎动正常。患者

胎心监护结果见图48-5。请予以分析。

（2）调整探头位置后胎心监护见图48-6，请进一步处理。

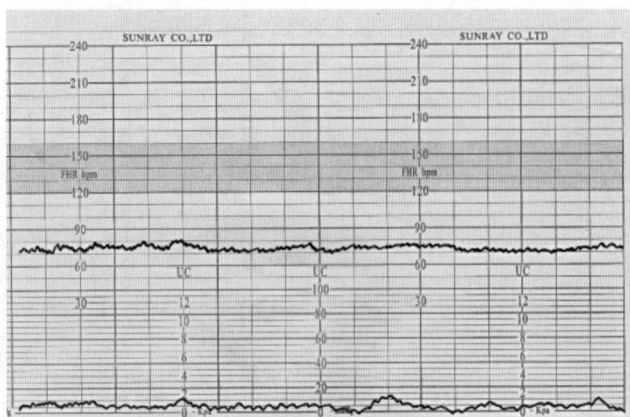

图 48-5　26 岁女性患者胎心监护图 1

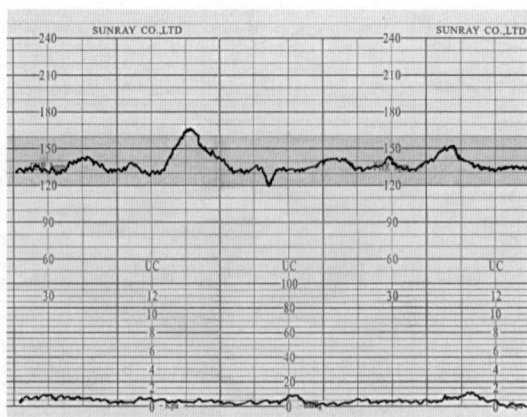

图 48-6　调整探头位置后胎心监护图

临床思维分析：①产妇并无特殊不适，故胎心基线持续偏低时需高度怀疑胎心探头所监测的是否为腹主动脉音，此时可触及产妇脉搏或听诊产妇心率，如节律一致则需重新定位寻找胎心位置。②胎心监护可见变异减速，有脐带受压表现。应嘱产妇自计胎动，超声检查了解脐带情况。定期复查胎心监护。

临床情景实例 5

（1）患者，女性，29 岁。体外受精胚胎移植术（IVF-ET）术后双胎妊娠。现孕 34 周，请给患者进行胎心监护检查。

（2）一个胎儿监护评分 8 分，另一个胎儿监护评分 9 分，请与家属沟通。

临床思维分析：①双胎孕妇胎心监护时根据不同的胎心监护仪器采用不同的方法。如有两个胎心探头，可在腹部不同部位听及两个不同频率的心率并进行描记。如只有 1 个胎心探头则分别监听不同的胎心并先后描记。②胎心监护评分表见表48-2。

表 48-2　胎心监护评分表

项目	0 分	1 分	2 分
基线率 /（次·min^{-1}）	< 100；> 180	100 ~ 110；160 ~ 180	110 ~ 160
振幅 /（次·min^{-1}）	< 5	5 ~ 10 或 > 30	10 ~ 30
周期 /（次·min^{-1}）	< 2	2 ~ 6	> 6
加速	无	周期性	非周期性
减速	晚期减速或重度变异减速	轻度变异减速	无

注：判断标准，8 ~ 10 分为良好；5 ~ 7 分为可疑；0 ~ 4 分提示胎儿缺氧。现胎儿评分良好，继续观察，定期复查。

临床情景实例 6

（1）患者，女性，33 岁，孕 39 周。因
"下腹痛 6 小时"入院。入院后查宫口开大
2cm，胎先露，–2。请为患者进行胎心监护
检查。

（2）胎心监护结果见图 48-7，请进一步
处理。

临床思维分析：①临产后的胎心监护在判
断胎儿心率的同时还可以了解宫缩的频率和强
度，如宫缩稀弱则需加强宫缩，如宫缩过强则
需适当抑制宫缩镇静处理；②该胎心监护图形

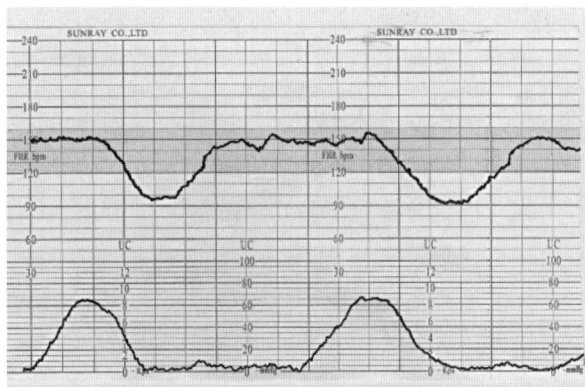

图 48-7　33 岁女性患者胎心监护图

为晚期减速，是胎儿缺氧的表现。因宫口仅开大 2cm，估计短时间内无法经阴道分娩，需要剖宫产。

临床情景实例 7

患者，女性，39 岁。孕 41 周前来产科检查。为孕妇进行胎心监护，无法探及胎心。请与家属沟
通并予以处理。

临床思维分析：如通过触诊判断的胎背处无法听及胎心，首先要询问胎动情况，更换位置判断能
否在腹部其他位置听及胎心，如仍然无法听及胎心音则需使用即时超声检查了解胎心情况。如确定胎
儿已死亡，则需向患者家属交代病情，立即引产终止妊娠。

临床情景实例 8

（1）患者，女性，28 岁，孕 2 产 0。因"下腹胀痛 10 小时，阴道排液 3 小时"就诊。宫内孕 39
周活胎。请为患者进行胎心监护检查。

（2）入院后检查宫口开大 3cm，胎心监护图见图 48-8；4 小时后检查宫口开大仍为 3cm，胎心监
护图如图 48-9。请给予进一步处理。

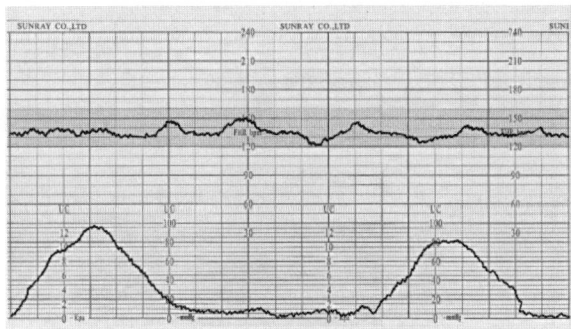

图 48-8　28 岁女性患者胎心监护图 1

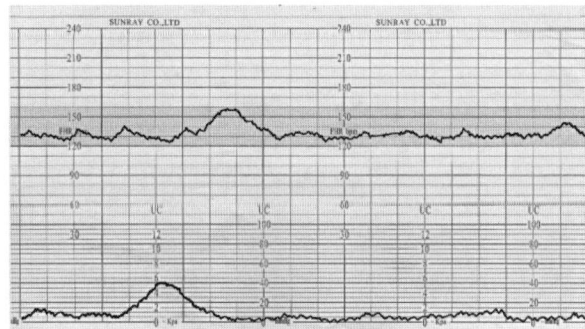

图 48-9　28 岁女性患者胎心监护图 2

临床思维分析：①孕妇足月临产，胎膜早破，胎心监护有助于判断胎儿宫内情况。②宫缩明显稀
弱，诊断：继发性宫缩乏力。③处理：无头盆不称，胎心正常的情况下可考虑小剂量缩宫素加强宫缩
（2.5U 缩宫素 + 500ml 生理盐水静脉滴注，视宫缩调节给药速度）。

临床情景实例 9

患者，女性，31 岁，孕 1 产 0。因"停经 38 周，规律性下腹痛 3 小时，阴道排液 1 小时"由急诊平车入院。患者未定期产科检查，胎儿体重估计 4 300g。患者进行胎心监护检查。胎心监护进行 8 分钟时，平卧位的产妇突然出现头晕、恶心、呕吐、胸闷、面色苍白、出冷汗等不适。请予以处理。

临床思维分析：①胎儿体重估计 4 300g，判断孕妇腹部膨隆较明显，平卧位时增大的妊娠子宫可压迫下腔静脉，使下腔静脉及盆腔静脉回流受限，回心血量减少，右心房压下降、心搏出量随之减少，从而引起血压下降，出现休克的一系列表现，即仰卧位低血压综合征。②处理：左侧卧位。

临床情景实例 10

患者，女性，25 岁。因"体外受精胚胎移植术（IVF-ET）术后 34 周，阴道流血 2 日"就诊。外院超声提示胎盘前壁，完全覆盖宫颈内口。请为患者进行胎心监护检查，并向患者解释是否能进行宫缩应激试验。

临床思维分析：①前壁胎盘时，有时可以在耻骨联合上方听到胎盘杂音，与孕妇的心率（脉搏）一致，注意与胎心相鉴别。②宫缩应激试验（CST）是产时常用的监测方法之一，可通过宫缩时胎心率的变化了解胎盘的功能及胎儿对宫缩时一过性缺氧的耐受能力，从而判断胎儿的安危。前置胎盘是 CST 的禁忌证，故不能进行。

（王洪伟）

第四十九章

经阴道后穹窿穿刺术

Transvaginal Culdocentesis

一、适应证

1. 可疑腹腔内出血的患者，如异位妊娠、卵巢滤泡破裂、卵巢黄体破裂等的辅助诊断。

2. 可疑腹腔内积液或积脓时，明确积液性质，协助诊断；如为腹腔积脓，可在进行病原学检查的同时行穿刺引流及局部药物治疗。

3. 对位于直肠子宫陷凹内的盆腔肿物，细针穿刺进行涂片或细胞学检查；如高度怀疑恶性肿瘤，应尽量避免穿刺，一旦穿刺确诊为恶性肿瘤，应尽早手术。

4. 超声引导下行卵巢子宫内膜异位囊肿穿刺治疗、包裹性积液穿刺治疗、输卵管妊娠部位注射药物。

5. 超声引导下经阴道后穹窿穿刺取卵，用于各种助孕技术。

二、禁忌证

1. 严重的盆腔粘连，可疑肠管与子宫后壁粘连，特别是盆底粘连。

2. 直肠子宫陷凹完全被巨大肿物占据。

3. 异位妊娠采用非手术治疗时，无须进行后穹窿穿刺，以免引起感染。

4. 合并严重的阴道炎症。

三、标准操作规程

见表 49-1。

表 49-1　经阴道后穹窿穿刺术标准操作规程

准备	医师准备：穿工作服，戴口罩、帽子，洗手；男性医师要求有女性医务人员陪同
	核对患者姓名、年龄、床号（门诊患者核对患者姓名、年龄），自我介绍
	简单询问病史、过敏史，询问性生活史、月经婚育史（无性生活者禁止操作），检查患者的子宫附件超声、血常规、血 hCG 等结果，排除禁忌证，嘱患者排空膀胱，向患者说明后穹窿穿刺术的目的及注意事项，签署知情同意书，测量生命体征
	用物准备：后穹窿穿刺包、穿刺针、10ml 注射器、络合碘、一次性垫单、无菌手套、大棉签、无菌小方纱、无菌棉球等，检查包装是否完好，是否在有效期内
	评估环境，保护患者隐私，拉屏风、关窗帘，注意保暖

续表

操作过程	垫好一次性垫单，取后穹窿穿刺包
	协助患者取膀胱截石位，开灯并对好光源
	再次洗手，打开后穹窿穿刺包，检查灭菌指示卡是否合格
	清点物品，将此次操作需要的无菌棉球、小方纱放入穿刺包，络合碘倒入相应容器中
	将此次操作需要的穿刺针、10ml 注射器用无菌原则的方法打开，并放入穿刺包
	正确戴无菌手套
	消毒次数 3 次 [1]，不留空隙，每次消毒范围小于前一次，最后范围大于孔巾直径，铺孔巾
	正确选择阴道窥器，络合碘润滑
	正确放置阴道窥器，消毒阴道（同时需转动窥器，消毒 3 次）
	双合诊 [2] 了解子宫、附件情况
	更换无菌手套
	取另一个阴道窥器（短）暴露宫颈、固定窥器
	络合碘棉球再次消毒宫颈及阴道
	宫颈钳夹持宫颈后唇，向前提拉，充分暴露后穹窿
	选择合适穿刺针，连接 10ml 注射器，检查通畅性及是否有倒钩
	络合碘棉球消毒穿刺点 1 次
	在后穹窿中央或稍偏患侧、阴道宫颈交界处稍下方平行宫颈管方向进针 2~3cm，进针有落空感后抽吸液体 [3]
	抽吸完毕，拔针
	拔针后检查穿刺点有无出血，干棉球压迫止血
	络合碘棉球再次消毒穿刺点
	检查阴道内无异物残留后取下宫颈钳、阴道窥器，取下孔巾，擦拭外阴
	目测穿刺液性质，标本送检 [4]
	整理操作用物，医疗垃圾分类处理，脱手套，再次洗手，关灯
	协助患者复原衣物，撤一次性垫单，再次测量生命体征
	交代术后注意事项，禁性生活、盆浴 2 周，追踪结果，根据结果决定治疗方案
	完成穿刺记录书写 [5]

疑点导航：

1. 消毒外阴的方法有两种。第一种为外消毒法：医师正确戴无菌手套，取大棉签，用络合碘常规消毒外阴，顺序正确（小阴唇→大阴唇→阴阜→大腿内侧 1/3 →会阴及肛周），方向为从内到外、从上到下，消毒次数 3 次，不留空隙；第二种为内消毒法：医师正确戴无菌手套后，用长柄镊或卵圆钳取穿刺包内的已经浸湿络合碘的棉球常规消毒外阴，顺序正确（小阴唇→大阴唇→阴阜→大腿内侧

1/3→会阴及肛周），方向为从内到外、从上到下，消毒次数 3 次，不留空隙。两种选一种操作即可，消毒顺序要正确。

2. 妇科检查时需了解子宫大小、位置，附件区有无包块，特别注意后穹窿是否膨隆，宫颈是否有举痛、摇摆痛。操作过程中询问、观察患者的感受。

3. 如无液体抽出，适当改变方向或深浅度，边退针边抽吸，必要时嘱患者半坐卧位使盆腹腔液体汇积于直肠子宫陷凹以便于抽吸（穿刺未抽出血液，不能完全排除腹腔内出血，出血量少、盆腔周围组织粘连、直肠子宫陷凹封闭、血肿位置高时可造成假阴性）。若误入直肠抽出黄色液体，则更换注射器和针头，再次消毒重新穿刺。如果第一次未穿刺出液体，可再次穿刺，但一般不超过 3 次。如为肿物，则选择最突出或囊性感最明显的部位穿刺。如行经阴道后穹窿穿刺取卵，需在超声引导下进行，取出卵子后立即保温送生殖实验室。

4. 如抽出液为血液时，放置后血液凝固为血管内血液；静置 10 分钟以上仍为不凝血，则为腹腔内出血，建议患者住院，嘱患者禁饮、禁食；如果考虑异位妊娠，同时穿刺液送 hCG 检查；如抽出不凝固的陈旧性血块，则可能为陈旧性异位妊娠；如抽出的液体为淡红、微混、稀薄甚至脓液，则多为盆腔炎性渗出液；如抽出黄色液体，则有可能穿入直肠，再次穿刺，需要更换穿刺针及注射器；如为盆腔积脓的患者，抽出脓液，则穿刺液需进行涂片、培养及药敏检查；如为盆腔肿物的穿刺，则需细针穿刺进行涂片或病理细胞学检查。

5. 后穹窿穿刺记录，包括手术时间、名称，消毒铺巾方法，手术步骤，术中病情变化和处理，术后医嘱，标本送检情况。

四、常见并发症及处理

1. **误伤血管**（进针方向错误，误伤血管，抽出血液静置后可以凝固）

（1）停止操作，注意患者主诉，如出现穿刺后腹痛、肛门坠胀，甚至血压下降，应及时进行盆腔检查。

（2）必要时进行超声检查，了解有无血肿发生。

（3）向患者及家属交代病情，处理后常规复查患者血压，必要时手术。

2. **误伤直肠**（进针方向过于靠后时，可以伤及直肠）

（1）停止操作，平卧，检查生命体征，并重点进行腹部体格检查。

（2）一般小损伤无须特别处理；如破口较大出现相应症状，则请胃肠外科会诊，决定治疗方案。

（3）向患者及家属交代病情。

3. **感染**

（1）严格按无菌原则进行操作。

（2）阴道炎症患者应治疗后进行穿刺，必要时同时应用抗生素。

（3）向患者及家属交代病情。

五、临床情景实例与临床思维分析

临床情景实例 1

（1）患者，女性，25 岁。因"外院人工流产术后 10 日，下腹疼痛 3 日"入院。外院手术情况不详。体格检查：下腹部压痛反跳痛。妇科检查：阴道通畅，有少许黄色分泌物；宫颈光滑，抬举痛阳性，后穹窿饱满，触痛明显；子宫大小正常，压痛；双附件区增厚。超声检查：子宫大小正常，子宫后方可探及积液 50mm×77mm，内可见点状中等回声。请进行下一步诊疗操作以明确诊断。

（2）若抽出不凝固血，如何分析原因？

（3）若抽出黄色脓液，如何分析原因？

临床思维分析：不典型异位妊娠的诊断比较困难，有些异位妊娠的患者超声可见假妊娠囊（蜕膜管型与血液形成），易误诊为宫内妊娠。少数宫内、宫外同时妊娠，人工流产时应详细记录术中情况，刮出物是否可见绒毛，并送病理检查。宫腔内手术操作可导致生殖道黏膜损伤、出血、坏死，下生殖道内源性病原体上行感染，是盆腔炎性疾病发生的高危因素。该患者外院手术情况不详，有下腹痛的症状，妇科检查有宫颈抬举痛、子宫压痛，超声子宫正常，宫后有积液，考虑诊断为异位妊娠或人工流产术后感染，应行后穹窿穿刺术鉴别诊断。若抽出不凝血，抽出液送血 hCG 检查，对比患者静脉血的 hCG，如果抽出液 hCG 明显高于静脉血，考虑诊断异位妊娠合并腹腔内出血，应急诊手术治疗。若抽出为黄色脓液，应将抽出液送病原学培养及药敏试验，考虑诊断人工流产术后盆腔炎性疾病，予以抗生素治疗。

临床情景实例 2

（1）患者，女性，40 岁。因"异位妊娠腹腔镜保守治疗术后 1 周"复诊。患者血 hCG 由术前 6 754U/L 下降至 6 532U/L。今日突发下腹疼痛。超声示盆腔积液 30mm。为明确诊断请进行下一步处理。

（2）抽血不凝血后，请与家属沟通。

临床思维分析：异位妊娠腹腔镜术前谈话时，应充分向患者及家属说明保守手术（患侧输卵管妊娠物清除）及根治手术（患侧输卵管切除）的术中、术后并发症，选择保守手术有可能持续性异位妊娠及再次异位妊娠，选择根治手术有可能生育概率下降，患者及家属充分理解后选择手术方案并签署手术同意书，这是出现手术治疗效果欠佳时再次进行医患沟通是否能顺利的关键。若术后血 hCG 不降或升高，术后 1 日血 hCG 未下降至术前的 50% 以下，或术后 12 日血 hCG 未下降至术前的 10% 以下，可诊断持续性异位妊娠。该患者术后 1 周，仍未下降至术前的 50% 以下，并出现下腹痛、盆腔积液，应行后穹窿穿刺术，若抽出不凝血，可诊断持续性异位妊娠合并腹腔内出血，应急诊手术治疗。出现手术治疗效果欠佳时应再次充分向患者及家属说明保守手术及根治手术的术中、术后并发症，以及出现手术治疗效果欠佳的原因，二次手术建议行根治手术。沟通语言要通俗易懂，解释充分到位。

临床情景实例 3

患者，女性，聋哑人，估计年龄 35 岁左右。晕厥一次由路人拨打 120 送入院，120 急救车上测血压 95/65mmHg，脉搏 96 次/min。急诊超声检查：肝、胆、脾、胰、双肾未见异常，子宫大小正常，前位，右附件区有一个 40mm×50mm 不均质包块，盆腔积液 40mm。为明确诊断，请给予处理。

临床思维分析：对无治疗费、无身份（姓名和居住地）、无责任承担机构或人员的急诊患者的抢救处理，应立即汇报二线及医务部总值班，开通绿色通道，并积极救治。

临床情景实例 4

（1）患者，女性，33 岁。已诊断异位妊娠。超声示右附件区包块，拟行甲氨蝶呤（MTX）保守治疗。请在模型上经后穹窿给药。

（2）穿刺时抽出黄色液体，请予以处理。

临床思维分析：输卵管妊娠部位药物注射需在超声引导下进行定位。抗肿瘤药物配制需在专用的操作台进行，并戴好帽子、口罩、手套，操作时防止药物飞溅，注意保护自己，配药后的安瓿及注射器需要放入特殊医疗垃圾桶处理。穿刺注药前要先回抽，如果抽出黄色液体，则考虑误入直肠，应停止操作，患者平卧，检查生命体征，并行重点进行腹部体格检查；小损伤一般无须特别处理；如破口较大出现相应症状，请胃肠外科会诊，决定治疗方案。向患者及家属交代病情，语言要通俗易懂，解释充分到位。

临床情景实例 5

患者，女性，30 岁。因"末次月经 6 月 3 日，6 月 25 日同房后下腹疼痛 2 小时"急诊入院。患者自诉肛门坠胀感明显。超声示盆腔积液 40mm。为明确诊断请予处理。

临床思维分析：患者目前为月经周期的黄体期，同房后下腹痛，超声可见盆腔积液，考虑黄体破裂，应行后穹窿穿刺术。若抽出不凝血，可诊断腹腔内出血，建议手术治疗。

临床情景实例 6

（1）患者，女性，29 岁。因"下腹胀痛低热 7 日"入院。患者消瘦，婚后 8 年月经紊乱，一直未孕。超声示盆腔大量积液。请进行下一步诊疗操作并明确诊断。

（2）穿刺时抽出浆液性草黄色澄清液体，请予以处理。

临床思维分析：结核性腹膜炎患者的后穹窿穿刺后，穿刺液应进行结核分枝杆菌及细菌涂片、培养及药敏试验、细胞学检查。

临床情景实例 7

患者，女性，29 岁。因"停经 50 日，下腹痛 1 日加重 4 小时"急诊平车推至妇产科。已建立好静脉通道。体格检查：脉搏 112 次 /min，血压 85/55mmHg，精神差。超声示盆腹腔内大量积液，肝肾隐窝积液。尿 hCG 阳性。请给予下一步处理以迅速明确诊断。

临床思维分析：患者已处于休克状态，应尽量减少对其搬动，盆腹腔大量积液情况下直接选择诊断性腹腔穿刺。

临床情景实例 8

患者，女性，28 岁。因"异位妊娠"入院。保守治疗第 5 日，突发下腹剧痛，肛门坠胀感明显。既往因不孕症曾行腹腔镜探查，术中发现盆底粘连严重，双侧卵巢子宫内膜异位囊肿无法经腹腔镜完成而中转开腹。急诊超声示大量腹腔积液。请给予下一步处理以明确诊断。

临床思维分析：患者异位妊娠住院保守治疗过程中，出现下腹痛，肛门坠胀，超声提示腹腔积液，考虑保守治疗效果不佳并出现腹腔内出血的症状，应行后穹窿穿刺术，但是该患者有盆腔粘连严重的手术史，有后穹窿穿刺术的禁忌证，故应行超声定位下诊断性腹腔穿刺。

临床情景实例 9

患者，女性，28 岁。因"双侧输卵管阻塞"拟行 IVF-ET 辅助生殖。今日拟行取卵术，请予以完成。

临床思维分析：应在超声引导下经阴道后穹窿穿刺取卵，并使用专用的取卵针、保温箱、穿刺架、恒温试管架等。

临床情景实例 10

患者，女性，43 岁。因"进行性继发性痛经 5 年"就诊。妇科检查：子宫大小正常，直肠子宫陷凹可扪及一肿物，大小 50mm×50mm。超声检查：子宫大小正常，盆底可探及一个厚壁囊肿，大小 47mm×54mm，囊内有细小絮状回声。请明确囊肿性质。

临床思维分析：子宫内膜异位囊肿的应在超声引导下穿刺，尽量抽吸干净卵巢囊肿的囊液。

临床情景实例 11

患者，女性，36 岁。因"痛经 3 年，突发下腹痛 3 小时"就诊。妇科检查：外阴正常，分泌物少，阴道正常，子宫后位，后穹窿饱满；右附件区可触及包块，稍固定，有压痛。尿 hCG 阴性。血常规：血红蛋白 108g/L。超声：右附件区可见 60mm×50mm 大小的包块，内可见密集细小回声，盆腔子宫后方可见 30mm 暗区，内可见密集细小回声。为进一步确诊，请进行操作。

临床思维分析：该患者有痛经病史，有突发下腹痛，尿 hCG 阴性，超声可见附件包块及盆腔积液，考虑子宫内膜异位囊肿破裂，可行后穹窿穿刺术。如果穿刺液为巧克力色液体或暗红色液体，可确定诊断。

临床情景实例 12

（1）患者，女性，32 岁。因"下腹痛伴发热 3 日"就诊。患者 1 周前外院行放环术。今日体温达 38℃，血压、呼吸、心率正常；下腹部压痛反跳痛。妇科检查：阴道内通畅，少许黄色分泌物，宫颈光滑，抬举痛阳性，后穹窿饱满，触痛明显；子宫大小正常，压痛，双附件区增厚，压痛。超声检查：左附件区不均质肿块（40mm×30mm），宫后积液 20mm，宫内节育器下移。为明确诊断请进行下一步处理。

（2）患者要求取出宫内节育器，如何沟通？

临床思维分析：宫腔内手术操作可导致生殖道黏膜损伤、出血、坏死，下生殖道内源性病原体上行感染，是盆腔炎性疾病发生的高危因素。患者 1 周前有宫腔操作史，3 日前出现腹痛、发热，妇科检查有子宫附件压痛等阳性体征，超声检查有附件包块、宫后积液，考虑放环术后盆腔炎性疾病，可予以后穹窿穿刺术，抽出为黄色脓液，应将抽出液送病原学培养及药敏试验，予以抗生素治疗。超声提示宫内节育器下移，有取出的适应证，但该患者目前同时有宫内节育器取出的禁忌证，患者要求取出时应向其充分说明，并发生殖道炎症时，先给予抗感染治疗，治愈后再取出宫内节育器，语言要通俗易懂，解释充分到位。

临床情景实例 13

（1）患者，女性，36 岁。因"停经 42 日，下腹痛 1 日"就诊。患者放环 5 年。超声检查：左附件区不均质肿块（30mm×20mm），宫后积液22mm，宫内节育器下移。尿hCG阳性。为明确诊断请进行下一步处理。

（2）患者要求取宫内节育器，如何沟通？

临床思维分析：根据患者的病情，考虑诊断异位妊娠合并宫内节育器下移，超声提示宫后积液，应行后穹窿穿刺术，若抽出为不凝血，抽出液送hCG检查，对比患者静脉血hCG，如果抽出液hCG明显高于静脉血，考虑诊断为异位妊娠合并腹腔内出血，应急诊手术治疗。带器妊娠，包括宫内和宫外妊娠，是取出宫内节育器的适应证。患者要求取出宫内节育器，向患者解释，有取出宫内节育器的适应证，但是现在有腹腔内出血，应先处理急症，建议腹腔镜手术同时取出宫内节育器，语言要通俗易懂，解释充分到位。

（王晓谦）

第五十章

刮宫术

Dilatation and Curettage

一、适应证

1. 子宫异常出血和/或阴道排液，为证实或需排除子宫内膜癌、子宫颈管癌，或其他妇科疾病如流产、子宫内膜炎等，也可作为异位妊娠的鉴别诊断方法。

2. 功能性子宫出血或怀疑子宫性闭经，明确子宫内膜在月经周期后半期的变化，明确有无子宫内膜结核。

3. 针对不孕症，了解有无排卵及子宫内膜病变。

4. 人工流产、葡萄胎清宫、宫腔内组织残留清除等技术。

5. 影像学检查有宫腔占位病变。

6. 子宫颈脱落细胞学提示子宫内膜来源的不典型腺细胞。

7. 反复或多量异常子宫出血时，彻底刮宫有助于明确诊断，并可快速止血。

二、禁忌证

1. 急性、亚急性生殖器炎症或盆腔炎性疾病。

2. 急性严重的全身性疾病。

3. 手术当日体温＞37.5℃。

4. 可疑宫内妊娠且有继续妊娠要求者。

三、标准操作规程

见表 50-1。

表 50-1 刮宫术标准操作规程

准备	医师准备：穿工作服，戴口罩、帽子，洗手；男性医师要求有女性医务人员陪同
	核对患者姓名、年龄、床号（门诊患者核对其姓名、年龄），自我介绍
	询问病史、过敏史、性生活史（无性生活者禁止操作）、月经婚育史，复习患者子宫附件超声，检查血常规、凝血功能、白带常规等，排除禁忌证
	嘱患者排空膀胱，向患者说明刮宫术的目的及注意事项[1]，签署知情同意书
	测量生命体征（血压、脉搏）
	用物准备：刮宫包、络合碘、一次性垫单、无菌手套、大棉签、无菌小方纱、无菌棉球、2个标本瓶、标本固定液、记号笔等，检查包装是否完好，是否在有效期内
	评估环境，保护患者隐私，拉屏风、关窗帘，必要时开空调，注意保暖

操作过程	垫好一次性垫单，协助患者取膀胱截石位，开灯并对好光源
	取刮宫包，检查包的有效期
	再次洗手，打开刮宫包，检查灭菌指示卡是否合格
	清点物品，将此次操作需要的无菌棉球、小方纱放入穿刺包，络合碘倒入相应容器中，包布无渗湿
	正确戴无菌手套
	消毒次数 3 次 [2]，不留空隙，每次消毒范围小于前一次，最后范围大于孔巾直径
	铺孔巾
	正确选择阴道窥器，络合碘润滑
	正确放置阴道窥器，消毒阴道（同时需转动窥器，消毒 3 次）
	双合诊 [3] 了解子宫、附件情况
	更换无菌手套
	取另一个阴道窥器（短）暴露宫颈、固定窥器
	宫颈钳夹持宫颈前唇
	络合碘棉球再次消毒宫颈及阴道
	将一块小方纱展平垫于后穹窿
	用小刮匙伸入宫颈管 2 ~ 2.5cm 按从内向外的顺序刮宫颈管四周，刮取宫颈管组织
	取出小方纱，注意保护及收集标本
	探宫腔深度，探针弯曲方向正确（根据双合诊时子宫的位置），了解子宫方向及深度
	扩宫棒依次从 4.5 号扩张宫颈管至 6 号 [4]（宫口松则无须扩宫）
	另取一块小方纱展平垫于后穹窿
	用刮匙刮宫腔四壁及宫底、宫角部，刮出宫内组织物 [5]（注意手法，各个方向都要刮到）
	取出小方纱，注意保护及收集标本
	术毕再次探测宫腔深度
	检查宫口无活动性出血，络合碘棉球再次消毒宫颈及阴道
	检查阴道内无异物残留后取下宫颈钳、阴道窥器，擦拭外阴
	助手分瓶收集宫颈和宫腔标本组织，将组织固定于标本固定液中送检 [6]
	整理操作用物，医疗垃圾分类处理，脱手套，再次洗手，关灯
	协助患者复原衣物，撤一次性垫单，再次测量生命体征（血压、脉搏）
	交代术后注意事项，禁性生活、盆浴 2 周，追踪结果，根据结果决定治疗方案
	完成刮宫术，记录 [7]

疑点导航:

1. 刮宫术的目的及注意事项

（1）了解卵巢功能：月经前 1 ~ 2 日，一般在月经来潮 6 小时内取材；于宫腔前后壁各取一条内膜；闭经者如能排除妊娠则可随时取材。

（2）可疑子宫内膜异常增生：应于月经前 1 ~ 2 日或月经来潮 6 小时内取材；疑为子宫内膜不规则脱落时，则应于月经 5 ~ 7 日取材。

（3）原发不孕：应月经来潮前 1～2 日取材。

（4）疑有子宫内膜结核：应于经前 1 周或月经来潮 6 小时内取材，诊断性刮宫前 3 日或术后 4 日每日肌内注射链霉素 0.75g 及口服异烟肼 0.3g，以预防结核病灶扩散。

（5）可疑子宫内膜癌：可随时取材。

2. 消毒外阴的方法有两种，见第四十九章"疑点导航 1"。

3. 妇科检查时及操作过程中的注意事项，见第四十九章"疑点导航 2"。

4. 扩宫时要注意，由于牵拉扩张宫颈导致迷走神经兴奋，患者出现心动过缓、心律不齐、血压下降、面色苍白、头昏、胸闷、大汗淋漓，严重者出现昏厥、抽搐等症状。一旦出现，立即停止手术操作，由半坐卧位改为平卧位，肌内注射或静脉注射阿托品，绝大多数患者很快好转。术前需与患者充分沟通，给予精神安慰，排除恐惧心理，必要时可给予麻醉；术中注意动作轻柔，吸宫时掌握适当负压，减少不必要的反复吸刮，降低迷走神经兴奋引起的症状的发生率。

5. 对刮出组织首先进行肉眼观察，如为鱼肉样糟脆组织，高度怀疑内膜癌则停止操作，不要求刮出宫腔内所有组织，以防出血或扩散。若肉眼观察未见明显癌组织，应全面刮宫，以防漏诊。疑子宫内膜结核者，刮宫时要特别注意刮取双侧子宫角部，因该部位阳性率较高。用于人工流产、葡萄胎清宫、宫腔内组织残留清除等时，可不刮宫颈，只刮宫腔，如果未刮出组织物，可同时使用负压吸引的方法尽可能地清除宫腔内组织，如果是葡萄胎清宫，建议直接使用大号吸管，使用负压吸引的方法清宫。

6. 标本瓶上要标注患者基本信息，如姓名、性别、年龄、住院号等，还要注明组织来源与部位。

7. 刮宫术记录，包括手术时间及名称、消毒铺巾方法、手术步骤、子宫位置及深度、刮出物的情况，术中病情变化和处理，术后医嘱，标本送检情况。

四、常见并发症及处理

1. **子宫穿孔**（手术时突然出现"无底"的感觉，或刮匙进入宫腔的深度超过测量的深度）

（1）哺乳期、绝经后及子宫患有恶性肿瘤者均应查清子宫位置并仔细操作，以防子宫穿孔。

（2）停止操作，注意患者腹痛及生命体征情况和脏器损伤的征象。

（3）必要时进行超声检查，了解有无内出血。

（4）向患者家属交代病情，处理完后常规复查患者血压、必要时手术。如破裂口小，生命体征稳定，可保守治疗；如破裂口大，有内出血、脏器损伤等，应立即剖腹探查，针对损伤情况处理。

2. **术中出血**

（1）对可疑子宫内膜癌、过期流产、葡萄胎等患者，术前应配血、开放静脉通道。

（2）必要时应备皮，做好开腹手术准备。

（3）向患者家属交代病情。

3. **感染**

（1）对于出血时间长，有贫血、糖尿病、可疑结核或应用免疫抑制剂者，术前及术后应使用抗生素预防感染。

（2）术中应严格无菌操作。

（3）术后 2 周内禁止性生活及盆浴，以防感染。

4. **宫腔粘连**

（1）操作时减少不必要的器械进出宫腔的次数。

（2）刮宫动作应轻柔，避免在操作时唯恐不彻底，反复刮宫。

（3）术中应严格无菌操作。

五、临床情景实例与临床思维分析

临床情景实例 1

（1）患者，女性，24 岁。因"消瘦，婚后 4 年不孕，月经量少伴下腹坠痛，有盗汗、低热"就诊。盆腔 X 线摄片提示孤立钙化点。超声检查及卵巢功能检查均正常。为明确诊断，请进行下一步诊疗操作。

（2）未能刮出任何组织，请与患者沟通原因。

临床思维分析：临床考虑子宫内膜结核的患者，应于月经前 1 周或月经来潮 6 小时内取材，诊断性刮宫前 3 日或术后 4 日每日肌内注射链霉素 0.75g 及口服异烟肼 0.3g，以预防结核病灶扩散，刮出组织物除常规病理检查外还应进行结核分枝杆菌培养。如果未刮出任何组织，首先要看手术时机是否为月经前 1 周或月经来潮 6 小时内取材，此时的阳性率高；其次看刮宫时是否注意刮取子宫角内膜，此部位的阳性率高；遇到宫腔小而坚硬，无组织物刮出，应将刮出的分泌物进行结核分枝杆菌培养，结合临床病史及症状，也应考虑为子宫内膜结核。

临床情景实例 2

（1）患者，女性，32 岁。生育史：1-1-2-2。停经 45 日，血 hCG 4 976U/L。超声检查：宫内可见一处 10mm×12mm 低回声，右附件区可见一处 20mm×30mm 低回声，盆腔无积液。为迅速明确诊断，请进行进一步处理。

（2）刮出组织肉眼未见绒毛组织，如何处理？

临床思维分析：操作前注意与患者沟通，了解其生育要求情况，无生育要求者可考虑刮宫，有生育要求者一定要慎重。该患者刮出组织肉眼未见绒毛组织，要考虑三种情况。第一，不典型的异位妊娠，有些异位妊娠的患者超声可见假妊娠囊（蜕膜管型与血液形成），易误诊为宫内妊娠，刮出组织送病理检查仅见蜕膜未见绒毛；第二，宫内妊娠合并卵巢黄体囊肿，宫内妊娠时间较短、子宫畸形、位置异常或操作不当可能漏刮，刮出组织送病理检查镜检可能可见少许绒毛；第三，宫内宫外同时妊娠，较少见，也可能出现漏刮。故刮出组织肉眼未见绒毛组织时，需将所有刮出物送病理检查，并复查超声及血 hCG。

临床情景实例 3

患者，女性，56 岁。因"近 1 周出现阴道血性液体，量不多"就诊。患者 13 岁初潮，经期 3～4 日，月经周期 28～30 日，50 岁绝经。既往有乳腺癌病史。为确定诊断请进行下一步处理。

临床思维分析：患者有乳腺癌病史，有绝经后出血的症状，高度怀疑子宫内膜癌，完善超声、血常规等术前检查后，为确定诊断首选分段诊刮术。

临床情景实例 4

（1）患者，女性，56 岁。13 岁初潮，经期 3～4 日，月经周期 28～30 日，50 岁绝经。体检时 TCT 检查：鳞状细胞病变阴性；HPV 感染未见，可见大量不典型腺细胞。宫颈活检正常。为确定诊断请予以相关处理。

（2）如果分段诊刮阴性，请分析相关原因。

临床思维分析：患者宫颈 TCT 检查示，鳞状细胞病变阴性；HPV 感染未见，可见大量不典型腺细胞，宫颈活检正常，应考虑子宫内膜癌或非 HPV 感染相关的宫颈内生型或颈管型腺癌，为确定诊断应行分段诊刮术。如果分段诊刮阴性，应考虑输卵管癌。

临床情景实例 5

（1）患者，女性，46 岁。因"月经紊乱 3 年，多量阴道流血 6 日"入院。超声示子宫大小正常，内膜厚 13mm。请为患者止血处理。

（2）术毕探宫腔深度 12cm，请继续处理。

临床思维分析：反复或多量异常子宫出血时，彻底刮宫有助于明确诊断，并可快速止血，患者 46 岁，应行分段诊刮术。患者子宫正常大小，术前探宫腔深度 8cm，术毕探宫腔深度 12cm，大于术前，考虑子宫穿孔，应停止操作，注意患者腹痛及生命体征情况和脏器损伤的征象；必要时进行超声检查，了解有无内出血发生；与患者及家属交代病情，处理完后常规复查患者血压，必要时手术。如破裂口小，生命体征稳定，可保守治疗；如破裂口大，有内出血、脏器损伤等，应立即剖腹探查，针对损伤情况处理。

临床情景实例 6

患者，女性，37 岁，孕 3 产 2。因"月经增多 3 年"就诊。月经干净后 3 日超声示子宫大小正常，内膜厚 10mm，内可见数个强回声，最大一个约 10mm×9mm。作为一名基层医院医师，请给患者进一步处理明确诊断。

临床思维分析：子宫内膜息肉的诊断可予以宫腔镜检查加诊断性刮宫，有条件的医院可以同时行宫腔镜手术切除息肉。没有宫腔镜检查条件时可直接诊断性刮宫处理，术后需复查超声，如果内膜仍有强回声，建议到上级医院行宫腔镜检查，必要时宫腔镜手术。

临床情景实例 7

（1）患者，女性，42 岁。因"经量增多经期延长 3 年"入院。超声示子宫前壁肌瘤 50mm×70mm。患者有保留子宫意愿，拟行子宫肌瘤切除术，术前你会如何处理？

（2）探宫腔深度仅 5cm，你考虑什么问题？

临床思维分析：拟行子宫肌瘤切除术的患者如有月经改变，术前一定要排除子宫内膜病变，需行分段诊刮术；如果探宫腔深度仅 5cm，考虑子宫肌瘤有可能突向宫腔，探针未能探及宫底部。

临床情景实例 8

患者，女性，38 岁。因"经期延长 2 年"就诊。患者基础体温呈双相型，下降缓慢。为明确诊断，请完善相关操作。

临床思维分析：患者为育龄期妇女，有经期延长，基础体温呈双相型，下降缓慢，考虑排卵性异常子宫出血的子宫内膜不规则脱落。为明确诊断，选择诊断性刮宫的时间是月经周期的第 5～7 日，病理检查仍可见呈分泌反应的子宫内膜。

临床情景实例 9

患者，女性，25 岁。因"药物流产后 21 日阴道流血未净"就诊。超声示子宫稍大，宫内可探及一处不均质回声，约 21mm×18mm。为明确诊断，请完善相关操作。

临床思维分析：药物流产不全组织残留时可行刮宫治疗（不用刮宫颈管），刮出物送病理检查，术后 1~2 周复查超声，必要时复查血 hCG。

临床情景实例 10

患者，女性，28 岁。因"婚后 6 年未孕"就诊。输卵管通液示输卵管通畅。患者基础体温呈单相型。为明确诊断，请完善相关操作。

临床思维分析：患者有不孕症，输卵管通畅，基础体温呈单相型，考虑卵巢无排卵可能性大。为了解有无排卵及黄体功能情况，选择诊断性刮宫的时间是月经前或月经来潮 6 小时内，病理检查可见增殖期子宫内膜或子宫内膜增生。

临床情景实例 11

患者，女性，55 岁。因"绝经 3 年，少量阴道流血 1 月余"就诊。患者既往无高血压、糖尿病等病史，宫内放置节育器 20 年。妇科检查：阴道内少许血迹，宫颈光滑，子宫附件未触及异常。超声检查：子宫内膜厚 14mm，宫内节育器居中。血常规、凝血功能、心电图未见异常。为明确诊断，请完善相关操作。

临床思维分析：对于绝经后阴道流血的患者，为证实或需排除子宫内膜病变，应行分段诊刮术。患者同时有宫内节育器，应取出。手术步骤为先刮宫颈管，再取出宫内节育器，最后刮宫腔。

临床情景实例 12

（1）患者，女性，55 岁。因"绝经 3 年，少量阴道流血 1 月余"就诊。患者既往有高血压病史，未规律服药；无糖尿病等病史。妇科检查：阴道内少许血迹，宫颈光滑，子宫附件未触及异常。超声检查：子宫内膜厚 14mm。血常规、凝血功能、心电图未见异常。为明确诊断，请完善相关操作。

（2）术前测量血压 200/110mmHg，心率 92 次 /min，请继续处理。

临床思维分析：高血压、糖尿病、肥胖是子宫内膜癌的高危因素。对于绝经后阴道流血的患者，为证实或排除子宫内膜病变，应行分段诊刮术。患者有高血压病史，未规律服药，测量血压明显升高，手术有诱发心脑血管意外的可能。患者目前阴道流血少，分段诊刮术为限期手术，应建议尽快到心血管内科就诊，调整血压正常后再行分段诊刮术。

临床情景实例 13

（1）患者，女性，55 岁。因"绝经 3 年，少量阴道流血 1 月余"就诊。患者既往无高血压、糖尿病等病史。妇科检查：阴道内少许血迹，宫颈光滑，子宫附件未触及异常。超声检查：子宫内膜厚 14mm。血常规、凝血功能、心电图未见异常。为明确诊断，请完善相关操作。

（2）术中宫腔内刮出组织为鱼肉样糟脆组织，如何处理？术中突然发现子宫"无底"的感觉，如何处理？

临床思维分析：对于绝经后阴道流血的患者，为证实或排除子宫内膜病变，应行分段诊刮术。若刮出物肉眼观察为鱼肉样糟脆组织，高度怀疑为癌组织，可不行全面搔刮，应停止刮宫，以防出血、穿孔及癌扩散。若肉眼观察未见明显癌组织，则应全面刮宫，尤其注意子宫角及子宫底部，以免漏诊。子宫内膜癌患者，癌组织糟脆，子宫穿孔的概率增加，术中突然发现子宫"无底"的感觉，考虑子宫穿孔，应停止操作。如穿孔小，无脏器损伤或内出血，可注射子宫收缩药、抗生素等保守治疗。监测生命体征。如破口大，有脏器损伤或内出血，应行剖腹探查术或腹腔镜检查，根据术中情况酌情处理。

临床情景实例 14

（1）患者，女性，55 岁。因"绝经 3 年，少量阴道流血 1 月余"就诊。患者既往无高血压、无糖尿病等病史。妇科检查：阴道内少许血迹，宫颈光滑，子宫附件未触及异常。超声检查：子宫内膜厚 14mm。血常规、凝血功能、心电图未见异常。为明确诊断，请完善相关操作。

（2）术中诊刮宫颈管后，扩宫棒扩宫时患者出现面色苍白、胸闷、大汗淋漓，脉搏 45 次 /min，请继续处理。

（3）经过治疗后，患者好转，咨询下一步处理。

临床思维分析：对于绝经后阴道流血的患者，为证实或排除子宫内膜病变，应行分段诊刮术。扩宫时若牵拉扩张宫颈导致的迷走神经兴奋，则按照疑点导航 4 予以处理。经过治疗后，患者好转，应充分向患者说明病情，手术未能完成，为明确诊断，应建议患者住院，在麻醉下行分段诊刮术。语言要通俗易懂，解释充分到位。

临床情景实例 15

（1）患者，女性，42 岁。因"继发性痛经伴经量增多 3 年，不规则阴道流血 20 余日"入院。体格检查：生命体征正常，贫血貌。妇科检查：阴道内少许血迹，宫颈光滑，子宫增大如孕 3 个月，无压痛，双侧附件未触及异常。超声检查：子宫增大、子宫腺肌病样改变，子宫内膜厚 15mm。为进一步诊治，请完善相关操作。

（2）请完善患者术前检查。

（3）患者血常规示血红蛋白 50g/L，请予以相关处理。

临床思维分析：子宫腺肌病患者如有经量增多，术前需要完善血常规、凝血功能、血 hCG 等检查。该患者失血性贫血，血红蛋白明显减少，刮宫时风险较大，如果阴道流血少，予以输血纠正贫血后再行刮宫术；如果阴道流血多，需要急诊刮宫，快速止血，应予以输血同时在手术室麻醉下行刮宫术。术中注意宫腔深度，刮出物送病理检查，用于指导下一步治疗方案。

（王晓谦）

第五十一章

宫内节育器放置术

Insertion of Intrauterine Device

一、适应证

1. 育龄妇女自愿要求放置而无禁忌。

2. 某些疾病的辅助治疗，如宫腔粘连、无排卵性异常子宫出血、子宫内膜局部异常所致异常子宫出血及子宫腺肌病等的保守治疗（含有孕激素的宫内节育器）。

二、禁忌证

1. 妊娠或可疑妊娠。

2. 严重的全身性疾病，如心力衰竭、肝肾功能不全、凝血功能障碍等。

3. 生殖器官炎症，如阴道炎、急或亚急性宫颈炎、急慢性盆腔炎、性传播疾病等未经治疗及未治愈者。

4. 生殖道畸形，如纵隔子宫、双子宫等。

5. 生殖器肿瘤（如子宫肌瘤引起宫腔变形或月经过多者不宜放置，卵巢肿瘤应于治疗后根据情况考虑可否放置）。

6. 宫腔深度小于 5.5cm 或大于 9.0cm（除外足月分娩后、大孕周引产后或放置含铜无支架宫内节育器）。

7. 宫颈内口过松、重度陈旧性宫颈裂伤（固定式宫内节育器除外）或子宫脱垂。

8. 近 3 个月内有月经失调（如月经量过多、月经过频等）、不规则阴道流血。

9. 人工流产后出血多，怀疑有妊娠组织残留或感染可能。

10. 产后 42 日恶露未净或会阴伤口未愈。

11. 对铜有过敏史。

三、标准操作规程

见表 51-1。

表 51-1　宫内节育器放置术标准操作规程

准备	医师准备：穿工作服，戴口罩、帽子，洗手；男性医师要求有女性医务人员陪同
	介绍自己，核对患者信息，如床号、姓名、年龄等；询问患者病史，排除禁忌证
	知情同意并签字，测量生命体征，嘱患者排尿
	拉起屏风，保护患者隐私
	用物准备：上环包、络合碘、无菌棉签、无菌纱布、手套、一次性垫单、宫内节育器

	协助患者取膀胱截石位，垫好臀下巾，开灯并对好光源
	取上环包，检查包装完整性及有效期
	再次洗手，打开上环包，检查灭菌指示卡
	清点物品，准备好操作所需的棉球、纱布、小棉签[1]，倒入适量络合碘
	戴无菌手套
	消毒外阴 2～3 次，消毒顺序：小阴唇→大阴唇→阴阜→大腿内上 1/3 →肛门，消毒不留空隙，每次范围小于前一次，最后范围大于洞巾孔直径
	铺洞巾
	正确选择阴道窥器，暴露宫颈、阴道
	消毒阴道 2～3 次（消毒时注意闭合并转动阴道窥器）
	双合诊了解子宫、双附件情况
	更换无菌手套
操作过程	更换阴道窥器，暴露宫颈，固定阴道窥器
	络合碘棉球消毒阴道、宫颈
	络合碘小棉签消毒宫颈管 2 次
	宫颈钳夹持宫颈前唇
	探针探查宫腔深度[2]，探针弯曲方向正确
	宫颈过紧者可用 1% 利多卡因棉置置入宫颈管内约 2 分钟，或 1% 利多卡因于宫颈 4 点及 8 点处黏膜下注射各 1～2ml，5 分钟后使用宫颈扩张器依次扩张宫颈（扩张器过宫颈内口即可）
	根据宫腔深度，选择合适大小的宫内节育器，并由助手打开包装
	含有内藏式或套管式放置器的宫内节育器： 调整限位块同宫腔深度（吉妮固定式节育器[3]需调整限位块比宫腔深度长 0.5cm），用放置器将节育器推送至宫底后缓缓退出 不含放置器的宫内节育器： 使用放环叉型或钳型放置器[4]将节育器送至宫底后缓缓退出
	有尾丝的节育器保留尾丝长度为宫颈外口 1.5～2cm
	络合碘棉球消毒宫颈及阴道
	观察无出血，检查阴道内无异物残留后，取下宫颈钳、阴道窥器
	脱手套，洗手，关灯
	撤臀下巾，协助患者复位，复原衣物、被褥
	交代注意事项：节育器类型、有效期；术后 1 周内忌重体力劳动；术后 2 周内禁性生活、盆浴及游泳；术后 3 个月内注意观察有无节育器脱落，术后 1、3、6、12 个月来院检查，以后每年随访 1 次；若出现阴道大量流血、腹痛等不适及时就诊

疑点导航：

1. 如上环包内没有无菌小棉签，则必须开启未开封的棉签，用持物钳夹出所需小棉签。

2. 使用探针了解宫腔深度，并判断患者情况是否适合放置宫内节育器并根据宫腔深度选择合适大小的节育器。

3. 吉妮固定式节育器放置方法 调整限位块比宫腔深度长 0.5cm，将放置器置入宫腔底部，放置器紧抵宫底，轻轻推进置入器 1cm，慢慢退出置入器，轻轻牵拉尾丝以确定节育器是否固定于宫底，剪断尾丝。

4. 使用放环叉型放置器时一次到达宫底，中途不可以停顿。不能任意扭转节育器，以免节育器变形。若用钳型放置器，将节育器的上缘置于钳顶端的小槽内，节育器骑跨于钳上，顺宫腔方向置于宫底，放置器退至宫颈内口时上推节育器下缘，然后退出放置器。

四、常见并发症及处理

1. 感染

（1）术中应严格无菌操作。

（2）对于有盆腔炎病史者可术后预防性使用抗生素。

（3）术后定期随访，注意个人卫生。

2. 不规则阴道流血

（1）术前充分了解节育器适应证及禁忌证，选用合适类型的节育器。

（2）适当选用抗纤溶活性药物、前列腺素合成酶抑制剂、类固醇类药物及抗生素治疗，治疗无效者取出节育器。

3. 疼痛

（1）除外感染因素。

（2）检查节育器位置及大小是否与宫腔相配。

（3）可口服吲哚美辛，疼痛持续或治疗无效者应取出宫内节育器。

4. 子宫穿孔

（1）宫内节育器尚未放入宫腔，患者情况良好者，应监测生命体征并严密观察，使用抗生素预防感染及宫缩剂加强收缩，促进穿孔处愈合。

（2）宫内节育器放入子宫外，需在腹腔镜下取出节育器，同时修补穿孔。

（3）合并脏器损伤或腹腔内出血，应立即剖腹探查。

5. 宫内节育器异常

（1）节育器异位：需腹腔镜或经腹或宫腔镜下取出，手术方式取决于节育器异位情况。

（2）节育器下移或脱落：节育器放置操作需规范；节育器与宫腔大小形态相符。

6. 带器妊娠 原则上应终止妊娠，在人工流产的同时取出宫内节育器。

五、临床情景实例与临床思维分析

临床情景实例 1

患者，女性，34 岁，孕 3 产 2。因"人工流产术后月经量减少 1 年"就诊。宫腔镜检查示宫腔粘连，拟行宫腔粘连电切分离术。患者有避孕要求。完成宫腔镜下电切术后还应如何处理？

临床思维分析：任何引起子宫内膜破坏的因素都可能会引起宫腔粘连，表现为经量减少甚至闭经、下腹周期性胀痛、不孕等，常见于行人工流产术或自然流产刮宫术后。严重的粘连需在超声引导下行宫腔镜下宫腔粘连分离术，术后给予雌激素和孕激素序贯用药，促进子宫内膜增长。患者可恢复正常月经甚至怀孕。术后放置宫内节育器可预防再粘连，同时起到避孕的作用。

临床情景实例 2

（1）患者，女性，28 岁。剖宫产术后 1 年，月经干净 4 日要求放置宫内节育器，请予以完成。

（2）妇科检查：外阴红肿，阴道内多量白色豆渣样分泌物，应如何处理？

临床思维分析：放置宫内节育器时如存在阴道炎则不能进行操作，待阴道炎治愈后，再考虑放置节育器。

临床情景实例 3

患者，女性，35 岁。既往月经规则。有乙型肝炎病史，肝功能异常。末次月经 2 月 1 日，2 月 15 日有 1 次无保护性生活，2 月 18 日前来就诊咨询避孕方法。请给予相应处理。

临床思维分析：性交后 5 日内放置宫内节育器可作为紧急避孕的方式之一，可阻止胚胎着床，造成早期流产，特别适用于有口服避孕药禁忌证的患者。

临床情景实例 4

患者，女性，29 岁，产后 1 年。末次月经 3 月 2 日，4 月 6 日前来就诊，拟放置宫内节育器避孕。请予以处理。

临床思维分析：宫内节育器放置时间选择在月经干净后 3~7 日，本例患者暂不宜放置宫内节育器。

临床情景实例 5

（1）患者，女性，28 岁。剖宫产后 8 个月，要求放置宫内节育器。现仍在哺乳中，月经未复潮。既往月经不规律，月经周期 30~45 日。可否满足患者要求放置宫内节育器？

（2）尿 hCG 阴性。请继续处理。

（3）超声检查：子宫内膜厚 3mm。请继续处理。

临床思维分析：哺乳期患者的节育器放置需排除妊娠，并通过妇科超声检查明确子宫内膜厚度，决定是否可以放置节育器。哺乳期子宫软，放置节育器时需警惕子宫穿孔。

临床情景实例 6

（1）患者，女性。顺产后 8 个月要求放置宫内节育器，未哺乳，月经已复潮，现月经干净 3 日。自述近期健康体检结果未见异常。请放置宫内节育器。

（2）妇科检查：阴道、宫颈表面有多处菜花状赘生物。请继续处理。

临床思维分析：阴道、宫颈表面多处菜花状赘生物应考虑尖锐湿疣，主要是由人乳头瘤病毒（HPV）感染所致，通过性接触和间接接触而感染。应先行 HPV 检查，治疗尖锐湿疣，治愈后再考虑放置宫内节育器。

临床情景实例 7

患者，女性，40 岁。因"继发性进行性痛经 1 年，经量增多 6 个月"入院。超声检查：子宫体略增大、形态饱满，考虑子宫腺肌病可能性大。患者有甲状腺功能亢进病史，拒绝手术治疗。请为患者选择适当的治疗方案。

临床思维分析：子宫腺肌病可选择含有孕激素的宫内节育器（如左炔诺孕酮宫内节育系统）进行保守治疗，通过孕激素的内膜增生拮抗作用减少经量并缓解痛经。

临床情景实例 8

患者，女性，45 岁。因"经量增多 2 年"入院。超声检查：子宫大小正常。诊断性刮宫病理结果示子宫内膜增生。患者有吸烟史，曾因下肢静脉血栓手术治疗，近 2 年曾多次出现异常子宫出血。患者无生育要求，请为患者选择适当的治疗方案。

临床思维分析：无排卵性异常子宫出血保守治疗可考虑激素。患者有吸烟史，曾因下肢静脉血栓手术治疗，不宜口服激素。可选用含有孕激素的宫内节育器，通过孕激素的内膜增生拮抗作用，有效减少月经量、缩短出血时间。

临床情景实例 9

患者，女性，31 岁。于孕 6 个月时引产。现引产后 1 个月，要求放置宫内节育器。引产后偶有阴道不规则流血。超声检查：宫内可探及一处低回声区，大小 18mm×24mm。请与患者沟通并予以相关处理。

临床思维分析：患者超声提示宫内异常回声，不排除妊娠组织残留，暂不宜放置节育器。应先行血 hCG 检查，必要时行宫腔镜检查，待妊娠组织残留治愈后再考虑放置节育器。

临床情景实例 10

（1）患者，女性，37 岁，孕 2 产 2，顺产 2 胎。患者对乳胶、硅胶过敏。5 年前进行乳腺原位癌保乳手术。现月经干净 3 日，寻求长期避孕方法。请为患者选择合适的避孕方法。

（2）妇科检查：重度陈旧性宫颈裂伤，宫颈内口松。应如何处理？

临床思维分析：患者对乳胶、硅胶过敏，无法使用避孕套避孕；有乳腺癌手术史不宜口服激素避孕。患者可选择宫内节育器避孕，但因其重度陈旧性宫颈裂伤、宫颈内口松，故可选择固定式宫内节育器。将吉妮固定式节育器置于套管内，调整限位块比宫腔深度长 0.5cm，将放置器置入宫腔底部，放置器紧抵宫底，轻轻推进置入器 1cm，此时置入针和节育器上的手术线小结进入子宫肌层，在放置器紧抵宫底的同时，轻轻由插槽中释放尾丝，慢慢退出置入器，抽出套管，轻轻牵拉尾丝以确定节育器是否固定于宫底，剪断尾丝。

临床情景实例 11

患者，女性，37 岁，孕 2 产 2。现月经干净 3 日要求放置宫内节育器避孕。妇科超声检查：子宫大小及形态正常；右侧卵巢内见大小约 55mm×60mm 偏低回声、后方伴有声影；超声提示右侧卵巢肿瘤。请予以相关处理。

临床思维分析：对于合并有卵巢肿瘤的患者，应于卵巢肿瘤治愈后决定是否放置节育器。

临床情景实例 12

（1）患者，女性，37 岁，孕 2 产 2。现月经干净 3 日要求放置宫内节育器避孕。妇科超声检查：子宫大小及形态正常。妇科检查：子宫后倾后屈。请予以相关处理。

（2）操作中使用探针探测宫腔深度时，患者自述腹痛明显，同时术者出现"无底"感觉。下一步应如何处置？

临床思维分析：患者子宫后倾后屈位，腹痛加重、探针出现"无底"感觉，考虑发生子宫穿孔。此时术者应停止操作，监测患者生命体征，若患者情况良好，则可严密观察，使用抗生素预防感染及宫缩剂加强收缩，促进穿孔处愈合。可通过腹部超声检查明确是否存在腹腔内出血等情况，如合并脏器损伤或腹腔内出血，应立即剖腹探查。

临床情景实例 13

（1）患者，女性，37 岁，孕 2 产 2。现月经干净 3 日要求放置宫内节育器避孕。既往因宫颈疾病行宫颈锥切术，近 3 年宫颈筛查结果正常。妇科超声检查：子宫大小及形态正常。请予以相关处理。

（2）妇科检查：宫颈见治疗后痕迹，宫颈外口探针勉强通过。此时应如何处置？

（3）在进行宫颈扩张时，患者突然出现面色苍白、大汗淋漓、心率减慢至 40 次 /min，血压下降至 90/60mmHg，此时应如何处置？

临床思维分析：①患者宫颈过紧可用 1% 利多卡因棉签置入宫颈管内约 2 分钟，或 1% 利多卡因于宫颈 4 点及 8 点处黏膜下注射各 1～2ml，5 分钟后使用宫颈扩张器扩张宫颈。②患者在扩张宫颈时出现面色苍白、大汗淋漓、心率减慢、血压下降，为操作中造成迷走神经兴奋导致人工流产综合征所致。此时应立即停止手术操作，由半坐卧位改成平卧位，肌内注射或静脉注射阿托品 0.5～1ml，大多数患者经处理后很快好转。

（周　莉）

第五十二章

宫内节育器取出术

Removal of Intrauterine Device

一、适应证

1. 节育器放置期已到，需要更换。
2. 有生育要求，计划妊娠。
3. 放置后出现较重的不良反应，如严重腰腹痛、不规则子宫出血等。
4. 出现并发症，如节育器异位、变形、残留、感染等。
5. 闭经半年或绝经 1 年以上。
6. 更换其他避孕方法。
7. 带器妊娠，包括带器宫内或宫外妊娠。

二、禁忌证

1. 生殖道炎症时，先给予抗感染治疗，治愈后再取出节育器。
2. 全身情况不良或疾病的急性期，待病情好转后再取出。

三、标准操作规程

见表 52-1。

表 52-1　宫内节育器取出术标准操作规程

准备	医师准备：穿工作服，戴口罩、帽子，洗手；男性医师要求有女性医务人员陪同
	介绍自己，核对患者信息，如床号、姓名、年龄等；询问患者病史[1]，排除禁忌证
	知情同意并签字，测量生命体征，嘱患者排尿
	拉起屏风，保护患者隐私
	用物准备：取环包、络合碘、无菌棉签、无菌纱布、手套、一次性垫单
操作过程	协助患者取膀胱截石位，垫好臀下巾，开灯并对好光源
	检查取环包的包装完整性及有效期
	再次洗手，打开取环包，检查灭菌指示卡
	清点物品，准备好操作所需的棉球、纱布、小棉签，倒入适量络合碘
	戴无菌手套
	消毒外阴 2～3 次，消毒顺序：小阴唇→大阴唇→阴阜→大腿内上 1/3 →肛门，消毒不留空隙，每次范围小于前一次，最后范围大于洞巾孔直径
	铺洞巾

操作过程	正确选择阴道窥器，暴露宫颈、阴道
	消毒阴道 2~3 次（消毒时注意闭合并转动阴道窥器）
	双合诊了解子宫、双附件情况
	更换无菌手套
	更换阴道窥器，暴露宫颈，固定阴道窥器
	络合碘棉球消毒阴道、宫颈
	络合碘小棉签消毒宫颈管 2 次
	宫颈钳夹持宫颈前唇
	探针探查宫腔深度，探针弯曲方向正确，判断宫内节育器位置
	视宫颈情况必要时扩宫（宫颈扩张方法同宫内节育器放置术）
	带尾丝的节育器： 用长弯止血钳钳夹尾丝，轻轻牵拉取出节育器 无尾丝的节育器： 取环钩或取环钳沿宫腔方向进入宫腔，触及节育器后转动钩头方向钩住节育器下缘（或取环钳钳夹节育器并取出），牵拉取出节育器[2]
	节育器交患者过目，并交代其完整性
	络合碘棉球消毒宫颈及阴道
	观察无出血，检查阴道内无异物残留后，取下宫颈钳、阴道窥器
	脱手套，洗手，关灯
	撤臀下巾，协助患者复位，复原衣物、被褥
	交代注意事项：术后休息 3 日；1 周内禁重体力劳动；术后 2 周内禁性生活及盆浴；若出现阴道大量流血、腹痛等不适及时就诊

疑点导航：

1. 了解病史，取节育器原因、月经情况和末次月经日期；行超声检查或 X 线检查确定节育器是否存在，并了解其位置和形状；检查血常规、白带常规；对已经绝经的妇女，如子宫已萎缩，可于术前服用雌激素 5~7 日；如因异常阴道流血就诊，可根据患者情况随时取出，同时行诊断性刮宫，取子宫内膜组织送病理检查协助诊断。

2. 取出节育器时若环形节育器部分嵌顿严重，可以取环钩钩住节育器下缘，牵拉出子宫颈外口，拉直螺旋丝，见环结后剪断取出，将环拉成线状后取出。同时检查金属螺旋结构内塑料支架或铜段的完整性。

四、常见并发症及处理

1. 感染

（1）术中应严格无菌操作。

（2）术后预防性使用抗生素。

（3）术后定期随访，注意个人卫生。

2. 子宫穿孔

（1）取出节育器前检查了解宫内节育器的位置及有无嵌顿等情况。

（2）必要时在宫腔镜或腹腔镜下取出节育器。

（3）情况良好者，应监测生命体征并严密观察，使用抗生素预防感染及宫缩剂加强收缩，促进穿孔处愈合。合并脏器损伤或腹腔内出血者，应立即剖腹探查。

五、临床情景实例与临床思维分析

临床情景实例 1

（1）患者，女性，44 岁。因"椎间盘突出前来骨科"就诊。需要行 MRI 检查。患者有糖尿病病史，上金属节育器 20 年。2 日前超声显示宫内节育器位置正常。请予以相应处理。

（2）宫口过紧探针勉强通过。请继续处理。

临床思维分析：MRI 检查前需取出宫内金属节育器，糖尿病患者取出节育器前需了解其血糖控制水平；宫口过紧者可使用利多卡因局部浸润麻醉。

临床情景实例 2

（1）患者，女性，52 岁。2 年前自然绝经，绝经后无异常阴道流血及排液。妇科超声：子宫萎缩，内膜厚 3mm，宫内节育器位置正常。请予以相应处理。

（2）妇科检查时见宫颈萎缩、阴道黏膜萎缩，应如何处理？

临床思维分析：绝经 1 年以上者可以考虑取出宫内节育器，妇科检查提示宫颈萎缩、阴道黏膜萎缩，建议先行口服雌激素 5~7 日，再取出节育器；宫颈口过紧者术前服用米索前列醇 0.6mg，2 小时后再行宫内节育器取出术。

临床情景实例 3

患者，女性，29 岁，生育史：0-2-0-0。因"子宫纵隔已行宫腔镜下纵隔切除并置入 1 枚金属节育器 3 个月"复查。现月经正常，本次月经干净 3 日后前来复查。请给予相应处理。

临床思维分析：宫内节育器可作为子宫纵隔切除术后的一种辅助处理方法，对于有生育要求的患者术后 3 个月应取出宫内节育器尽早妊娠。

临床情景实例 4

患者，女性，32 岁。3 个月前因异位妊娠行药物治疗。现患者月经干净后 3 日。超声检查：宫腔内见宫内节育器，位置正常。血 hCG（-）。患者放置宫内节育器 5 年。请为患者选择合适的治疗方案并执行。

临床思维分析：患者 3 个月前带器异位妊娠，现月经干净后 3 日，应取出宫内节育器。

临床情景实例 5

患者，女性，28 岁。放置节育器后 5 年复查。超声检查：宫内节育器距离宫底 2.5cm。请予以相应操作。

临床思维分析：宫内节育器位置下移，需取出。

临床情景实例 6

患者，女性，35岁。因"放置宫内节育器5年，要求取出宫内节育器"就诊。患者近1周下腹部闷痛不适，间断出现发热，体温最高达38.6℃，间断口服退热药及抗生素，腹痛及发热情况略缓解。妇科超声检查：宫内节育器位置正常；左侧附件区探及大小约50mm×30mm×20mm囊性肿物，考虑左侧附件区炎症包块可能。请为患者选择恰当的治疗方案。

临床思维分析：患者发生盆腔炎性疾病时，不能取出宫内节育器，需待盆腔炎性疾病治愈后再考虑取出。

临床情景实例 7

患者，女性，40岁。因"经量增多3年，阴道大量流血8日"就诊。妇科超声检查：子宫内膜厚16mm，回声不均，见血流；宫腔内见节育器，位置正常。请予以相应处理。

临床思维分析：患者阴道流血多、内膜较厚且回声不均，可在行诊断性刮宫术的同时取出宫内节育器。

临床情景实例 8

患者，女性，30岁。放置节育器3年。放置节育器后经期由原来3日延长至12~15日，给予药物治疗效果不佳。近半年出现腰骶部酸胀不适，进行性加重。2日前超声显示宫内节育器位置正常。请为患者选择适当的治疗方案。

临床思维分析：患者放置宫内节育器后出现经期延长、腹痛等并发症，经保守治疗无效，需取出宫内节育器。

临床情景实例 9

患者，女性，35岁。停经45日。超声检查：宫腔内见胎囊，胎囊大小15mm×20mm，内见卵黄囊未见胎芽胎心；宫颈内口上方见节育器。请予以相应处理。

临床思维分析：患者带器妊娠，在行人工流产术同时取出节育器。

临床情景实例 10

（1）患者，女性。48岁，放置T形宫内节育器10年。患者因节育器使用年限已到要求取出。现患者月经干净4日。2日前超声检查显示宫内节育器位置正常。请予以相应处理。

（2）妇科检查：外阴略红肿，阴道内见黄绿色泡沫状有臭味的分泌物，应如何处理？

临床思维分析：患者妇科检查时阴道内见黄绿色泡沫状有臭味的分泌物，考虑存在滴虫性阴道炎可能。宫内节育器取出时如存在阴道炎则不能进行操作，待阴道炎治愈后，再考虑取出节育器。

临床情景实例 11

患者，女性，48岁。放置T形宫内节育器10年。因节育器使用年限已到患者要求取出宫内节育器，患者末次月经3月2日，4月1日前来就诊。请给予相应处理。

　　临床思维分析：宫内节育器取出时间选择在月经干净后 3 ~ 7 日，本例患者暂不宜取出宫内节育器。

临床情景实例 12

　　（1）患者，女性，49 岁。放置 O 形宫内节育器 16 年。因节育器使用年限已到患者要求取出宫内节育器。现患者月经干净 4 日。请予以相应处理。

　　（2）妇科超声：宫腔内见 O 形节育器，位置正常。请继续处理。

　　（3）术中发现节育器取出时阻力较大，取环钩仅能将部分节育器牵拉至宫颈外口。下一步应如何处置？

　　临床思维分析：节育器取出的阻力大时，按照疑点导航 2 予以处理。同时检查金属螺旋结构内塑料支架或铜段的完整性。

临床情景实例 13

　　（1）患者，女性，49 岁。放置 T 形宫内节育器 16 年。因节育器使用年限已到患者要求取出宫内节育器。现患者月经干净 4 日。请予以相应处理。

　　（2）妇科超声检查：宫腔内见 T 形宫内节育器，位置正常。请继续处理。

　　（3）取出节育器后发现节育器为"7"形，结合超声检查结果，考虑宫内节育器一侧横臂断裂并残留于宫腔内。此时应如何处置？

　　临床思维分析：T 形宫内节育器以聚乙烯为支架，在纵臂或横臂上绕有铜丝或铜套，铜丝易断裂，放置年限短，一般 5 ~ 7 年，铜套节育器放置时间可达 10 ~ 15 年。当节育器发生断裂残留时可在超声监视下使用取环钳取出，若取出困难，可在宫腔镜下取出残留节育器。

（周　莉）

第五十三章

会阴切开缝合术

Episiotomy and Perineorrhaphy

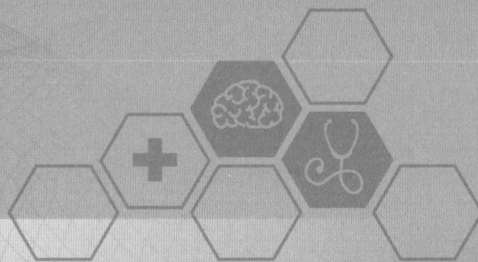

一、适应证

1. 估计会阴阴道裂伤不可避免，或不行会阴切开会导致更严重的会阴裂伤，如会阴坚韧、水肿、肌肉组织厚、会阴瘢痕形成、会阴体短、胎头娩出前阴道流血、持续性枕后位、耻骨弓狭窄。

2. 阴道助产，如产钳助产、胎吸助产、臀位助产、肩难产。

3. 需尽快结束分娩者，如第 2 产程延长、胎儿宫内窘迫、产妇存在合并症或并发症等。

4. 胎儿因素，如早产儿、巨大儿。

二、禁忌证

不能经阴道分娩。

三、术式类型

会阴切开缝合术包括：会阴侧切开缝合术与会阴正中切开缝合术。

四、标准操作规程

见表 53-1。

表 53-1　会阴切开缝合术标准操作规程

准备	接产者准备：戴口罩、帽子，洗手，消毒，穿手术衣，戴手套；男性医师操作时有女性医务人员陪同	
	用物准备：平产包（无菌巾单、会阴切开剪、麻醉穿刺针、持针器、缝针、缝线）、络合碘、无菌棉球、纱布、0.5% 利多卡因、生理盐水、10ml 或 20ml 注射器、不同型号可吸收线	
	评估环境，保护患者隐私，必要时开空调，注意保暖	
	知情同意并签字[1]，询问麻醉药过敏史	
操作过程	体位：取仰卧屈膝位或膀胱截石位，垫好中单，排空膀胱，开灯并对好光源	
	再次洗手，打开平产包，检查灭菌指示卡是否合格	
	清点物品，将操作需要的无菌棉球、纱布等放入平产包，络合碘倒入相应容器中，包布无渗湿	
	将操作需要的注射器用无菌原则的方法打开，并放入平产包，在助手协助下抽取好利多卡因	
	消毒	戴好手套，常规消毒外阴
		消毒顺序及范围，依次消毒小阴唇→大阴唇→阴阜→大腿内侧 1/3 →会阴及肛周
		消毒 3 次，消毒不留空隙，每次范围略小于前一次
		脱手套，再次洗手，穿好无菌手术衣，戴好手套
		铺无菌巾单

续表

操作过程	麻醉	行镇痛分娩产妇可重新开放镇痛泵，继续硬膜外麻醉
		未行镇痛分娩的产妇可行阴部神经阻滞麻醉[2]或局部浸润麻醉
		阴部神经阻滞麻醉（图53-1）：将一手中指、示指伸入阴道，触及一侧坐骨棘做指引，另一手持长针头注射器，在肛门与同侧坐骨结节中点进针，注射0.5%利多卡因5~10ml，先皮下注射一个皮丘，将针头刺向该侧坐骨棘尖端内下方阴部神经经过处，回抽无血，注射约1/2药液后，边退针边注射，逐步退回至皮下向阴唇后连合方向拟切开的切口做扇形注射
	切开	选择切开方式[3]：会阴侧切术或会阴正中切开[4]
		会阴侧切术（图53-2）：左手中指、示指伸入阴道置于胎头与会阴体之间，撑起拟切开侧（通常为左侧）阴道壁和会阴，推开胎儿先露部避免损伤。右手持会阴切开剪，将其两叶分别置于阴道内外，使剪刀切缘与会阴后连合中线呈45°，切口从阴唇系带后缘向坐骨结节方向以避免损伤肛门外括约肌，剪开会阴4~5cm
		会阴正中切开术（图53-3）：左手中指、示指伸入阴道置于胎头与会阴体之间，撑起会阴体阴道壁，推开胎先露部避免损伤。右手持会阴切开剪，将其两叶分别置于阴道内外，沿会阴联合正中点向肛门方向垂直切开，长2~3cm，不要损伤肛门括约肌
	缝合	胎儿、胎盘娩出，检查胎盘、胎膜完整，子宫收缩良好
		再次消毒外阴阴道，仔细检查产道有无裂伤、血肿及肛门括约肌的完整性，无异常后缝合会阴切口
		缝合前阴道内留置一条无菌纱条，血管钳夹纱条一端置于耻骨联合上
		缝合阴道黏膜：用中指、示指撑开阴道壁，暴露阴道黏膜切口顶端及整个切口，用2-0可吸收线，自切口顶端上方0.5cm处开始，间断或连续缝合阴道黏膜及黏膜下组织，直至处女膜缘
		2-0可吸收线间断缝合会阴体肌层、会阴皮下组织
		3-0可吸收线间断或连续皮内缝合会阴皮肤
		会阴正中切开伤口的缝合同会阴侧切伤口缝合
		取出阴道内纱条
		仔细检查有无活动性出血及血肿
		常规直肠指检有无缝线穿透直肠黏膜
术毕嘱患者平卧位休息，监测生命体征、子宫收缩情况、阴道流血情况，产后2小时无异常送病房继续监护。		

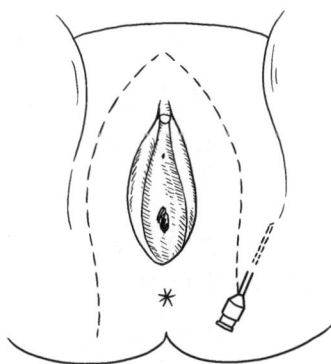

图53-1　阴部神经阻滞麻醉

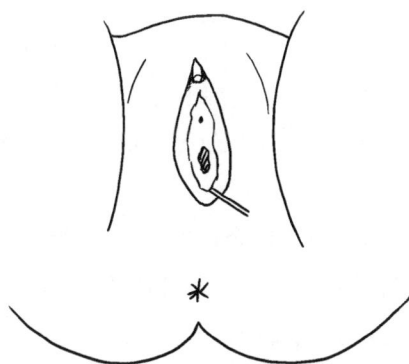

图53-2　会阴侧切术

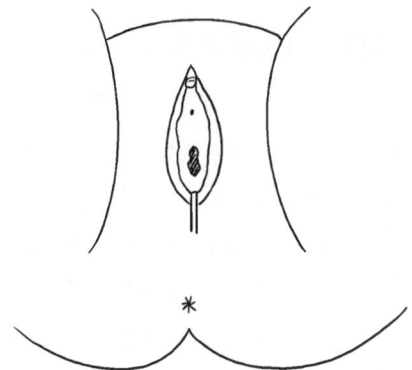

图53-3　会阴正中切开术

疑点导航：

1. 会阴切开缝合术是在第 2 产程末用剪刀在会阴做一个外科切口以扩大阴道出口的手术，旨在使胎儿更易通过产道、避免严重的会阴阴道裂伤及获得易于修补的外科切口。

2. 若为阴道助产，宜进行双侧阴部神经阻滞麻醉。

3. 切开时机　于胎头拨露后、着冠前、会阴高度扩张变薄后、宫缩开始时，剪开会阴，宫缩时保护会阴，协助胎头俯屈，使胎头以最小径线在宫缩间歇期缓慢通过阴道口，以避免会阴切口延长或造成较严重的撕裂。

4. 会阴正中切开术其切开组织为会阴中心腱，优点在于不切断肌腹，切口两侧解剖学对称使手术修补更容易，出血量较会阴侧切术少，但切口可能经肛门外括约肌延伸入直肠，因此手术助产、巨大儿、接产技术不熟练者不宜采用。

五、常见并发症及处理

1. 感染

（1）接产、缝合时清洁消毒创面，术中应严格无菌操作。

（2）术后保持外阴局部清洁，预防性使用抗生素。

（3）术后定期随访，注意个人卫生。

2. 水肿

（1）接产、缝合时操作轻柔。

（2）会阴水肿术后 24 小时后可用硫酸镁饱和溶液湿热敷，或进行超短波或红外线照射，保持大便通畅。

3. 裂开

（1）止血彻底、恢复原有解剖结构、缝合不留无效腔。

（2）小面积的切口裂开，可坐浴，待逐步愈合。

（3）如伴有感染、脓肿形成，则需及时拆开，充分引流，清创，抗生素抗感染，坐浴，待活动性感染征象消退后，行二期缝合。

六、临床情景实例与临床思维分析

临床情景实例 1

（1）患者，女性，35 岁。因"停经 40^{+4} 周，要求终止妊娠"入院。内科体格检查无特殊。专科体格检查：宫高 38cm，腹围 109cm，头先露，枕左前（LOA），胎心率 134 次 /min，无宫缩，胎儿体重估计 3 600g。

骨盆外测量：25cm-27cm-20cm-8.5cm。阴道检查：宫颈容受 80%，宫口未开，头先露 –3，胎膜未破。骶骨中弧，坐骨棘 I 度内突，骶尾关节活动，坐骨切迹宽大于 3 横指。10 月 14 日超声检查：胎儿双顶径 9.3cm，股骨长约 7.6cm，胎心搏动规律，心率 130 次 /min，羊水指数 19.4cm，胎盘位于前壁，Ⅲ级。

入院经沟通后行 OCT，10 月 21 日胎膜早破，10 月 22 日 07:30 宫口开大 4cm，先露 –2，胎膜已破，羊水无污染，14:20 宫口开全，先露 +2，胎儿为 LOA 位，指导产妇屏气用力，此时胎心监护见

图 53-4，羊水Ⅲ度污染。复查胎心监护见图 53-5。此时适合做何处理?

（2）经以上处理后连续监测胎心（图 53-6），先露 + 3，此时适合做何处理?

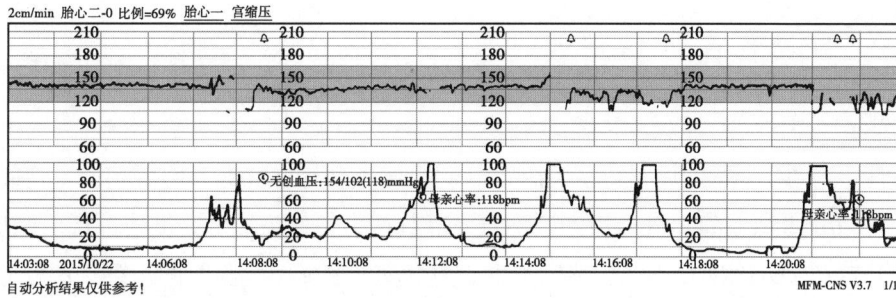

图 53-4　患者胎心监护图 1

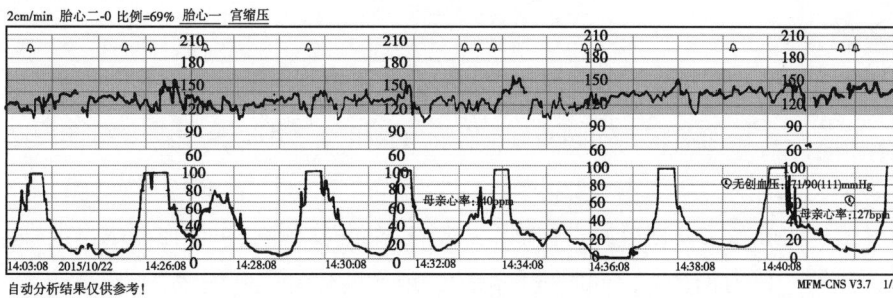

图 53-5　患者胎心监护图 2

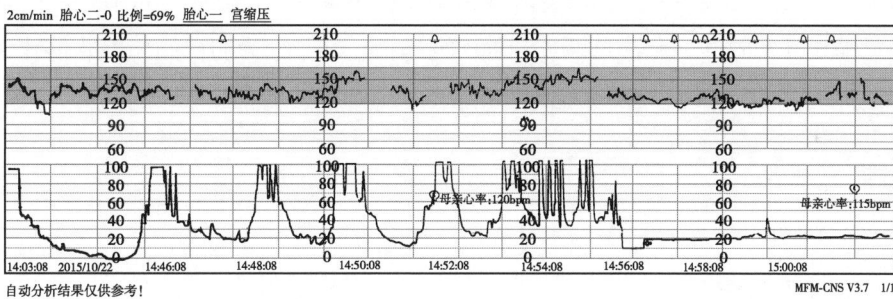

图 53-6　患者胎心监护图 3

临床思维分析：①第 2 产程后期频繁出现变异减速（图 53-4、图 53-5），在正常范围，胎心下降后较快恢复，胎心监护图属Ⅱ类，不排除脐带因素，可予以吸氧、改变体位、上推胎头等，观察。②图 53-6 似有延长减速，但减速幅度不大，羊水Ⅲ度污染，考虑胎儿有缺氧，可予以吸氧、宫内复苏同时指导产妇屏气用力，缩短第 2 产程；如条件许可，行阴道助产，缩短第 2 产程，接产或阴道助产时，宜行会阴切开缝合术，并做好新生儿复苏抢救准备。

临床情景实例 2

患者，女性，26 岁。行左侧会阴侧切术顺利分娩一子，体重 3 050g，产时、产后无特殊。观察 24 小时后出院。出院后 1 周，患者觉肛门疼痛、坠胀不适，伴发热，体温高达 38.7℃，无咳嗽、鼻塞、流涕等，患者症状逐日加重，遂再次入院。体格检查：外阴无红肿、硬结，会阴伤口无硬结、溢脓、溢液，阴道无活动性出血，阴道下段 1/3 处偏左侧，阴道与直肠之间可扪及一个 5cm × 4cm × 4cm

包块，边界清楚，波动感强，触痛。如何处理？

临床思维分析：①患者情况考虑为会阴伤口处脓肿形成，为会阴切开缝合术的并发症，可对包块行穿刺术，以鉴别该包块为血肿还是脓肿；②如为脓肿，行抗感染治疗的同时经阴道黏膜切开，充分引流，并行病原学检查。

临床情景实例 3

患者，女性，29 岁。孕 39 周头位活胎临产。胎儿体重估计 2 800g。心脏超声：房间隔缺损，缺损面积 1cm²。心功能 II 级。宫口开全后产妇不自主屏气用力，作为接生人员请进行下一步操作。

临床思维分析：①分娩期是心脏病孕妇发生心力衰竭的第 2 个危险时间，第 2 产程应行会阴切开缝合术、胎头吸引术等，缩短第 2 产程；②嘱产妇避免用力屏气增加腹压。

临床情景实例 4

患者，女性，25 岁，孕 1 产 0。妊娠合并糖尿病。宫内孕 40 周临产 10 小时。胎儿体重估计 4 100g，头位，临产后血糖监测在 5.0mmol/L 左右。宫口开全 2 小时，先露 +3。作为接生人员请进行下一步操作。

临床思维分析：①妊娠合并糖尿病患者临产后情绪紧张及疼痛，可使血糖水平波动增大，胰岛素用量不易掌握。产程中体力消耗大。同时进食减少，或同时伴有呕吐失水，若不减少胰岛素用量和 / 或给予葡萄糖，就容易出现低血糖。而产时疼痛及精神紧张又可导致血糖过高。孕妇高血糖将导致胎儿宫内耗氧增加，易使胎儿发生窘迫，严重时导致胎儿酸中毒并且使新生儿低血糖发生率增高。对糖尿病孕妇要注意缩短产程时间，尤其是第 2 产程不宜过长。②孕妇为初产妇，胎儿估计为巨大儿，宜行会阴切开。

临床情景实例 5

患者，女性，33 岁，初产妇。孕 39⁺³ 周临产。胎儿体重估计 3 400g，单臀先露，宫口开全后。作为接生人员请进行下一步操作。

临床思维分析：①臀位分娩待宫口开全，会阴膨起，胎儿粗隆间径已达坐骨棘以下，宫缩时胎儿臀部逼近会阴时，进行会阴切开；②做好新生儿抢救准备。

（王文艳）

第五十四章

新生儿复苏

Resuscitation of Newborn

一、适应证

所有刚出生新生儿，特别是出生后发生窒息的新生儿。

二、标准操作规程

见图 54-1。

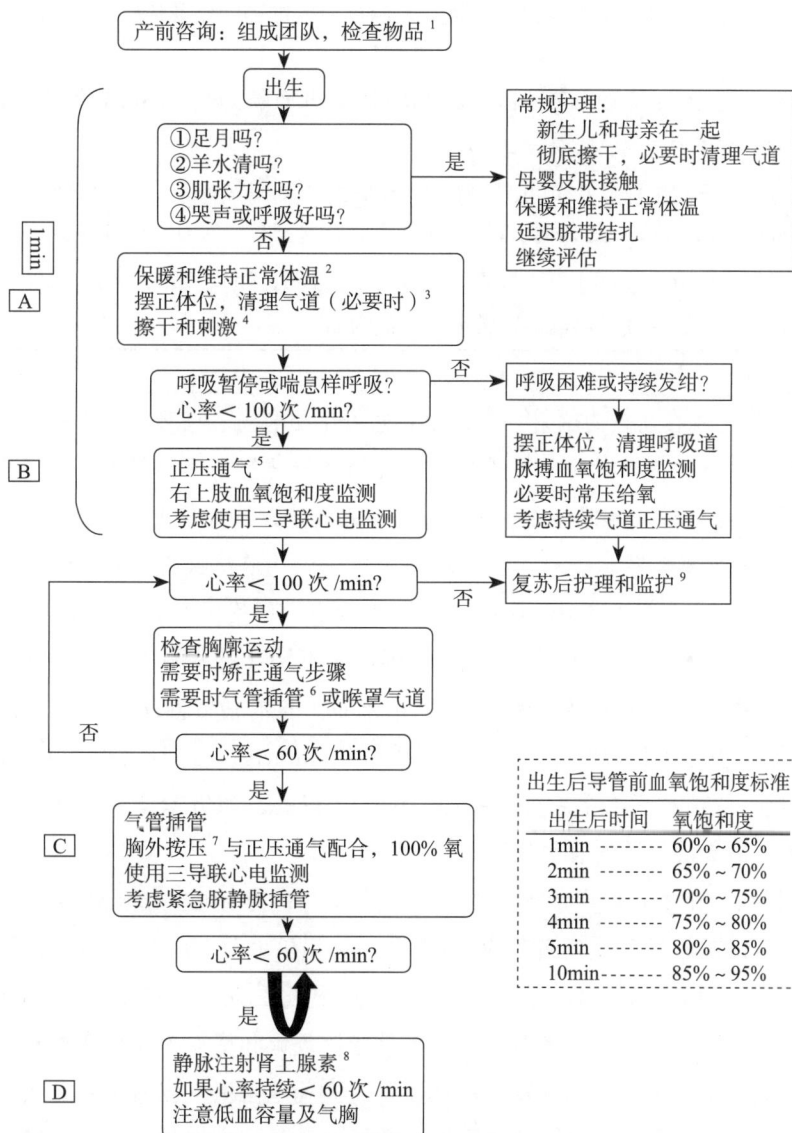

图 54-1　新生儿复苏标准操作规程

疑点导航：

1. 产前咨询　新生儿复苏团队分娩前要询问4个问题：孕周多少？羊水清吗？预期分娩新生儿数目？母婴有何高危因素？

复苏团队准备：每次分娩必须至少有1名能够实施初步复苏并启动正压通气的医护人员在场。有高危因素者，则需多名医护人员在场，组建合格的、熟练掌握复苏技术的团队。团队要明确组长和成员的分工，做好复苏计划。

用物准备：使用标准化复苏物品核查表（表54-1）。

表 54-1　复苏物品核查表

操作步骤	物品
保暖	预热的辐射保暖台及温度传感器、预热的毛巾或毛毯、婴儿帽子、塑料袋或保鲜膜（<32周），预热的床垫（<32周）
清理气道	肩垫、吸引球、负压吸引器、10Fr和12Fr吸痰管、胎粪吸引管
监测及评估	听诊器、三导联心电检测仪和电极片、脉搏血氧饱和度仪及传感器、目标血氧饱和度参考值表格
正压通气	自动充气气囊、T-组合复苏器、足月儿和早产儿面罩、6Fr和8Fr胃管、注射器
给氧	氧源、空氧混合仪、吸氧导管
气管插管	喉镜、0号和1号喉片（00号可选）、导管芯（金属导丝）、不带套囊的气管导管（2.5mm、3.0mm、3.5mm）、软尺和气管插管深度表、防水胶布、剪刀、喉罩气道
给药	1:10 000（0.1mg/ml）肾上腺素，生理盐水，1ml、2ml、5ml、10ml、20ml、50ml注射器
脐静脉置管	脐静脉导管、三通、脐静脉置管所需其他物品

2. 保暖　将新生儿放在预热的辐射台上，用预热好毛巾包好，清理气道后擦干；胎龄<32周和/或出生体重<1 500g早产儿复苏时可先不予擦干，直接用清洁塑料薄膜袋包裹，露出头部。

3. 摆正体位及清理气道　肩部垫一个厚3~5cm的软垫，头部轻度仰伸，保持"鼻吸气"体位，使咽后壁、喉和气管成直线。气道清理：羊水清亮，患儿无气道梗阻或气道分泌物不多，不建议常规进行口鼻部及气道吸引；如有气道梗阻或气道分泌物量多，则用吸耳球或吸管（12Fr或14Fr）先口后鼻清理气道；如羊水有胎粪污染则需评估新生儿是否有活力（有活力是指呼吸有力、肌张力好及心率>100次/min，其中任一项异常视为无活力），羊水污染但有活力继续初步复苏；羊水污染无活力应20秒内完成气管插管及吸引胎粪。吸引压力不得>100mmHg，时间不得>20秒。

4. 擦干和刺激　快速彻底擦干新生儿头部、躯干、四肢，如仍无自主呼吸，用手轻拍或手指弹新生儿足底或摩擦背部2次以诱发自主呼吸。

5. 正压通气指征　呼吸暂停或喘息样呼吸，心率<100次/min。正压通气方法：面罩应覆盖颏端、口及鼻，避免压眼眶；正压通气频率40~60次/min，压力为20~25cmH₂O，但对于病情严重的新生儿开始可给予压力30~40cmH₂O通气2~3次，后通气压力维持在20~25cmH₂O。判断通气有效的方法：心率迅速增快，以心率、胸廓起伏、呼吸音及氧饱和度作为评估指标。常见的胸廓扩张不良的原因及处理措施：①密封不良，应重新放置面罩。②气道阻塞，应纠正患儿头部位置；检查分泌物，如果有则再次吸引；通气时使患儿口微张开。③压力不足，应增加压力直到胸廓起伏自如或考虑气管插管。④设备运转失常，应检查或更换气囊。

6.　气管插管指征　A 步骤（清理呼吸道）中羊水污染且无活力需气管插管吸引胎粪；B 步骤（建立呼吸）中面罩正压通气经矫正通气后仍为无效通气，或面罩正确正压通气时胸廓起伏不满意，如产妇全身麻醉胎儿呼吸抑制或极低出生体重早产儿肺表面活性物质不足肺泡张开困难等情况时；C 步骤（维持正常循环）中胸外按压时必须气管插管正压通气；D 步骤（药物治疗）中使用肾上腺素时静脉通道未建立可经气管导管给药；特殊复苏情况，如先天性膈疝等。气管导管的型号即内径的选择：胎龄＜28 周、体重＜1 000g，选 2.5 号；胎龄 28～34 周、体重 1 000～2 000g，选 3.0 号；胎龄 34～38 周、体重 2 000～3 000g，选 3.5 号；胎龄＞38 周、体重＞3 000g，选 3.5～4.0 号。经口插入气管导管深度（cm）：体重（kg）＋（5.5～6）。

7.　胸外按压

（1）指征：有效正压通气 30 秒后，心率仍＜60 次/min。

（2）定位：胸骨体下 1/3 处（两乳头连线中点下方），避开剑突，推荐采用拇指法。

（3）按压深度和频率：胸廓前后径的 1/3，按压时长短于松开的时长，频率＞90 次/min，与通气比例为 3∶1，胸外按压必须联合气管插管正压通气进行；如考虑心脏原因，心脏按压与通气比例为 15∶2。

8.　给药

（1）指征：有效正压通气和胸外按压 60 秒后，心率仍持续＜60 次/min。

（2）方法：肾上腺素 1∶10 000 溶液 0.1～0.3ml/kg 静脉注射（推荐）或 1∶10 000 溶液 0.3～1.0ml/kg 经气管导管给药（不能迅速建立静脉通道时），给药后继续胸外按压，若无效，可隔 3～5 分钟重复给药一次。若患者仍复苏不成功，需考虑并发症：①低血容量，表现为肤色苍白、毛细血管再充盈时间延迟、脉搏微弱、心率持续低；处理为给予生理盐水首次 10ml/kg，于 5～10 分钟经脐静脉或骨髓腔缓慢推注，必要时可追加 10ml/kg；②气胸，处理为在患侧锁骨中线第 2 肋间胸腔穿刺排气或胸腔闭式引流。

9.　亚低温治疗　对于≥36 周新生儿，如有中 - 重度缺氧缺血性脑病，应给予亚低温治疗。

三、常见并发症及处理

1.　腹胀　如果人工通气时间＞2 分钟，用 8Fr（＜1kg，6Fr）鼻饲管从口腔插入，而不是通过鼻腔（继续通气用）接上 20ml 注射器，轻轻地将胃内容物吸出后取走注射器，使胃管末端对空气开放并用胶布将胃管固定于患儿颊部。

2.　气胸　注意人工通气压力；胸腔穿刺排气或胸腔闭式引流。

3.　肝破裂　注意胸外心脏按压部位及力度，止血、扩容、外科手术。

4.　肋骨骨折　注意按压力度，外科处理。

四、临床情景实例与临床思维分析

临床情景实例 1

（1）胎龄 34 周，出生体重 1 800g，胎膜早破，羊水清亮。胎儿分娩以后，无哭声，呼吸弱，四肢松软，心率 80 次/min，请给予相应处理。

（2）30 秒后再次评估：呼吸微弱，心率 65 次/min，请继续处理。

（3）患儿面罩正压通气，并经矫正通气后仍无有效通气，心率 40 次 /min，请继续处理。

（4）插管后通气 60 秒再次评估，心率仍 40 次 /min，请继续处理。

（5）60 秒后再次评估：患儿心率 110 次 /min，自主呼吸 40 次 /min，氧饱和度 90%，请继续处理。

临床思维分析：①患儿为早产儿，呼吸弱，四肢松软，心率 80 次 /min，应立即将患儿放在预热的辐射台上，用预热毛巾包住全身，露出头部，摆正体位，吸痰管或吸气球囊清理呼吸道，先口后鼻，然后抚摸背部、轻弹足底，再次摆正体位。②患儿初步复苏后呼吸微弱，心率 65 次 /min，应立即正确放置面罩，T- 组合复苏器进行人工通气（有胸廓起伏，双侧呼吸音正常，肤色和心率有改善；若无效，则尝试矫正通气，重新吸引口腔分泌物、摆正体位或气管插管）。氧浓度选择：< 35 周早产儿先用 21% ~ 30% 氧浓度，尽量使其血氧饱和度接近健康儿的正常值范围（见图 54-1 中出生后新生儿导管前血氧饱和度标准），并根据复苏情况逐渐调高氧浓度。③患儿经矫正通气后仍为无效通气，应立即重新摆正体位，选择 3.0 号气管导管，行气管插管后正压通气并行胸外按压。④患儿插管＋胸外按压后心率 40 次 /min，需要肾上腺素气管导管内给药 1∶10 000 溶液 0.5 ~ 1.0ml/kg 或经静脉给予 1∶10 000 溶液 0.1 ~ 0.3ml/kg，继续胸外心脏按压，复苏囊辅助通气。⑤患儿心率及呼吸均正常，但需吸氧，在吸氧下转新生儿重症监护病房进一步生命支持。

临床情景实例 2

（1）胎龄 43 周，胎粪样羊水，出生体重 3 500g，分娩后不哭，有不规则喘息样呼吸，呼吸困难明显，四肢肌张力低，请处理。

（2）经初步复苏后，患儿心率仅 80 次 /min，请继续处理。

临床思维分析：①患儿羊水为胎粪样，无活力，应立即将新生儿放在预热的辐射台上，用预热好毛巾包好，摆正体位，用 12Fr 或 14Fr 吸管清洁口腔和后咽部，将气管导管插入气管，再将气管导管经胎粪吸引管与吸引器相连，然后边缓慢退出导管边吸引；必要时可再次气管内吸引，直至再无胎粪吸出或患儿心率提示需尽快复苏；再次摆正体位，触觉刺激。②患儿需正压通气，复苏囊面罩正压通气；氧浓度选择：≥ 35 周新生儿先用空气复苏，根据复苏情况逐渐调高氧浓度。

临床情景实例 3

（1）胎龄 29 周，出生体重 900g，无胎膜早破，羊水清亮。胎儿分娩后，无呼吸弱，四肢松软，心率 120 次 /min。请给予初步处理。

（2）患儿经 30 秒正压通气后自主呼吸恢复，但有呻吟、气促，请处理。

临床思维分析：①患儿为胎龄 29 周，体重 900g 的早产儿，应立即放在预热的辐射台上，用塑料薄膜袋套住新生儿，露出头部，摆正体位，用 8 号吸痰管吸净口鼻分泌物，重新摆正体位，予面罩 T- 组合复苏器进行人工通气正压通气。②患儿为早产儿，有气促、呻吟、发绀，立即给予经鼻持续气道正压通气（NCPAP）呼吸支持（压力 ≥ 5cmH_2O），并考虑给予"肺表面活性剂"。

临床情景实例 4

胎龄 39 周，出生体重 3 000g，胎盘早剥，羊水血性。分娩后经气管插管正压通气、胸外按压及静脉注射肾上腺素 30 秒后患儿仍皮肤苍白，呼吸、脉搏微弱，心率 50 次 /min。请处理。

临床思维分析：患儿皮肤苍白，呼吸、脉搏微弱，心率 50 次 /min，考虑血容量不足，应立即经脐静脉注射生理盐水 10ml/kg，5 ~ 10 分钟注入，必要时可再重复扩容一次。

临床情景实例 5

胎龄 40 周，出生哭声好，出生体重 3 200g，羊水清亮，肌张力正常。出生 5 小时后患儿突然面色发绀，心跳、呼吸停止。请立即给予抢救。

临床思维分析：患儿生后 5 小时后突然出现面色发绀，心跳、呼吸停止，应按前述复苏流程复苏。立即将患儿转到加热辐射台上，摆正体位，清理呼吸道后，重新摆正体位，气管插管正压通气、胸外心脏按压及经脐静脉注射肾上腺素。

临床情景实例 6

外院转来一足月新生儿，体重 4 000g，全身青紫，但哭声洪亮，呼吸稍促，请处理。

临床思维分析：患儿为足月儿，哭声洪亮，呼吸规则有力，心率 140 次 /min，听诊心脏无杂音；给予清理呼吸道，先口腔后鼻腔，鼻导管给氧患儿发绀无缓解；经复苏囊加压给氧发绀亦无缓解，考虑先天性心脏病，立即停止给氧，完成心脏超声检查明确诊断。

临床情景实例 7

39 周刚娩出的新生儿，羊水清亮，出生后呼吸、心跳正常。请处理脐带。

临床思维分析：给予延迟结扎。出生后不需要复苏的足月儿及出生后建立自主呼吸且无须立即正压通气的早产儿，推荐延迟结扎脐带不少于 60 秒。

临床情景实例 8

36 周刚娩出的新生儿，复苏后生命体征平稳，但体温仅 36.0℃。请予以相应处理。

临床思维分析：将新生儿置于预热好的暖箱中，保持体温在 36.5 ~ 37.5℃，无条件者，可用电热毯。新生儿复苏指南推荐新生儿体温保持在 36.5 ~ 37.5℃，避免低体温及体温 > 38.0℃。此外，母亲分娩时高体温不利于新生儿。

临床情景实例 9

35 周早产儿，经初步复苏及 30 秒正压通气后，心率 45 次 /min，需给予胸外心脏按压，但气管插管失败。请予以相应处理。

临床思维分析：气管插管失败，使用喉罩通气。指南指出，≥ 34 周新生儿，气管插管失败或无法使用的情况下，推荐使用喉罩通气。

临床情景实例 10

38 周新生儿。产前超声提示先天性膈疝。择期剖宫产时发现羊水清。产后体格检查：反应差，口周发绀，无呼吸，肌张力差。要求立即进行复苏。

临床思维分析：产前已经确诊先天性膈疝，出生后初步复苏后需要立即气管插管。

（魏大飞）

第五十五章

小儿鼻胃插管

Pediatric Nasogastric Intubation

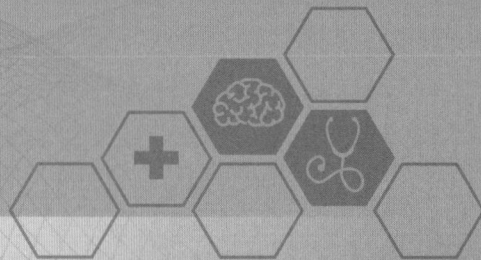

一、适应证

1. **诊断**　抽取胃液做检查。

2. **治疗**

（1）洗胃：食物中毒患儿。

（2）胃肠减压：如消化道梗阻、坏死性小肠结肠炎等外科疾病。

（3）鼻饲：吸吮吞咽能力差，如早产儿和病情危重患儿；不能经口、张口喂养的患儿，如昏迷、镇静、口腔术后或破伤风患儿。

（4）上消化道出血患儿出血情况的观察和治疗。

二、禁忌证

1. 鼻咽部或上消化道狭窄或梗阻，或严重的鼻咽部急性炎症。

2. 严重颌面部外伤和 / 或基底颅骨骨折。

3. 气管食管瘘。

4. 食管静脉曲张和无法控制的严重凝血功能障碍。

三、标准操作规程

见表 55-1。

表 55-1　小儿鼻胃插管标准操作规程

准备	医师准备：穿工作服，戴口罩、帽子，洗手
	核对患儿信息，询问有无插管经历、鼻咽部手术史等，患儿家长知情同意并签字
	用湿棉签清洁、检查双侧鼻腔[1]，提前向患儿家长说明操作中可能出现的不适情况
	用物准备：治疗盘、胃液包（弯盘、钳子或镊子、压舌板、无菌液状石蜡、无菌棉球）、一次性胃管[2]、10ml 或 20ml 注射器、小碗、温开水、听诊器、手电筒、胶布、一次性手套、治疗巾、垫巾、棉签、污物桶
操作过程	协助患儿采取仰卧位，头肩部稍垫高，头偏向一侧
	患儿颌下放治疗巾，备胶布，治疗碗内放入温开水，用棉签蘸温开水清洁鼻腔，打开胃液包，检查包内物品是否完善，化学指示胶带是否变色
	打开胃管及注射器包装，置于胃液包内，戴手套，检查胃管通畅
	测量胃管插入长度[3]，做好标记

操作过程	封闭胃管远端，用无菌液状石蜡棉球润滑胃管前段，置弯盘于患儿旁，操作者站于患儿右侧
	操作者左手持纱布托住胃管，右手用镊子持胃管前段，沿一侧鼻孔缓慢插入，嘱患儿吞咽（小婴儿不能配合吞咽，插管前可将患儿头后仰，胃管插入会厌时，以左手托住患儿头部，使其下颌靠近胸骨柄），送入胃内[4]，插管过程中如患儿出现恶心，应暂停片刻，随后迅速将胃管插入以减轻不适[5]
	插管至测量好的刻度
	判断胃管的位置是否在胃内[6]
	核实胃管在胃内后，封闭导管末端，用一条胶布固定于鼻翼两侧
	根据需要进行洗胃、胃肠减压[7]或鼻饲[8]
	清洁患儿口、鼻及面部
	标记置管日期和时间
	脱手套，洗手，摘口罩
	协助患儿取舒适卧位
	物品整理按医疗垃圾分类整理

疑点导航：

1. 评估患儿鼻腔情况　包括鼻腔黏膜有无充血肿胀、鼻中隔是否偏曲、有无鼻息肉等，鼻腔是否通畅。

2. 胃管型号选择　新生儿6~8号，婴幼儿10~12号，儿童12~14号。

3. 测量方法　新生儿：脐部与剑突的中点至鼻尖的长度；婴幼儿：鼻尖至耳垂再到剑突下缘的长度，或前额发际至剑突下缘的长度。

4. 对昏迷、哭闹不能配合的患儿可使用简易开口器法　患儿取仰卧位，头部后仰固定，将5ml注射器去掉活塞，剪去乳头及根部，修整切面使其平滑，用无菌纱布包裹，插入口腔至舌根部，助手固定口腔外筒柄部，操作者将胃管沿注射器内壁送至胃内。

5. 插入过程的注意事项　如面色、呼吸等。如有呛咳、呼吸困难、发绀等，应立即拔出胃管，重新插入；如插入不畅时，应使用手电筒和压舌板检查胃管是否在口腔内盘踞，可先适当抽出部分胃管，再尝试插入。

6. 判断胃管在胃内的方法

（1）注射器接鼻饲管，观察有无胃液抽出。

（2）用注射器注入胃内1~2ml空气，在上腹部听诊有无气过水音。

（3）在不咳嗽、安静情况下将胃管开口端置于小碗内水面下，应无气泡逸出，如有大量气泡逸出，则证明误入气管。

（4）必要时X线片定位。

7. 禁食、禁饮　胃肠减压期间患儿应禁食、禁饮，如必须经口服药，应在服药后停止胃肠减压1~2小时。

8. 鼻饲注意事项

（1）每次鼻饲前均需先检查并确认胃管是否在胃内。

（2）每次鼻饲前先抽吸胃内残量，如大于前次喂入量的1/4提示排空不良，减量或暂停喂养。

（3）给予新生儿鼻饲时应按时、按质、按量，临床常用间歇喂养和持续喂养两种方式。

（4）新生儿鼻饲时，不宜推注，应撤去针栓，将鼻饲液注入空针筒通过重力作用滴入胃内。

（5）鼻饲液温度以38~40℃为宜。

（6）特殊用药前后要用温开水冲洗胃管，研碎药片或药丸，溶解后注入胃管。

（7）长期置管患儿，每日需行口腔护理，每周更换胃管1~2次，从另一侧鼻孔插入。

（8）拔管时应捏紧管腔或将胃管折返，严防奶汁等液体滴入气管。

四、常见并发症及处理

1. **鼻翼溃疡或坏死** 因鼻胃插管后固定不当或胃管型号过大所致。处理：选择型号合适的胃管并经常调整胃管位置以减轻压迫，发生溃疡或坏死后则予以外涂药物或请外科行相关处理。

2. **肺部并发症** 鼻胃管的错位会导致肺炎、肺脓肿、气道穿孔和气胸。处理：抗感染、穿刺抽脓、胸腔闭式引流等。

3. **胃食管反流和反流性食管炎** 鼻胃管能够损伤食管下部括约肌的正常功能，可以导致反流性食管炎。处理：拔除胃管，必要时用药物抑制胃酸分泌。

4. **胃炎或胃出血** 对胃黏膜的抽吸会导致慢性刺激或压迫性坏死，从而发生胃炎或胃出血。处理：停止抽吸，经胃管注入止血药，必要时内镜下止血。

五、临床情景实例与临床思维分析

临床情景实例 1

（1）患儿，男，3岁。因"急性肠套叠手术复位术后10日，出现呕吐、腹胀、停止排便排气"就诊。请予鼻胃插管进行胃肠减压。

（2）留置鼻胃管第3日冲洗胃管后引流管中可见血液，请给予进一步处理。

临床思维分析：①考虑患儿出现早期炎性肠梗阻，需与家属进行有效沟通后行小儿鼻胃插管；②考虑胃出血，经胃管注入止血药，必要时内镜下止血。

临床情景实例 2

患儿，女性，4岁。随茶农父母前往茶山喷洒农药，患儿在旁玩耍，20分钟后突然出现头晕、嗜睡，立即送往急诊。体格检查：昏迷状，呼吸急促，口唇发绀，口吐白沫；双侧瞳孔缩小，对光反射迟钝；双肺呼吸音粗，可闻及明显干湿啰音；心音低钝，腹软，四肢无力。请行相关处理。

临床思维分析：①考虑有机磷农药中毒，立即脱去污染衣物，用水清洗污染的皮肤、毛发；患儿可能处于无人监管状态，且迅速出现症状，首先考虑误服可能，应尽快实施鼻胃插管进行洗胃处理，洗胃液和静脉采血送检明确中毒类型及程度。②其他处理，包括吸氧、心电监护、保持呼吸道通畅，使用解毒药物氯解磷定或碘解磷定、阿托品，各脏器功能支持治疗等。

临床情景实例 3

（1）患儿，男性，2岁。因"贫血半年，咳嗽、咯血10余日"就诊。血红蛋白62g/L。胸部CT：双肺弥漫性毛玻璃样改变。请行鼻胃插管留取胃液检查。

（2）回抽胃液阻力大，该如何处理？

临床思维分析：①考虑肺含铁血黄素沉着症，需行胃液检查明确是否可见含铁血黄素细胞。②回抽胃液阻力大，应检查胃管是否插入过深，顶住胃壁，可将胃管退出少许。

临床情景实例 4

患儿，男，出生后 30 分钟。因"出生后气促 30 分钟"就诊。入院后患儿呼吸急促，哭声弱；口、鼻涌出白色泡沫状唾液；肺部可闻及明显痰鸣音。请予鼻胃插管。

临床思维分析：考虑气管食管瘘不除外，需排除该禁忌证后方可行鼻胃插管。

临床情景实例 5

患儿，男。足月顺产，羊水Ⅲ度污染，Apgar 评分 8 分 -9 分 -10 分。出生后 1 日，出现多次喂奶后呕吐，多于奶后 1 小时内呕吐胃内容物，无呛咳，无发绀，转入新生儿科。体格检查：精神反应可；口唇稍干；前囟平软；呼吸平顺，双肺未闻及干湿啰音；心率 120 次 /min，律齐；腹软，不胀，肠鸣音活跃，未扪及包块；四肢活动可，原始反射可引出；四肢末梢温暖。请予以相关处理。

临床思维分析：该患儿出生时羊水Ⅲ度污染，出生后 1 日反复呕吐，考虑新生儿咽下综合征可能，因吞入污染的羊水刺激新生儿胃黏膜，导致胃酸及黏液分泌亢进而引起呕吐，呕吐严重时给予洗胃治疗。

临床情景实例 6

（1）患儿，男，8 岁。因"进行性四肢乏力 3 日"入院。入院后患儿病情加重，逐渐出现言语含糊，饮水、进食呛咳及咳嗽无力。体格检查：神志清楚，发音含糊，咽反射迟钝；心、肺、腹未见异常；颈软，抬头无力；四肢近端肌力 4 级，远端 3 级，肌张力减低；四肢末梢呈手套、袜套样感觉减退，腱反射迟钝，病理征阴性。患儿饮水、进食呛咳，请给予指导进食。

（2）置管过程中，患儿出现呼吸困难，心率 180～200 次 /min，血氧饱和度 70%，给予吸氧、镇静等处理后呼吸困难无改善，血氧饱和度下降至 40%。请问该如何处理？

临床思维分析：①根据病史及体格检查，该患儿存在进行性四肢无力，体格检查腱反射迟钝，需考虑吉兰 - 巴雷综合征所致的四肢弛缓性瘫痪、真性延髓麻痹，吞咽困难者给予鼻饲，保证足够营养和水分，也可防止发生吸入性肺炎。②考虑胃管误插入气管导致呼吸困难，应立即拔除胃管，密切观察患儿有无呼吸困难及缺氧表现，缺氧改善后重新插管。

临床情景实例 7

34 周早产儿，出生体重 1.80kg。出生后第 14 日出现腹胀、胃潴留，大便暗褐色。体格检查：腹部膨隆，肠鸣音消失，粪便潜血阳性。腹部立位片提示肠壁积气。请予以相应处理。

临床思维分析：根据病史、体格检查和辅助检查，考虑新生儿坏死性小肠结肠炎。治疗原则为禁食、胃肠减压、抗感染、静脉营养，必要时手术治疗，故需要鼻胃插管再连接胃肠减压袋。

临床情景实例 8

患儿，男性，1 岁 2 月龄。因"发热伴抽搐 3 日，意识不清 1 日"就诊。患儿 3 日前出现发热，伴抽搐；1 日前出现意识不清；半日未进食。体格检查：浅昏迷；双侧瞳孔等大等圆，对光反射灵敏；前囟膨隆，颈部抵抗；四肢可见自主活动，肌力检查不合作，腱反射活跃，克尼格征阳性，双侧巴宾斯基征阳性。请给予喂养。

临床思维分析：根据病史、体格检查和辅助检查，考虑患儿颅内感染可能。目前患儿存在意识障碍，不能经口自主进食，需选择留置胃管、鼻饲喂养。

临床情景实例 9

患儿，女性，13 岁。因"反复肝功能异常 2 个月，食欲缺乏伴呕血 1 周"就诊。体格检查：贫血貌；腹部稍膨隆，肝脏肋下 2 横指，质地稍硬，边缘锐薄不整齐；在左锁骨中线肋缘下可触及肿大的脾脏；移动性浊音阳性。多次肝功能检查提示谷丙转氨酶偏高。血清铜蓝蛋白明显降低。目前患儿呕血已控制，但食欲缺乏，不愿意进食，请予鼻饲喂养。

临床思维分析：呕血原因极大可能为肝豆状核变性发展为肝硬化食管胃底静脉曲张导致的消化道出血，为鼻胃插管的禁忌证，且目前暂无鼻饲饮食适应证，所以不予留置胃管。

（陈素清）

第五十六章

小儿灌肠
Pediatric Enema

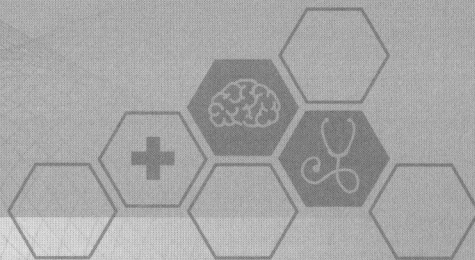

一、适应证

1. 不保留灌肠

（1）解除便秘、肠胀气，协助排便通气。

（2）为手术或检查的患者进行肠道准备。

（3）某些特殊的治疗如降温。

2. 保留灌肠　镇静止惊、催眠和治疗肠道感染。

二、禁忌证

1. 肠道术后、直肠肛周病变。

2. 严重腹泻、完全性肠梗阻。

3. 严重的心脑疾病，生命体征不平稳。

4. 下消化道出血，可疑肠坏死、肠穿孔。

5. 凝血功能障碍（相对禁忌）。

三、标准操作规程

见表 56-1、表 56-2。

表 56-1　小儿不保留灌肠标准操作规程

准备	医师准备：穿工作服，戴口罩、帽子，洗手
	核对患儿信息
	知情同意并签字，测体温、呼吸、血压、脉搏
	患儿已排尿
	评估周围环境，关门窗、拉屏风，注意保暖
	物品准备：屏风、便盆、手套、输液架、灌肠液、水温计、灌肠筒、肛管、液状石蜡、棉签、治疗巾、纸巾、灌肠包（内有弯盘、血管钳等）
操作过程	选择合适的灌肠液[1]及灌肠方式[2]
	夹闭橡皮管
	将灌肠液倒入灌肠筒
	携用物至患儿床旁，核对患儿信息
	将灌肠筒挂于输液架上，筒底离床 30～40cm

操作过程	戴手套
	体位：屈膝侧卧位或仰卧位，脱一侧裤腿，在患儿后背、腰部垫软枕，与便盆高度相近
	臀下铺治疗巾、置便盆
	连接肛管，润滑肛管前端
	排出管内气体并夹闭橡皮管
	分开臀部暴露肛门
	将肛管轻轻插入直肠³4~7cm，固定肛管
	松开血管钳，可见液面下降
	灌肠一次量200~500ml⁴
	操作过程中观察患儿有无腹痛、腹胀、面色突然苍白、出冷汗等
	灌肠完毕后夹闭橡皮管
	一手捏闭肛门
	用纸巾包住肛管，轻轻拔管
	拭净肛门，尽量保留5~10分钟⁵，待患儿排便后移除便盆
	协助患儿复位，复原衣物
	垃圾分类处理
	洗手，做好操作记录，监测患儿生命体征

表 56-2　小儿保留灌肠标准操作规程

准备	医师准备：穿工作服，戴口罩、帽子，洗手
	核对患儿信息
	知情同意并签字，测血压、脉搏
	患儿已排大小便
	评估周围环境，关门窗、拉屏风，注意保暖
	物品准备：屏风、便盆、手套、输液架、灌肠药物、水温计、橡皮管、肛管、棉签、治疗巾、纸巾、液状石蜡、灌肠包（内有弯盘、血管钳及5ml、10ml或合适型号注射器等）
操作过程	注射器抽吸灌肠的药物
	肛管连接橡皮管
	注射器乳头连接橡皮管
	携用物至患儿床旁，核对患儿信息
	戴手套
	体位：屈膝侧卧位或仰卧位，脱一侧裤腿，在患儿后背、腰部垫软枕，与便盆高度相近
	臀下铺治疗巾、置便盆
	连接肛管，润滑肛管前端
	排出管内气体并夹闭橡皮管
	暴露肛门
	将肛管轻轻插入直肠8~12cm，固定肛管

操作过程	将注射器内药物缓慢注入肛管[6]
	夹闭连接的橡皮管，松开注射器，回抽 3~5ml 空气，将肛管内残留的药物缓慢注入直肠
	灌肠完毕后夹闭橡皮管
	一手捏闭肛门
	用纸巾包住肛管，轻轻拔管
	拭净肛门，尽量保留 30 分钟，待患儿排便后移除便盆
	协助患儿复位，复原衣物
	垃圾分类处理
	洗手，做好操作记录，监测患儿生命体征

疑点导航：

1. **灌肠液** 常用 0.1%~0.2% 肥皂液、生理盐水。灌肠液的温度：清洁灌肠时为 39~41℃，降温时为 28~32℃，中暑时为 4℃生理盐水。充血性心力衰竭、水钠潴留患者禁用生理盐水；肝昏迷患者禁用肥皂水；抗感染时选择合适抗生素；抗惊厥时选择水合氯醛或肠溶型地西泮。

2. **根据目的选择灌肠方式** ①不保留灌肠：清洁、刺激；②保留灌肠：治疗作用。

3. **插入深度** 不保留灌肠 4~7cm；保留灌肠 8~12cm；先天性巨结肠要超过狭窄部位。

4. **灌肠量** 1 岁以下小儿 50~100ml，先天性巨结肠灌肠液不超过 100ml。

5. **灌肠保留时间** 清洁灌肠保留 5~10 分钟；降温灌肠保留 30 分钟，如测肛温须待排便半小时后再进行。根据灌肠的目的可重复操作。

6. 注入速度要慢，以免患儿产生便意。

四、常见并发症及处理

1. **肠道黏膜损伤** 临床表现为肛周血丝或便中带血，肛周疼痛。处理：选择肛管粗细合适、操作时轻柔、插入深度适宜。

2. **肠穿孔、肠出血** 临床表现为操作过程中患儿突然面色苍白、出冷汗、脉速、腹痛、腹胀、液体只进不出，体格检查腹部有压痛及反跳痛，行超声检查可见腹腔积液。处理：操作过程中遇到阻力时可稍移动肛管或嘱患儿变动体位；应停止灌肠，监测生命体征，吸氧，必要时拍摄 X 线片；如果存在肠穿孔及肠出血，则应立即禁食、止血，甚至进行外科手术。

3. **水中毒、脱水、电解质紊乱** 临床表现为烦躁不安、继而嗜睡、抽搐昏迷、球结膜水肿（水中毒）；口渴、皮肤弹性下降、小便量减少、血压下降（脱水）；电解质紊乱常见的是低钾血症。处理：禁用一种液体如清水或生理盐水反复多次灌洗，灌肠时可采用胸膝体位，便于灌肠液的吸收，减少灌肠次数；充血性心力衰竭、水钠潴留患者禁用生理盐水灌肠。

4. **虚脱** 临床表现为突然感头晕、恶心、面色苍白、全身出冷汗甚至晕厥。处理：选择合适的灌肠液温度和灌注速度，一旦发生则应立即停止操作，让患儿休息、保暖，补充葡萄糖液。

五、临床情景实例与临床思维分析

临床情景实例 1

患儿，男性，6 岁。因"高热 1 日，面色苍灰 2 小时"就诊。患儿母亲及姐姐有类似病史，起病前曾吃喜酒。既往体健。体格检查：体温 40.0℃，脉搏 180 次 /min，呼吸 50 次 /min，血压 70/50mmHg；神志淡漠；双肺无啰音；心音低钝，无杂音；腹平，压痛，无反跳痛，肠鸣音活跃；肢端凉。已进行吸氧、抽血、建立静脉通道并扩容、导尿、退热处理。门诊急查血常规：白细胞计数 25×10^9/L，血红蛋白 120g/L，血小板计数 140×10^9/L，中性粒细胞百分比 90%。请采用最快的方法进行检查辅助诊断。

临床思维分析：结合病史、既往体健、发病季节、存在群发性，诊断考虑脓毒症、感染性休克，起病前患儿可能存在不洁饮食史，故感染灶来源于肠道可能性较大，如中毒型细菌性痢疾。中毒型细菌性痢疾分为休克型、脑型、肺型、混合型。好发于 3 ~ 7 岁，夏秋季突起高热，伴反复惊厥、脑病和 / 或休克表现者，均应考虑中毒型细菌性痢疾，可用肛拭子或灌肠取粪便送检，如有大量脓细胞或红细胞则可初步确诊。

临床情景实例 2

患儿，男性，5 岁。因"进食较多松子后便秘、腹胀 5 日"就诊。有肛门排气现象。体格检查：腹膨隆，腹肌稍紧张，压痛，无反跳痛；肝脾肋下未及；肠鸣音可。腹部 X 线片：低位性不完全性肠梗阻。已行禁食、补液支持治疗。请继续给予缓解腹胀症状的处理。

临床思维分析：患儿为食用松子导致的便秘、低位不完全性肠梗阻，可进行不保留灌肠刺激排便。

临床情景实例 3

患儿，男性，25 日龄。因"腹胀、便秘、20 余日"就诊。出生后患儿排便 1 次 / 周，每次排便量较多。近 1 周以来暂未排便，其他一般情况好。体格检查：体重 4.20kg；心肺无特殊；腹；部膨隆，腹肌稍紧张；肝脾扪及不清；肠鸣音弱。请为患儿行不保留灌肠。

临床思维分析：根据起病早及临床表现，诊断高度考虑先天性巨结肠。先天性巨结肠常需要灌肠等方式通便，注意插入深度要超过狭窄段，灌肠量不超过 100ml。

临床情景实例 4

患儿，男性，8 岁。因"便中带血 10 日"就诊。拟行结肠镜检查。请为患儿行灌肠完善肠镜术前准备。

临床思维分析：行肠道术前检查需清洁肠道；灌肠前常规检查肛周有无病变。

临床情景实例 5

患儿，男性，10 岁。因"左侧腹部疼痛 2 个月"就诊。诊断考虑左侧上腹部腹膜后肿块，性质待查。全腹部 CT 平扫及增强扫描：肿块侵犯结肠，腹腔内未见明显肿大淋巴结及转移病灶。完善相关术前检查，无明显手术禁忌证，拟行手术治疗。请完善术前肠道准备。

临床思维分析：①结合病史、实验室检查考虑腹膜后肿瘤且已侵犯肠道，术中有可能涉及肠道，另外术后肠道功能的恢复时间长，术后常有腹胀，肠道准备不充分、术后肠道代谢产物吸收增加不利于疾病恢复。②术前需清洁灌肠。

临床情景实例 6

患儿，男性，4 岁。因"咳嗽 3 日，加重伴气促 1 日"就诊。体格检查：体温 39.5℃，呼吸 60 次 /min，脉搏 190 次 /min；双肺可闻及大量的中细湿啰音；心音低钝。诊断为重症肺炎并心力衰竭。入院后患儿反复高热，先后给予各种退热药及冰毯、冰帽、亚冬眠疗法疗效欠佳。请继续予以退热处理。

临床思维分析：①常规退热方法退热效果欠佳时可尝试不保留灌肠退热。②存在心力衰竭者，灌肠液不能选择生理盐水。

临床情景实例 7

患儿，男性，2 岁。因"反复惊厥 1 小时"就诊。体格检查：惊厥发作；全身发绀；无静脉通道；肢端凉；心率 160 次 /min；四肢肌张力高。请立即予以最紧急处理止惊（药房暂缺咪达唑仑、苯巴比妥）。

临床思维分析：惊厥为儿科常见急诊，惊厥持续状态时肢端凉，建立静脉通道不仅有困难、费时，且对患儿是新的刺激，故选用保留灌肠镇静止惊，常用药物有水合氯醛、肠溶型地西泮。

临床情景实例 8

（1）患儿，男性，4 岁。因"呕吐、腹胀、停止排便 3 日"就诊。体格检查：腹膨隆，腹肌稍紧张，肝脾肋下未及，肠鸣音弱。腹部 X 线片示小肠高位不完全性肠梗阻。请为其行不保留灌肠。

（2）灌肠过程中突然出现脉速、面色苍白、出冷汗、剧烈腹痛。请作出相应处理。

临床思维分析：①提示肠梗阻，患者为高位不完全性肠梗阻，不属于灌肠治疗禁忌证，可行不保留灌肠刺激肠蠕动促进胃肠功能恢复。②可能发生了灌肠并发症如肠穿孔，处理为立即停止操作，监测血压等生命体征、给予低流量吸氧、进行腹部体格检查、建立静脉通道，必要时摄腹部 X 线片甚至进一步外科处理。

临床情景实例 9

患儿，女性，4 岁。因"间断便血 1 个月，腹痛、发热 4 日，抽搐 1 次"就诊。便血时血与大便分离，均为鲜血。体格检查：烦躁不安；肛周可见一赘生物；哭吵时再发惊厥一次。静脉输液通道被破坏。请予立即镇静止惊处理。

临床思维分析：血与大便分离，且为鲜血，体格检查肛周可见一赘生物，考虑肛裂、直肠息肉等外科疾病所致的便血，存在禁忌证不能灌肠镇静。

（古裕鸟）

第五十七章

体格测量
Physical Measurements

一、适应证
需要进行生长发育指标测量。

二、禁忌证
无。

三、标准操作规程
见表 57-1。

表 57-1　小儿体格测量标准操作规程

准备		医师准备：穿工作服，戴口罩、帽子，洗手
		向小儿家长交代测量目的，解释测量方法，取得家长同意及配合
		核对小儿信息，详细询问小儿个人史（出生史、喂养史、生长发育史、预防接种史、生活史）、既往史、家族史、传染病病史
		确认小儿空腹或为进食后 2 小时
		确认小儿排空大小便，换好尿布
		评估周围环境，注意保暖（室温 22~24℃）
		物品准备：儿童体重秤、量床、皮尺、身高计、垫布、皮褶厚度计
操作过程	体重	体重秤放平、铺好垫布后去皮、校正零点
		脱去鞋袜、帽子和外衣、尿布[1]
		使小儿平躺在体重秤盘中央
		注意保护小儿安全，防止跌落
		读数并记录[2]，精确到 0.01kg
	胸围	小儿取仰卧位或立位，处于平静呼吸状态，两手自然平放
		皮尺绕乳头下缘，后经肩胛下角绕胸一周
		松紧以不束缚呼吸为宜
		取平静呼气、吸气时的中间数
		读数并记录，精确到 0.1cm
	头围	小儿取坐位或仰卧位
		皮尺前过眉弓上缘，两侧经耳上，后过枕外隆凸（结节）最高处
		读数并记录，精确到 0.1cm

续表

操作过程	腹围	小儿取仰卧位，空腹时测量
		左右对称，松紧合适，经脐与剑突的中点（婴儿）或平脐（儿童）绕腹一周
		读数并记录，精确到 0.1cm
	上臂围	小儿取立位、坐位或仰卧位，两手自然平放或下垂
		一般测量左上臂，软尺零点固定于上臂外侧肩峰至尺骨鹰嘴连线中点，沿该点水平绕上臂一周
		读数并记录，精确到 0.1cm
	皮下脂肪	小儿取仰卧位或立位
		取小儿锁骨中线平脐处的腹壁，皮褶方向与躯干长轴平行，捏起皮肤及皮下脂肪，捏时两指间的距离为 3cm，用皮褶厚度计测量
		读数并记录，精确到 0.5mm
	身高（长）	3 岁以下仰卧位测量，3 岁以上立位测量[3]
		3 岁以下选用量床，检查量床有无破损，刻度是否清晰
		小儿脱去鞋帽，仰卧于量床正中，助手固定幼儿头部呈中线位并接触到头板，测量者位于小儿右侧用左手固定其膝部使双下肢伸直
		将量床足板向小儿足底移动，使足板紧靠足底，记录头板与足板之间的距离即小儿身长
		读数并记录，精确到 0.1cm
	坐高（顶臀长）	3 岁以下仰卧位测量，3 岁以上坐位测量[4]
		3 岁以下选用量床，助手固定幼儿头部呈中线位并接触到头板
		测量者位于小儿右侧用左手提起小儿小腿使膝关节屈曲，大腿与底板垂直，骶骨紧贴底板
		滑动足板紧压臀部，记录头板与足板之间的距离即为顶臀长
		读数并记录，精确到 0.1cm
	上、下部量	0~3 岁婴幼儿取仰卧位测量，3 岁以上取立位测量
		用软尺或硬尺测量自耻骨联合上缘至足底的垂直距离为下部量
		身长（身高）减去下部量即为上部量
		记录分析结果并告知小儿家属

疑点导航：

1. 对于病情危重、低体温小儿，先穿衣物称体重，然后再减去衣服重量算体重。

2. 不同的体重计精确度不一。50kg 以上的体重计精确度为 0.05kg。

3. 立位测量身高（3 岁以上）　检查身高计是否放置平稳，水平板与立柱之间是否成直角。小儿脱去厚衣服、鞋袜后，站于身高计的底板上，使小儿呈立正姿势，背靠身高计的立柱，两眼平视前方，法兰克福平面（耳眼平面）呈水平位，胸稍挺，腹微收，两臂自然下垂，手指并拢，足跟靠拢，足尖分开约 60°，使足后跟、臀部及两肩胛角几乎同时都接触立柱，头部保持正直位置。测量者轻轻滑动水平板直至与小儿头顶接触。读数前应再次观察被测量者的姿势是否保持正确，待符合要求后再读取水平板呈水平位时其底面立柱上的数字，正确读数。如有条件，可测量两次，取平均值。

4. 坐高测量多用于 3 岁以上小儿。使小儿坐于坐高计的坐盘或一定高度的矮凳上，先使身躯前倾，骶部紧靠坐高计立柱或墙壁，然后坐直，大腿伸面与身躯成直角，与地面平行，大腿与凳面完全接触。膝关节屈曲成直角，足尖向前，两脚平放在地面上，然后测量，读数精确至 0.1cm。

四、相关知识

1. **体重测量** 选用儿童秤，小婴儿用 10 ~ 15kg 盘式电子秤，1 ~ 7 岁可用载重 50kg 体重计，7 岁以上可用载重 100kg 体重计。放平并校验矫正零点。婴儿平卧于秤盘中央；1 ~ 3 岁儿童蹲于秤台中央；年长儿可赤足轻轻地站在画好脚印的踏板适中位置，两手自然下垂。不可摇动或接触其他物体，以免影响准确性。记录至小数点后两位。

儿童体重估算：1 岁以内体重 ≈（月龄 + 9）/2；1 ~ 6 岁体重 ≈ 年龄（岁）× 2 + 8；7 ~ 12 岁体重 ≈ ［年龄（岁）× 7 − 5］/2。

2. **胸围测量** 3 岁以下儿童取卧位或立位，3 岁以上取立位，不要取坐位，读至 0.1cm。

出生时胸围约 32cm，略小于头围 1 ~ 2cm。1 岁左右胸围约等于头围。1 岁至青春前期胸围应大于头围（约为头围 + 年龄 − 1cm）。

3. **头围测量** 出生时头相对大，头围平均 32 ~ 34cm；1 岁时头围约 46cm；2 岁时头围约 48cm；2 ~ 15 岁头围仅增加 6 ~ 7cm。头围的测量在 2 岁以内最有价值。较小的头围（$< \bar{X} - 2SD$）常提示脑发育不良；头围增长过速提示脑积水、佝偻病可能。

4. **腹围测量** 取卧位，测量婴儿时将软尺零点固定于剑突与脐连线中点，经同一平面绕腹一周回至零点；儿童则为平脐绕腹一周。读数精确至 0.1cm。

5. **上臂围的测量** 当无条件测体重和身高时，可用左上臂围测量筛查 5 岁以下儿童营养状况：> 13.5cm 为营养良好；12.5 ~ 13.5cm 为营养中等；< 12.5cm 为营养不良。

6. **皮下脂肪** 腹部皮下脂肪测量时，是沿着锁骨中线平脐处捏起皮褶，方向与躯干长轴平行。

用左手拇指、示指在测量部位捏起皮肤，两指距离为 3cm，以右手持量具测量。需他人协助，以免小儿哭闹影响测量的准确性。读出的最小刻度数应为 0.5mm。

7. **身高（长）测量** 3 岁以下儿童一般用量床，卧位测量。读数精确至 0.1cm。3 岁以上儿童采取立位量身高。

身高（长）估算：1 岁时身长约 75cm；2 岁时身长约 85cm；2 ~ 6 岁身高（长）≈ 年龄（岁）× 7 + 75；7 ~ 10 岁身高 ≈ 年龄（岁）× 6 + 80。

8. **坐高（顶臀长）测量** 3 岁以下儿童取卧位测量，3 岁以上儿童采取坐位，精确至 0.1cm。坐高（顶臀长）占身高（长）的比例由出生时的 0.67 下降到 14 岁时的 0.53。

9. **指距** 是两上肢水平伸展时两中指尖的距离，代表上肢长骨的生长。小儿取立正姿势，两眼直视正前方，胸部稍挺起，腹部微后收，两臂平行展开，检查者用左手拇指将软尺零点固定于小儿右手中指指端，软尺从右手平行展至左手中指指端，读至 0.1cm。正常时，指距略小于身高（长）。如指距大于身高 1 ~ 2cm，对诊断长骨的异常生长有参考价值，如蜘蛛样指 / 趾（马方综合征）。

五、临床情景实例与临床思维分析

临床情景实例 1

（1）小儿，男性，10 月龄。因"体重增长欠满意 3 个月"就诊。出生体重 3.5kg，7 月龄体重 7.2kg。近 2 个月由母乳喂养改为牛奶喂养后出现腹泻，目前尚未添加辅食。体格检查：神志清楚，精神稍差，反应可；腹壁皮下脂肪薄；四肢肌力、肌张力正常。家长要求行身高、体重测量。

（2）小儿体重 7kg，身长 74cm，应如何评价？

临床思维分析：按照五等级划分法（表 57-2）目前体重为"下"、身长为"中"，诊断为"体重低下""身长中等"；5 岁以下儿童营养不良的分型和分度：①体重低下，体重低于同年龄、同性别参照人群值的均值减 2SD，如低于同年龄、同性别参照人群值的均值减 2~3SD 为中度，低于均值减 3SD 为重度，该项指标主要反映慢性或急性营养不良；②生长迟缓，身长低于同年龄、同性别参照人群值的均值减 2SD，如低于同年龄、同性别参照人群值的均值减 2~3SD 为中度，低于均值减 3SD 为重度，此指标主要反映慢性长期营养不良；③消瘦，体重低于同性别、同身高参照人群值的均值减 2SD，如低于同性别、同身高参照人群值的均值减 2~3SD 为中度，低于均值减 3SD 为重度，此期指标主要反映近期、急性营养不良。营养不良常见病因有摄入不足、消化吸收不良、需要量增加，根据该小儿病史，是改为牛奶喂养后出现腹泻，应警惕牛奶蛋白不耐受或其他喂养障碍，需进一步完善相关检查。

表 57-2　五等级划分法

等级	离差法	百分位数法
上	$>\bar{X}+2SD$	$>P_{97}$
中上	$\bar{X}+(1\sim2)SD$	$P_{75}\sim P_{97}$
中	$\bar{X}\pm1SD$	$P_{25}\sim P_{75}$
中下	$\bar{X}-(1\sim2)SD$	$P_3\sim P_{25}$
下	$<\bar{X}-2SD$	$<P_3$

临床情景实例 2

小儿，男性，1 岁 2 月龄。因"母亲要求给孩子行体格检查"来院。请为该小儿测量体格生长指标（体重、身长、顶臀长、头围、胸围、腹围），并写出小儿 1~12 岁体重、1~10 岁身高的估算公式。

临床思维分析：1~6 岁体重 ≈ 年龄（岁）× 2 + 8；7~12 岁体重 ≈［年龄（岁）× 7 - 5］/ 2。身高（长）估算：1 岁身长约 75cm；2 岁时身长约 85cm；2~6 岁身高（长）≈ 年龄（岁）× 7 + 75；7~10 岁身高 ≈ 年龄（岁）× 6 + 80。

临床情景实例 3

（1）小儿，男性，月龄不详。请对婴儿进行体格测量（体重、身长、顶臀长、头围、胸围、腹围）并记录。

（2）根据测量结果估算婴儿月龄。

（3）根据第一步中的体重计算配方奶奶量及水量（每日 5 次）。

临床思维分析：1 岁以内的体重约为（月龄 + 9）/2，根据此公式推算月龄，再予以配方奶喂养，方法同小儿喂养。

临床情景实例 4

小儿，女性，1 岁。因"乳牙还未萌出，母亲担心孩子发育异常"就诊。小儿母乳喂养，未添加辅食，近 2 个月来间断腹泻。请为小儿测量体格生长指标（体重、身长、头围、胸围、皮下脂肪）并记录分析。

临床思维分析：①乳牙在出生后 4~10 个月开始萌出，13 个月后未萌出者为乳牙萌出延迟，该小儿乳牙未萌出尚不能视为异常，应结合其他语言及动作等发育情况分析，如其他一般情况好则需追踪，1个月后如果仍未萌出则需要行相关检查如佝偻病、先天性甲状腺功能减退等相关检查；②3岁以下小儿身长为卧位测量，并同时测量顶臀长。

临床情景实例 5

小儿，男性，3岁。请为该小儿测量头围、胸围、腹围和上臂围并告知上臂围测量的意义。

临床思维分析：①上臂围的测量方法是两手自然下垂，软尺经上臂外侧肩峰至鹰嘴连线中点绕一周；②上臂围测量的意义为在无条件测体重和身高的场合，测量左手上臂围用来筛查 1~5 岁小儿的营养状况，即大于 13.5cm 为营养良好，12.5~13.5cm 为营养中等，小于 12.5cm 为营养不良。

临床情景实例 6

小儿，男性，4岁。家长希望了解孩子的生长发育状况前来体检。作为接诊医师，请对小儿进行体格生长测量（身高、体重、皮下脂肪）。记录后再根据该小儿母亲提供的不同时期的体重描绘体重标准曲线图，然后评价该小儿的体重发育状况。

临床思维分析：①3岁以上儿童，身高需用立柱立位测量身长，坐姿测量坐高。②根据年龄范围选用合适体重秤。③掌握体重、身高曲线图，并会用五等级划分法进行评价。

临床情景实例 7

小儿，男性，6月龄。因"拒奶、反应差2日"就诊。家长要求行体重、身高检查。体格检查：体温不升、四肢肢端凉；反应差，刺激后不哭。请予以相应处理。

临床思维分析：虽家长来院目的是为小儿行体重、身高检查，但经初步判断小儿病情危重，故应先优先处理疾病再行体格检查。体温不升小儿不能常规脱去衣物后称体重。

临床情景实例 8

（1）小儿，男性，3月龄，为孕32周早产儿，出生体重1.8kg。家长带小儿行健康体检。请为小儿进行体重、身长、顶臀长测量。

（2）小儿体重为4.5kg，身长52cm，请对该结果进行评估。

临床思维分析：早产儿体格生长有一个允许的"落后"年龄范围，进行生长发育评价时应矫正胎龄至40周（足月）后再评价，身长至40月龄、头围至18月龄、体重至24月龄后不再矫正。

临床情景实例 9

（1）小儿，女，11月龄。因"家长发现小儿头颅较同龄儿大"就诊。小儿4月龄竖头，10月龄会独坐，目前不能扶站。体格检查：流涎，落日眼，四肢肌张力高。请为小儿进行体格测量。

（2）小儿头围50cm，下一步该如何处理？

临床思维分析：1岁左右头围约46cm，2岁约48cm，该小儿11月龄头围50cm，头围过大往往提示脑积水，应进一步进行其他行为评分测量，完善头颅 CT 或 MRI 等检查。

（周 宁 谭 媛）

第五十八章

小儿喂养
Pediatric Feeding

一、适应证

1. 无母乳、母乳不足或母亲因各种原因不能进行母乳喂养。
2. 营养不良婴儿的治疗。

二、禁忌证

明确诊断为需禁食的疾病或进行需禁食的诊疗活动，如急性胰腺炎、消化道完全性梗阻、严重消化道出血或穿孔及新生儿坏死性小肠结肠炎等及麻醉、腹部手术前后等。

三、标准操作规程

见表 58-1。

表 58-1　小儿喂养标准操作规程

准备	环境准备：配奶间宽敞、明亮、清洁；哺乳间安静整洁、光线适宜，屏风保护隐私，室温 22~24℃
	用物准备：操作台、合适的配方奶粉、量杯、搅拌小勺、奶粉专用量勺、已消毒奶瓶、奶嘴、奶瓶盖、水壶（温开水）、水温计、无菌容器、无菌持物钳、无菌治疗巾、免洗手消毒剂、注射器、清洁小毛巾、一次性湿纸巾、备用尿片、标签纸、治疗推车、听诊器
	操作者准备： （1）七步洗手法洗手，戴口罩、帽子 （2）操作者向婴儿家长自我介绍 （3）准确核对患儿信息：姓名、性别、年龄、床号、手腕带信息等 （4）观察患儿意识、精神情况 （5）了解病史，明确患儿有人工喂养的适应证，排除禁忌证 （6）详细询问患儿既往喂养史（包括目前奶粉种类、分段）、出生史、生长发育史、既往疾病史等 （7）告知患儿家属、监护人喂养目的、必要性、操作中的注意事项及可能遇到的问题和应对策略等
	操作对象准备：确认上次喂养时间（一般间隔 2~3 小时）。婴儿已换好干净的尿布；确认婴儿为清醒状态、有饥饿感；取得婴儿母亲的同意和配合
	计算奶量 [1]
操作过程	七步洗手法洗手
	选择合适的配方奶粉 [2]
	核对奶粉种类、分段、生产日期、保质期、开瓶日期及有效期、观察奶粉颜色、性状及气味是否正常
	检查消毒贮槽是否在有效期内
	在操作台面上铺无菌治疗巾

操作过程	打开消毒贮槽，检查槽内消毒指示卡，确定物品消毒合格
	用持物钳取出量杯、搅拌小勺、奶粉专用量勺、无菌容器、奶瓶、奶嘴、奶瓶盖等，并置于无菌治疗巾上整齐摆放
	用无菌注射器或量杯从水壶中取所需的温开水，并用水温计测试水温[3]
	将所取温开水注入或倒入无菌容器中
	用奶粉专用量勺取若干平勺[4]奶粉加入无菌容器的温开水中
	用搅拌小勺往一个方向搅拌至奶粉完全溶解，应避免奶液振荡起泡
	按喂养需要量将无菌容器内奶液倒入或用注射器转移至奶瓶中
	用持物钳夹奶嘴并安装至奶瓶瓶口，然后拧紧，盖上奶瓶盖
	奶瓶贴标签并标记配奶时间、配奶量、患儿姓名、性别、年龄、床号、住院号等信息
	将奶瓶及配制好的奶液、清洁小毛巾、一次性湿纸巾、备用尿片等放至治疗推车
	推车至患儿床旁，核对其姓名、床号、年龄等信息
	测试奶温、奶速[5]
	操作者取坐位，双手将患儿抱起，使其头枕于左上臂，靠近肘部，头与身体保持一条直线，倾斜45°左右
	在患儿颌下垫清洁小毛巾，防止溢奶弄湿衣服
	操作者右手持奶瓶，将奶瓶倾斜，用奶嘴轻触患儿上唇，诱发觅食反射，待其张嘴时，将奶嘴由其一侧嘴角滑入口中，待患儿双唇紧包奶嘴，让其充分吸吮，奶瓶始终保持倾斜以保证奶嘴内充满奶液，防止空气吸入
	喂奶时注意观察患儿吞咽、面色及呼吸情况，可与患儿互动，每次喂养时间一般为10~15分钟
	喂奶完毕用一次性湿纸巾擦去患儿口唇周围奶渍
	喂养完毕后，竖抱患儿片刻，轻拍背部，待其打嗝后再放回床上，检查纸尿裤，必要时更换
	取侧卧位，勿仰卧防误吸
	向患儿家属交代喂奶后注意事项，注意有无溢奶、呛奶、下次喂奶时间[6]等
	操作物品按院感要求进行分类处理，器具清洁消毒备用
	七步洗手法洗手
	书写喂养记录[7]

疑点导航：

1. 奶量计算　正常婴儿能量需求推荐：＜6月龄婴儿能量平均需要量为90kcal/（kg·d）（1kcal=4.19kJ），7~12月龄为80kcal/（kg·d），液体量110~155ml/（kg·d），市售配方奶100g奶粉提供500kal能量，故20g奶粉提供100kal，举例：3月龄婴儿，体重6kg，每日喂6次，请计算婴儿奶量。

（1）根据总能量计算：①＜6月龄婴儿每日总能量为90kcal/kg，每日总能量为90kcal/kg×6kg=540kcal；②3月龄的婴儿每日喂养6次，每次能量为540÷6=90kcal；③1g配方乳粉提供约5kcal能量，故每次配方乳粉用量为90kcal÷5g/kcal=18g；④1量勺配方奶粉4.4g，18÷4.4=4.1量勺，鉴于0.1量勺无法估计，按照1整勺计算，故每次加5量勺奶粉；⑤每1量勺奶粉需要30ml温开水，故需要150ml温开水加入5量勺配方乳粉进行配置（涨奶量忽略不计）。

（2）根据液体量计算（涨奶量忽略不计）：①婴儿每日所需液体量为110～155ml/kg，按150ml/（kg·d）来计算，每日奶量：150ml/kg×6=900ml；②3月龄婴儿每日喂奶6次，每日奶量为900÷6=150ml；③每30ml温开水需要加入1量勺奶粉，故每次150ml温开水中应加入5量勺奶粉。

2. 配方奶粉的选择　要根据婴儿的年龄选择合适的奶粉分段及种类，如遇特殊疾病则需要特殊配方奶，如苯丙酮尿症需采用低苯丙氨酸配方奶，甲基丙二酸血症需给予不含异亮氨酸、缬氨酸、苏氨酸和甲硫氨酸的特殊配方奶粉，牛奶蛋白不耐受婴儿需选择牛奶蛋白水解奶粉，乳糖不耐受婴儿需选择脱乳糖奶粉。

3. 测水温　温开水适宜温度40～50℃。

4. 平勺　奶粉量不应过多或过少，1量勺是指1平口量勺，即勺盛满奶粉后需用刮匙刮平，过少或堆起均不符合要求，务必使冲调后的配制保持合适浓度，以免发生婴儿消化障碍或营养不足。

5. 测奶速、奶温　奶嘴孔径以倒置奶瓶时，液体连续滴出为宜。奶嘴孔太小，吸吮费力；奶嘴孔太大，易引起呛咳。使奶液滴几滴至一侧手腕或手背，再次进行经验性估测奶温，以保证安全。

6. 喂奶次数和时间　新生儿一般按需喂养或每日8次，逐渐减少到7次，2～3月龄每日6次，4～6月龄每日5～6次，6月龄以后根据婴儿自身情况调整奶量和次数，每次喂养持续时间一般为10～15分钟。

7. 书写记录　需记录喂奶时间、喂奶量、余奶量及喂奶过程等。

四、常见并发症及处理

1. **呛奶**　见于奶嘴孔过大、喂养不当（奶嘴未被奶液充盈，导致吸入空气）。处理：立即停止喂养，将头偏向一侧，清理气道，必要时低流量吸氧及进一步处理。

2. **牛奶过敏**　出现皮肤红色斑疹、斑丘疹甚至腹胀、腹泻、腹痛、哭闹不安。处理：必要时查过敏原；停止该配方奶喂养，可改用部分或完全水解蛋白配方，甚至氨基酸配方奶粉。

3. **乳糖酶不耐受**　表现为腹痛、腹胀、腹泻。处理：少量多次摄入乳制品；必要时暂时或永久更换低乳糖或无乳糖配方奶。

五、临床情景实例与临床思维分析

临床情景实例 1

足月出生2月龄婴儿，体重6kg。请配制配方奶后进行人工喂养（每日6次）。请写出所需奶量，并给予喂养。

临床思维分析：常见的婴儿配方奶计算（参考疑点导航1）及喂养。

临床情景实例 2

患儿，女性，4月龄，体重5.5kg。患儿皮肤白皙，头发稀黄，尿液、汗液有鼠尿臭味，现确诊为苯丙酮尿症。患儿出生后一直以配方奶粉喂养，每日喂养5餐。请指导喂养，并进行示范喂养1次。

临床思维分析：患儿皮肤白皙、头发稀黄，尿液汗液有鼠尿臭味，已确诊苯丙酮尿症，选择配方奶时请注意选择低苯丙氨酸配方奶，随着年龄增长添加低蛋白、低苯丙氨酸的辅食。

临床情景实例 3

婴儿，女性，2 月龄，体重 5.5kg。母亲患有风湿性心脏病，心功能Ⅲ级。请给出喂养方案，指导喂养，并示范喂养 1 次。

临床思维分析：①凡是母亲患有 HIV、急性期传染病、严重疾病（慢性肾炎、糖尿病、恶性肿瘤、精神病、癫痫、心功能Ⅲ级及以上）等应停止哺乳；②2~3 月龄婴儿每日喂养 6 次；③计算奶量（参考疑点导航 1）。

临床情景实例 4

（1）3 月龄女婴，体重 6.0kg。配方奶喂养，每日 6 次。请示范喂养 1 次。

（2）喂养过程中突然出现呛咳、气促及发绀，请给予适宜的处理。

临床思维分析：计算奶量（参考疑点导航 1），喂养过程中如出现上述表现，应立即停止喂养，将患儿头侧向一边，必要时立即清理气道、心电监护、吸氧或进一步处理。

临床情景实例 5

患儿，女性，11 月龄，体重 11kg。因"1 日前因误服开水致口腔食管严重烫伤"入院。目前口腔及食管内已无出血，但张口困难。请为其制定喂养方案，并进行喂养 1 次。

临床思维分析：患儿考虑口腔及食管严重烫伤、张口困难，考虑置入胃管后进行人工喂养。因患儿张口困难，暂不给予其他辅食，所有能量均由配方奶提供。患儿 11 月龄，每日需总能量 80kcal/（kg·d），计算奶量（参考疑点导航 1），11 月龄婴儿食谱为每日 3 次奶、2 餐饭、1 次水果。因 2 餐饭、1 次水果无法喂入，均由配方奶代替，6 餐均为配方奶液，分为 6 次经胃管内注入，再根据患儿胃内是否潴留及患儿饥饿的实际情况调整奶量和喂奶餐数。

临床情景实例 6

患儿，女性，4 月龄，足月顺产，出生体重 3kg，出生身长 51cm，出生后人工喂养。现来院儿保门诊体检。体格检查：身长 55cm，体重 4kg。请根据患儿情况，对其家长进行喂养指导，并示范配置配方奶喂养 1 次。

临床思维分析：根据患儿体检情况，体重低于 3SD，考虑为重度营养不良，重度营养不良婴儿的饮食调整治疗的能量从每日 40~60kcal/kg 开始，逐渐增加至能量能满足追赶生长需要，一般每日能量可达 150~170kcal/kg。故该患儿目前按每日所需能量 40~60kcal/kg 计算。患儿现 4 月龄，每日可喂养 6 次，故一次需 1.2~1.8 勺，即约 2 勺奶粉，加 60ml 温开水。根据患儿情况，可从每餐 60ml 奶液开始尝试，根据患儿能耐受逐渐增加，直至每日能量达 150~170kcal/kg，以满足追赶生长的需要。

临床情景实例 7

患儿，男性，5 月龄，体重 7kg。出生后诊断为"先天性脑瘫"，表现为全身肌肉痉挛、张口困难、流涎。目前人工鼻饲喂养，行康复治疗中。体格检查：神志清楚，精神一般；口腔内大量口水；颈抵抗；双肺呼吸音清晰，未闻及干湿啰音；心率 132 次 /min，无杂音；腹部平软，肠鸣音正常；四肢肌张力增高，双侧巴宾斯基征阳性。查房时回抽胃管有余奶约 90ml。现康复科请作为儿科医师的你会诊，指导制定喂养计划及方案，并示范喂养 1 次。

临床思维分析：该患儿全身肌肉痉挛、张口困难、流涎，需给予鼻饲喂养。喂养方案：患儿 5 月龄，每日喂奶 5 次；小于 6 月龄婴儿按每日需能量 90kcal/kg 计算，一次需 5 量勺奶粉，加 150ml 温开水。示范喂养一次：鼻饲喂养患儿在喂养前需确定胃内残余奶量，回抽有余奶 90ml，应将残余奶 90ml 重新注回胃内，按计算奶量减去胃残余奶量为此次喂奶量，故此次需喂配方奶液 60ml，需 2 量勺奶粉加 60ml 温开水配置，并完成人工喂养 1 次。根据胃内潴留情况调整奶量及喂奶次数，逐步添加辅食。

临床情景实例 8

患儿，男性，9 月龄，体重 9kg。行"肠套叠部分肠切除肠吻合"术后第 10 日。目前行部分静脉营养，部分胃肠营养，已知静脉营养能量已达 60kal/（kg·d），请合理给予配方奶胃肠营养，并指导合理喂养。

临床思维分析：患儿 9 月龄，每日需总能量 80kcal/（kg·d），因部分静脉营养，现配方奶仅需提供 20kcal/（kg·d），计算过程同"临床情景实例 1"（市售配方奶 100g 奶粉提供 500kal 能量，故 20g 奶粉提供 100kal），11 月龄婴儿食谱为 3 次奶、2 餐饭、1 次水果，所以配方奶可分为 3 次进行喂养，再根据患儿恢复情况，逐渐再增加 1 餐水果、2 餐软饭。

（陈路军　谭　媛）

第五十九章

眼底检查

Examination of Ocular Fundus

一、适应证

1. 怀疑有玻璃体或视网膜病变。
2. 因各种原因需要健康体检。

二、禁忌证

1. 屈光间质明显混浊。
2. 急性（角）结膜炎时不宜检查。

三、标准操作规程

见表 59-1。

表 59-1　直接检眼镜检查标准操作规程

准备	医师的准备：穿工作服，戴口罩、帽子，洗手
	核对受检者姓名、性别、年龄
	询问受检者有无青光眼、高血压、糖尿病病史及其他既往病史
	用物准备：直接检眼镜[1]、散瞳剂（复方托吡卡胺滴眼液）、小手电筒
操作过程	将室内光线调暗，调整受检者座椅到适当高度，以坐姿检查
	确认受检者裸眼状态
	指测法测量受检者双眼眼压，手电筒斜照法检查受检者前房深度[2]
	一般检查时可小瞳下检查，必要时可滴用散瞳眼药水，待瞳孔散大后检查[3]
	一般先检查右眼，后检查左眼
	告知受检者向正前方注视，根据"全左全右"原则：检查右眼时，站在受检者右侧，右手持镜，以右眼观察；检查左眼时，站在受检者左侧，左手持镜，以左眼观察。手可扶于受检者额部，拇指轻轻向上牵引上睑
	透照法：转动检眼镜转盘，用 +8 ~ +10D 的镜片，检眼镜距受检眼 10 ~ 20cm。正常情况下见瞳孔区呈橘红色反光。如红色反光中出现黑影，嘱受检者转动眼球，根据黑影移动方向与眼球转动方向的关系，判断混浊的屈光间质部位[4]
	将检眼镜逐步移近置于受检眼前约 2cm 处，旋转检眼镜转盘，直至看清眼底
	检查时嘱受检者先注视正前方，检眼镜光源经瞳孔偏鼻侧约 15° 可检查视盘，再沿血管走行，观察视网膜后极部，最后嘱受检者注视检眼镜的灯光，检查黄斑部。观察周边部视网膜，可嘱受检者转动眼球，以扩大观察范围
	同法检查左眼，记录检查结果[5]
	双眼检查结束，关闭直接检眼镜电源并归位[6]

疑点导航：

1. 眼底检查可以分为直接检眼镜、双目间接检眼镜及裂隙灯显微镜配置前置镜或三面镜检查，其中直接检眼镜为初学者最常用的眼底检查方法。直接检眼镜下所见眼底为正像，检查所见比实际物像放大 14～16 倍，但观察范围有限，且由于单眼观察缺乏立体感。双目间接检眼镜所见眼底为倒像，检查所见比实际物像放大 3～4 倍，具有立体感。裂隙灯显微镜配置前置镜所见眼底为倒像，范围大，具有立体感。

2. 有条件的情况下应使用眼压计测量受检者双眼眼压，裂隙灯生物显微镜检查受检者前房深度。如眼底检查前受检者已行双眼眼压检查和前房深度测量，可省略该步骤。

3. 一般检查可不散瞳，但要详细检查眼底，尤其需行周边部视网膜检查时需散瞳后检查。常见的散瞳药物为复方托吡卡胺滴眼液，应正确选用。怀疑有闭角型青光眼或周边前房浅者，散瞳时要格外谨慎，以免导致闭角型青光眼急性发作。散瞳后可能出现畏光、视物模糊，6～8 小时后恢复，需向受检者交代清楚。

4. 如黑影移动方向与眼球运动方向一致，表明混浊位于晶状体前方；反之，则位于晶状体后方；如黑影不动则混浊位于晶状体。

5. 眼底检查的记录内容

（1）视盘：大小、形状、颜色是否正常，边界是否清楚，杯盘比（C/D）是否增大。正常视盘呈椭圆形，色淡红，边界清楚，C/D < 0.3。

（2）视网膜：视网膜是否平伏，有无出血、渗出、色素沉着、变性、裂孔等。正常视网膜平伏，未见明显出血、渗出、色素沉着、变性及裂孔。

（3）视网膜血管：视网膜血管的管径大小是否均匀一致，动静脉管径比是否正常，颜色、形态是否正常，有无搏动及交叉压迫征。正常视网膜血管动脉色鲜红、静脉色暗红，动静脉管径比为 2：3，未见明显交叉压迫切迹。

（4）黄斑区：黄斑区有无水肿、出血、渗出、色素沉着及裂孔等，中心凹反光是否存在。正常黄斑区无明显出血、渗出及裂孔等，中心凹反光存在。可以视盘直径描述病变大小，以屈光度描述病变隆起高度。

6. 检查结束时，应将检眼镜的转盘拨到"0"处，以免转盘上的镜片受到污染。

四、临床情景实例与临床思维分析

临床情景实例 1

（1）患者，男性，44 岁。因"右眼视力下降、视物变形 1 个月"就诊。眼部检查：右眼视力 0.6，左眼视力 1.0；右眼眼压 16mmHg，左眼眼压 15mmHg。裂隙灯检查：双眼眼前段未见明显异常。该患者下一步最需做何种检查？请操作。

（2）右眼眼底检查和眼底荧光造影检查见图 59-1。请写出该患者的初步诊断及该病的治疗原则。

临床思维分析：患者为青壮年男性，右眼视力轻度下降伴有视物变形，结合眼底检查和眼底荧光造影结果考虑右眼中心性浆液性视网膜脉络膜病变，治疗上应禁用糖皮质激素和血管扩张药。如渗漏点距中心凹大于 200μm，则可采用激光光凝渗漏点，可促进视网膜色素上皮层屏障修复和视网膜下液吸收。

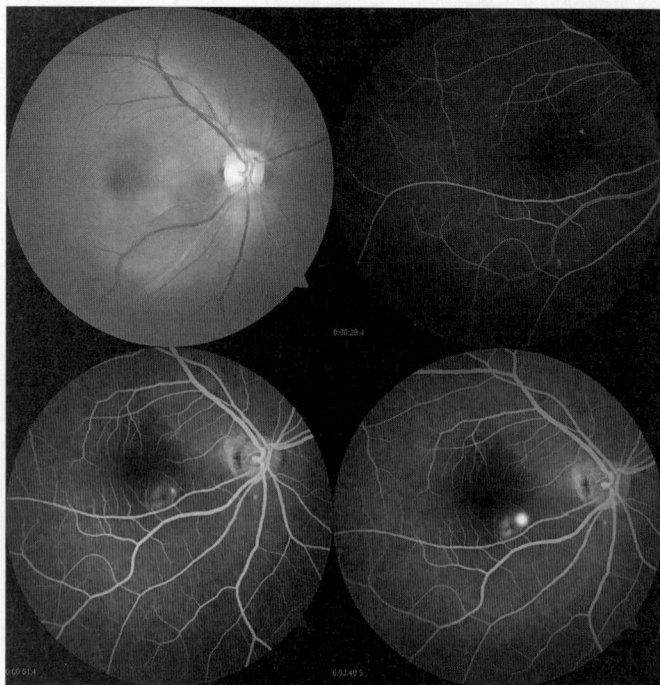

图 59-1　44 岁男性患者右眼眼底检查和眼底荧光造影图片（见文末彩图）

临床情景实例 2

（1）患者，男性，50 岁。因"双眼视力下降 1 年余"就诊。患者有糖尿病病史 10 余年。请行散瞳眼底检查并记录检查结果。

（2）双眼眼底检查和眼底荧光造影检查见图 59-2。该患者最可能的诊断是什么？简述该病的治疗原则。

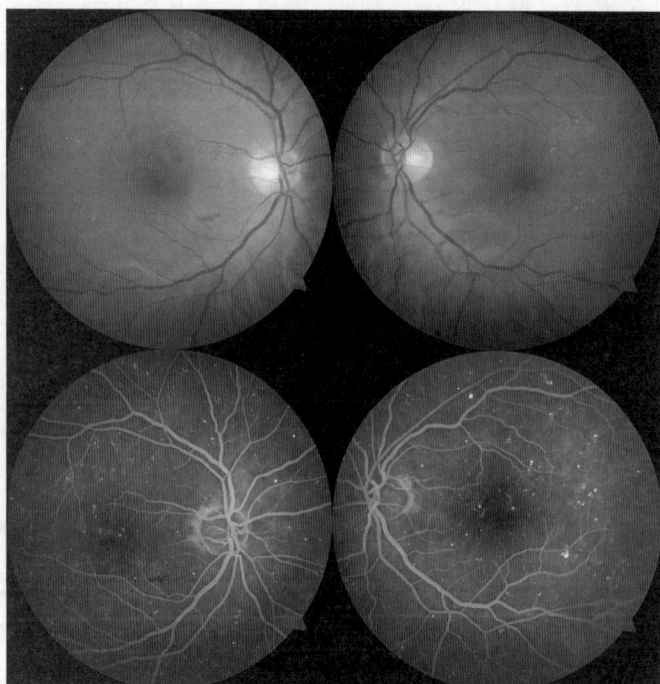

图 59-2　50 岁男性患者双眼眼底检查和眼底荧光造影检查图片（见文末彩图）

临床思维分析：患者有糖尿病病史 10 余年，结合双眼眼底检查和眼底荧光造影检查结果，考虑双眼糖尿病视网膜病变。其治疗原则有：①严格控制血糖，定期眼底检查。②对于非增殖型糖尿病视网膜病变Ⅲ期和增殖型糖尿病视网膜病变，采取全视网膜激光光凝治疗。③如有黄斑水肿，可考虑玻璃体内注射抗血管内皮生长因子（VEGF）药物和 / 或长效糖皮质激素消除黄斑水肿，改善视力，或行黄斑格栅光凝。④对已发生玻璃体积血长时间不吸收、牵拉性视网膜脱离，特别是黄斑受累时，应行玻璃体切割术，术中同时行全视网膜激光光凝。

临床情景实例 3

（1）患者，男性，60 岁。因"右眼突然视力下降 1 日"就诊。请为其行眼底检查。

（2）右眼眼底检查见图 59-3。请写出该患者的初步诊断及治疗原则。

临床思维分析：患者诊断为右眼视网膜中央动脉阻塞。治疗原则：应尽早尽快予以抢救性治疗，包括采取降低眼压的措施，如立即眼球按摩、口服乙酰唑胺、前房穿刺等；吸入 95% 氧 + 5% 二氧化碳混合气体；球后注射（妥拉苏林）或全身应用血管扩张剂，如亚硝酸异戊酯或硝酸甘油含片；全身应用抗凝剂，如口服阿司匹林等；如疑有巨细胞动脉炎，应给予全身类固醇皮质激素治疗，预防另一只眼受累。

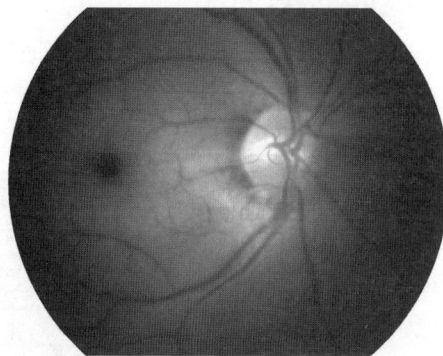

图 59-3　60 岁男性患者右眼眼底检查图片（见文末彩图）

临床情景实例 4

（1）患者，男性，50 岁。因"右眼突然视力下降 3 日"就诊。请为患者行眼底检查。

（2）右眼眼底检查见图 59-4。请写出该患者的初步诊断及该病的治疗原则。

临床思维分析：和诊断为右眼视网膜（颞上）分支静脉阻塞。治疗原则：首先应针对全身疾病进行病因治疗。视网膜存在大面积无灌注区或新生血管时，应行视网膜激光光凝术。对于合并黄斑水肿且严重者，视网膜光凝前联合玻璃体腔内注射抗 VEGF 药物可有效消除水肿。发生大量非吸收性玻璃体积血和 / 或视网膜脱离时，需考虑行玻璃体切割手术治疗。

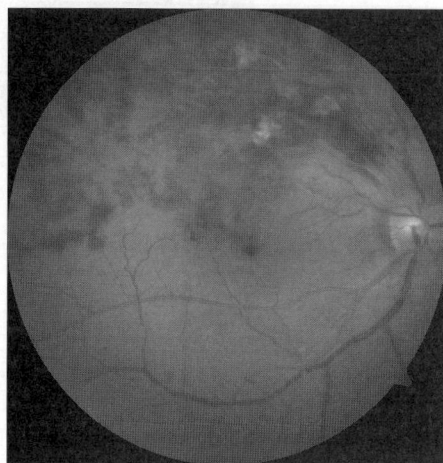

图 59-4　50 岁男性患者右眼眼底检查图片（见文末彩图）

临床情景实例 5

（1）患者，女性，52 岁。因"左眼视力下降 3 个月"就诊。请为患者行眼底检查。

（2）左眼眼底检查见图 59-5。请写出该患者的初步诊

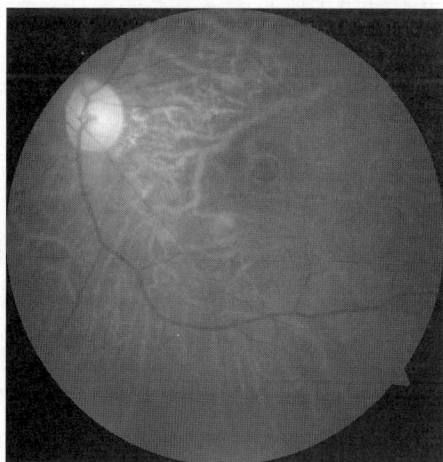

图 59-5　52 岁女性患者左眼眼底检查图片（见文末彩图）

断，可考虑行哪项检查进一步明确诊断及分期。

临床思维分析：患者诊断为左眼黄斑裂孔，可考虑行光学相干断层扫描检查进一步明确诊断及分期。

临床情景实例 6

（1）患者，女性，47岁。因"左眼眼前黑影遮挡1周"就诊。请为患者散瞳行眼底检查。

（2）左眼眼底检查见图 59-6。请写出该患者的初步诊断及下一步治疗方案。

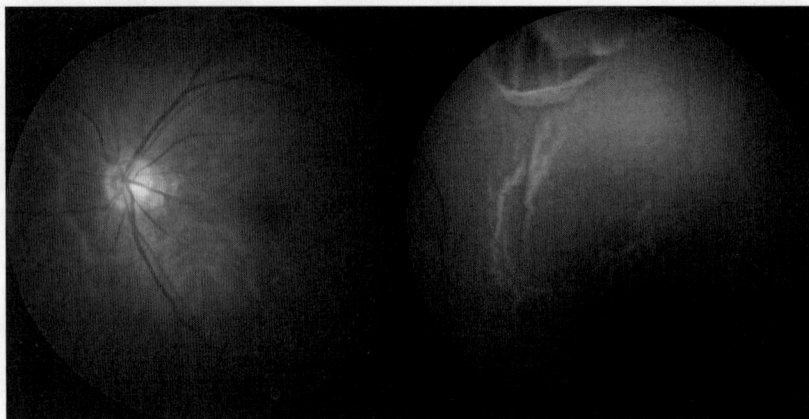

图 59-6　47岁女性患者左眼眼底检查图片（见文末彩图）

临床思维分析：患者诊断为左眼裂孔性视网膜脱离，下一步治疗方案考虑手术封闭裂孔，复位视网膜。

临床情景实例 7

（1）患者，女性，51岁。因"右眼视力急剧下降伴眼球转动时疼痛1日"就诊。眼部检查：VOD 手动 /30cm，OS 0.8；眼压 OD 16mmHg，OS 15mmHg。裂隙灯检查：双眼结膜无明显充血，角膜透明，前房轴深正常，右眼瞳孔直径约 5mm；直接对光反应消失，间接对光反应存在。请为患者行眼底检查。

（2）右眼眼底检查见图 59-7。请写出该患者的初步诊断。该病的病因主要有哪些？

临床思维分析：患者诊断为右眼视神经炎。该病的病因主要有炎性脱髓鞘疾病、感染及自身免疫性疾病等。

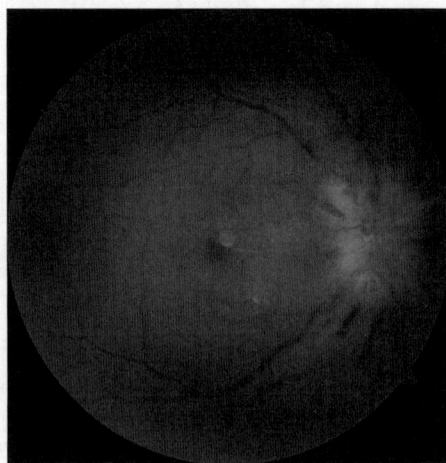

图 59-7　51岁女性患者右眼眼底检查图片（见文末彩图）

临床情景实例 8

（1）患者，男性，50岁。因"右眼视力下降1年"就诊。请为患者散瞳行眼底检查（提供复方托吡卡胺滴眼液、硫酸阿托品眼用凝胶等不同散瞳药物选择）。

（2）患者散瞳检查眼底后突然出现右眼部剧烈胀痛伴同侧头痛，此时最需做何检查？

（3）测量双眼眼压 OD 54mmHg，OS 17mmHg。该患者的诊断是什么？处理方案是什么？

临床思维分析：正确选用散瞳药物。患者散瞳后突然出现眼部剧烈胀痛伴同侧头痛，应考虑青光眼急性发作的可能，需行眼压检查明确诊断。根据眼压结果，考虑青光眼急性发作，立即予以降眼压治疗。

临床情景实例 9

患者，男性，50 岁。因"右眼视力下降 1 年"就诊。眼部检查：VOD 0.1，OS 0.15；双眼眼压 OD 16mmHg，OS 15mmHg；双眼结膜无明显充血，角膜透明，周边前房呈裂隙状；瞳孔直径约 3mm；对光反应存在。请为患者行眼底检查（提供复方托吡卡胺滴眼液、硫酸阿托品眼用凝胶等不同散瞳药物选择）。

临床思维分析：该患者虽然眼压正常，但周边前房极浅，忌散瞳行眼底检查，可考虑小瞳下行眼底检查。

（王　智）

推荐阅读

[1] 常规心电图检查操作指南编写专家组. 常规心电图检查操作指南（简版）. 实用心电学杂志，2019，28（1）：1-6.

[2] 陈孝平，陈义发. 外科手术基本操作. 北京：人民卫生出版社，2002.

[3] 陈孝平，汪建平. 外科学. 9 版. 北京：人民卫生出版社，2018.

[4] 葛均波，徐永健. 内科学. 9 版. 北京：人民卫生出版社，2018.

[5] 李小寒，尚少梅. 基础护理学. 7 版. 北京：人民卫生出版社，2022.

[6] 刘兴会，徐先明，段涛，等. 实用产科手术学. 2 版. 北京：人民卫生出版社，2020.

[7] 刘珏. 临床技能与临床思维系列丛书：妇产科学分册. 北京：人民卫生出版社，2017.

[8] 姜安丽. 新编护理学基础. 4 版. 北京：人民卫生出版社，2023.

[9] 姜保国，陈红. 中国医学生临床技能操作指南. 3 版. 北京：人民卫生出版社，2020.

[10] 石大志. 临床技能与临床思维系列丛书：耳鼻喉咽头颈外科分册. 北京：人民卫生出版社，2020.

[11] 汤永红. 临床技能与临床思维系列丛书：神经病学分册. 北京：人民卫生出版社，2018.

[12] 万学红，卢雪峰. 诊断学. 9 版. 北京：人民卫生出版社，2018.

[13] 王卫平，孙锟，常立文. 儿科学. 9 版. 北京：人民卫生出版社，2018.

[14] 王毅，李志军. 临床技能与临床思维系列丛书：外科学分册. 北京：人民卫生出版社，2017.

[15] 王天有，申昆玲，沈颖. 诸福堂实用儿科学. 8 版. 北京：人民卫生出版社，2022.

[16] 王毅，张秀峰. 临床技能与临床思维. 北京：人民卫生出版社，2015.

[17] 吴孟超，吴在德. 黄家驷外科学. 8 版. 北京：人民卫生出版社，2021.

[18] 吴小玲，王茂筠，梁国鹏. 无创通气技术临床实用手册. 北京：科学出版社，2021.

[19] 谢幸，孔北华，段涛. 妇产科学. 9 版. 北京：人民卫生出版社，2018.

[20] 颜红霞. 临床技能与临床思维系列丛书 儿科学分册. 北京：人民卫生出版社，2019.

[21] 杨培增，范先群. 眼科学. 9 版. 北京：人民卫生出版社，2018.

[22] 杨镇. 外科实习医师手册. 5 版. 北京：人民卫生出版社，2013.

[23] 张秀峰. 临床技能与临床思维系列丛书 内科学分册. 北京：人民卫生出版社，2017.

[24] 张秀峰，马礼兵. 临床技能与临床思维系列丛书 全科学分册. 北京：人民卫生出版社，2020.

[25] 中国新生儿复苏项目专家组，中华医学会围产医学分会新生儿复苏学组. 中国新生儿复苏指南（2021 年修订）. 中国围产医学杂志，2022，25（1）：4-12.

[26] 中国医师协会急诊医师分会无创正压通气急诊临床实践专家共识（2018）. 中华急诊医学杂志，2019，28（1）：14-24.

[27] 中华医学会. 临床诊疗指南. 肠外肠内营养学分册. 北京：人民卫生出版社，2008.

[28] 中华医学会儿科学分会新生儿学组，中华儿科杂志编辑委员会. 出生胎龄＜32 周早产儿复苏临床实践指南（2022）. 中华儿科杂志，2023，61（1）：6-15.

[29] 中华医学会肠外肠内营养学分会. 中国成人患者肠外肠内营养临床应用指南（2023 版）. 中华医学杂志，2023，103（13）：946-974.

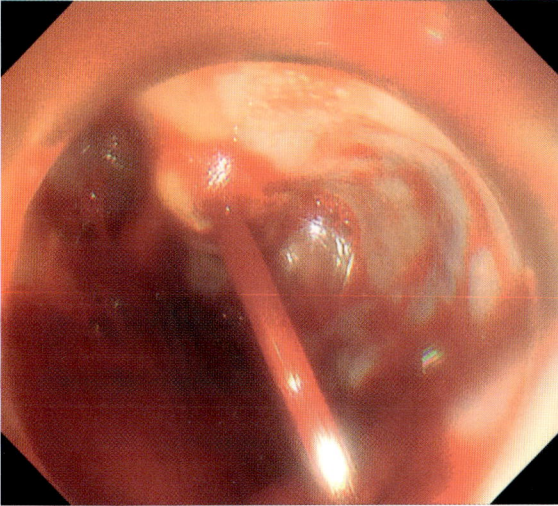

图 22-1 52 岁男性患者内镜检查见食管静脉曲张破裂
出血

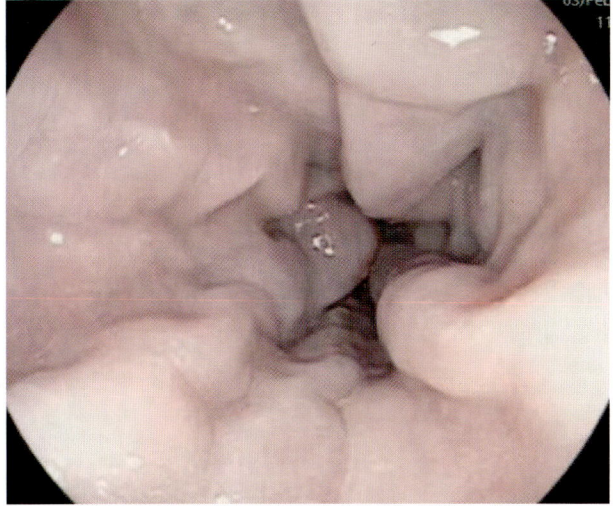

图 22-2 39 岁男性患者内镜检查见食管静脉重度曲张

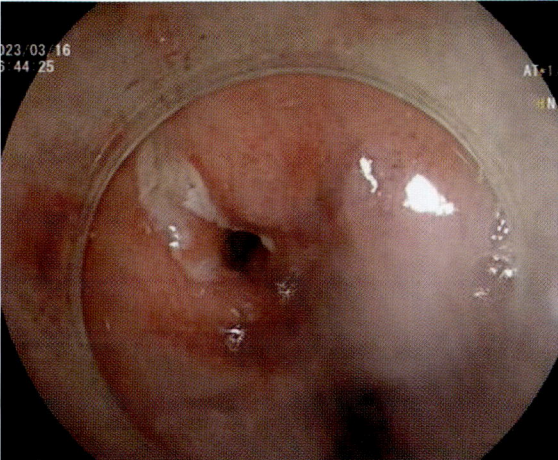

图 22-3 55 岁男性患者内镜下见食管侧壁溃疡创面

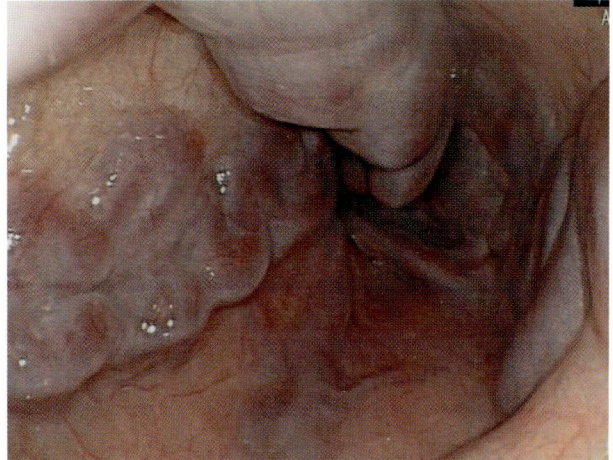

图 22-5 44 岁男性患者内镜检查见食管静脉重度曲张

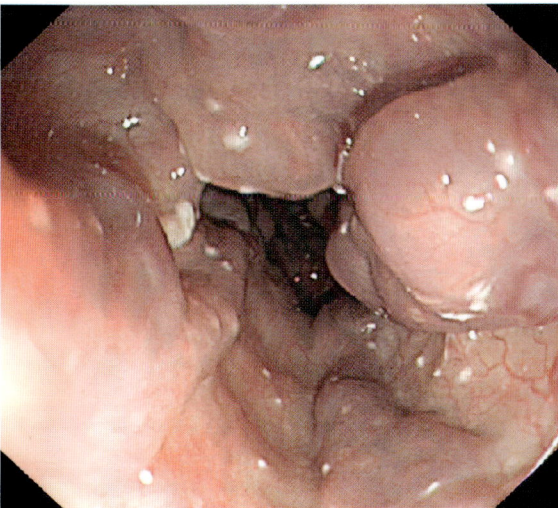

图 22-7 59 岁男性患者内镜检查见食管静脉重度曲张

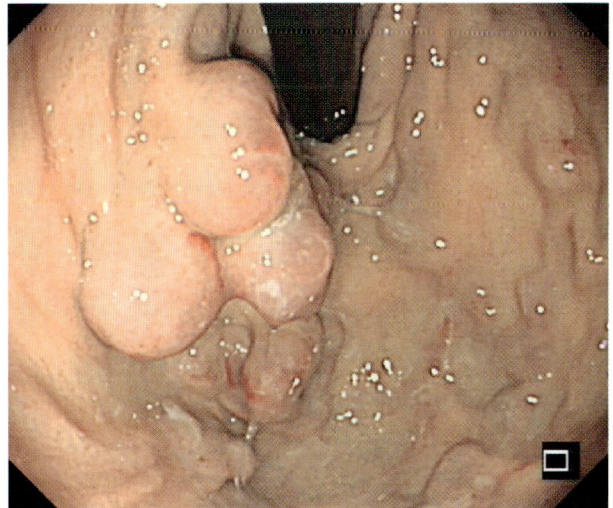

图 22-8 59 岁男性患者内镜检查见胃底静脉重度曲张

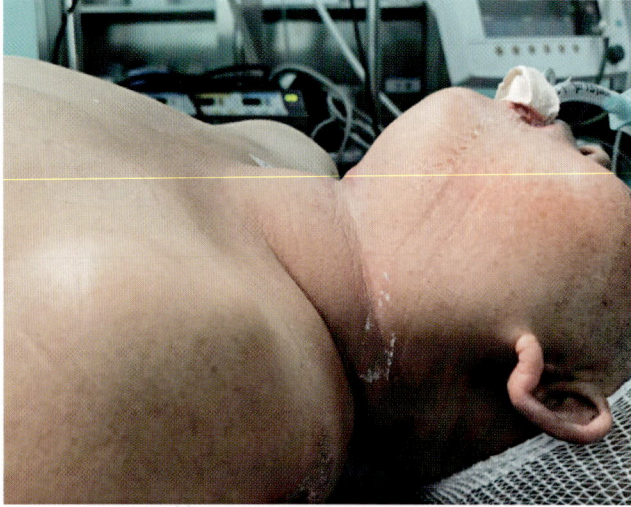
图 25-1 患者气管切开体位

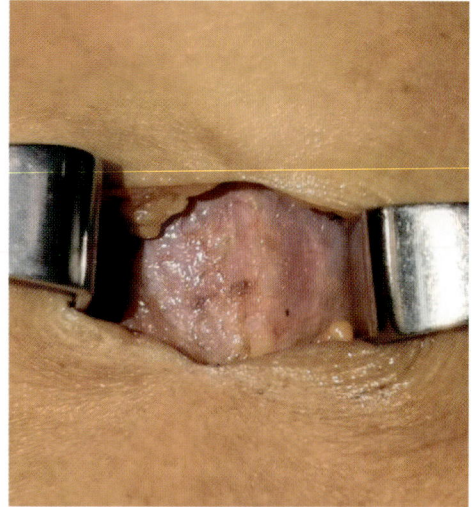
图 25-2 暴露颈前肌肉

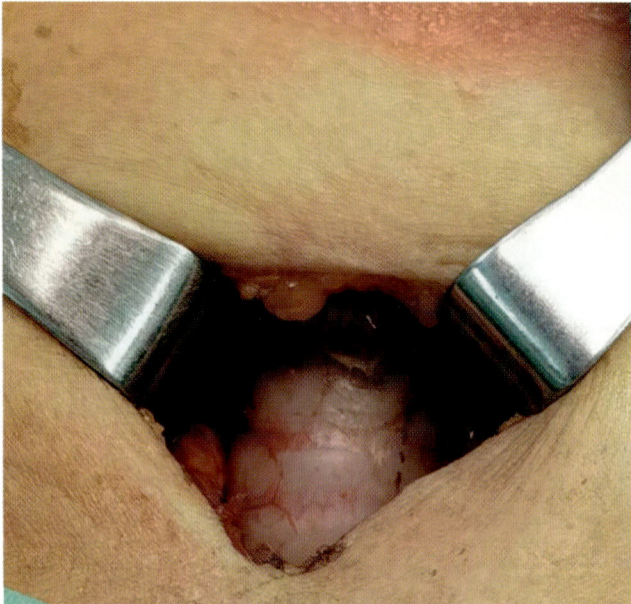
图 25-3 将甲状腺峡部向上牵拉,暴露气管

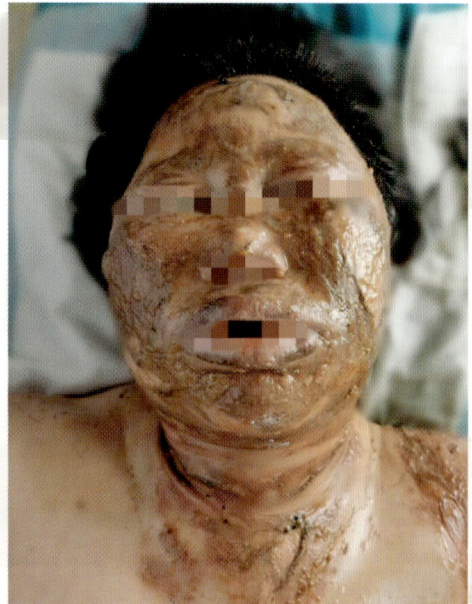
图 35-1 35 岁女性患者烧伤后图片

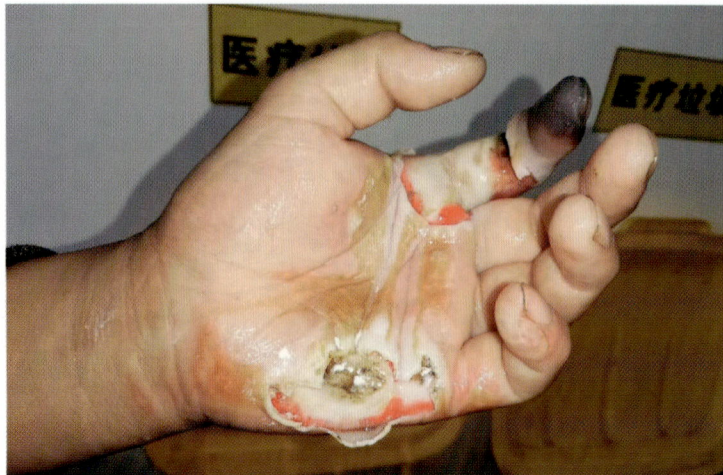
图 35-2 28 岁男性患者烧伤后图片

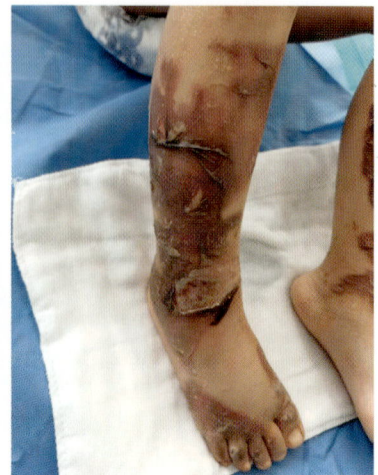
图 35-3 2 岁患儿烧伤后图片

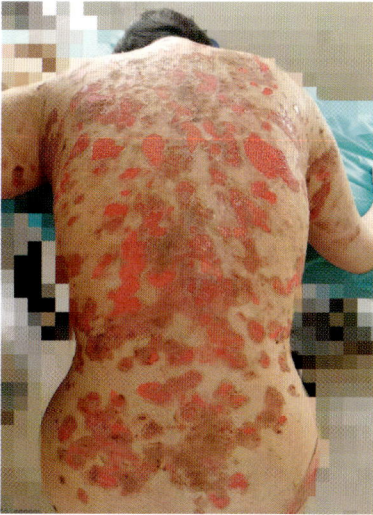

图 35-4　18 岁女性患者烧伤后图片

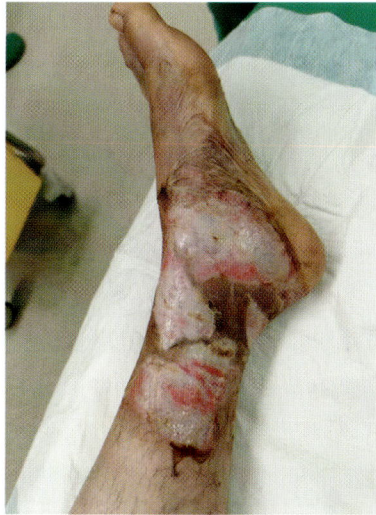

图 35-5　32 岁男性患者去除沥青后图片

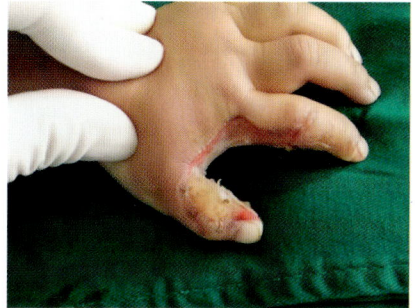

图 35-6　1 岁 2 个月患儿烧伤后图片

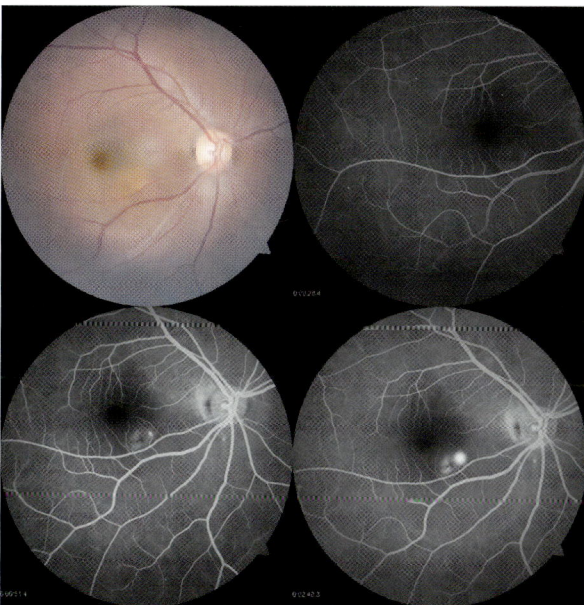

图 59-1　44 岁男性患者右眼眼底检查和眼底荧光造影图片

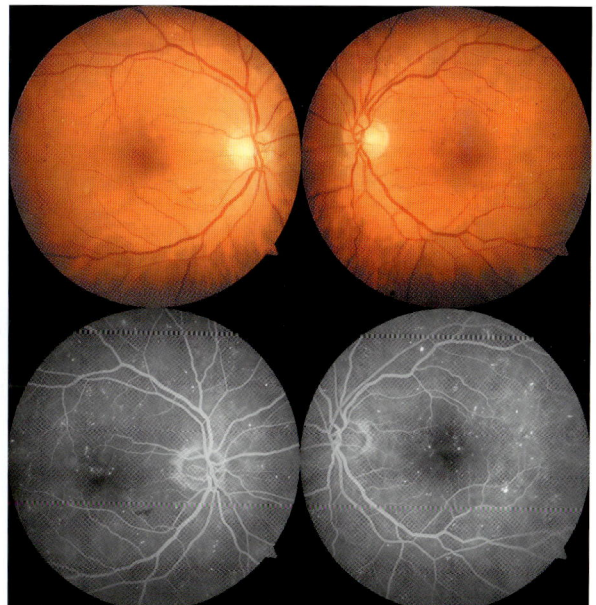

图 59-2　50 岁男性患者双眼眼底检查和眼底荧光造影检查图片

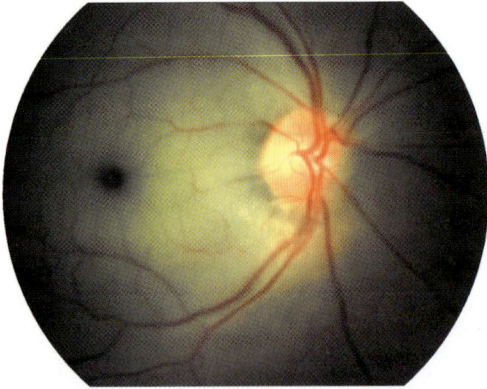

图 59-3　60 岁男性患者右眼眼底检查图片

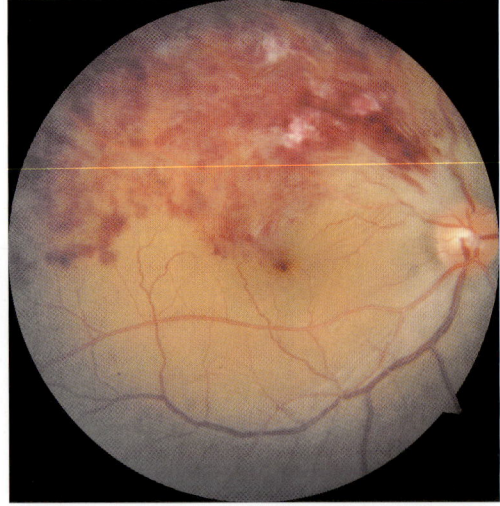

图 59-4　50 岁男性患者右眼眼底检查图片

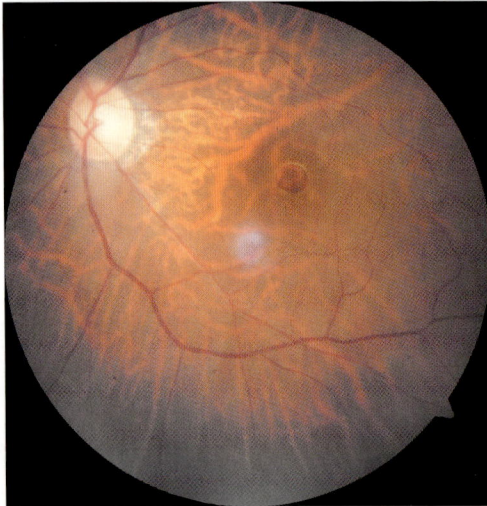

图 59-5　52 岁女性患者左眼眼底检查图片

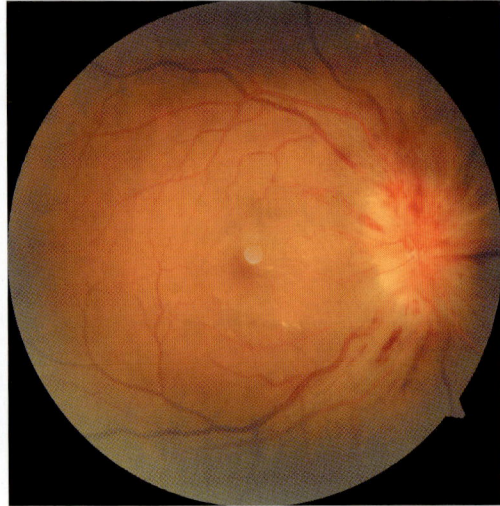

图 59-7　51 岁女性患者右眼眼底检查图片

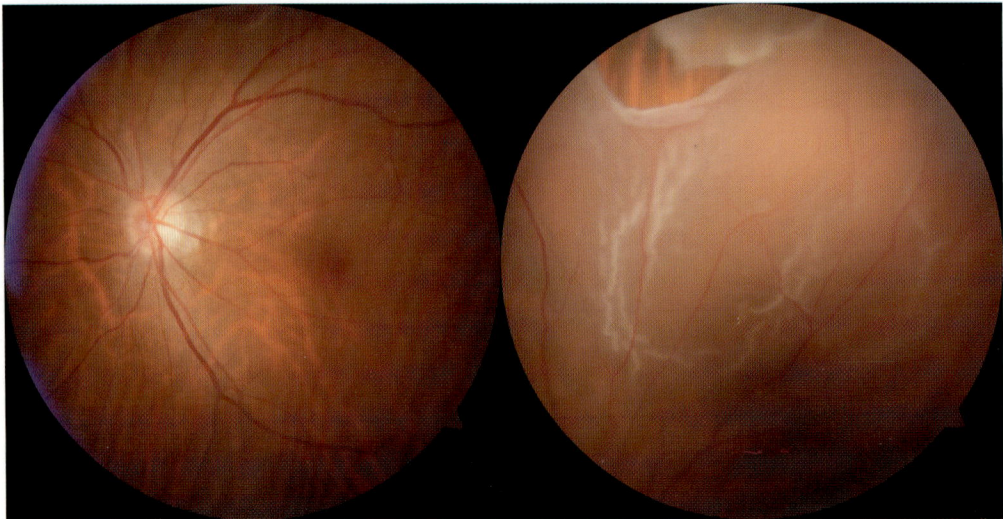

图 59-6　47 岁女性患者左眼眼底检查图片